Rainer Hornung, Judith Lächler

Psychologisches und soziologisches Grundwissen für Gesundheits- und Krankenpflegeberufe

Rainer Hornung, Judith Lächler

Psychologisches und soziologisches Grundwissen für Gesundheits- und Krankenpflegeberufe

9., vollständig überarbeitete und aktualisierte Auflage

Beltz Verlag · Weinheim und Basel

BELTZ

Ihre Wünsche, Kritiken und Fragen richten Sie bitte an:
Verlagsgruppe Beltz, Verlagsbereich Pflege
Werderstraße 10, 69469 Weinheim.

9. Auflage 2006

Weitere Informationen finden Sie im Internet unter
www.beltz.de und www.kleinundgross.de

Lektorat: Katrin Sauer, Weinheim
Herstellung: Anja Kuhne, Leipzig
Satz: Markus Schmitz, Büro für typographische Dienstleistungen, Münster
Layout: Ulrike Bazlen, Weinheim; Anja Kuhne, Leipzig; Markus Schmitz, Münster
Druck und Bindung: Druck Partner Rübelmann GmbH, Hemsbach
Umschlaggestaltung: glas ag, Seeheim-Jugenheim
Titelfotografie: Paul Hartmann AG, Heidenheim
Printed in Germany

ISBN 978-3-407-55127-6
ND 1-10-08

Inhalt

Einleitung

Zur Vorgeschichte und zur Konzeption des Lehrbuchs

Das vorliegende Lehrbuch erschien erstmals 1982 und hat in der Zwischenzeit acht Auflagen erfahren. Eine lange, allzu lange Zeit und damit für uns Grund genug, 1999 nach der siebten Auflage eine grundlegende Überarbeitung vorzunehmen. Wir hatten bei der inhaltlichen Überarbeitung oft das Gefühl, vor einer ähnlichen Aufgabe zu stehen wie bei der Renovation eines alten, restaurationsbedürftigen Hauses. Wie kann die bewährte ursprüngliche (Bau)Substanz erhalten und gleichzeitig mit etwas Neuem verbunden werden? Welche Teile sind erhaltungswürdig, welche sind zu erneuern und was muss neu hinzukommen? In der Zwischenzeit haben sich die Ansprüche an die Gestaltung von Lehrbüchern wesentlich verändert, was uns 2004/2005 nach der achten Auflage erneut veranlasste, eine vollständige Überarbeitung vorzunehmen, bei der neben der Aktualisierung der Inhalte die grafische Gestaltung im Vordergrund stand. So erscheint das Lehrbuch in einem völlig neuen Kleid mit aktualisierten und teils neuen Inhalten, Abbildungen und Fotografien. Die neue zweifarbige Gestaltung mit Bildelementen, die Definitionen, Wichtiges und Fallbeispiele hervorheben, ermöglicht den Lesern eine schnelle Orientierung.

An dieser Stelle bedanken wir uns herzlich bei den MitarbeiterInnen des Beltz Verlags für die wertvollen Anregungen und Unterstützungen bei der Neugestaltung.

Die Inhalte des Lehrbuchs stammen aus den Disziplinen Medizinische Psychologie und Medizinische Soziologie, Gesundheits-, Emotions- und Entwicklungspsychologie sowie Sozialpsychologie. Der Schwerpunkt liegt auf Themen, Konzepten und Modellen die für das Erfassen und Verstehen der alltäglichen Berufspraxis im Krankenhaus von besonderer Bedeutung sind (z.B. Salutogenese, Emotion und Motivation, Kommunikation, Interaktion, Einstellung, Rolle, Lernen, Gruppe, Konflikt, Stress und Bewältigungsverhalten) und die der Förderung der individuellen und sozialen Handlungskompetenzen dienen.

Wir gehen davon aus, dass Lernen und insbesondere soziales Lernen im Kräftefeld von Emotionalität, Theorie und Praxis stattfindet. Für die Gestaltung dieses Lehrbuchs bedeutet dies, dass neben den theoretischen Instrumenten und dem kognitiven Wissen, die der Leserin und dem Leser zur Verfügung gestellt werden sollen, der Inhalt Möglichkeiten des emotionalen Angesprochenseins anbietet. Aus dieser Verbindung von emotionaler Betroffenheit einerseits und theoretischem Instrumentarium andererseits sollen neue Handlungsmöglichkeiten des Lernenden resultieren. Damit ist nochmals ein wesentliches Lernziel genannt: die Erhöhung der individuellen und sozialen Handlungsfähigkeit der Pflegenden.

Hinweise zur Benutzung

Das Lehrbuch richtet sich in erster Linie an Gesundheits- und Krankenpflegepersonen in der Ausbildung und an Lehrkräfte. Darüber hinaus ermöglicht es bereits ausgebildeten Pflegepersonen die Auseinandersetzung mit den erwähnten Fachbereichen.

Die acht Teile des Buches sind nach dem gleichen Muster aufgebaut. In die theoretischen Ausführungen des jeweiligen Kapitels sind Fallbeispiele aus einer fiktiven Abteilung B eines Krankenhauses eingebaut. An diesen Fallbeispielen werden alltägliche Probleme der Pflegepraxis aufgezeigt und mit Hilfe der eingeführten psychologischen und soziologischen Begriffe analysiert. Den Schluss jedes Teiles bilden „Fragen zur Wissensprüfung“, „Fragen zum persönlichen Bezug“. Die Fragen zur Wissensprüfung geben dem Leser/Lernenden Gelegenheit, festzustellen, ob der im jeweiligen Kapitel behandelte Stoff von ihm verstanden wurde und in eigenen Worten wiedergegeben werden kann. Sie erfüllen damit zum großen Teil die Funktion einer Zusammenfassung. Die Beantwortung der Fragen setzt eine intensive Auseinandersetzung mit dem Inhalt des jeweiligen Kapitels voraus.

Die Fragen zum persönlichen Bezug sollen das emotionale Angesprochensein durch den Stoff ermöglichen. Im thematischen Umfeld eines jeden Teils geben die Fragen Anstöße zur persönlichen Auseinandersetzung mit der jeweiligen Problematik und stellen damit die Verbindung zur eigenen Lebenspraxis her.

Die ergänzenden und weiterführenden Literaturhinweise zu den acht Teilen (im Anhang) erleichtern eine Vertiefung der angesprochenen Themenbereiche.

Für Pflegepersonen werden im Text folgende Begriffe verwendet: Gesundheits- und Krankenpflegerin (in der Schweiz Pflegefachfrau), Gesundheits- und Krankenpfleger (in der Schweiz Pflegefachmann), Pflegende. Die Begriffe Abteilung und Station, Abteilungsleiterin und Stationsleiterin werden als gleichwertige, austauschbare Begriffe betrachtet.

Die Abteilung B

Die Fallbeispiele des vorliegenden Lehrbuches spielen auf einer fiktiven Abteilung für Innere Medizin eines mittelgroßen Krankenhauses: Die Abteilung B.

Das Personal der Abteilung setzt sich zusammen aus einem Abteilungsarzt, einem Assistenzarzt, einer Stationsleiterin, zwei diplomierten Gesundheits- und Krankenpflegerinnen, zwei lernenden Gesundheits- und Krankenpflegerinnen und einem Gesundheits- und Krankenpfleger in Ausbildung sowie einer Pflegeassistentin.

- Dr. med. Robert Burkard: Abteilungsarzt
- Andreas Fischer: Assistenzarzt
- Ruth Schneider: Stationsleiterin
- Christa Schmid: Pflegende Gesundheits- und Krankenpflegerin
- Anja Anderson: Pflegende Gesundheits- und Krankenpflegerin
- Sonja Berlinger: Lernende Gesundheits- und Krankenpflegerin
- Gerda Sommer: Lernende Gesundheits- und Krankenpflegerin
- Felix Müller: Lernender Gesundheits- und Krankenpfleger
- Anna Azato: Pflegeassistentin

August 2005

Rainer Hornung und Judith Lächler

Gliederung der Kästen

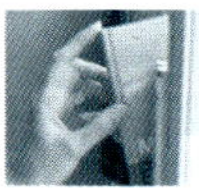

Definitionen

erklären Fachbegriffe kurz und anschaulich.

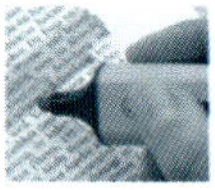

Wichtiges

enthält Tipps für den (Pflege)-Alltag und andere wichtige Informationen.

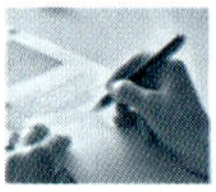

Fragen zur Wissensprüfung

ermöglichen die Selbstabfrage zur Prüfungsvorbereitung.

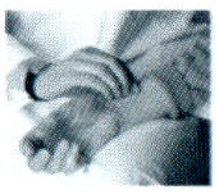

Fallbeispiele

veranschaulichen anhand konkreter Situationen aus der Praxis die dargestellen Sachverhalte.

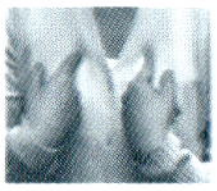

Fragen zum persönlichen Bezug

vermitteln Selbsterkenntnis und führen zu adäquatem Handeln.

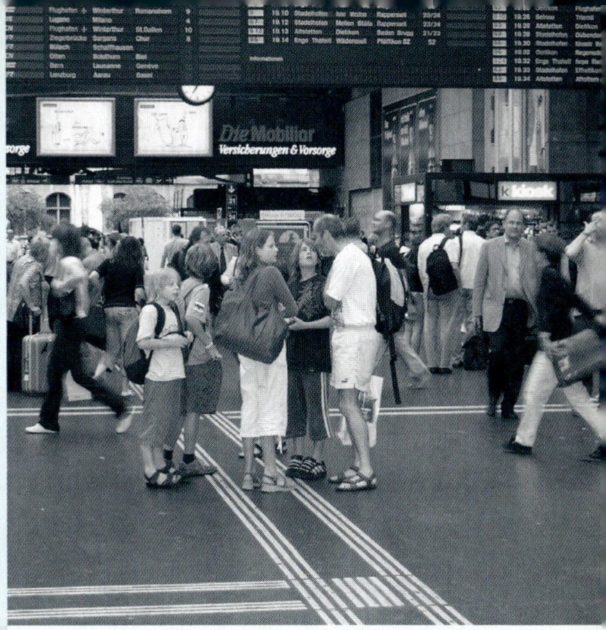

Teil I

Gesundheit und Krankheit in unserer Gesellschaft

Im ersten Kapitel geht es um die Frage, in welchem Verhältnis Gesundheit/Krankheit und Gesellschaft stehen und wie das Verständnis des Einzelnen von Gesundheit/Krankheit sozial geprägt wird. Wie beeinflusst die Zugehörigkeit zu einer sozialen Schicht Krankheitshäufigkeit und Sterblichkeit? Wie entstehen bestimmte Vorstellungen und Bilder von Krankheiten in unserer Gesellschaft? Welche Vorstellungen haben Menschen von Gesundheit und Krankheit und wodurch werden sie beeinflusst?

1 Zum begrifflichen Verständnis von Gesundheit und Krankheit

Was heißt Gesundsein und Kranksein? Eine allgemein gültige und verbindliche Antwort auf diese Frage ist schwierig und lässt sich wohl kaum geben. Je nach dem eigenen Standort und der eigenen Perspektive werden andere Aspekte von Gesundheit und Krankheit bedeutsam (➛ Kap. 3.4).

In der Medizin steht der biologisch-körperliche Aspekt im Vordergrund, in der Psychologie erfährt die psychische Befindlichkeit eine stärkere Gewichtung und in der Soziologie finden vor allem die gesellschaftlichen Zusammenhänge Beachtung.

Viele Definitionen gehen von der Annahme aus, Gesundheit und Krankheit seien zwei voneinander getrennte Zustände: **Gesundheit und Krankheit als Dichotomie** (gr. Dichotomia: Halbieren, Zerschneiden). Menschen gelten danach entweder als krank *oder* als gesund. Daneben gibt es ein anderes Verständnis von Gesundheit und Krankheit, das sie als Zustände betrachtet, zwischen denen dynamische Wechselbeziehungen und fließende Übergänge bestehen: **Gesund und Krankheit als Kontinuum** (lat. continuus: zusammenhängend).

1.1 Gesundheit und Krankheit als Dichotomie

Medizinisch-biologisches Verständnis von Gesundheit und Krankheit

Das traditionelle **medizinisch-biologische Verständnis,** das sich am körperlichen Zustand orientiert, definiert Gesundheit als „das geordnete Zusammenspiel normaler Funktionsabläufe und des normalen Stoffwechsels" (Enke et al., 1973, S. 286). Krankheiten sind unerwünschte Abweichungen von diesem Zusammenspiel.

Psychologisches Verständnis von Gesundheit und Krankheit

Aus **psychologischer Perspektive** lässt sich Gesundheit als Möglichkeit und Chance zur Erlangung von Wohlbefinden, Bedürfnisbefriedigung und individueller Selbstverwirklichung beschreiben. *Sigmund Freud,* der Begründer der Psychoanalyse, hat Gesundheit als die Fähigkeit, lieben und arbeiten zu können, definiert. Das Nichtvorhandensein dieser Fähigkeiten und Möglichkeiten verweist danach auf einen krankhaften Zustand.

Soziologisches Verständnis von Gesundheit und Krankheit

Der amerikanische Soziologe *Talcot Parsons* (Enke et al., 1973, S. 286) definiert Gesundheit als „Zustand optimaler Leistungsfähigkeit des Individuums für die wirksame Erfüllung der Rollen und Aufgaben, für die es sozialisiert worden ist". Die Beteiligung am gesellschaftlichen System durch die Übernahme und das Ausführen von sozialen Rollen und Aufgaben ist somit aus **soziologischer Sicht** das wesentliche Merkmal von Gesundheit. Gesundheit wird hier zu einer entscheidenden Voraussetzung für das Bestehen und die Weiterentwicklung einer Gesellschaft.

Verständnis der Weltgesundheitsorganisation von Gesundheit und Krankheit

Der **Gesundheitsbegriff der Weltgesundheitsorganisation** *(WHO = World Health*

Organization) hat versucht, den körperlichen, psychischen und sozialen Aspekt von Gesundheit und Krankheit aufzunehmen: „Gesundheit ist ein Zustand vollkommenen körperlichen, geistigen und sozialen Wohlbefindens und nicht allein das Fehlen von Krankheit und Gebrechen". Diese im Wesentlichen an der psychologischen Kategorie des Wohlbefindens orientierte Definition ist problematisch. Das „vollkommene Wohlbefinden" ist eine unrealistische, ja geradezu utopische Zielvorstellung. Nach dieser Definition wird sich wohl kaum ein Mensch als gesund bezeichnen dürfen.

In der Definition wird Gesundheit ferner als ein statischer Zustand betrachtet und nicht als ein dynamischer, sich immer wieder verändernder Prozess. Gleichwohl kommt diesem Begriff das Verdienst zu, das Verständnis von Gesundheit und Krankheit aus einer einseitig medizinischen Perspektive herausgeholt und den Blick frei gemacht zu haben für die psychischen und sozialen Bedingungsfaktoren.

Innerhalb der Medizin wurde die Definition der Weltgesundheitsorganisation aufgenommen und auf das Krankheitsverständnis übertragen. Danach hat jede Krankheit einen biologischen, psychischen und sozialen Anteil. Dieses Krankheitsverständnis wird als *biopsychosoziales Modell* im Gegensatz zum traditionellen *biomedizinischen Modell* bezeichnet (Engel, 1979).

1.2 Gesundheit und Krankheit als Kontinuum

Nach der Auffassung, dass Gesundheit und Krankheit ein Kontinuum darstellen, ist ein Mensch nicht entweder gesund oder krank, sondern *mehr oder weniger* gesund oder krank. „Völlige Gesundheit und völlige Krankheit sind die extremen Ausprägungen, und niemand befindet sich jemals von seiner Geburt bis zu dem Augenblick des Todes an einem dieser Extrempole. Es gibt Kräfte, die uns in die eine oder andere Richtung drängen, aber aus Sicht dieses Modells sind wir alle teilweise gesund, teilweise krank" (Antonovsky, 1993, S. 8).

Ein **Kontinuumsmodell** von Gesundheit und Krankheit wurde insbesondere von dem oben zitierten Medizinsoziologen Aaron Antonovsky (1979, 1993) vertreten, der dafür plädiert, vermehrt den salutogenetischen Aspekten, d. h. den gesunden Anteilen, Beachtung zu schenken und nicht den pathogenetischen (➛ Kap. 4). Während die *Pathogenese* die Aufmerksamkeit auf die krankmachenden, beeinträchtigenden Bedingungen lenkt, stehen bei der *Salutogenese* die gesunderhaltenden Faktoren im Vordergrund.

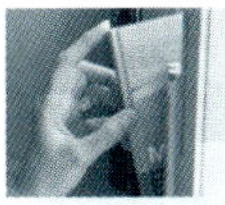

Pathogenese
Bedingungen der Entstehung von Krankheit.

Salutogenese
Bedingungen der Entstehung von Gesundheit.

Übertragen auf die Pflege eines Patienten bedeutet dieser Ansatz Folgendes: Statt auf die kranken Anteile fixiert zu sein, also auf das, was ein Patient nicht mehr kann bzw. auf das, was fehlt oder verletzt ist *(Defizitorientierung),* achten die Pflegenden vermehrt auf die gesunden Anteile *(Ressourcenorientierung)* im Sinne von: Was kann der Patient noch, was macht seine Person, was seine gesamte Lebenssituation aus? Oder wie es von Antonovsky (1993, S. 9) formuliert wurde: „Der, der leidet, bleibt eine Person, und wird nicht ein Fall von Leber, Niere, Hirnstoffwechsel- oder Essstörung".

Entsprechend betonen neuere Ansätze der Weltgesundheitsorganisation in Übereinstimmung mit einer salutogenetischen Perspektive die Bedeutung gesundheitsförderlicher Lebens- und Handlungsweisen. In der WHO Ottawa-Charta (WHO, 1986, zit. nach Gutzwiller & Jeanneret, 1996, S. 23–24) wird dieses bevölkerungsbezogene Konzept der Gesundheitsförderung vertreten, in dem es vor allem darum geht, Menschen zu gesundheitsfördernden Lebens- und Verhaltensweisen zu befähigen: *„Gesundheitsförderung zielt auf einen Prozess, allen Menschen ein höheres Maß an Selbstbestimmung über ihre Gesundheit zu ermöglichen und sie damit zur Stärkung ihrer Gesundheit zu befähigen. Um ein umfassendes körperliches, seelisches und soziales Wohlbefinden zu erlangen, ist es notwendig, dass sowohl einzelne als auch Gruppen ihre Bedürfnisse befriedigen, ihre Wünsche und Hoffnungen wahrnehmen und verwirklichen sowie ihre Umwelt meistern beziehungsweise verändern können. In diesem Sinne ist die Gesundheit als ein wesentlicher Bestandteil des alltäglichen Lebens zu verstehen und nicht als vorrangiges Lebensziel.*

Gesundheit steht für ein positives Konzept, das in gleicher Weise die Bedeutung sozialer und individueller Ressourcen für die Gesundheit betont wie die körperlichen Fähigkeiten. Die Verantwortung für die Gesundheitsförderung liegt deshalb nicht nur beim Gesundheitssektor, sondern bei allen Politikbereichen und zielt über die Entwicklung gesünderer Lebensweisen hinaus auf die Förderung von umfassendem Wohlbefinden hin.“

Verwirklichung des Konzeptes der Gesundheitsförderung

Die Verwirklichung des Konzepts der Gesundheitsförderung der Weltgesundheitsorganisation (WHO), das weit über ein medizinisches Gesundheitsverständnis hinausreicht, soll durch die nachfolgend beschriebenen Handlungsprinzipien erreicht werden (Hornung, 1990; Altgeld & Kolip, 2004):

- **Voraussetzungen für Gesundheit schaffen:** Faktoren in der physikalischen und sozialen Umwelt sowie im einzelnen Menschen können der Gesundheit zuträglich sein oder ihr schaden. Gesundheitsförderndes Handeln versucht, durch aktives anwaltschaftliches Eintreten diese Bedingungen für alle in einem positiven Sinne zu beeinflussen. Eine Verbesserung des Gesundheitszustandes – so die Ottawa-Charta – ist an grundlegende Voraussetzungen und Bedingungen geknüpft. Zu diesen gehören Frieden, angemessene Wohnbedingungen, Bildung, Ernährung, Einkommen, ein stabiles Öko-System, eine sorgfältige Verwendung vorhandener Naturressourcen sowie soziale Gerechtigkeit und Chancengleichheit.
- **Gesundheitspotentiale verwirklichen können:** Gesundheitsförderung soll alle Menschen befähigen, ihr größtmöglichstes Gesundheitspotential zu verwirklichen. Dazu gehört die Verankerung in einer unterstützenden Umwelt, die Entwicklung alltagspraktischer Fertigkeiten und insbesondere die Fähigkeit, Einfluss auf gesundheitsrelevante Faktoren nehmen zu können – die Umwelt also in einem gesundheitsfördernden Sinne selbst aktiv mitgestalten zu können. Die Entwicklung und Stärkung des Selbstheilungs- und Selbsthilfepotentials von Menschen sind hier von zentraler Bedeutung.
- **Vermitteln und vernetzen:** Der Gesundheitssektor allein ist nicht in der Lage, die Voraussetzungen für Gesundheit zu schaffen. Gesundheitsförderung verlangt vielmehr ein koordiniertes Zusammenwirken der Verantwortlichen in Regierung, in nichtstaatlichen, selbstorganisierten Verbänden und Initiativen, in lokalen Institutionen, in der Wirtschaft und in den Medien.

Das zuletzt beschriebene Verständnis von Gesundheit bzw. Gesundheitsförderung ist dem Ansatz der bevölkerungsbezogenen *öffentlichen Gesundheit* **(Public Health)** sehr nahe. Die Aufgabe von Public Health besteht darin, sich für die Schaffung von gesellschaftlichen Bedingungen, Umweltbedingungen und Bedingungen der gesundheitlichen Versorgung einzusetzen, unter welchen die Menschen gesund leben können (Gutzwiller & Jeanneret, 1996, S. 25).

2 Soziale Schichtung und Gesundheit/Krankheit

Gesundheit und Krankheit sind in starkem Maße von der sozialen Schichtzugehörigkeit eines Menschen, d. h. seiner Stellung innerhalb der Gesellschaft abhängig. Der Begriff soziale Schichtung bzw. soziale Schicht und die damit verknüpften Phänomene der sozialen Ungleichheit und Benachteiligung sind zentrale Themen der Soziologie.

2.1 Soziale Schichtung: Das Oben und Unten in der Gesellschaft

Professionell Pflegende werden in ihrer Ausbildung und beruflichen Tätigkeit mit Angehörigen verschiedenster sozialer Schichten konfrontiert. Je nachdem, in welcher sozialen Schicht sie selbst aufgewachsen sind und welches Bild sie von den verschiedenen sozialen Schichten haben, fällt ihnen der Umgang mit Angehörigen aus den anderen Schichten leichter oder schwerer.

Soziale Schicht und soziale Schichtung

Der Begriff der **sozialen Schicht** bzw. der **sozialen Schichtung** bezieht sich auf die bekannte Tatsache, dass Menschen ungleich sind, dass es ein „Oben" und ein „Unten" in der Gesellschaft gibt. Damit ist nicht eine biologische Ungleichheit gemeint, z. B. von Geschlecht, Alter oder Haarfarbe, sondern eine soziale Ungleichheit, die durch die unterschiedliche berufliche Ausbildung oder durch die ungleiche Verteilung von Einkommen und Vermögen bedingt sein kann. Menschen betrachten sich aufgrund solcher Merkmale als ungleich im Sinne einer höheren oder tieferen Stellung innerhalb einer Gesellschaft. Die Soziologie geht von dieser Wirklichkeit aus, wenn sie die Gesellschaft als ein hierarchisch geschichtetes System betrachtet (z. B. Siegrist, 1988, S. 51–68).

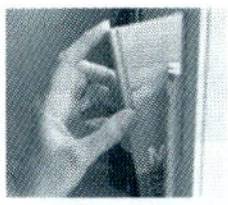

Soziale Schicht

Besteht aus Individuen, die mindestens ein gemeinsames Merkmal aufweisen. Dieses bestimmt den Rang dieser Schicht im Verhältnis zu anderen Schichten und erlaubt eine Einstufung nach oben oder unten. In modernen Gesellschaften werden oft drei Merkmale zur Bestimmung einer sozialen Schicht als wichtig erachtet, dies sind insbesondere:

- Beruf bzw. berufliche Position
- Bildung
- Einkommen.

Von diesen drei Merkmalen wird dem Beruf eine zentrale Bedeutung zugeschrieben.

Soziale Schichtung

Meint, dass es innerhalb einer Gesellschaft abgrenzbare Schichten bzw. ein „Höher" und „Tiefer" gibt. Die Gesellschaft wird als hierarchisch geschichtetes System betrachtet.

Sozialer Status

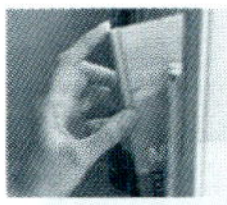

Sozialer Status

Position, die ein Individuum innerhalb einer Gesellschaft einnimmt. Es wird unterschieden zwischen einem *zugeschriebenen* und einem *erworbenen Status.*

Zugeschriebener Status

Position, die ein Individuum unabhängig von seinen eigenen Fähigkeiten und seinem Zutun hat, z. B. hoher Status aufgrund der sozialen Herkunft.

Erworbener Status

Position, die sich eine Person aufgrund persönlicher Leistungen, beispielsweise im Beruf, erworben hat.

Statuskonsistenz und Statusinkonsistenz

Sind die verschiedenen Statusmerkmale immer gleich hoch, mittel oder niedrig, wie beispielsweise bei einem praktizierenden Arzt (i. d. R. hohe Bildung und hohes Einkommen) oder bei einer Haushaltshilfe (oft geringe Bildung und niedriges Einkommen), spricht man von **Statuskonsistenz.**

Die einzelnen Statusmerkmale können unterschiedlich stark vertreten sein. So bedeutet eine hohe Bildung nicht immer auch gleichzeitig ein hohes Einkommen. Ein Individuum mit hoher Bildung, aber geringem Einkommen – etwa ein arbeitsloser Akademiker – befindet sich in einer **statusinkonsistenten Situation.** Dieses Beispiel zeigt, dass die Einordnung eines Individuums in das gesellschaftliche Schichtgefüge nicht immer einfach ist.

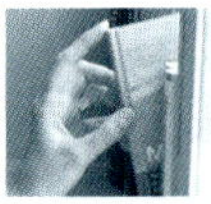

Soziale Mobilität

Auf- und Abstiegsprozesse zwischen den einzelnen sozialen Schichten. Sie lässt sich aufteilen in:

Intra-Generationen-Mobilität

Soziale Mobilität im Leben eines einzelnen Menschen.

Inter-Generationen-Mobilität

Soziale Mobilität zwischen zwei Generationen.

Soziale Mobilität

Eine **Intra-Generationen-Mobilität** liegt dann vor, wenn ein Mensch innerhalb seines Lebens einen sozialen Auf- oder Abstieg erlebt (Herzer, 1994, S. 327). Beispiele hierfür sind der Handwerker, der sich im Laufe seines Lebens zum Leiter eines Industrieunternehmens hochgearbeitet hat (sozialer Aufstieg) oder der Abteilungsleiter, der seine Führungsposition verloren hat und die Stelle eines Sachbearbeiters übernehmen musste (sozialer Abstieg). Die **Inter-Generationen-Mobilität** bezeichnet Mobilitätsprozesse zwischen den Generationen. Die Tochter eines Facharbeiters, die nach Abschluss des Medizinstudiums als Ärztin (hoher Berufsstatus) arbeitet, hat – bezogen auf den beruflichen Status des Vaters – einen sozialen Aufstieg vollzogen.

2.1.1 Schichtmodelle der heutigen Gesellschaft

Der Soziologe *Karl Martin Bolte* (nach Bolte et al., 1967, S. 316) vergleicht die Schichtung unserer heutigen Gesellschaft mit einem Farbspektrum. So wie sich beim Farbspektrum einzelne Farben betrachten lassen, so zeigen sich in der Gesellschaft soziale Schichtungen. Problematisch wird es dann, wenn festgehalten werden soll, wo die eine Schicht bzw. Farbe aufhört und die andere beginnt. Die Grenzen werden deshalb relativ willkürlich gezogen, was dazu führt, dass diverse Schichtmodelle von unterschiedlich vielen Schichten ausgehen. Als Beispiel sei ein Modell angeführt, das die Gesellschaft in folgende fünf Schichten einteilt:

- Oberschicht
- Obere Mittelschicht
- Mittlere Mittelschicht
- Untere Mittelschicht
- Soziale Unter- bzw. Grundschicht.

Schichtmodell aus Deutschland

Das **Schichtmodell der Bundesrepublik Deutschland** aus dem Jahre 1984 verwendet als Schichtungskriterium die *finanzielle Situation* eines Menschen (zit. n. Witterstätter, 1996, S. 46). Nach diesem Kriterium werden fünf Schichten gebildet, die fünf unterschiedliche Lebensstandardniveaus widerspiegeln. Die jeweiligen Prozentzahlen besagen, wie viel Prozent der deutschen Bevölkerung jeweils einer der fünf Schichten zugeordnet werden:

- 2,1 % Reiche
- 18,9 % Wohlhabende

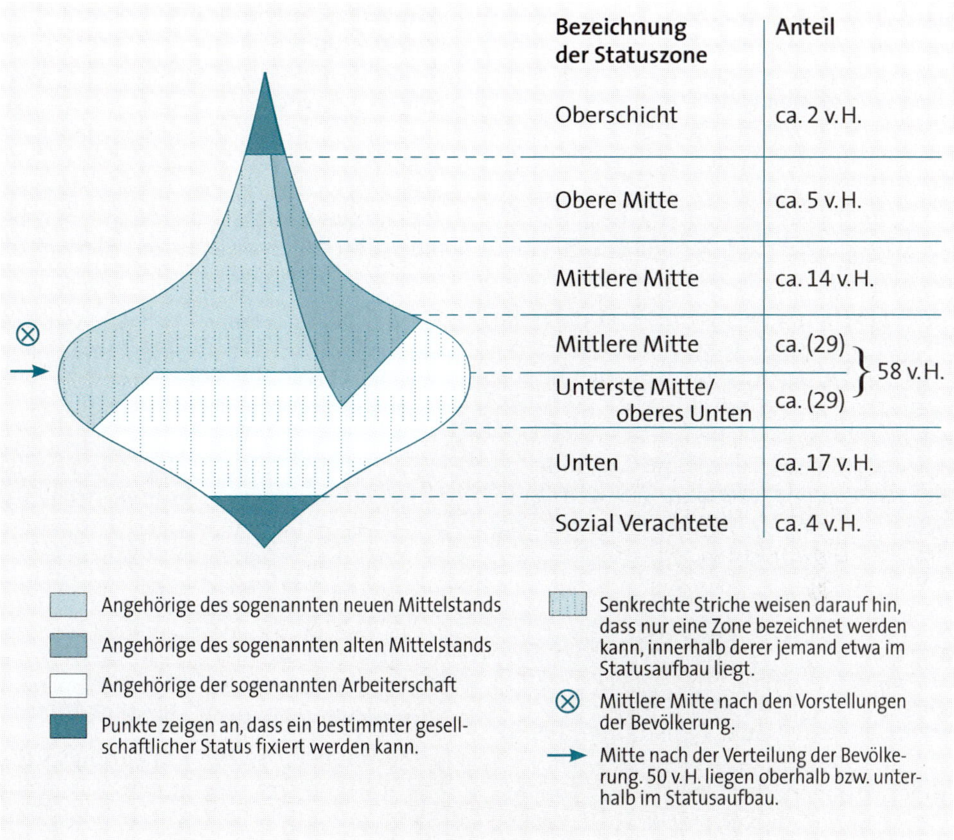

Abb. 1.1: Statusaufbau und Schichtungen der Bevölkerung der Bundesrepublik Deutschland (nach Bolte, K. M., 1965).

- 29,6 % Gutgestellte
- 35,8 % Unterdurchschnittlich Bedachte
- 13,6 % Schlechtgestellte.

Schichtmodell aus England

Das **Schichtmodell aus England,** das ebenfalls fünf Schichten enthält, basiert auf dem *beruflichen Status* eines Menschen (zit. n. Pöppel et al., 1994, S. 283):

- I: **Hochqualifizierte** (*Professionals*), z. B. Doktoren, Rechtsanwälte
- II: **Gut Qualifizierte** (*Intermediate*), z. B. Lehrer, Manager
- III a): **Qualifizierte Angestellte** (*skilled nonmanual*), z. B. Buchhalter
- III b): **Qualifizierte Arbeiter** (*skilled manual*), z. B. Bergarbeiter, Elektriker
- IV: **Angelernte Arbeiter** (*partly skilled manual*), z. B. Postboten
- V: **Ungelernte Arbeiter** (*unskilled manual*), z. B. Gepäckträger.

Zuordnung von Pflegenden

Die Zuordnung einer Pflegeperson zu einer sozialen Schicht ist abhängig von ihrer Position im Krankenhaus und ihrem Ausbildungsstand. So ist die Stationsleiterin einer höheren Schicht zuzuordnen als die lernende Gesundheits- und Krankenpflegerin oder die Pflegeassistentin. Die Zuordnung von Gesundheits- und Krankenpflegerinnen zu einer sozialen Schicht unterscheidet sich auch je nach Nation. So nimmt eine Gesundheits- und Krankenpflegerin in den USA eine etwas andere Position im Gefüge der sozialen Schichtung ein als in Deutschland oder in der Schweiz. Die Einstufung wird auch anders ausfallen, wenn eine Pflegeperson sich selbst einschätzt anstatt von anderen Berufsangehörigen einer Schicht eingeschätzt zu werden.

Im englischen Schichtmodell könnte die Pflegedienstleitung bzw. Pflegemanagerin einer Klinik der Schicht II „Gut Qualifizierte" und eine Stationsleiterin vielleicht der Schicht III a) „qualifizierte Angestellte" zugeordnet werden. Eine Gesundheits- und Krankenpflegerin ohne Leitungsfunktion je nach Zusatzausbildungen vielleicht zwischen III a und III b.

2.1.2 Zwei klassische Schichtmodelle: Die Klassentheorie von Karl Marx und die funktionalistische Schichtungstheorie

In der soziologischen Diskussion sind vor allem zwei Schichtmodelle bedeutsam: Die *Klassentheorie von Karl Marx* und die *funktionalistische Schichtungstheorie*.

Die Klassentheorie von Karl Marx

Die **Klassentheorie von Karl Marx** ist ein Versuch, das Phänomen der sozialen Ungleichheit aus der ökonomischen Situation der frühindustriellen Gesellschaft heraus zu erklären. Kurz zusammengefasst geht Marx von der Existenz folgender zwei Klassen aus:

- **Klasse der Kapitalisten,** die Verfügungsgewalt über Produktionsmittel und daraus abgeleitet auch Herrschaft über Menschen besitzt.
- **Klasse der Proletarier,** die zahlenmäßig weit größere Klasse, die hiervon ausgeschlossen ist und lediglich über ihre Arbeitskraft verfügt.

Diese beiden objektiven Kriterien (Verfügungsgewalt über Produktionsmittel und individuelle Arbeitskraft) bilden nach Marx die *Klassen an sich*. Entwickelt die Arbeiterklasse ein gemeinsames Klassenbewusstsein, wird die *Klasse an sich* zur *Klasse für sich*. Vom Klassenbewusstsein, das durch politische Information und Aufklärung geweckt werden müsse, würden gemeinsame Aktionen hervorgehen, die letztlich zur Überwindung des kapitalistischen Gesellschaftssystem führen.

In beiden Klassen sieht Marx die Grundstruktur industrieller Gesellschaften, aus der sich notwendigerweise Konflikt und Klassenkampf entwickeln müssen. Diese Ansicht wurde durch die historische Entwicklung der industrialisierten Gesellschaften nicht bestätigt. Die hier rudimentär skizzierte Theorie von Karl Marx ist von einer Reihe neomarxistischer Theoretiker weiterentwickelt und modifiziert worden.

Die funktionalistische Schichtungstheorie

Die **funktionalistische Schichtungstheorie** geht davon aus, dass in jeder bis heute bekannten Gesellschaft soziale Schichten in irgendeiner Form nachgewiesen werden konnten; sie erklärt soziale Schichten aus der funktionalen Notwendigkeit der Arbeitsteilung. Das Funktionieren bzw. Überleben einer Gesellschaft macht es erforderlich, dass von den einzelnen Gesellschaftsmitgliedern bestimmte Aufgaben übernommen werden. Aufgaben, die einen hohen Beitrag für das Funktionieren einer Gesellschaft leisten, werden im allgemeinen auch mit hohen gesellschaftlichen Belohnungen versehen. Diese Belohnungen sollen gewährleisten, dass in einer Gesellschaft wichtige Aufgaben von geeigneten Individuen übernommen werden. In dem durch die Aussicht auf Belohnung ausgelösten Wettbewerb sollen die Talentiertesten und Geeignetsten in die gesellschaftlich hochrangigen Positionen gebracht werden.

Die funktionalistische Schichtungstheorie macht den hohen Status und die materiellen Belohnungen verständlich, die in unserer Gesellschaft z. B. mit dem Beruf des Arztes verbunden sind. Danach hat der Arztberuf deshalb ein so großes gesellschaftliches Prestige, weil er mit der Erhaltung und Wiederherstellung eines der höchsten menschlichen Werte, der menschlichen Gesundheit, betraut ist.

Die Kritik an der funktionalistischen Schichtungstheorie richtet sich zum einen gegen die Grundannahme, es bestehe ein Mangel an Qualifikationen und Talenten, die erst durch die Aussicht auf Belohnung motiviert werden müssten. Weiter wird das Ignorieren der Tatsache kritisiert, dass ein Großteil gesellschaftlich hoch bewerteter Positionen durch familiäre und traditionelle Machtverteilung und nicht durch Talent und Qualifikation erfolgt.

2.2 Der Einfluss der sozialen Schichtzugehörigkeit auf Gesundheit und Krankheit

Die soziale Schichtzugehörigkeit eines Menschen beeinflusst wesentlich seine Gesundheit. Zwar haben sich die allgemeinen Lebensbedingungen in den westlichen Ländern seit der Industrialisierung nachhaltig verbessert, die *relativen* Unterschiede zwischen arm und reich sind jedoch geblieben oder haben sich sogar verschärft. Der Einfluss sozialer Schicht auf **Mortalität** *(Sterblichkeit)* und **Morbidität** *(Erkrankungshäufigkeit)* wird durch zahlreiche Studien in verschiedenen Industrieländern bestätigt (z. B. Badura, 1990; Meyer & Jeanneret, 1996; Mielck, 1994; Siegrist, 1995; Steinkamp, 1993).

Mortalität

Die Abhängigkeit des Sterberisikos von Merkmalen, die zur Bestimmung der sozialen Schicht verwendet werden, konnte auch in Deutschland nachgewiesen werden (Herzer, 1994, S. 328–329). Wer über hohe Bildung, ein hohes Einkommen und einen qualifizierten Beruf verfügt, lebt auch in Deutschland mit großer Wahrscheinlichkeit länger als ein Mensch, bei dem diese Indikatoren der Schichtzugehörigkeit nur gering ausgeprägt sind. Der Medizinsoziologe Johannes Siegrist (1995, S. 58) hält hierzu zusammenfassend fest, „dass die Sterblichkeit im Erwerbsalter in allen entwickelten Industriegesellschaften, aus denen verwertbare Daten vorliegen, schichtspezifisch variiert, und zwar bei Männern stärker als bei Frauen, bei Jüngeren stärker als bei Älteren. Die Zusammenhänge sind in der Regel linear: je ungünstiger der sozioökonomische Status, desto höher die Sterblichkeit.“

Morbidität

Es gibt viele Krankheiten, die unabhängig von der sozialen Schicht auftreten, einige zeigen jedoch ausgeprägte schichtspezifische Unterschiede, treten z. B. bei Angehörigen der sozialen Unterschicht gehäuft auf. Hierzu gehören Bronchialkarzinome, Arthritis, Tuberkulose, Unfälle, Suizid und psychische Erkrankungen wie Depression und Schizophrenie. Am besten untersucht und am gesichertsten ist der Zusammenhang zwischen sozialer Schicht und Herz-Kreislauf-Erkrankungen. Der Herzinfarkt kann deshalb nicht mehr als typische „Managerkrankheit“ betrachtet werden, sondern als Krankheit, in der sich in hohem Maße soziale Ungleichheit spiegelt (Siegrist, 1995).

Nicht immer ist die Krankheit auf die soziale Schicht zurückzuführen, sie kann auch die Ursache für einen Wechsel in eine andere, i. d. R. niedrigere soziale Schicht darstellen *(sozialer Selektionsprozess)*. Ein Mensch, der z. B. an einer Schizophrenie erkrankt, wird möglicherweise seinen Arbeitsplatz verlieren und sich künftig wahrscheinlich mit einer weniger qualifizierten Tätigkeit begnügen müssen. Neuere Studien räumen dem *sozialen Verursachungsprozess* (Krankheit ist eine Folge der sozialen Schichtzugehörigkeit) jedoch die größere Bedeutung ein (Steinkamp, 1993).

Zusammenhang zwischen sozialer Schicht und Mortalität/Morbidität

Wie lassen sich die Zusammenhänge zwischen sozialer Schicht und Krankheit bzw. Sterblichkeit erklären? Welche Faktoren und Prozesse sind für den schlechteren Gesundheitszustand von Angehörigen der sozialen Grundschicht verantwortlich? Die Ursachen für die sozialen Unterschiede sind vielschichtig. Im Folgenden werden die diskutierten Gründe in vier Punkten zusammengefasst (z. B. Meyer & Jeanneret, 1996):

- **Unterschiede in den Lebens- und Arbeitsbedingungen,** etwa schlechte Wohnverhältnisse oder eine belastende Arbeitsplatzsituation. Als herzkreislaufschädigende Belastungssituation am Arbeitsplatz gilt z. B. eine Kombination aus hohen Anforderungen (Zeitdruck) und geringen Entscheidungs-/Handlungsmöglichkeiten (Siegrist, 1995).
- **Schichtspezifisches Gesundheits- und Krankheitsverhalten.** Das Gesundheitsbewusstsein und insbesondere die für präventive Maßnahmen erforderliche langfristige Lebensplanung sind in der sozialen Mittel- und Oberschicht ausgeprägter als in der sozialen Grundschicht. Hier fehlt es oft an medizinischen Kenntnissen und ausreichender Symptomaufmerksamkeit beziehungsweise angemessener Bewertung von Symptomen und damit der (rechtzeitigen) Erkennung einer Behandlungsnotwendigkeit durch den Arzt (Novak, 1994, S. 211).
- **Geringe personale Ressourcen** wie zum Beispiel mangelndes Selbstwertgefühl. *Personale, d. h. im einzelnen Menschen liegende Ressourcen* sind wichtige Voraussetzungen, um gesundheitsfördernde Maßnahmen ergreifen zu können (➛ Kap. 4.1.2).
- **Ungleicher Zugang zu medizinischen Diensten und Leistungen.** Medizinische Leistungen werden von Angehörigen der sozialen Grundschicht seltener in Anspruch genommen als von Angehörigen anderer Schichten. Neben dem geringen Wissen sind die höhere soziale Distanz zum Arzt, geringe finanzielle Mittel und die erschwerte Abkömmlichkeit vom Arbeitsplatz mögliche Gründe (➛ Kap. 3.4).

In der folgenden Äußerung einer Gemeindeschwester aus einer amerikanischen Provinzstadt werden einige Gründe für den schlechteren Gesundheitszustand von Angehörigen der sozialen Grundschicht im Vergleich zu anderen sozialen Schichten sichtbar: *„Die armen Leute in unserer Gegend wissen nicht viel über Krankheit, aber wie auf uns alle ist auch auf sie jahrelang der Tuberkulose-Feldzug heruntergeprasselt, und wenn sie überhaupt vor etwas Angst haben, dann vor einer Lungenkrankheit. … Was das Rückenweh angeht, Müdigkeit und Steifheit, warum sollten sie sich darüber Sorgen machen? Du lieber Himmel, das sind ständige Begleiter für arme Leute mit schlechter Ernährung, schlechter Betreuung nach Geburten, zuviel Arbeit und all dem übrigen“* (Koos, 1970, S. 306–307).

Zusammenfassend lässt sich somit festhalten: Die Verringerung von Armut, geringer Bildung und mangelnder beruflicher Qualifikation bedeutet auch eine wesentliche Verbesserung der Gesundheit der betroffenen Personen. Diese Aussage trifft für moderne Industrienationen ebenso zu wie für Länder der Dritten Welt, hier nur in noch sehr viel stärkerem Maße.

3 Soziale und individuelle Vorstellungen von Krankheit und Gesundheit

Bedeutsam für die Auseinandersetzung mit Gesundheit und Krankheit sind die Bilder und Vorstellungen, die innerhalb einer Gesellschaft vorhanden sind (*soziale Repräsentationen*) und die zudem jeder einzelne

Mensch davon hat *(subjektive Krankheitstheorie)*. Sie beeinflussen das menschliche Denken und Handeln und im Falle von Krankheit auch den Umgang mit den Betroffenen.

3.1 Soziale Repräsentationen: Das Bild einer Krankheit in der Gesellschaft

Ein Großteil menschlichen Wissens beruht nicht auf direkter, eigener Erfahrung, sondern ist sozial und kulturell vermittelt. Auch wenn ein Mensch noch nie mit einem Krebs- oder Aidskranken Kontakt hatte, so hat er doch bestimmte Vorstellungen von diesen Krankheiten und den hiervon Betroffenen. Diese sozial geteilten Vorstellungen über bestimmte Phänomene werden als **soziale Repräsentationen** bezeichnet.

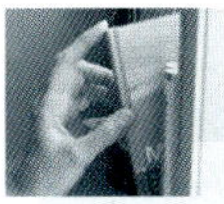

Soziale Repräsentationen von Krankheit und Gesundheit

Sozial geprägte Vorstellungen und Inhalte, die in einer Gesellschaft mit Gesundheit/Krankheit bzw. mit bestimmten Krankheiten verknüpft werden.

Soziale Repräsentationen werden von den einzelnen Gesellschaftsmitgliedern in einem Prozess sozialer Interaktion geschaffen und ggf. auch wieder verändert. Eine wichtige Bedeutung in diesem Prozess kommt den Medien zu.

Hauptfunktionen sozialer Repräsentationen sind:

- Dem einzelnen Menschen die Orientierung in seiner Welt zu erleichtern.
- Die Kommunikation über Phänomene zu ermöglichen, ohne dass persönliche Erfahrungen vorliegen müssen.

Zwei Prozesse sind bei der Bildung von sozialen Repräsentationen von Bedeutung (Hornung & Gutscher, 1994; Moscovici, 1981), Verankerung und Vergegenständlichung:

- **Verankerung** heißt, dass die neuen Vorstellungen in ein bereits bestehendes Vorstellungssystem integriert werden müssen.
- **Vergegenständlichung** bedeutet, dass ein abstraktes, theoretisches Konzept in konkrete, allgemein verständliche Bilder umgesetzt beziehungsweise an Personen oder Personengruppen festgemacht wird.

Die beiden genannten Prozesse sollen helfen, etwas Fremdes, Unverständliches vertraut und verstehbar zu machen. Ein Beispiel hierfür bietet die Geschichte der anfangs so rätselhaften, wissenschaftlich nicht erklärbaren Immunschwächekrankheit, die heute als Aids bezeichnet wird (Hornung & Gutscher, 1994). Eine der ersten sozialen Repräsentationen dieser Krankheit, die vor allem durch die Medien geprägt wurde, wurde durch die Bezeichnung „Schwulenpest“ hergestellt. Der übertragbare Charakter der Krankheit wurde in der vertrauten Vorstellung „Pest als übertragbare, tödliche Krankheit“ verankert. Zusätzlich wurde sie in einem Prozess der Vergegenständlichung der Gruppe der homosexuellen Männer zugeordnet, welche zu Beginn am stärksten betroffen war.

An diesem Beispiel lassen sich auch die mit einer „Vergegenständlichung“ einer Krankheit verbundenen Probleme aufzeigen. Die Bezeichnung und scheinbare Erklärung der Krankheit enthält bereits unterschwellige, präventive Handlungsanweisungen: Meidung und Ausgrenzung der von „Pest“ betroffenen homosexuellen Männer. Problematisch ist die Bezeichnung „Pest“ allein schon deshalb, weil das HI-Virus nicht im Rahmen von Alltagskontakten übertragen werden kann und somit auch aus dem Alltagsleben ausgrenzende Verhaltensweisen gegen Menschen mit HIV und Aids nicht gerechtfertigt sind und entsprechend abgelehnt werden müssen. Die Gefahr solcher Bilder liegt vor allem darin, dass sie ihre Bedeutung als Symbol und Verständnishilfe verlieren und selbst als Realität betrachtet werden. Es ist wahrscheinlich, dass auch professionell Pflegende trotz differenziertem medizinischen Wissen über die Krankheit Aids von den sozialen Repräsentationen dieser Krankheit in ihrem Umgang mit den jeweiligen Patienten beeinflusst werden.

Die Publizistin und Schriftstellerin *Susan Sontag* (1989) hat sich in ihrer Arbeit „Aids und seine Metaphern" mit den Bildern beschäftigt, die die Immunschwächekrankheit Aids belasten und verzerren. Sie sieht zwei allgemeine Inhalte der Aids-Metaphern bzw. Aids-Bilder: Aids wird zum einen als Invasion beschrieben, zum anderen als Verunreinigung. „Verunreinigung" bezieht sich auf die Tatsache, dass man Aids durch Blut oder Samen infizierter Personen oder durch kontaminierte Blutkonserven erhält. Das Bild der Invasion teilt Aids mit Krebs, allerdings ist es im Falle Aids ein Feind, der Infektionsträger, der von außen und nicht von innen kommt („die bösartigen Krebszellen").

Sontag (1989, S. 19–20) illustriert diese Kriegsmetapher durch folgendes Beispiel einer Beschreibung der Krankheit Aids: *„Der Eindringling ist sehr, sehr klein, nicht größer als der sechzehntausendste Teil eines Stecknadelkopfes… Späher des körpereigenen Immunsystems – grosse Zellen, die man Makrophagen nennt – wittern die Gegenwart des winzigen Fremden und alarmieren unverzüglich das Immunsystem. Das Immunsystem mobilisiert ein Truppenaufgebot von Zellen, die u. a. Antikörper zur Bekämpfung der Gefahr produzieren. Das Aids-Virus ignoriert zielstrebig viele der Blutzellen, die sich ihm in den Weg stellen, entkommt den rasch vorrückenden Verteidigern und steuert automatisch den Hauptkoordinator des Immunsystems an, eine Helfer-Zelle…"*.

Aids ist also eine Krankheit – ähnlich wie Krebs –, in deren Umfeld häufig in kriegsähnlichen Bildern aufgerüstet und gekämpft wird. Ein Großteil der durch Aids Betroffenen gehört gesellschaftlichen Randgruppen an wie zum Beispiel Drogenkonsumenten oder homosexuelle Männer. Dieser Umstand sowie die Kriegsmetapher erhöhen die Gefahr, dass „mobilmachende" Maßnahmen ihr Ziel – die Krankheit – verfehlen und stattdessen die Kranken treffen, zum Beispiel in Form diskriminierender, ausgrenzender Maßnahmen.

3.2 Subjektive Krankheitstheorien: Was medizinische Laien über Krankheit denken

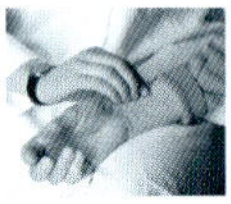

Frau B. erklärt ihre Krankheit

Vor 10 Tagen war die 53-Jährige zur Durchführung einer Brustkrebsoperation in das Krankenhaus eingetreten. Nach der Operation hatte Frau B. einige Male mit der Gesundheits- und Krankenpflegerin Christa Schmid über ihre Krankheit gesprochen, ihre Ängste und Befürchtungen und auch darüber, warum gerade sie an Krebs erkrankt ist. Frau B. sieht in ihrem Verhalten gegenüber ihrer jüngeren Schwester bei der Aufteilung des elterlichen Erbes den Hauptgrund. Die Krebserkrankung betrachtet sie als eine Art Strafe für ihr damaliges „schuldhaftes" Verhalten. Christa Schmid weiß nicht recht, wie sie sich Frau B. gegenüber verhalten soll: einerseits möchte sie gern das Gespräch und die gute Beziehung zu Frau B. aufrechterhalten, anderseits kann sie ihre subjektive Krankheitserklärung aus fachlichen Gründen nicht akzeptieren.

Im Gespräch zwischen Frau B. und der Gesundheits- und Krankenpflegerin zeigt sich ein Auseinanderklaffen zwischen medizinisch begründbarer Krankheitserklärung einerseits und subjektiver Krankheitsdeutung andererseits, die aus dem Bedürfnis nach Verstehen und Deutung der betroffenen Patientin resultiert. In diesem Fall spricht man von *subjektiven Krankheitstheorien* (z. B. Filipp, 1990).

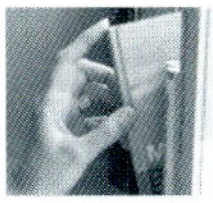

Subjektive Krankheitstheorie

Annahme, die ein Mensch über Entstehung, Therapie und Prävention einer Krankheit hat. Eine wichtige Funktion besteht darin, dem medizinischen Laien ein besseres Verstehen und Deuten einer Krankheit zu ermöglichen.

Subjektive Krankheitstheorien helfen z. B. beim Verständnis, warum eine bestimmte Person von einer Krankheit betroffen ist und eine andere nicht. Sie bestimmen in hohem Maße die Einstellung zu einer Krankheit und den Umgang damit und beeinflussen so wesentlich das Krankheitserleben und die Kommunikation mit den Betroffenen.

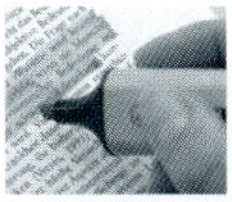

Wenn Pflegende bereit sind, sich auf die subjektiven Krankheitskonzepte der Patienten einzulassen und zuzuhören, fühlen sich Patienten ernst genommen. Dies ist eine wichtige Voraussetzung für eine gute Pflegende-Patient-Beziehung.

Inhalte und Funktionen subjektiver Krankheitstheorien

Was sind Inhalte und Funktionen subjektiver Krankheitstheorien? Bildhafte Assoziationen, Annahmen über die Ursachen und den Sinn einer Krankheit sowie medizinische und biologische Fakten sind ihre wichtigsten Inhalte. Häufig sind damit auch magische Vorstellungen, Vorstellungen von Schuld, Strafe und Sühne verbunden. Bilder bzw. Metaphern und Assoziationen sollen dem medizinischen Laien ein besseres Vorstellen und Begreifen einer Krankheit ermöglichen. Hierzu einige Beispiele aus einer Studie zu subjektiven Krankheitstheorien von medizinischen Laien im Zusammenhang mit Krebs (Hornung, 1989). „Ich meine, es sind eben wilde Eiweiße“: ein Geschwür, das dem Menschen einfach die Zellen zerfrisst; „man könnte sagen, wie eine Traube, die wächst und gewisse andere Organe beeinträchtigt“.

Annahmen über *Verursachungszusammenhänge* (➤ auch Kap. 3.3) sollen die Frage beantworten, warum ein Mensch erkrankt bzw. von einer bestimmten Krankheit betroffen ist. So kann Zungenkrebs unter Umständen als Strafe für die bis dahin „böse Zunge“ eines Menschen gelten. Oft sind es Vorstellungen von Schuld und Strafe, die – wie das Fallbeispiel oben zeigt – bei der Deutung einer Krankheit durch den betroffenen Menschen wirksam werden. Eine wichtige Funktion für den Kranken und ihm nahestehende Menschen besitzen subjektive Krankheitstheorien im Zusammenhang mit der *Wozu-* bzw. *Warum-Frage*. Hinter ihr steht das Bedürfnis, der Krankheit eine subjektive Bedeutung und einen Sinn zu geben. Die Frage nach dem „Wozu“ und „Warum“ wird besonders drängend erlebt, wenn ein Mensch mit einer existentiellen Bedrohung in Form einer schweren Erkrankung konfrontiert wird. Viele Patienten verstehen ihre Krankheit dann als Hinweis bzw. Aufforderung, ihr bisheriges Leben zu überdenken (Verres, 1991). Bedeutsam werden hier häufig Versuche, der Krankheit auch positive Aspekte abzugewinnen, z. B. durch eine Konzentration auf das Wesentliche *(Verwesentlichung)* im Sinne eines bewussteren, intensiveren Lebens. Diese Suche nach Sinn kann als allgemeines menschliches Motiv betrachtet werden, das im Falle einer schweren Erkrankung und der häufig damit verbundenen Konfrontation mit der eigenen Vergänglichkeit vorrangige Bedeutung erhält.

Beispielhaft für den Prozess der Verwesentlichung sind folgende Gedanken einer Krebspatientin über ihre Erkrankung: *„Vielleicht, dass ich nicht mehr so schnoddrig in die Welt hineinlebe, vielleicht sollt' ich einfach mal mehr nachdenken, oder vielleicht sollt' ich einfach mehr wahrnehmen an Dingen, die früher so selbstverständlich für mich waren. Vielleicht sollt' ich einfach das Leben wichtiger nehmen,* *für mich war das immer so'n Theaterstück, nie real, ich hab gelebt wie'n Schauspieler. Ich merke auch, sobald ich übermütig werde, kriege ich das nächste Ding drauf... Naja, bewusster zu leben, dankbarer zu sein, für das, was ich vorfinde und was ich habe, denn ich kann ja noch unheimlich froh sein, wenn ich sehe, wie and're Krebspatienten leben. Da ist in mir eine große Dankbarkeit, wie das bei mir abläuft" (Schuhmacher, 1989, S. 132).*

Subjektive Krankheitstheorien und Krebs

Die Vorstellungen von nicht-medizinischen Bezugspersonen Krebskranker wurden vom Psychologen *Rolf Verres* (1986) untersucht. 83 Bezugspersonen wurden gebeten, den Verlauf der unmittelbar erlebten Krebserkrankungen frei zu schildern, wobei die Äußerungen und Assoziationen zum Vorstellungskomplex „Krebserkrankungen" schriftlich festgehalten wurden. Die Auswertung wurde mit Hilfe aufwendiger inhaltsanalytischer Methoden durchgeführt. Die wichtigsten Ergebnisse lassen sich wie folgt zusammenfassen: Von nahezu der Hälfte der Befragten wurde ein möglicher Körperkontakt mit einem Krebskranken als emotional problematisch beschrieben. Kommunikationshemmungen gegenüber Krebskranken zeigte jeder dritte. Zwei Drittel der durch den Begriff „Krebserkrankungen" ausgelösten Vorstellungen drehten sich um Resignation und Tödlichkeit.

Unheilbarkeits- und Todesphantasien können so tief verhaftet sein, dass sie auch durch die Wirklichkeit, d.h. gegenteilige persönliche Erfahrungen, nicht korrigiert werden. Dies zeigt das Beispiel aus einer Studie zu Laienkonzepten der Entstehung, Therapie und Prävention von Krebserkrankungen (Hornung, 1989): Auf die Frage nach dem Verlauf einer Krebserkrankung antwortete eine 48-jährige Frau: *„Dass es am Schluss mit dem Tod endet, mehr oder weniger schnell. Und dass ich das nicht möchte. Und dass meine Mutter Krebs hatte, aber geheilt wurde."* Interviewer: *„Also, dann endet es ja nicht unbedingt mit dem Tod."* 48-jährige Frau: *„Ja, aber spontan kommt mir das in den Sinn. Sie ging eben früh zum Arzt."*

Medizinische Krankheitserklärung und Krankheitstheorien des medizinischen Laien

Ob in der Arztpraxis oder im Krankenhaus, bei jeder Kommunikation zwischen Arzt/professionell Pflegenden und Patient treffen wissenschaftlich begründete, medizinische Krankheitskonzepte und subjektive Krankheitstheorien des medizinischen Laien zusammen (➛ auch Kap. 5). Eine Situation, die als Spannung zwischen *Erklären* (wissenschaftliche Perspektive) und *Verstehen* (Perspektive des medizinischen Laien) beschrieben werden kann. Für den Kranken stellt sich nicht in erster Linie die Frage der Wahrheit, d.h. ob seine Deutungen aus wissenschaftlicher Sicht stimmen oder nicht. Bedeutsam ist für ihn, ob sie ihm helfen, seine Krankheit besser zu verstehen und zu bewältigen.

Für Arzt und Pflegende stellt sich hier eine schwierige, aber auch wichtige Aufgabe: Zum einen benötigt der Betroffene ihr Verständnis für subjektive Deutungen in seinem Bemühen, die Krankheit zu verstehen, zum anderen sollten sie ihm aber auch den gegenwärtigen Wissensstand über die jeweilige Krankheit, der die persönliche Deutung möglicherweise nicht unterstützt, nicht vorenthalten.

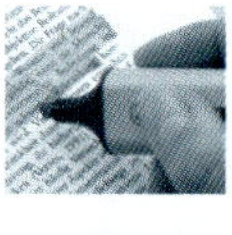

Das wissenschaftliche Erklären und das subjektive Verstehen einer Krankheit sind zwei Zugänge zur Krankheit, die sich gegenseitig ergänzen und die beide ihre Berechtigung haben. Dies gilt es, bei der Konfrontation mit subjektiven Krankheitstheorien von Patienten zu bedenken. Gibt es Probleme, kann das Hinzuziehen eines Psychotherapeuten eine wertvolle Hilfe sein.

3.3 Attribution: Antworten auf die Warum-Frage

Soziale Repräsentationen und subjektive Krankheitstheorien haben vor allem die Funktion, die Orientierung und das Zurechtfinden eines Menschen in seiner sozialen Umwelt zu erleichtern. Dieses Bedürfnis nach Orientierung ist häufig verknüpft mit der Frage nach dem Warum. Vor allem bei negativen und unerwarteten Ereignissen drängt es Menschen danach, Erklärungen bzw. mögliche Ursachen hierfür zu finden. Warum habe ich beispielsweise die Abschlussprüfung nicht bestanden oder warum bin ich an jenem Vormittag von einem Auto angefahren worden? Die Erklärung von solchen Prozessen der Ursachensuche und Ursachenzuschreibung ist Gegenstand von *Attributionstheorien* (z. B. Hornung & Gutscher, 1994; Meyer & Försterling, 1993).

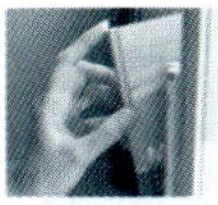

Attributionen

Ursachenzuschreibungen beziehungsweise Antworten auf Warum-Fragen.

Ein Ereignis, zum Beispiel Opfer eines Verkehrsunfalls zu werden oder einen Herzinfarkt zu erleiden, löst Attributionsprozesse aus. Ereignisse können aufgrund verschiedener Dimensionen beurteilt werden (zum Beispiel Weiner, 1985). Die drei wichtigsten **Attributionsdimensionen** sind:

- **Intern – extern**: Die Ursache wird der Person oder der Umwelt zugeschrieben.
- **Stabil – variabel**: Die Ursache ist unveränderbar oder veränderbar.
- **Kontrollierbar – unkontrollierbar**: Die Ursache ist beeinflussbar oder nicht zu beeinflussen.

Konsequenzen unterschiedlicher Attributionen

Attributionsprozesse sind nicht nur bedeutsam im Hinblick auf die Erklärung und Deutung von Ereignissen, sondern vor allem im Hinblick auf mögliche Verhaltenskonsequenzen.

Wie lässt sich beispielsweise das Ereignis Herzinfarkt anhand der beiden Dimensionen intern – extern und stabil – variabel erklären? Der Infarktpatient kann seinen Infarkt auf eine ererbte Veranlagung zurückführen (➛ Tabelle 3.1). Er sieht damit die Ursachen in seiner Person (intern) sowie in einem stabilen und unkontrollierbaren Faktor (Vererbung). Er hat intern/stabil attribuiert. Es ist einleuchtend, dass die Attributionen in diesem Falle nur einen

Attributionsdimensionen	Intern	Extern
Stabil	Genetische Faktoren, Vererbung	Schadstoffe in der Umwelt, z. B. Luftverschmutzung
Variabel	Gesundheitsschädigendes Verhalten, z. B. Rauchen	Belastungen am Arbeitsplatz

Tab. 3.1: Beispiele für Attributionen des Ereignisses Herzinfarkt.

Attributionsdimensionen	Intern	Extern
Stabil	Angeborene Unsportlichkeit, Mangelndes Talent	Fehlende Sportstätten, Zeitmangel
Variabel	Mangelnde Anstrengung	Schlechtes Wetter

Tab. 3.2: Beispiele für Attributionen des Bewegungsmangels (modifiziert nach Stoll, 1994, S. 23).

geringen eigenen Anteil an der Rehabilitation des Herzinfarktes nahe legen und den eigenen Beitrag des Betroffenen zum Genesungsprozess und zur Prävention eines erneuten Infarktes eher erschweren. Ein Infarktpatient kann aber auch seinen Infarkt auf eine belastende Arbeitsplatzsituation zurückführen (externe/variable Attribution). Diese Attribution hat für den Betroffenen andere Verhaltenskonsequenzen: Er wird versuchen, seine belastende Arbeitsplatzsituation zu verändern und sich gegebenenfalls eine neue Stelle suchen. Weitere Attributionsmöglichkeiten sind intern/variabel (eigenes infarktverursachendes Verhalten, zum Beispiel Rauchen) und extern/stabil (zum Beispiel Schadstoffe in der Umwelt).

Der Zusammenhang zwischen Attribution und Konsequenzen gilt auch für andere Gesundheitsprobleme wie beispielsweise Übergewicht. So kann auch die Frage „Warum bin ich übergewichtig?" durch unterschiedliche Attributionen beantwortet werden (Haisch & Haisch, 1988). Als Voraussetzung für eine erfolgreiche Gewichtsreduktion gilt eine gezielte Änderung von Attributionen in Richtung einer intern/variablen Attribuierung. Die Betroffenen müssen also davon überzeugt sein, dass sie das Übergewicht durch ihr eigenes Verhalten beeinflussen können und die Ursachen hierfür eine variable Größe darstellen, also im Essverhalten liegen (intern/variabel) und nicht durch genetische Faktoren (intern/stabil) bestimmt sind.

Die Tabelle 3.2 zeigt einige Beispiele für Ursachenzuschreibungen mangelnder körperlicher Bewegung (Stoll, 1994, S. 23). Verwendet wurden wiederum die beiden Attributionsdimensionen intern – extern und stabil – variabel. Es ist deutlich zu erkennen, dass beispielsweise eine intern/stabile Ursachenzuschreibung des Bewegungsmangels (zum Beispiel angeborene Unsportlichkeit oder mangelndes Talent) eine ungünstige Voraussetzung für eine künftige sportliche Betätigung darstellt.

Selbstwertschützende Attributionen

Eine wichtige Bedeutung von Attributionen liegt in ihrer selbstwertdienlichen bzw. selbstwertschützenden Funktion.

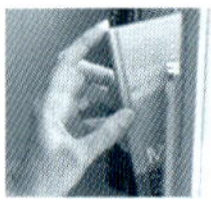

Selbstwertschützende Attributionen

Attributionen, deren Ziel es ist, den Selbstwert eines Individuums zu schützen, z. B. externe Attributionen bei Misserfolg („die Prüfungsaufgaben waren zu schwer").

Selbstwertschützende Attributionen ermöglichen etwa im Falle eines Misserfolgs, ein positives Bild der eigenen Person aufrechtzuerhalten und den Selbstwert zu schützen. Ein Misserfolg in einer Prüfung kann durch folgende Attributionen selbstwertschützend erklärt werden: Die Ursachen lagen in externen Faktoren – z. B. Aufgaben entsprachen nicht dem Prüfungsstoff, waren sehr schwer oder es waren gerade diejenigen, auf die man sich aufgrund des Zeitmangels nicht mehr hat vorbereiten können – und nicht in internen Faktoren – z. B. der eigenen Unzulänglichkeit, eine Prüfung zu bestehen. Im Falle eines Erfolgs wiederum wird der Selbstwert dadurch gestützt, dass das positive Ergebnis der eigenen Person zugeschrieben wird (intern) und nicht etwa externen Faktoren, z. B. Glück (➛ Kap. 8.5.2).

Die Bedeutung von Attributionen für den Heilungsverlauf

Wie wirken sich Attributionen auf den Heilungsverlauf nach einem Verkehrsunfall aus? Diese Frage stand im Zentrum einer Studie an 87 Patienten einer Abteilung für Unfallchirurgie einer norddeutschen Stadt, die einen Verkehrsunfall erlitten hatten (Rogner et al., 1987). Untersucht wurden die Attributionen der Patienten hinsichtlich Vermeidbarkeit des Unfalls (vermeidbar – nicht vermeidbar) und Schuldzuweisungen (interne – externe Faktoren, also

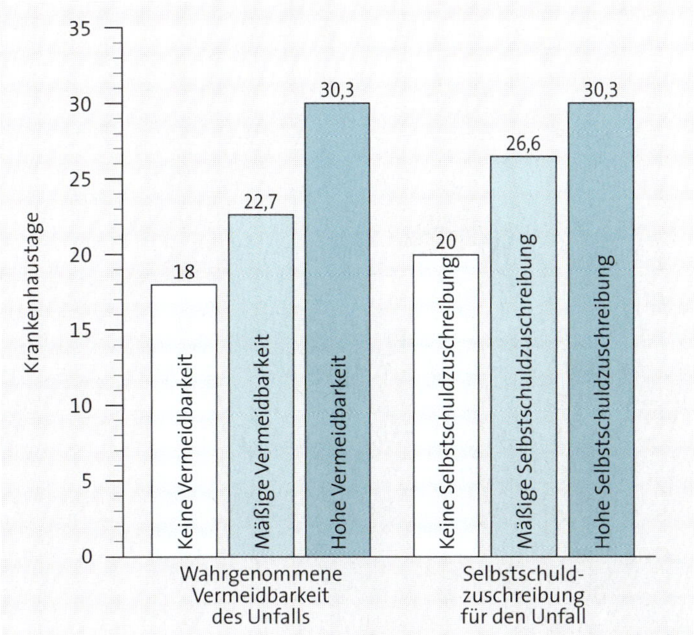

Abb. 3.3: Aufenthaltsdauer im Krankenhaus nach einem Verkehrsunfall in Abhängigkeit von wahrgenommener Vermeidbarkeit und Schuldattribution (Hornung & Gutscher, 1994, S. 68, nach Rogner et al., 1987).

eigenes Versagen oder Fremdverschulden, technisches Versagen). Daneben wurde erfragt, ob die Patienten glaubten, selbst wesentlich zur Genesung beitragen zu können. Eine weitere Frage bezog sich darauf, ob die Patienten nach einer persönlichen Sinnzuschreibung des Unfalls suchten, eine Antwort auf die Frage also, warum gerade sie durch den Unfall betroffen wurden *(Why-me-Problematik)*.

Folgende Ergebnisse zeigten sich in der Studie (➤ Abb. 3.3): Den besten Heilungsverlauf – gemessen an der Aufenthaltsdauer der Patienten im Krankenhaus und der Einschätzung des behandelnden Arztes – hatten Patienten, die ihren Unfall für unvermeidbar hielten und sich selbst keine Schuld am Unfall zuschrieben, d. h. die Unfallursache extern attribuierten. Wer glaubte, selbst etwas zum Genesungsprozess beitragen zu können, wies eine kürzere Aufenthaltsdauer im Krankenhaus auf als Patienten, die der Meinung waren, keine Kontrolle auf den Heilungsverlauf ausüben zu können. Patienten, die sich intensiv mit der Why-me-Frage auseinandersetzten („Warum hatte gerade ich diesen Unfall?") verweilten länger im Krankenhaus als Personen, für die diese Frage keine Bedeutung hatte.

Folgende Erklärungen für die genannten Ergebnisse sind denkbar: Ein als unvermeidbar betrachteter Unfall ist für den Betroffenen unveränderbar und abgeschlossen und bedarf keiner weiteren gedanklichen Auseinandersetzung. Wird der Unfall hingegen als vermeidbar betrachtet, wirft er Gedanken nach dem eigenen Fehlverhalten auf, führt zu ständigen Grübeleien und schließlich zu einer depressiven Stimmungslage, die sich wiederum negativ auf den Genesungsverlauf auswirkt.

Ähnliche Überlegungen gelten auch für die Why-me-Problematik. Der festgestellte Zusammenhang zwischen eigener Schuldzuschreibung und negativem Heilungsverlauf konnte durch andere Untersuchungen nicht eindeutig bestätigt werden. So zeigte sich beispielsweise, dass querschnittgelähmte Unfallpatienten bei einer Selbstschuldzuschreibung ihre Krankheit besser bewältigen bzw. akzeptieren können als

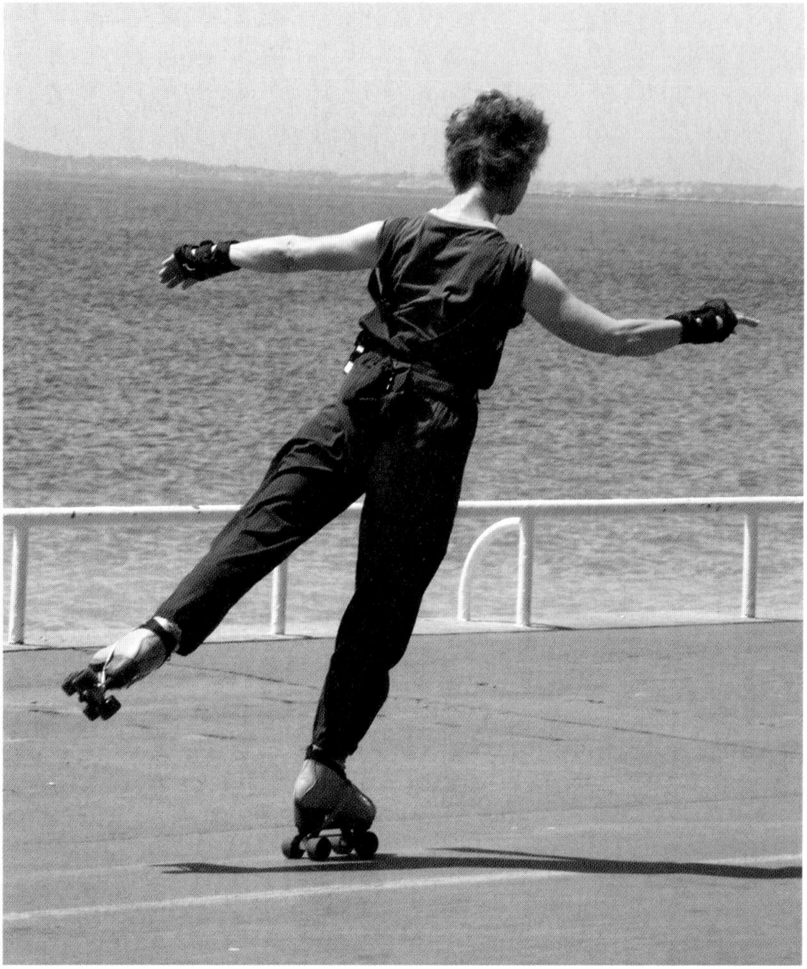

Gesundheit als Selbstverwirklichungswert: Mit dem Körper können eigene Werte und ästhetische Vorstellungen ausgedrückt werden.

Personen, die dieses Schicksal ohne eigenes Verschulden getroffen hatte (Bulman & Wortman, 1977).

Positiv für den Genesungsverlauf, so lässt sich zusammenfassend festhalten, scheint es demnach zu sein, wenn einerseits ein zurückliegender Unfall als nicht vermeidbares und abgeschlossenes Ereignis betrachtet werden kann und andererseits das Gefühl vorhanden ist, durch das eigene Verhalten den Heilungsprozess positiv beeinflussen zu können. Nicht eindeutig geklärt ist hingegen der Einfluss von eigenen Schuldzuschreibungen für die Bewältigung einer Krankheit.

3.4 Subjektive Gesundheitstheorien: Wann gilt ein Mensch im Alltag als gesund?

Der Begriff „Gesundheit" wird im Alltag sehr häufig verwendet. Dennoch ist es für viele Menschen nicht einfach zu erklären, was sie im Einzelnen darunter verstehen. Was versteht also ein medizinischer Laie unter Gesundheit oder wann betrachtet man einen Menschen im Alltag als gesund?

Die wohl bekannteste Studie zu dieser Frage wurde von der französischen Sozialpsychologin *Claudine Herzlich* (1973) durchgeführt. Sie befragte 80 französische Männer und Frauen der sozialen Mittelschicht zu ihrem subjektiven Gesundheitsverständnis. Ihre Ergebnisse führten zu drei verschiedenen subjektiven Gesundheitstheorien (Faltermaier, 1994): Gesundheit als Vakuum bzw. als Abwesenheit von Krankheit, Gesundheit als Potential und Gesundheit als Gleichgewicht.

- **Gesundheit als Vakuum:** Gesundheit wird negativ bestimmt durch die Abwesenheit von Krankheit. Eine positive inhaltliche Bestimmung und Umschreibung von Gesundheit fehlt.
- **Gesundheit als Potential:** Gesundheit wird verstanden als Widerstandspotential, über das ein Mensch verfügt, z. B. in Form von körperlicher Robustheit und Stärke gegenüber widrigen äußeren Einflüssen. Gesundheit gilt als körperliche bzw. konstitutionelle Ressource, die sich im Verlauf des Lebens positiv oder negativ verändern kann.
- **Gesundheit als Gleichgewicht:** Gesundheit bezieht sich hier auf eine unmittelbare persönliche Erfahrung des Wohlbefindens sowie ein Gefühl der Ausgeglichenheit. Der Begriff des Gleichgewichts soll die Gesamtheit an individuellen Erfahrungen ausdrücken: sowohl körperliches und psychisches Wohlbefinden als auch die Beziehungen zu anderen Menschen. Körperliche, psychische und soziale Erfahrungen befinden sich in einem positiven Gleichgewichtszustand. Gesundheitliche Störungen können zwar auftreten,

Subjektive Gesundheitstheorien	Gesundheit als Vakuum	Gesundheit als Potenzial	Gesundheit als Gleichgewicht
Inhalt	Kein positiv bestimmter Inhalt.	■ Robustheit und Stärke. ■ Widerstandspotenzial gegenüber äußeren Umständen.	■ Körperliches Wohlbefinden. ■ Gute Stimmung. ■ Gute Beziehung zu anderen.
Beziehung zur Krankheit	Wird durch Krankheit zerstört.	Widerstand gegen Krankheit.	Störungen werden neutralisiert bzw. assimiliert.

Tab. 3.5: Laientheorien von Gesundheit – drei Dimensionen (Herzlich, 1973, modifiziert nach Faltermaier, 1994, S. 105).

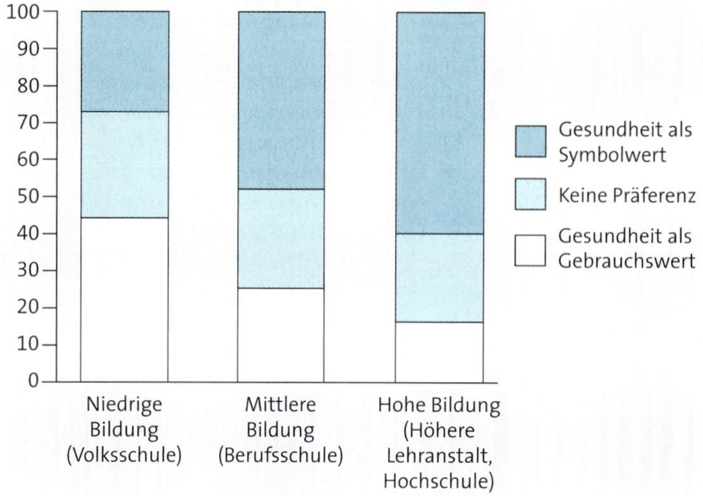

Abb. 3.6: Alltagskonzepte von Gesundheit (Selbstverwirklichungswert versus Gebrauchswert) und Bildung (nach Buchmann, M., 1985).

werden aber von der guten Befindlichkeit des Individuums neutralisiert bzw. assimiliert (vgl. Faltermaier, 1994).

Die soziologische Forschungsgruppe *Marlies Buchmann, Dieter Karrer* und *Rosmarie Meier* (1985 a, 1985 b) untersuchten bei 450 Erwachsenen in der Schweiz Alltagsvorstellungen und Alltagsaktivitäten zu Gesundheit und Krankheit. Sie gingen davon aus, dass subjektive Gesundheitstheorien stark dadurch bestimmt werden, welches Verhältnis ein Individuum zu seinem Körper hat. Zwei Positionen wurden unterschieden:

- **Gesundheit als Gebrauchswert,** als Mittel zum Zweck. Hier wird ein instrumentelles Verhältnis zum Körper ausgedrückt (Körper als eine Art Maschine). Gesundsein heißt bei diesem Körperverständnis vor allem, arbeiten, schlafen und alles essen können, um die Anforderungen des Alltags bewältigen zu können.
- **Gesundheit als Selbstverwirklichungswert**, als Wert für sich. Der Körper bietet die Möglichkeit des symbolischen Ausdrucks eigener Werte und ästhetischer Präferenzen. Gesundsein bedeutet hier, mit sich und der Welt zufrieden, in Form und gut aufgelegt zu sein.

Die erste Position, Gesundheit als Gebrauchswert, wurde von einem 50-jährigen Handwerker folgendermaßen umschrieben (Buchmann et al., 1985 b, S. 8): *„Für mich hat der Körper eine Funktion, ich kann mich nicht in meinem Körper darstellen. Der ist ja gegeben, der ist einfach da … Solange er funktioniert, interessiert mich mein Körper gar nicht. Wenn er nicht funktioniert, interessiert mich das Gesundheitswesen insoweit, als es meinen Körper wieder herstellt."*

Eine 39-jährige Hausfrau hingegen, welche der zweiten Position zuzuordnen ist, betrachtet ihren Körper und damit auch die körperliche Gesundheit als integralen Bestandteil ihrer eigenen Persönlichkeit, als Möglichkeit der Selbstdarstellung und Selbstverwirklichung (Buchmann et al., 1985 b, S. 8): *„Der Körper drückt schon aus, was für ein Mensch Du bist. Wie ich mich körperlich fühle, fühle ich mich vielfach auch seelisch. Klar braucht man ihn zum Leben, aber Du drückst auch damit etwas aus. Jeder hat eine andere Ausstrahlung, Körperausstrahlung."*

Wie verteilen sich die beiden Positionen bei den befragten Personen? Knapp die Hälfte misst der Gesundheit als Aspekt der Selbstverwirklichung hohe Bedeutung zu, etwa ein Viertel stellt den Gebrauchs- und

Nutzwert in den Vordergrund und ein weiteres Viertel ist keiner der beiden Positionen zuordenbar.

Alltagskonzepte von Gesundheit

Unterschieden werden **Alltagskonzepte von Gesundheit** nach:

- Sozialer Schichtzugehörigkeit
- Geschlecht und Alter.

Alltagskonzepte von Gesundheit nach sozialer Schichtzugehörigkeit

Die Sichtweisen und Bedeutungen von Gesundheit und Krankheit im Alltag sind abhängig von der sozialen Schichtzugehörigkeit: Bildung, Einkommen und berufliche Stellung beeinflussen sehr wesentlich die Wahrnehmung und den Umgang mit Gesundheit. Dies zeigte sich auch in der oben genannten Studie (Buchmann et al., 1985 a, 1985 b). Für Personen mit höherer Bildung besitzt Gesundheit in stärkerem Maße die Bedeutung eines Selbstverwirklichungswertes (59 %) als für Personen mit einem niedrigen Bildungsniveau (17 %). Erstere verstehen Körper und Gesundheit eher im Rahmen der persönlichen Entfaltungsmöglichkeiten. Andererseits stellen für Personen mit einem geringen Bildungsstand Körper und Gesundheit vor allem einen Gebrauchswert dar (45 %), von den Personen mit hoher Bildung vertreten lediglich 26 % diese Position (Abb. 3.6).

Wie lassen sich diese schichtspezifischen Bedeutungsunterschiede von Gesundheit erklären? Die soziale Schichtzugehörigkeit eines Menschen beeinflusst weitgehend seine Lebenschancen und die Möglichkeiten seiner Lebensgestaltung. Die mit einer niedrigen sozialen Schichtzugehörigkeit verbundenen Restriktionen und Einschränkungen machen es beispielsweise eher notwendig, den Körper als Gebrauchswert auf dem Arbeitsmarkt einzusetzen. Damit verknüpft ist ein allgemeines Verhältnis zur Welt, das den Wert einer Sache primär nach ihrem Nutzen beurteilt. Andererseits wächst mit steigender Bildung die soziale und kulturelle Kompetenz, die es eher ermöglicht, Gesundheit über ihren unmittelbaren Nutzen hinaus als Form der Selbstdarstellung und Selbstverwirklichung zu betrachten (➛ Kap. 2.2).

Alltagskonzepte von Gesundheit nach Geschlecht und Alter

Alltagskonzepte von Gesundheit variieren nicht nur nach sozialer Schichtzugehörigkeit, sondern auch nach Geschlecht und Alter (s. z. B. Faltermaier, 1994). So scheinen Frauen stärker die psychische Dimension sowie die Bedeutung sozialer Beziehungen für Gesundheit zu betonen als Männer. Mit zunehmendem Alter verlieren körperliche Fitness und Kraft an Bedeutung, stärkeres Gewicht gewinnt hingegen die Dimension „Leistungsfähigkeit“ für das subjektive Konzept von Gesundheit.

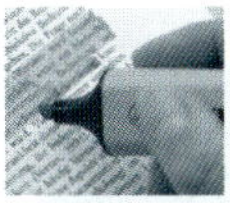

Neben den wissenschaftlichen Konzepten bestehen in der Bevölkerung Alltagsvorstellungen von Krankheit und Gesundheit. Diese Vorstellungen prägen in hohem Maße Einstellungen und Verhaltensweisen des medizinischen Laien. Das Krankenhaus ist ein Ort, an dem diese Alltagssichtweisen mit dem Fachwissen der Medizin und der Pflege zusammentreffen. Es ist eine Aufgabe und Herausforderung für die Pflegenden, diese Sichtweise ernst zu nehmen und in das Patientengespräch miteinzubeziehen.

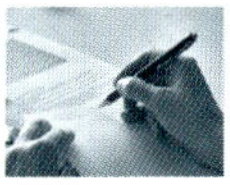

Fragen zur Wissensprüfung

- Definieren Sie Gesundheit aus einer psychologischen und einer soziologischen Perspektive. Wo liegen die Unterschiede zum medizinisch-biologischen Verständnis von Gesundheit?
- Bewerten Sie die Bedeutung des Gesundheitsbegriffes der Weltgesundheitsorganisation.
- Was sind die wichtigsten Inhalte der Ottawa-Charta der Weltgesundheitsorganisation?
- Es wurden zwei Theorien der sozialen Schichtung vorgestellt: Die Klassentheorie von Karl Marx und die funktionalistische Schichtungstheorie. Wie erklären die beiden Theorien das Phänomen der sozialen Ungleichheit?
- Wie lässt sich der Zusammenhang zwischen sozialer Schicht und Gesundheit/Krankheit erklären?
- Erklären Sie das Konzept „soziale Repräsentationen" am Beispiel der Krankheit Aids.
- Was sind subjektive Krankheitstheorien? Welche Funktion haben sie für den medizinischen Laien?
- Was bezeichnet der Begriff Attribution? Nennen Sie Attributionsdimensionen.
- Welche Bedeutung haben Attributionen für den Heilungsverlauf?
- Was versteht man unter subjektiven Gesundheitstheorien? Zeigen Sie an einem Beispiel, wie subjektive Gesundheitstheorien schichtspezifisch variieren können.

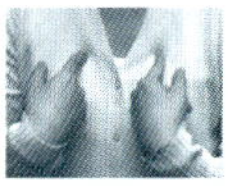

Fragen zu persönlichen Einstellungen und Erfahrungen

- Welche Definition von Gesundheit und Krankheit spricht mich am meisten an? Warum?
- Durch welche Umwelteinflüsse wird nach meiner Meinung die menschliche Gesundheit am stärksten gefährdet?
- Worin sehe ich persönlich die Ursache(n) für die Ungleichheit der Menschen?
- Wenn ich an einen Aids-Kranken denke: Welche Bilder treten dann auf?
- Wann wurde ich das letzte Mal mit einer subjektiven Krankheitstheorie eines Patienten konfrontiert, der ich aus fachlich-medizinischen Gründen nicht zustimmen konnte? Wie habe ich mich damals verhalten?
- Wie reagiere ich, wenn ein Patient seine Krankheit als Strafe für ein schuldhaftes Verhalten betrachtet?
- Wie attribuiere ich üblicherweise bei einem Misserfolg? Wie war es letztes Mal?
- Was bedeutet Gesundsein für mich persönlich?
- Welche Einstellung habe ich zu meinem Körper? Was bedeutet er für mich?

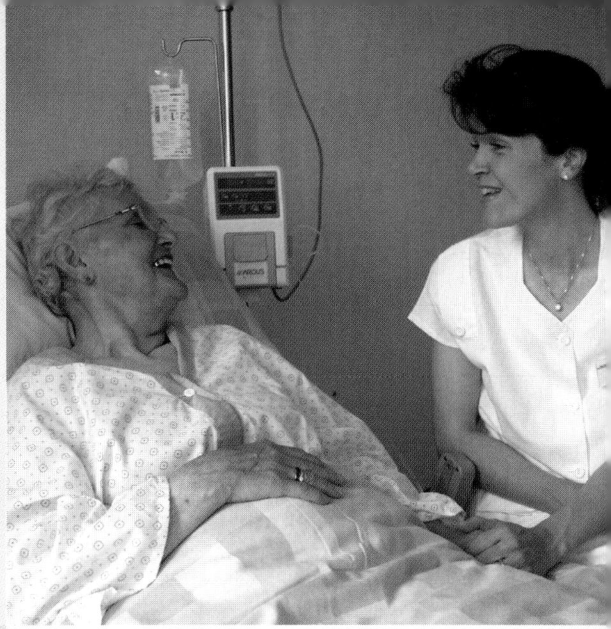

Teil II

Gesund sein und bleiben, krank werden, Patient werden, sterben

Im Mittelpunkt dieses zweiten Teils stehen zum einen die Voraussetzungen für Gesundheit, zum anderen die Rolle des Kranken und Patienten in der heutigen Gesellschaft. Was hilft einem Menschen dabei, gesund zu bleiben? Wie wird jemand krank? Welche Erwartungen richten sich an die Rolle des Kranken und Patienten? Was bedeutet es, chronisch krank zu sein, und welche Bedeutung haben Angehörige für die Rehabilitation und soziale Integration eines Kranken?

4 Gesund sein und bleiben

Gesundheit ist kein Zustand, sondern ein Prozess, der durch den Menschen und seine Umgebung beeinflusst wird (➛ Kap. 1.2). Standen bis vor einigen Jahren noch die krankmachenden Faktoren im Mittelpunkt der Betrachtungsweise von Gesundheit und Krankheit *(pathogenetischer Ansatz)*, ist es heute die Frage, was den Menschen gesund erhält *(salutogenetischer Ansatz)*.

Konzept zum Verständnis von Gesundheit und Krankheit: Saluto- und Pathogenese

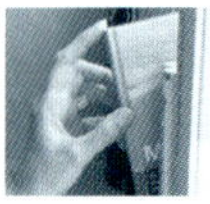

Salutogenese (lat. salus: Gedeihen, Wohlsein; Genese: Entstehung)

Konzept, das sich mit der Entstehung bzw. Erhaltung von Gesundheit beschäftigt.

Pathogenese (griech. Páthos: Schmerz; Leiden)

Konzept, das sich mit der Entstehung von Krankheit beschäftigt.

Während die Medizin über viele Jahre von der Frage geprägt war, „Was macht Menschen krank?“ und „Wie kann der kranke Mensch geheilt werden?“, stehen heute die Fragen im Mittelpunkt „Was erhält Menschen gesund?“ und „Was kann vorbeugend zur Krankheitsverhütung und Gesundheitsförderung getan werden?“. So ist die Frage, warum ein nicht unbeträchtlicher Teil der Menschen, die in belastenden Situationen und unter Risikobedingungen aufwachsen und leben, gesund bleiben, andere aber krank werden, Gegenstand zahlreicher Untersuchungen und Forschungsprojekte, und dies nicht nur in der Medizin. Die Frühpädagogik verwendet z. B. den Begriff **Resilienz** (engl. resilience: Spannkraft, Widerstandsfähigkeit, Elastizität), mit dem die Widerstandsfähigkeit von Kindern gegenüber biologischen, psychologischen und psychosozialen Entwicklungsrisiken bezeichnet wird. Warum z. B. wird ein Kind bei der Scheidung der Eltern krank, während andere Kinder gut damit umgehen können? Es gilt, die Faktoren ausfindig zu machen, die als Schutz gegen Resignation, Beschädigung und Krankheit dienen. So auch in der soziologischen und psychologischen Gesundheitsforschung, die die psychischen und sozialen Bedingungen der menschlichen Gesundheit zu identifizieren und zu beschreiben sucht, diese werden als *personale (individuelle)* und *soziale Ressourcen* bezeichnet (➛ Kap. 4.1.2 und 4.1.3).

4.1 Gesundheitsfördernde Kräfte: Ressourcen

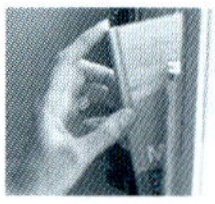

Ressourcen (lat. resurgere: wieder erstehen)

(Natürlich vorhandene) Mittel, Kräfte, Schutzfaktoren, Reserven.

Die *Ressourcentheorie menschlicher Gesundheit* (Caplan, 1964) erklärt Gesundheit damit, dass der Mensch über genug

Ressourcen verfügt, die ihn vor Krankheit schützen und seine Gesundheit erhalten und fördern. Dazu gehören die gesundheitsfördernden Kräfte, die im einzelnen Menschen selbst, in seiner sozialen Umgebung, in der physikalisch-materiellen Umwelt und in seinem gesellschaftlichen Umfeld liegen. Krankheit beruht nach dieser Theorie auf einem Mangel an solchen Ressourcen.

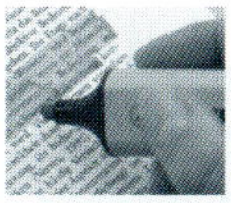

In der Pflege spielt das Erkennen von Ressourcen auf Seiten der Patienten und Angehörigen im Rahmen der aktivierenden Pflege eine große Rolle. Während des gesamten Pflegeprozesses achten die Pflegenden auf vorhandene, ggf. auch neu erworbene Ressourcen und binden sie in die Pflege des Patienten ein.

4.1.1 Physikalisch-materielle Ressourcen

Zu den **physikalisch-materiellen Ressourcen** gehören Nahrung, angemessener Wohnraum und eine gesundheitsfördernde natürliche Umwelt (wie z. B. reines Wasser, schadstoffarme Luft). Es sind elementare Voraussetzungen für das Wachstum und die Entwicklung vor allem der körperlichen Gesundheit.

4.1.2 Personale Ressourcen

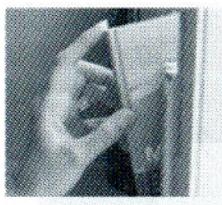

Personale Ressourcen
(individuelle Ressourcen)

Im Menschen liegende Fähigkeiten oder Grundhaltungen, die ihm helfen, mit (gesundheitsbedrohenden) Belastungen umzugehen.

Zu den **personalen Ressourcen** gehören bestimmte Persönlichkeitsmerkmale sowie spezifische Bewältigungsstrategien eines Menschen. Als gesundheitserhaltende und -fördernde Persönlichkeitsmerkmale gelten z. B. Selbstwertgefühl und Selbstvertrauen, die Fähigkeit, hoffen zu können, und das Gefühl, Kontrolle über die eigene Umwelt zu haben und ihr nicht hilflos ausgeliefert zu sein.

Folgende personale Ressourcen spielen für die Gesundheit eines Menschen eine besonders große Rolle:

- Gefühl von Kontrolle und Autonomie
- Glaube in die eigenen Handlungsfähigkeiten: Selbstwirksamkeit
- Gefühl der Kohärenz *(sense of coherence)*.

Gefühl von Kontrolle und Autonomie

Eine wichtige, im Menschen liegende Ressource ist die Überzeugung, sein Leben weitgehend selbst kontrollieren und seine Umwelt (mit)gestalten zu können. Der Verlust dieses **Gefühls von Kontrolle und Autonomie** kann zu einer erhöhten Krankheitsgefährdung führen (z. B. Bierhoff, 1993, S. 197 ff.).

Eine in den USA an Bewohnerinnen und Bewohnern eines Altenheims durchgeführte Studie verdeutlicht diesen Zusammenhang und zeigt gleichzeitig auch, dass das Kontrollerleben selbst in einem hohen Lebensalter noch positiv beeinflusst werden kann (Langer & Rodin, 1976). Bei einem Teil der Altenheimbewohner wurde versucht, das Gefühl der Selbstverantwortlichkeit sowie die Einfluss- und Gestaltungsmöglichkeiten zu erhöhen, indem sie z. B. größere Handlungsspielräume im Hinblick auf die Möblierung des eigenen Zimmers und die Freizeitgestaltung zugesprochen bekamen. In einer Vergleichsgruppe fand diese Veränderung nicht statt, d. h. der überwiegende Teil der Entscheidungen wurde weiterhin vom Personal des Altenheims getroffen. Die Veränderungen in der ersten Gruppe hatten deutliche Auswirkungen. Die Ermunterung zu vermehrtem eigenverantwortlichen Handeln bewirkte, dass die Personen dieser Gruppe aktiver und interessierter waren und sich ihr Gesundheitszustand zudem positiver entwickelte als bei den Personen der Vergleichsgruppe.

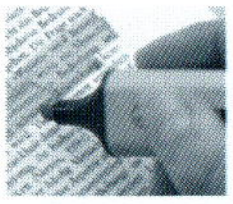

Pflegende können das Gefühl der Kontrolle und Autonomie von Patienten fördern, wenn sie stets die Ressourcen des Patienten einbeziehen. Kann ein Patient z.B. selbständig essen oder sich waschen, sollte man ihn das auch tun lassen, auch wenn es unter Umständen mehr Zeit in Anspruch nimmt oder Routinehandlungen unterbricht.

Glaube in die eigenen Handlungsfähigkeiten: Selbstwirksamkeit

Das Konzept der Selbstwirksamkeit ist mit dem Gefühl von Kontrolle eng verwandt.

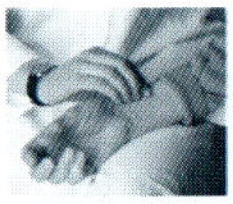

Herr M. wird aus dem Krankenhaus entlassen

Herr M. steht nach einem 14-tägigen unfallbedingten Krankenhausaufenthalt vor seiner Entlassung. Gesundheits- und Krankenpflegerin Anja Anderson zeigt ihm noch einmal, wie er seinen Verband am rechten Bein zu Hause selbst erneuern kann und weist ihn darauf hin, dass eine sorgfältige Wundpflege und ein regelmäßiger Verbandwechsel von großer Bedeutung für einen raschen Heilungsverlauf sind. Herr M. freut sich, wieder nach Hause gehen zu dürfen und ist überzeugt, dass er den Verbandwechsel korrekt durchführen und damit selbst etwas zu seiner Genesung beitragen kann.

Zwei wichtige Voraussetzungen für das Ausüben einer gesundheitsfördernden Handlung werden im Fallbeispiel „Herr M. wird aus dem Krankenhaus entlassen" sichtbar:

- Ein Mensch muss davon überzeugt sein, dass er ein entsprechendes Verhalten ausführen kann *(Selbstwirksamkeit)*. So ist Herr M. fest davon überzeugt, den Verbandwechsel korrekt durchführen zu können.
- Ein Mensch muss daran glauben, dass das jeweilige Verhalten zu dem gewünschten Ziel bzw. Ergebnis führt *(Verhaltenswirksamkeit)*. So weiß Herr M. um die Bedeutung einer sorgfältigen und regelmäßigen Wundpflege für den Heilungsverlauf und ist überzeugt, dass der regelmäßige Verbandwechsel den Heilungsprozess günstig beeinflussen wird.

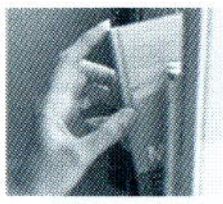

Selbstwirksamkeit *(Selbstwirksamkeitserwartung)*

Vertrauen einer Person in ihre Fähigkeiten, etwas adäquat und kompetent ausführen zu können.

Verhaltenswirksamkeit *(Ergebniserwartung)*

Vertrauen einer Person, dass ihr Verhalten ein bestimmtes Ereignis oder Ergebnis herbeiführen oder verhindern kann.

Die Begriffe **Selbstwirksamkeit** und **Verhaltenswirksamkeit** wurden von dem amerikanischen Psychologen Albert Bandura (1977, 1986) geprägt. Selbstwirksamkeit und Verhaltenswirksamkeit sind voneinander unabhängig (Mielke, 1984, S. 62). So kann jemand fest daran glauben, dass eine reduzierte Kalorienaufnahme zu einer Gewichtsabnahme und zu einem erhöhten Wohlbefinden führt *(Verhaltenswirksamkeit)*, sich selbst aber als nicht fähig betrachten, dieses Verhalten ausführen zu können *(Selbstwirksamkeit)*. Selbstwirksam ist ein Mensch also dann, wenn er davon überzeugt ist, genügend Kompetenz und Fähigkeiten zur Ausführung eines Verhaltens zu besitzen und gleichzeitig dieses Verhalten auch zu dem angestrebten Ziel führt.

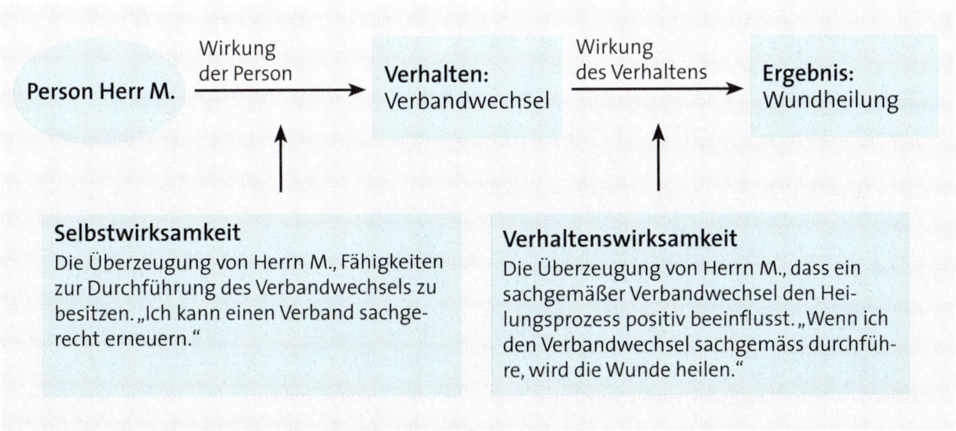

Abb. 4.1: Selbstwirksamkeit und Verhaltenswirksamkeit am Beispiel des Verbandwechsels.

Selbstwirksamkeit erwerben

Bandura unterscheidet vier Möglichkeiten, um Selbstwirksamkeit zu erwerben:

- **Direkte Erfahrungen.** Ein Mensch meistert erfolgreich eine herausfordernde Situation und erfährt so, dass er in der Lage ist, schwierige Situationen zu bewältigen (Schwarzer, 1996, S. 21–22).
- **Indirekte Erfahrungen** *(stellvertretende Erfahrungen, Lernen am Modell).* Ein Mensch beobachtet eine andere Person, die eine Herausforderung bewältigt.
- **Symbolische Erfahrungen.** Einer Person werden von anderen Menschen bestimmte Fähigkeiten zugetraut, beispielsweise dass sie ein bestimmtes Problem mit Sicherheit lösen wird.
- **Gefühlsregungen.** Die in einem Menschen in schwierigen Situationen ablaufenden gefühlsmäßigen Prozesse erlauben Rückschlüsse darauf, ob er fähig sein wird, eine Herausforderung zu bewältigen oder nicht. Positive Gefühlsregungen gegenüber der Herausforderung und der Glaube, die Situation meistern zu können, weisen darauf hin, dass das angestrebte Ziel tatsächlich erreicht wird. Negative Gefühle wie Angst führen eher zu dem Rückschluss, der Herausforderung nicht gewachsen zu sein.

Im Fallbeispiel „Herr M. wird aus dem Krankenhaus entlassen" sind sowohl indirekte als auch symbolische Erfahrungen bedeutsam: Herr M. hatte bereits mehrmals im Verlauf seines Krankenhausaufenthaltes die Möglichkeit, Pflegende beim Verbandwechsel zu beobachten und so über indirekte Erfahrungen Selbstwirksamkeit zu erwerben. Die symbolische Erfahrung basiert auf den Anweisungen, die Gesundheits- und Krankenpflegerin Anja Andersen dem Patienten gibt, durch die sie zum Ausdruck bringt, dass sie Herrn M. für fähig hält, seinen Verband zu Hause selbst wechseln zu können. Bei der Instruktion ist es in der Regel sinnvoll, Patienten auch direkte Erfahrungen machen zu lassen.

Gefühl der Kohärenz

Der Medizinsoziologe Aaron Antonovsky (1987, 1993) untersuchte im Rahmen seiner Forschungsarbeiten, aus denen der salutogenetische Ansatz hervorging, die Faktoren, die Menschen helfen, auch in widrigen und belastenden Lebensumständen gesund zu bleiben (➔ Kap. 1.2). Dabei ging Antonovsky davon aus, dass Belastungen und Probleme wie z. B. Erkrankung einer nahe stehenden Person, Verlust des Arbeitsplatzes oder Tod eines Familienangehörigen zum Leben gehören und nicht zu vermeiden sind. Einem Großteil der durch solche Schicksalsschläge Betroffenen gelingt es, damit fertig zu werden und gesund zu bleiben. Die Faktoren, die dabei helfen, werden von Antonovsky als *Widerstandsressourcen* bezeichnet (vgl. Brieskorn-Zinke, 1996, S. 52–55). Als zentrale Widerstandsressource betrachtet er das **Gefühl der Kohärenz** (lat. cohaerentia: Zusammenhang, das Zusammenhängen – oder psychologisch: Zusammenfügen von Einzelempfindungen zu einer Gesamtdarstellung). Damit wird das Gefühl der Zugehörigkeit und des Aufgehobenseins in der Welt zum Ausdruck gebracht. Es basiert auf den Fähigkeiten bzw. dem Empfinden eines Menschen,

- Vorgänge in seiner Umwelt grundsätzlich verstehen und erklären zu können **(Verstehbarkeit)**
- die Anforderungen aus seiner Umwelt grundsätzlich bewältigen zu können, ihnen gewachsen zu sein **(Bewältigbarkeit)**
- die Welt und das eigene Handeln sinnerfüllt gestalten und erleben zu können **(Sinnhaftigkeit).**

Bedeutung der Sinnfrage

Die Dimension der Sinnhaftigkeit lässt sich mit dem **Konzept des Willens zum Sinn** von Viktor Frankl in Verbindung bringen (Frankl, 1975). Damit ist die grundlegende Fähigkeit des Menschen gemeint, dem eigenen Leben auch in existentiell bedrohenden, oft hoffnungslos erscheinenden Lebenssituationen einen Sinn abringen zu können. In seinen Untersuchungen an Überlebenden von Konzentrationslagern zitiert der Psychiater, selbst Häftling in Konzentrationslagern, den Spruch des Philosophen Friedrich Nietzsche „Wer für sein Leben ein Warum hat, erträgt jedes Wie“. Er hat eine darauf basierende Psychotherapierichtung entwickelt, die *Logotherapie*, in deren Mittelpunkt die Auseinandersetzung mit der menschlichen Sinnfrage steht. Auch Antonovsky wurde bei der Festlegung der wichtigsten personalen Ressourcen wie dem Gefühl der Kohärenz wesentlich von seinen Untersuchungen mit Menschen beeinflusst, welche die schreckliche Erfahrung des Konzentrationslagers überlebt hatten.

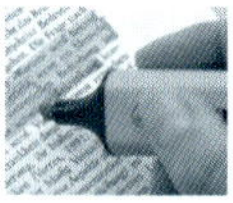

Schwere Erkrankungen werden ebenso wie z. B. der Verlust von Kindern oder Ehepartnern besser bewältigt, wenn darin eine Herausforderung zu einer sinnvollen Neugestaltung des Lebens gesehen werden kann (➛ Kap. 3.2). Hier können Pflegende Betroffenen eine große Hilfe sein, wenn sie sich mit den Betroffenen auf deren Wunsch hin auf Sinnsuche begeben.

Sinnfrage und Suizidgedanken

Das Kohärenzgefühl als zentrale personale Ressource für die menschliche Gesundheit konnte auch in einer bei 7570 Männern und Frauen im Alter von 20 Jahren in der Schweiz durchgeführten Untersuchung bestätigt werden (Wydler et al., 1996). Dabei konnten die befragten jungen Erwachsenen mit Belastungen dann gut umgehen, wenn sie sich in einer Art und Weise mit der Welt verknüpft sahen, die diese als sinnvoll, verständlich und vor allem auch durch sie beeinflussbar erscheinen ließ. Männer und Frauen mit einem gering ausgeprägten Kohärenzgefühl wiesen mehr vegetative Störungen und ängstlich-nervöse Beschwerden auf, schätzten ihren eigenen Gesundheitszustand eher schlecht ein und waren mit sich selbst unzufriedener als Personen mit einem hohen Kohärenzgefühl. Da das Kohärenzgefühl also sehr stark auf die Sinnfrage bezogen war, überraschte es nicht, dass Sinnlosigkeitsgefühle und Suizidgedanken mit einem schwach ausgeprägten Kohärenzgefühl verbunden waren.

4.1.3 Soziale Ressourcen

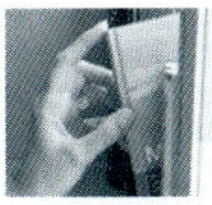

Soziale Ressourcen *(soziale Unterstützungen, Kräfte)*
Gesundheitserhaltende und -fördernde Kräfte, die aus dem sozialen Umfeld bzw. dem sozialen Netzwerk eines Menschen stammen.

Soziales Netzwerk
Vielzahl von Beziehungen eines Menschen zu einzelnen Personen oder Gruppen wie z. B. Partner, Familie, Freunde, Nachbarn und Arbeitskollegen.

Soziokulturelle Ressourcen
Gesundheitserhaltende und -fördernde Kräfte, die aus der Struktur einer Gesellschaft und ihrer Kultur hervorgehen, beispielsweise aus ihren Bildungsangeboten oder bestimmten kulturellen Normen.

Ein Mensch ist in der Regel in eine Vielzahl von Beziehungen zu einzelnen Menschen und Gruppen eingebunden. Mit diesen Personen trifft er mehr oder weniger regelmäßig zusammen. Sie bilden sein **soziales Netzwerk** (vgl. z. B. Keupp & Röhrle, 1987; Schwarzer, 1996; Schwarzer & Leppin, 1990). Ist dieses Netzwerk so beschaffen, dass es die psychosozialen Probleme eines Menschen mindert und sein Wohlbefinden erhöht, spricht man von **sozialen Ressourcen.** Diese Ressourcen sind somit wichtige Voraussetzungen für das körperliche und psychische Wohlergehen eines Menschen. Sie schützen vor Krankheit und anderen widrigen Lebensumständen und helfen, Gesundheit aufrechtzuerhalten.

Inhalte und Wirkungen sozialer Ressourcen

Soziale Ressourcen liegen dann vor, wenn ein Mensch vermittelt bekommt, dass er

- Geliebt wird und nicht allein ist **(emotionale Unterstützung)**
- Geschätzt und geachtet wird **(evaluative Unterstützung)**
- Einem sozialen Netzwerk angehört, das ihm einen Lebenssinn, Aufgaben und eine persönliche Identität gibt **(Netzwerkunterstützung).**

Soziale Kontakte haben nicht nur auf die Gesundheit und das Wohlbefinden eines Menschen Einfluss, sondern auch auf seine Lebenserwartung. Die Alameda-County-Studie (Berkman & Syme, 1979), eine Längsschnittuntersuchung über neun Jahre, überprüfte den Zusammenhang zwischen sozialen Bindungen einerseits und der Lebenserwartung eines Menschen andererseits: Dabei wurden im Jahr 1965 rund 7000 Männer und Frauen im Alter zwischen 30 und 69 Jahren in einem Bezirk Kaliforniens mittels eines per Post zugesandten Fragebogens untersucht. Sie gaben Auskunft über ihren Gesundheitszustand und ihre allgemeine Lebenssituation. 1974 analysierten die Forscher die Sterblichkeitsrate der befragten Personen. Als wichtigste Determinante der Lebenserwartung eines Menschen erwiesen sich seine sozialen Bindungen. Anders gesagt: Sozial isolierte Personen besaßen ein deutlich erhöhtes *Mortalitätsrisiko* (Sterberisiko). Ein sozial isoliertes Leben ist damit nicht nur erlebnisärmer, sondern auch kürzer an Lebensjahren.

Zahlreiche weitere Studien bestätigten den Zusammenhang zwischen sozialer Bindung bzw. sozialen Ressourcen einerseits und Gesundheit bzw. Krankheit andererseits. Sie führten zu folgenden Erkenntnissen:

- Frauen, die über eine enge, vertrauensvolle Partnerbeziehung verfügen, erkranken in Belastungssituationen sehr viel seltener an einer Depression als gleich stark belastete Frauen ohne eine solche unterstützende Beziehung (Brown & Harris, 1978).
- Frauen, die während einer Schwangerschaft großen Belastungen ausgesetzt sind, dabei aber von ihrem Partner Hilfe und Unterstützung erfahren, bewältigen Belastungen deutlich bes-

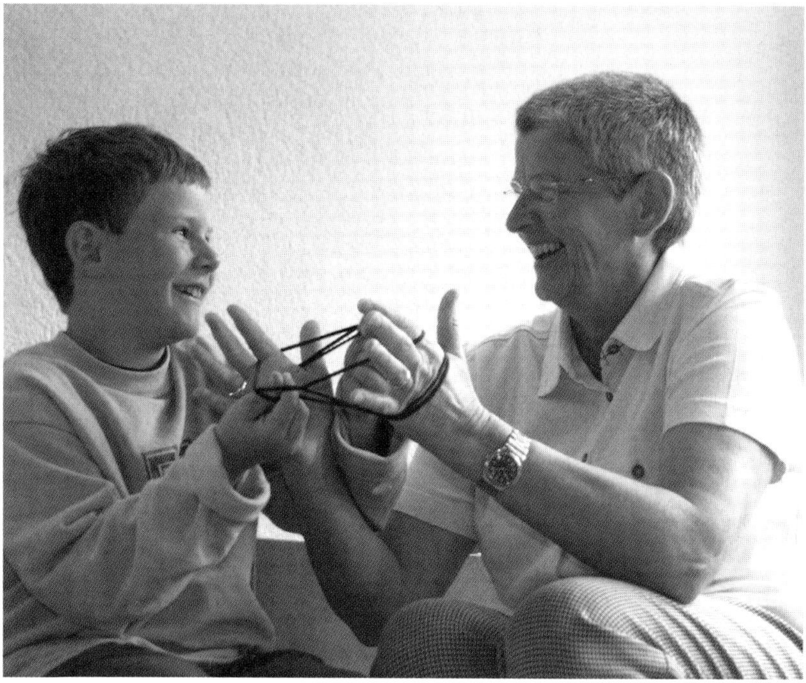

Soziale Kontakte sind wichtige Voraussetzungen für das körperliche und psychische Wohlergehen eines Menschen. Sie schützen gegen Krankheit, vor allem in widrigen Lebensumständen, und helfen, Gesundheit aufrechtzuerhalten.

ser als Frauen, die ohne solche Hilfe auskommen müssen. Nicht nur im Verlauf der Schwangerschaft, auch bei der Geburt weisen sie deutlich weniger gesundheitliche Komplikationen auf (Nuckolls et al., 1972).

- Arbeitslosigkeit führt auf Dauer zu gesundheitlichen Beeinträchtigungen. Arbeitslose Menschen ohne soziale Unterstützung weisen in höherem Maße körperliche und seelische Gesundheitsstörungen auf als solche, die über diese wichtige Ressource verfügen (Häfner, 1990).

Angehörige als soziale Ressource eines Patienten

Soziale Beziehungen helfen einem Menschen bei der Bewältigung belastender Situationen und schützen vor gesundheitlichen Beeinträchtigungen. Der Aufbau und die Pflege eines sozialen Netzwerkes ist damit auch Ziel der persönlichen Gesundheitsförderung unabhängig davon, ob bestimmte Lebenssituationen wie unregelmäßige Arbeitszeiten diese Aufgabe erleichtern oder erschweren.

Mit der Krankenhausaufnahme wird ein Mensch aus seinem familiären bzw. privaten Umfeld herausgelöst. Dennoch bleiben seine Angehörigen und Freunde seine wichtigste soziale Ressource. Sie können einen wichtigen Beitrag zum psychischen Wohlergehen des Patienten leisten und somit zum Heilungsprozess.

Eine Studie aus den Vereinigten Staaten bei 56 verheirateten und 16 unverheirateten Männern, die sich einer Bypass-Operation unterziehen mussten, bestätigt die positiven Auswirkungen sozialer Ressourcen, in diesem Fall die Anzahl der Besuche der Ehefrauen bei ihren Männern (Kulik & Mahler, 1989). Bekamen die Patienten häufig Besuch, konnten sie das Krankenhaus früher verlassen als Patienten, die nur selten besucht wurden. Die Männer, die keine Partnerin hatten, nahmen eine Mittelposition ein. Das zeigt: Mit ihren Besuchen haben die Ehefrauen einen aktiven Beitrag zur emotionalen Stärkung und zur Genesung ihrer Ehemänner im Krankenhaus geleistet.

Angehörige gehören zu den sozialen Ressourcen eines Patienten. Pflegende berücksichtigen diese Ressourcen im Rahmen der Pflegeplanung und binden die Angehörigen zur Stärkung des Patienten in die Pflege ein. Wird der Patient auf diese Art und Weise unterstützt, führt dies nicht zuletzt auch zu einer Entlastung der Pflegenden.

4.2 Ressourcenorientierte Pflege

Ressourcenorientierte Pflege
Unterstützung des Patienten, seine vorhandenen Funktionen und gesunden Anteile zu stärken und zu nutzen, ohne die eingeschränkten Funktionen außer Acht zu lassen.

Bei einer salutogenetisch ausgerichteten Pflege geht es um die Entwicklung einer Perspektive, die den Blick auf die gesunden Anteile des Patienten und seine Ressourcen richtet. Personale und soziale Ressourcen sind auch bei schwer kranken und behinderten Menschen vorhanden und können durch die Pflegenden genutzt, ggf. auch verstärkt und gefördert werden, sofern sie diese Ressourcen erkennen und in der Pflegeplanung berücksichtigen. Beispielsweise kann ein querschnittsgelähmter Mensch, dessen Beine gelähmt sind, den noch gesunden Oberkörper und die Arme bewegen. In diesem Fall kann **ressourcenorientierte Pflege** bedeuten, ihm keine Tätigkeiten abzunehmen, die er mit seinem Oberkörper bzw. seinen oberen Extremitäten selbst ausführen kann, und ihn zu ermutigen, die Oberkörper- und Armmuskulatur so zu trainieren, dass er mit eigener Kraft seinen Rollstuhl bewegen kann. Dabei wird aber auch den weniger gesunden Anteilen Aufmerksamkeit geschenkt in der Hoffnung, Verbesserungen erzielen oder zumindest Verschlechterungen aufhalten zu können.

5 Krank werden

5.1 Phasen des Krankheitsverhaltens

Bemerkt ein Mensch eine gesundheitliche Störung, beginnen bestimmte Laienvorstellungen von Krankheit bei ihm zu wirken (*subjektive Krankheitstheorien* ➛ Kap. 3.2). *Diese helfen ihm bei der Entscheidung* ob er einen Arzt aufsuchen möchte, sich selbst behandelt (zum Beispiel durch heiße Umschläge oder nach Beratung durch einen Apotheker) oder abwartet und erst einmal nichts tut. Das Verhalten der betroffenen Person lässt sich in folgende Phasen einteilen:

- Phase 1: Symptomwahrnehmung
- Phase 2: Symptominterpretation und Beurteilung der Behandlungsbedürftigkeit
- Phase 3: Entscheidung über Art der Behandlung und Inanspruchnahme von Hilfe.

5.1.1 Phase 1: Symptomwahrnehmung

Ausgangspunkt einer gesundheitlichen Störung ist die Wahrnehmung von Krankheitszeichen wie Schmerz, Abgeschlagenheit, Übelkeit oder geringere psychische Belastung. In dieser **Phase der Symptomwahrnehmung** reagieren die Betroffenen unterschiedlich. Während der eine z. B. noch gar keine Schmerzen spürt, kann ein andere sie kaum aushalten. Die Fähigkeit, Schmerz zu ertragen *(Schmerztoleranz)*, variiert beträchtlich zwischen einzelnen Menschen und Gruppierungen, nicht zuletzt bedingt durch die Kultur bzw. kulturelle Tradition, die den Umgang mit Schmerz prägt. So zeigte sich in Untersuchungen in den Vereinigten Staaten, dass Patienten italienischer und jüdischer Herkunft eine geringere Schmerztoleranz aufweisen und zu einer „Übertreibung" ihrer Schmerzen neigen als alteingesessene Amerikaner und insbesondere irische Einwanderer, die selbst dort Schmerzen negieren, wo sie eigentlich bestehen sollten (Siegrist, 1975, S. 101).

5.1.2 Phase 2: Symptominterpretation und Beurteilung der Behandlungsbedürftigkeit

Gesundheitsbewusstsein, Symptomaufmerksamkeit und Symptombewertung hängen u. a. ab von der Schichtzugehörigkeit des Betroffenen (➛ Kap. 2.2). So verhalten sich Angehörige der sozialen Mittelschicht verglichen mit Personen der sozialen Grundschicht in der Regel angemessener und kompetenter (s. Novak, 1994, S. 211–212). Symptome nicht wahrhaben zu wollen, bezeichnet man als **Symptomverleugnung** *(Symptomverdrängung)*. Davon betroffen sind vor allem Menschen, die sich stark am gesellschaftlichen Männlichkeitsideal orientieren. Für diese Menschen bedeutet Männlichkeit, aktiv und dynamisch zu sein, sich nicht unterkriegen zu lassen und keine Schwächen zu zeigen. Krank zu werden und damit körperlich schwach, passiv und hilfsbedürftig zu sein, widerspricht und bedroht in extremem Maße dieses Männlichkeitsbild. Dies führt dazu, dass an diesen Idealvorstellungen auch dann zwanghaft festgehalten wird, wenn medizinische Gründe dagegen sprechen oder persönliche Bedürfnisse das Zulassen von Passivität, Schwäche und Zuwendung verlangen. Der Psychoanalytiker Horst Eberhard Richter (1974) hat diesen Zustand des Mannes, der sich dem gesellschaftlichen Ideal von Männlichkeit uneingeschränkt unterworfen hat, mit „Krankheit des Mannes, der nicht leiden darf" umschrieben. Auch wenn sich in jüngster Zeit die Verhaltensunterschiede zwischen Männern und Frauen verringert haben, bestehen sie weiterhin und prägen durch die jeweiligen Geschlechterstereotypen auch das Gesundheits- und Krankheitsverhalten (➤ Kap. 17.4.2).

5.1.3 Phase 3: Entscheidung über Art der Behandlung und Inanspruchnahme von Hilfe

Ein Mensch, der unter Schmerzen leidet, kann unterschiedlich reagieren: Er kann abwarten, bis der Schmerz unbehandelt vorübergeht, Versuche der Selbsttherapie und Selbstmedikation unternehmen oder den Rat der Familienmitglieder, Freunde, Bekannten oder Arbeitskollegen einholen *(Konsultation im Laiensystem)*. Ein Großteil der gesundheitlichen Störungen wird demzufolge mit Hausmitteln behandelt. Der unter Schmerzen leidende Mensch kann aber auch von sich aus einen Arzt aufsuchen oder dies nach Empfehlung seiner Familienmitglieder oder Freunde tun. Der Medizinsoziologe spricht dann vom *lay referal System*, dem *Laienüberweisungs-* oder *Laienempfehlungssystem*.

Spricht ein unter Krankheitssymptomen leidender Mensch mit Freunden, Familienangehörigen oder Arbeitskollegen, stellt dieses Gespräch eine erste Filterfunktion für eine medizinische Behandlung dar. Hier wird beratschlagt, was der Betroffene als Nächstes tun und welche professionelle Hilfe er ggf. in Anspruch nehmen sollte. Die Gefahr des Laienempfehlungssystems besteht darin, dass die erteilten Ratschläge häufig nicht nützlich, mitunter sogar schädlich sind. Der Vorteil liegt darin, dass der Betroffene über soziale Ressourcen verfügt, die bei der Gesundung helfen können.

Auslöser für die Inanspruchnahme ärztlicher Hilfe

Welche Faktoren veranlassen einen Menschen, ärztliche Hilfe in Anspruch zu nehmen, sei es sofort oder nach einer längeren Zeit der Symptomverleugnung und/oder Symptomverschleppung? Um diese Frage zu beantworten, hat der amerikanische Medizinsoziologe Irving Keneth Zola (zit. n. Basler et al., 1978, 1973) Untersuchungen an verschiedenen Bevölkerungsgruppen durchgeführt. Er fand folgende fünf Faktoren:

- Interpersonelle Krisen, die nicht unmittelbar mit den Krankheitssymptomen zusammenhängen
- Die aufgetretenen Symptome beeinträchtigen das Ausüben und die Realisierung persönlicher Wünsche und Bedürfnisse
- Der Patient wird durch eine Drittperson zu einer Behandlung gedrängt
- Die Symptome beeinträchtigen die Ausübung der beruflichen Tätigkeit
- Das wiederholte Auftreten bzw. das Fortbestehen von Symptomen.

Zola schließt hieraus, dass nicht das Symptom allein, sondern erst die Verbindung mit anderen Faktoren, etwa Reaktionen der sozialen Umwelt oder Auswirkungen auf die berufliche Tätigkeit dazu führen, dass ärztliche Hilfe in Anspruch genommen wird.

Über- und Unterinanspruchnahme ärztlicher Hilfe

Menschen, die Krankheitssymptome bei sich wahrgenommen haben bzw. wahrzunehmen meinen, fällt es oft nicht leicht, eine Entscheidung darüber zu treffen, was richtig ist: ärztliche Hilfe in Anspruch zu nehmen oder nicht. Entsprechend häufig kommt es vor, dass falsche Entscheidungen getroffen werden. Entweder es wird ärztliche Hilfe beansprucht, ohne dass

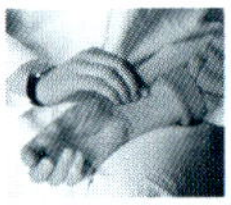

Frau M. wird krank

Gesundheits- und Krankenpflegerin Anja Anderson wechselt den Wundverband von Frau M. und erkundigt sich dabei nach ihrem Befinden. Bei dieser Gelegenheit erzählt ihr Frau M. ihre persönliche Krankheitsgeschichte. Anfänglich habe sie nur ein Stechen in der Nähe des Herzens verspürt, dem sie nur wenig Bedeutung zugeschrieben habe. Sie habe gedacht, das sei eine normale Alterserscheinung. Später, als das Stechen immer stärker und schmerzhaft geworden sei, sei sie sich jedoch unsicher geworden. Sie habe zum ersten Mal daran gedacht, dass dahinter eine ernsthafte Erkrankung stehen könne. Zunächst habe sie mit dem Apotheker gesprochen. Dieser habe ihr eindringlich nahe gelegt, sich in ärztliche Behandlung zu begeben. Und der Arzt habe sie dann nach einer ersten Untersuchung ins Krankenhaus eingewiesen.

„Mein Herz schlägt schneller, ich spüre ein Stechen"	Symptomwahrnehmung	„Ich kann mich getäuscht haben" (Verdrängen)
„Das Stechen verursacht Schmerzen, belastet mich"	Symptominterpretation	„Das darf mich nicht beunruhigen, es ist sicher eine normale Alterserscheinung" (Beschwichtigen)
„Das könnte eine ernsthafte Erkrankung sein"	Beurteilung der Behandlungsbedürftigkeit des Symptoms	„Es wird wahrscheinlich wieder vorbeigehen" (Verharmlosen) / „Man kann doch nichts dagegen tun" (Resignaion, Fatalismus)
„Ich glaube, ich sollte Hilfe in Anspruch nehmen"	Entscheidung über Art der Behandlung	„Das werde ich schon allein wieder hinbringen" (Selbstbehandlung, z.B. durch Hausmittel)
„Ich melde mich beim Arzt an"	Inanspruchnahme von Hilfe	„Ich werde zuerst mit dem Apotheker sprechen" (Inanspruchnahme nichtärztlicher Hilfe)
Arzt: „Ich muss Sie ins Krankenhaus überweisen"	Aufnahme ins Krankenhaus	

Abb. 5.1: Phasen des Krankheitsverhaltens (vgl. von Troschke, 1979, S. 134).

dies aus medizinischen Gründen notwendig wäre (**Überinanspruchnahme**), oder es wird trotz medizinischer Notwendigkeit keine ärztliche Hilfe in Anspruch genommen (**Unterinanspruchnahme**).

Die medizinsoziologische Forschung versucht, die an diesem Entscheidungsprozess beteiligten Faktoren aufzudecken und im Sinne einer effizienten medizinischen Versorgung der Bevölkerung zu beeinflussen. Welche Motive können hinter einer Über- und welche hinter einer Unterinanspruchnahme stehen?

Hinter der Überinanspruchnahme ärztlicher Leistungen können sich folgende Motive verbergen:

- Unwissenheit
- Angst/Unsicherheit, etwas falsch zu machen
- Hypochondrische Gründe
- Rechtfertigung von persönlichen Misserfolgen durch Krankheit
- Rechtfertigung für Veränderungen im persönlichen Umfeld („der Arzt hat gesagt, ich soll …“)
- Kontaktbedürfnis.

Hinter der Unterinanspruchnahme können folgende Motive vermutet werden:

- Unwissenheit
- Vermeidung von Kosten, z. B. Praxisgebühr oder Zuschläge für Arzneimittel, und weiteren Unannehmlichkeiten (Wartezeit, sich ggf. an- und ausziehen zu müssen, Überweisungen an andere Ärzte)
- Zeitmangel
- Abwertung der eigenen Bedürfnisse, sich selbst nicht wichtig zu nehmen.

Wie kann ein adäquater Umgang mit medizinischen Leistungen erreicht werden? Indem z. B. die medizinische und gesundheitsbezogene Kompetenz der Bevölkerung erhöht wird, so dass sie besser entscheiden kann, welche (vorsorgenden) Maßnahmen sie für die eigene körperliche und geistige Gesundheit treffen kann, aber auch, wann sie einen Arzt aufsuchen sollte. Die Steigerung der gesundheitsbezogenen Kompetenz z. B. durch Aufklärung und Wissensvermittlung mittels Medien, Vorträgen usw. und damit die Erhöhung der Entscheidungs- und Handlungsfähigkeit der Bevölkerung ist eine der Hauptaufgaben der *Gesundheitsberatung* durch Ärzte und andere Fachpersonen sowie durch die Gesundheits- und Krankenkassen. Eine weitere Hilfe könnte auch sein, die Gesundheitsdienste patientennäher zu gestalten, beispielsweise in Form von mobilen Einrichtungen z. B. zur Brustkrebserkennung (Reihenuntersuchungen), die in die Betriebe kommen.

5.2 Bewertung von Krankheit

5.2.1 Stigmatisierung und Diskriminierung

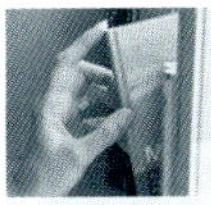

Stigma (lat. stigma/griech. Stígma: Zeichen oder Brandmal)

Von dem amerikanischen Soziologen Erving Goffman (1975) geprägter Begriff für ein von der Gesellschaft negativ bewertetes Merkmal einer Person bzw. Personengruppe.

Stigmatisieren

Personen(gruppen) mit einem Stigma belegen bzw. auf diskriminierende Art und Weise brandmarken.

Diskriminieren (lat. discriminare: trennen bzw. absondern)

Personen(gruppen) durch nicht zutreffende Äußerungen oder inadäquate Verhaltensweisen herabwürdigen.

Krankheiten werden gesellschaftlich unterschiedlich bewertet. So wird ein Herzinfarkt von der Gesellschaft eher akzeptiert als eine HIV-Infektion oder eine psychische Erkrankung. Gesellschaftlich nicht oder nur wenig akzeptierte Krankheiten können für den Betroffenen den Charakter eines Stigmas annehmen. Hierzu gehören körperliche Behinderungen, schwere Erkrankungen oder die Zugehörigkeit zu einer gesellschaftlichen Randgruppe. Stigmatisierungs- und Diskriminierungsprozesse sind oft Ausdruck sozialer Vorurteile (➛ Kap. 17.4). Das Spektrum möglicher diskriminierender Verhaltensweisen kann von Kontaktvermeidung, Ausschluss bis zu offener Aggression reichen.

Die Stigmatisierungs- und Diskriminierungsbereitschaft hängt auch von den jeweiligen Entstehungsursachen einer Krankheit ab. So wird ein Herzinfarkt, dessen Ursachen in sehr viel Arbeit und häufigen Geschäftsreisen gesehen wird, auf mehr Verständnis stoßen, als einer, dessen Ursachen im Rauchen und übermäßigen Essen liegen. Deutlich lässt sich das auch am Beispiel der Krankheit Aids zeigen. Die HIV-Infektion bzw. Aidserkrankung traf in der Anfangsphase vor allem Angehörige bereits stigmatisierter sozialer Gruppen wie homosexuelle Männer und intravenöse DrogenbenutzerInnen. Bekannte sich jemand zu seiner Krankheit, wurde er sofort einer dieser Gruppen zugeordnet. Man spricht in einem solchen Falle von multipler Stigmatisierung oder Mehrfachstigmatisierung (Goffman, 1975). Nachgewiesen wurde dies in einer in der Schweiz durchgeführten Befragung von 2500 erwachsenen Personen (Hornung et al., 1994). Dabei wurde u. a. danach gefragt, ob an Aids erkrankte Menschen negativer beurteilt und stärker stigmatisiert werden als Krebskranke (Effekt der Krankheit), und ob an Aids erkrankte Menschen je nach Übertragungsweg des Virus unterschiedlich beurteilt werden (Effekt des Übertragungsweges).

- **Stigmatisierung aufgrund des Übertragungsweges bei Menschen mit Aids:** Zur Klärung der Frage, ob an Aids erkrankte Menschen je nach Übertragungsweg unterschiedlich beurteilt werden, wurden vier Varianten einer Fallgeschichte entwickelt, von denen die Befragten jeweils eine erhielten. Bei der ersten Variante war ein 35-jähriger an Aids erkrankter Mann heterosexuell, bei der zweiten Variante homosexuell und bei der dritten Drogenbenutzer bei intravenöser Applikation. Bei der vierten Variante handelte es sich bei dem 35-jährigen Mann um einen Hämophilen (Bluter).
- **Stigmatisierung aufgrund einer zugrunde liegenden Erkrankung:** Um herauszufinden, ob an Aids erkrankte Menschen negativer beurteilt und stärker stigmatisiert werden als Krebskranke, wurde jedem Befragten zusätzlich die Fallgeschichte eines gleichaltrigen krebskranken Mannes gegeben.

Beide Personen sollten hinsichtlich verschiedener Eigenschaftsdimensionen beurteilt werden, z. B. „verdient Mitgefühl – verdient kein Mitgefühl“ oder „ist für andere Menschen gefährlich – ungefährlich“.

Deutlich war bei der Auswertung der Effekt der Krankheit Aids zu erkennen: So wurden die Männer mit Aids bei nahezu allen Eigenschaftsdimensionen negativer beurteilt als der an Krebs erkrankte Mann. Zudem ergab sich für die vier Männer mit Aidserkrankung ein systematisches Diskriminierungsmuster: Die negativste Bewertung erhielt der drogenabhängige an Aids erkrankte Mann, nahezu gleich negativ beurteilt wurde der homosexuelle Mann mit Aids. Am wenigsten negativ beurteilt wurde der hämophile Aids-Kranke. Der an Aids erkrankte heterosexuelle Mann nahm eine Zwischenposition ein. Exemplarisch zeigt dies die Dimension „verdient Mitgefühl“ (➛ Abb. 5.2). Dabei wurde der hämophile Aidskranke positiver beurteilt als der Krebskranke.

Menschen mit Aids werden demnach nicht als homogene Gruppe wahrgenommen. Eine Differenzierung findet hinsichtlich des jeweiligen Übertragungsweges bzw. der attribuierten Entstehungsursache statt (➛ Kap. 3.3). So führen nicht kontrollierbare Ursachen wie Infektionen durch Bluttransfusionen beim Befragten zu mehr

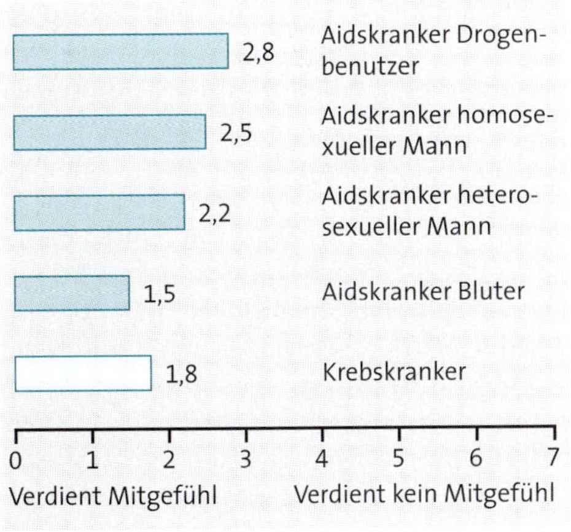

Abb. 5.2: Beurteilung eines an Aids erkrankten Mannes (vier Varianten) und eines Krebskranken. Eigenschaftsdimension: „Verdient Mitgefühl – Verdient kein Mitgefühl“ (Hornung et al., 1994, S. 82).

Mitgefühl als Ursachen, die auf kontrollierbaren individuellen Verhaltensweisen beruhen, denen jedoch keine Beachtung geschenkt worden ist, z. B. beim ungeschützten Sexualverkehr oder beim Austausch infizierter Spritzen bei intravenöser Drogenaufnahme. Am wenigsten negativ wird im Falle der kontrollierbaren Entstehungsursachen der 35-jährige Mann beurteilt, der sich über einen heterosexuellen Kontakt infiziert hat. Am meisten Diskriminierungstendenzen lösen Kranke aus, die bereits stigmatisierten Gruppen angehören wie homosexuelle Männer und Drogenbenutzer. Die Übertragungswege des HI-Virus sind in diesen beiden Fällen nicht nur kontrollierbar, sie liegen zusätzlich im weitgehend tabuisierten Bereich abweichenden sexuellen Verhaltens bzw. im Bereich strafrechtlich geahndeter Illegalität.

5.2.2 Soziale Distanz

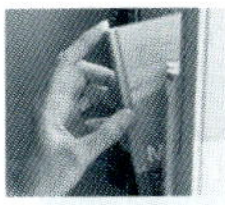

Soziale Distanz

Verhältnis von Mitgliedern unterschiedlicher sozialer Gruppen zueinander.

Bogardus-Skala

Instrument/Methode zur Messung sozialer Distanzen zwischen sozialen Gruppen im Rahmen der Vorurteils- und Einstellungsforschung.

Soziale Distanz hat etwas mit der Bereitschaft des Einzelnen zu tun, ein Mitglied einer anderen sozialen Gruppe in seiner Nähe zu dulden. Die **Bogardus-Skala** wurde entwickelt, um den sozialen Abstand zwischen den verschiedenen sozialen Gruppen zu erfassen. Dabei sollen die Befragten angeben, welchen Grad sozialer Annäherung sie für die Angehörigen der zu beurteilenden anderen sozialen Gruppe tolerieren würden, z. B. Aufnahme als neues Familienmitglied durch Hochzeit, Duldung als Wohnungsnachbar oder Ablehnung als Arbeitskollege. Konkret wird danach gefragt, welche Form der Beziehung zu Mitgliedern anderer sozialer Gruppen akzeptiert werden würde:

- als Familienangehöriger in der nächsten Verwandtschaft durch Heirat
- als persönlicher Freund in dem eigenen Verein
- als Nachbar in der eigenen Straße
- als Mitarbeiter im eigenen Betrieb
- als Mitbürger im eigenen Land
- als Besucher im eigenen Land
- als Bürger eines anderen Landes – kein Aufenthalt im eigenen Land (Ausweisung).

Soziale Distanz zu psychisch kranken Menschen

Besonders groß ist die soziale Distanz zu psychisch kranken Menschen. Eine Anfang der 1970iger Jahre veröffentlichte Studie untersuchte die soziale Distanz zu Menschen mit folgenden vier psychischen Störungen (Wieser, 1973): Neurotizismus, Alkoholismus, einfache Schizophrenie und paranoide (wahnhafte) Schizophrenie. Verwendet wurde ein nach dem Prinzip der Bogardus-Skala konstruiertes Messinstrument. Am deutlichsten war die Ablehnung gegenüber Personen mit paranoider Schizophrenie. Sie war die am stärksten sozial abgewertete und abgelehnte Patientengruppe. Lediglich 16 % der Befragten hätten ein Zimmer an einen Patienten mit dieser Diagnose vermietet, 23 % hätten ihn als Arbeitskollegen akzeptiert und 58 % als Wohnungsnachbar toleriert.

Weitere Studien, die zwischen 1990 und 1993 in Deutschland durchgeführt wurden, bestätigten in großen Teilen dieses Ergebnis (Angermeyer & Matschinger, 1997). Die soziale Distanz allen psychisch kranken Menschen gegenüber trat deutlich zutage, allerdings mit unterschiedlich starker Ausprägung einzelnen Erkrankungen gegenüber. So war die soziale Distanz gegenüber Menschen mit Schizophrenie deutlich ausgeprägter als gegenüber Menschen mit einer Depression. Am ausgeprägtesten jedoch, im Widerspruch zu der erstgenannten Studie, war die Ablehnung gegenüber alkoholkranken Menschen.

Paranoide Schizophrenie ist gleichzeitig die für den Durchschnittsbürger am wenigsten einfühlbare und am meisten furchtauslösende Erkrankung. Möglicherweise ist hier die Angst vor dem Unbekannten, Uneinfühlbaren und Unberechenbaren Ursache der sozialen Distanz.

Etikettierung psychisch kranker Menschen

Die **Etikettierung** „psychisch krank" führt dazu, dass mit diesem Menschen nicht mehr objektiv umgegangen wird, alles wird unter dem Gesichtspunkt des Etiketts gesehen und bewertet. Das kann dazu führen, dass der Kontakt mit dem Betroffenen gemieden und er so aus dem gesellschaftlichen Alltagsleben ausgeschlossen und abgesondert wird. In diesen Fällen bewirkt also nicht die psychische Erkrankung bzw. ein auffälliges Verhalten die Absonderung aus der Gesellschaft, sondern die Reaktion der Gesellschaft auf das Etikett „psychisch krank".

Der Psychiater Asmus Finzen (1996) spricht davon, dass die sozialen Folgen der Stigmatisierung einer psychischen Erkrankung gleichsam zu einer zweiten, zusätzlichen Krankheit werden. Dieses Phänomen wird in der **Etikettierungstheorie** (*Labelingtheoriee)* beschrieben (z. B. Becker, 1973). Darin wird die These aufgestellt, dass das, was als normal oder krank gilt, weniger von bestimmten Persönlichkeitsmerkmalen abhängt als vielmehr von der Bewertung dieser Merkmale durch die soziale Umwelt. So macht beispielsweise nicht das bizarre, unverständliche Verhalten eines Menschen in erster Linie aus, dass er als verrückt betrachtet wird, sondern die Reaktion der Umwelt auf dieses Verhalten. Oder anders gesagt: „Verrückt" ist, wer von der Umwelt als „verrückt" betrachtet wird. Wie schmerzhaft dieser Prozess der Aussonderung erlebt wird, zeigt das Beispiel eines Menschen mit einem manisch-depressiven Gemütsleiden (Wieser, 1973, S. 99):

„Bis zu meinem 18. Lebensjahr war ich gesund und kam dann im Sommer in die Nervenklinik und musste anschließend, nachdem ich 9 Wochen in der Klinik gewesen war, zu Hause erfahren, dass mich kein Mensch mehr beachtete. Man hat mich verlacht, vor meinen Augen, und ich wurde nicht mehr eingeladen. Ich konnte nicht mehr in den Turnverein gehen, wo ich früher war; plötzlich wurde ich da wie eine Aussätzige behandelt. Ich konnte mich also gar nicht mehr unter die normalen Bürger begeben, und es wurden Sachen über mich erzählt, die wirklich nicht den Tatsachen entsprachen. Selbst meine Geschwister wurden schon im Ort gemieden. Es war so, dass man überhaupt jeglichen Kontakt zu mir vermied. Man wollte einfach nichts mehr mit mir zu tun haben. Ich war praktisch abgeschrieben für die ganze Bevölkerung. Es waren nur zwei Freundinnen, die zu mir gehalten haben, die mich noch einluden und mit denen ich wirklich noch Kontakt hatte. Alle anderen hatten sich von mir gewandt."

An diesem Beispiel wird das Phänomen der **sozialen Distanz** deutlich sichtbar.

Wie schwer es ist, ein einmal erhaltenes Etikett wieder loszuwerden, wurde von dem amerikanischen Psychologieprofessor David Rosenhan (1973) in einer Reihe von Experimenten aufgezeigt. Gemeinsam mit sieben anderen Personen (Psychologen, Kinderärztin, Maler, Hausfrau) ließ er sich in verschiedene psychiatrische Kliniken aufnehmen. Alle klagten über dasselbe in Wirklichkeit nicht vorhandene für eine Schizophrenie typische Symptom, einige Male seltsame Stimmen gehört zu haben, die hohl und dumpf geklungen hätten. Alles weitere, was sie im Verlauf des Gesprächs erzählten, entsprach der Wahrheit, und auch sofort nach der Aufnahme in die Klinik verhielten sie sich völlig unauffällig. Trotzdem blieb das zugeteilte diagnostische Etikett „Schizophrenie“ an ihnen haften. Die durchschnittliche Verweildauer der sieben Personen in den psychiatrischen Kliniken betrug 19 Tage. Entlassen wurden sie als „vorübergehend symptomfreie Schizophrene“.

6 Krank sein – Patient werden

6.1 Von der Krankenrolle zur Patientenrolle

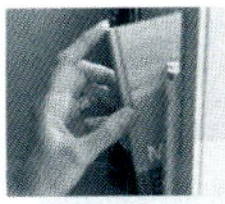

Krankenrolle

Erwartungen, die an das Befinden und Verhalten einer kranken Person gestellt werden.

Patientenrolle

Erwartungen, die an das Befinden, das Verhalten und an die Eigenschaften eines Patienten gerichtet werden. Die Krankenrolle wird zur Patientenrolle, wenn ein kranker Mensch die medizinischen Einrichtungen in Anspruch nimmt.

Patientenkarriere (Karriere: frz. Carrière, Rennbahn/Laufbahn; lat. (via) carraria, Fahrweg)

Werdegang eines Menschen durch die verschiedenen Bereiche eines medizinischen Versorgungssystems vom ersten Tag seines Patientendaseins an. In der Regel ist eine Patientenkarriere mit zunehmendem Autonomieverlust, mit Einschränkungen und Belastungen verknüpft.

Ob ein kranker Mensch es möchte oder nicht, beim Bekannt-Werden seiner Krankheit bekommt er von der Gesellschaft eine Rolle zugewiesen, in diesem Fall die **Krankenrolle.** Das bedeutet, seine Mitmenschen haben bestimmte Erwartungen an ihn, sei es, dass er sich schont oder dass er bei der Arbeit weniger Leistung bringt. Gleiches gilt für die **Patientenrolle.**

Menschen können sich den Erwartungen nicht entziehen, sie brauchen ihnen aber nicht entsprechen. Des Weiteren können sie die Erwartungen umgehen, indem sie beispielsweise nicht zum Arzt gehen, wenn sie krank sind, um nicht die Kranken- oder Patientenrolle zugewiesen zu bekommen.

Zeitgleich mit der Kranken- bzw. Patientenrolle beginnt die **Kranken-** bzw. **Patientenkarriere** (s. Novak, 1994, S. 210–211). Üblicherweise bedeutet Karriere zu machen einen Zugewinn an Einkommen und Prestige. Der Begriff der Kranken- und Patientenkarriere beschreibt jedoch einen Prozess in absteigende Richtung. Er meint den zunehmenden Verlust an Handlungsmöglichkeiten, die Zunahme von Einschränkungen, die Einbuße von Einkommen und gesellschaftlichem Ansehen, die mit dem Krank-Sein und Patient-Sein verbunden sein können.

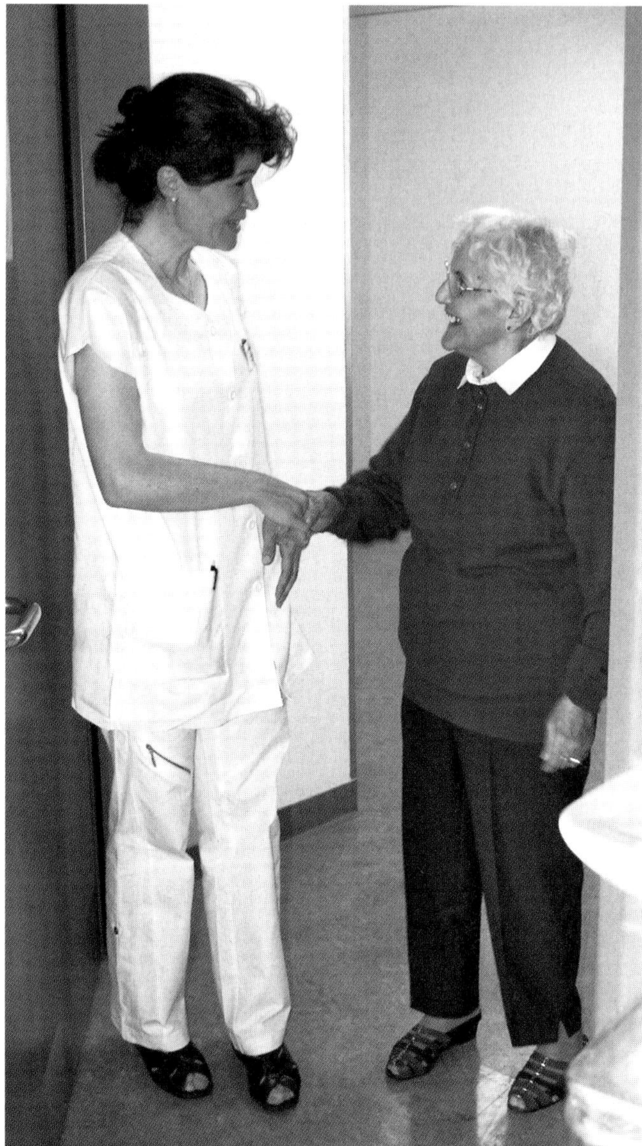

Wird ein kranker Mensch in eine Klinik aufgenommen, bekommt er die Patientenrolle zugewiesen.

6.1.1 Erwartungen an die Rolle des Kranken

Allgemeine gesellschaftliche Erwartungen

Die gesellschaftlichen **Erwartungen,** die an einen kranken Menschen herangetragen werden, sind unterschiedlich streng und lassen sich in Muss-Erwartungen, Soll-Erwartungen und Kann-Erwartungen einteilen. So erwartet die Gesellschaft, insbesondere der Arbeitgeber vom Kranken, dass er zum Arzt geht und sich krankschreiben lässt *(Muss-Erwartung).* Zudem geht sie davon aus, dass der Kranke die verordneten Medikamente einnimmt, um schnellstmöglich wieder gesund zu werden *(Soll-Erwartungen),* jedoch überlässt sie dem Kranken, ob er zum Hausarzt oder einem Facharzt geht *(Kann-Erwartung).*

Die Erwartungen an einen Kranken variieren stark je nach Art, Dauer und Intensität der Erkrankung und den damit verbundenen Beeinträchtigungen. Eine psychische Erkrankung, etwa eine Zwangsneurose, ist mit anderen Erwartungen der sozialen Umwelt verbunden als eine Fraktur nach einem Sportunfall. Trotzdem gibt es vier charakteristische Merkmale der Krankenrolle, wie der amerikanische Soziologe Talcott Parsons (zit. n. Enke et al., 1973, S. 311–314; Malzahn, 1994, S. 214–215) festgestellt hat, wobei die ersten beiden eher als Rechte und Privilegien, die beiden letzten mehr als Verpflichtungen zu verstehen sind. Die Gesellschaft geht davon aus bzw. erwartet,

- Dass der Betroffene seine Krankheit nicht selbst verschuldet hat
- Dass der Betroffene nicht mehr alle sozialen Rollen ausfüllen kann und entbindet ihn davon
- Dass der Betroffene baldmöglichst gesund werden möchte
- Dass der Betroffene fachkundige Hilfe in Anspruch nimmt.

Die Gesellschaft geht davon aus, dass der Kranke seine Krankheit nicht selbst verschuldet hat

Die Gesellschaft befreit den Kranken von der Verantwortung für seinen Zustand. Dies soll dem Kranken ermöglichen, mit seiner Krankheit unbefangener umgehen, darüber reden und sich dem Arzt mitteilen zu können. Dennoch empfinden viele kranke Menschen ihre Krankheit als Strafe für eigenes Fehlverhalten oder Schuld. Dabei geht es jedoch seltener um schuldhaftes Verhalten, das in unmittelbaren Zusammenhang mit der Krankheit stehen würde, z. B. Stress oder Bewegungsarmut bei einem infarktkranken Menschen. Vielmehr geht es um ein von der Krankheit losgelöstes schuldhaftes Verhalten, ein Versäumnis etwa dem Vater, der Mutter oder einem Kind gegenüber, das nach Ansicht dieser Kranken mit Krankheit bestraft wird (➤ Kap. 3.2).

Bei der Entbindung von der Verantwortlichkeit differenziert die Gesellschaft je nach Krankheit. So scheint sie gegenüber Krankheiten wie Drogenabhängigkeit, Geschlechtskrankheiten oder Aids geringer ausgeprägt zu sein als beispielsweise bei Herz-Kreislauf-Erkrankungen oder Lungenkrebs, obwohl gerade die letzte Erkrankung deutlich mit dem gesundheitsschädigenden Rauchverhalten zusammenhängt.

Die Gesellschaft geht davon aus, dass der Betroffene nicht mehr alle sozialen Rollen ausfüllen kann und entbindet ihn davon

Der Kranke wird davon befreit, allen seinen sozialen Rollen gerecht werden zu müssen. So wird ein Arbeitnehmer üblicherweise mit der Erwartung konfrontiert, an seinem Arbeitsplatz zu erscheinen. Von dieser Erwartung wird er befreit, wenn ein Arzt ihm eine Krankheit bescheinigt (in diesem Fall ist die soziale Rollenabweichung sogar gesetzlich garantiert). Des Weiteren können auch die Verhaltenserwartungen an Väter und Mütter vorübergehend reduziert oder aufgehoben werden, beispielsweise dann, wenn eine Mutter aufgrund eines Klinikaufenthaltes nicht an einem Elternabend in der Schule ihres Kindes teilnehmen oder das Kind nach einem Sturz aufgrund einer Krankheit, etwa eines Schlaganfalls, nicht tröstend in die Arme nehmen kann.

Die Gesellschaft erwartet, dass der Betroffene baldmöglichst gesund werden möchte

Da Kranksein ein gesellschaftlich unerwünschter Zustand ist, wird von einem Kranken erwartet, dass er den Willen hat, wieder gesund zu werden. Diese Verpflichtung zum Willen zur Gesundheit ist dort problematisch, wo es sich um psychosomatische oder psychische Erkrankungen handelt und in Fällen, wo Kranksein die einzige Möglichkeit ist, mit einer unerträglichen Lebenssituation fertig zu werden.

Die Gesellschaft erwartet, dass der Betroffene fachkundige Hilfe in Anspruch nimmt

Die Gesellschaft erwartet vom Kranken eine gewisse Einsicht in seine hilfsbedürftige Lage mit der Konsequenz, dass er mit einem Arzt kooperiert und seine Empfehlungen und Anweisungen befolgt.

Grenzen des Ansatzes Parsons

Die von Parsons aufgeführten Merkmale verweisen zwar auf wesentliche gesellschaftliche Aspekte der Krankenrolle, haben im Alltagsleben aber nur bedingte Gültigkeit bzw. werden sie nicht von allen Mitgliedern der Gesellschaft geteilt. Oft wird beispielsweise die Übernahme der Krankenrolle von der sozialen Umwelt nicht vorwurfslos akzeptiert (z. B. durch Arbeitgeber, Familie). Auch ist der postulierte Genesungswille des Kranken neben den genannten Gründen dort illusorisch, wo es dem Kranken behagt, versorgt und gepflegt zu werden. Diese positiven Nebenaspekte einer Krankheit bezeichnet man als *sekundären Krankheitsgewinn*. Dazu gehören z. B. auch die zahlreichen Fälle, in denen Krankheit als Kampf- oder Machtmittel eingesetzt wird.

6.1.2 Erwartungen an die Rolle des Patienten

Die Krankenrolle wird zur Patientenrolle, wenn ein erkrankter Mensch die medizinischen Einrichtungen in Anspruch nimmt, die sich mit seiner Krankheit auseinandersetzen und seiner Krankheit hierdurch gleichsam einen offiziellen Anstrich verleihen. Dieser offizielle Akt geschieht etwa, wenn ein Mensch von seinem Arzt „krank geschrieben“ und ambulant behandelt wird, und er geschieht in noch stärkerer Form mit dem Eintritt in ein Krankenhaus. Wird aufgrund einer Erkrankung die Aufnahme in ein Krankenhaus erforderlich, bedeutet das für den Patienten eine stark einschneidende Veränderung seiner gesamten Lebenssituation. Er tritt in eine Institution ein, in der die Trennung der verschiedenen Lebensbereiche wie Arbeiten, Wohnen und Schlafen aufgehoben ist. Alles findet jetzt an ein und derselben Stelle statt.

An die Rolle des Krankenhauspatienten richten sich u. a. folgende Erwartungen:

- Mit dem Eintritt hat sich der Patient der Klinik-/Hausordnung zu unterwerfen und die Anweisungen der Ärzte und Pflegepersonen zu befolgen *(Compliance)*.
- Der Patient muss notwendige Untersuchungen über sich ergehen lassen, ohne deren Sinn immer erkennen zu können. Dabei sind im Alltag gültige Tabugrenzen aufgehoben. Fremde Personen kommen in engen körperlichen Kontakt mit ihm und sind bei den intimsten Verrichtungen zugegen (Aufhebung der körperlichen Tabugrenzen).
- Die Bewegungsfreiheit des Patienten ist eingeschränkt. Er muss sich während eines Großteils der Zeit im Bett oder Krankenzimmer aufhalten.
- Der Patient kann oft nur zu bestimmten Zeiten Besuch empfangen.

- Der Patient wird primär als Träger einer Krankheit wahrgenommen. Dies kann einen Prozess der Depersonalisierung in Gang setzen, eine Art Entpersönlichung, die sich auch in der Kliniksprache niederschlagen kann. Dann wird z. B. nicht mehr von „Herrn Bauer in Zimmer 14“ gesprochen, sondern vom „Magenkrebs auf Zimmer 14“.

Insgesamt – dies haben Patientenbefragungen gezeigt – lassen sich die Verluste und Einschränkungen, die ein Patient mit dem Eintritt in ein Krankenhaus hinnehmen muss, in folgende drei Bereiche einteilen (Fischl, 1994, S. 257):

- **Psychosoziale Entwurzelung:** Darunter verstehen Sozialpsychologen die Trennung eines Menschen von seinem gewohnten Umfeld, z. B. von der Familie oder von Freunden.
- **Entpersönlichung** bezieht sich auf die Aufhebung der Privatsphäre sowie die Reduktion des Patienten auf seine Krankheit.
- **Infantilisierung** (*Regression* ➛ Kap. 6.2.1): Der Umgang mit dem Krankenhauspersonal und die notwendige Anpassung an die Erfordernisse des Krankenhauses setzen den Patienten gleichsam in die Rolle eines Kindes zurück.

Nach Goffman (1972) trägt das Krankenhaus Merkmale einer *totalen Institution*. Diese Bezeichnung charakterisiert Institutionen, die in einem hohen Maß das gesamte Leben der Insassen reglementieren und disziplinieren, wie zum Beispiel die psychiatrische Klinik oder das Gefängnis.

6.2 Emotionen, Reaktionen und Krankheitsbewältigung des Patienten

Wird ein Patient in eine Klinik aufgenommen, stellen sich einerseits Gefühle von Angst und Unsicherheit ein, andererseits keimt die Hoffnung auf Heilung und Wiederherstellung der Gesundheit auf. In diesem psychisch spannungsvollen Zustand, der zumeist mit einer durch die Krankheit bedingten körperlichen Schwächung einhergeht, entsteht bei vielen Patienten ein erhöhtes Bedürfnis nach ärztlicher Information, die oft als ungenügend empfunden wird (Fischl, 1994, S. 260–262). Einige Patienten wehren das Informationsbedürfnis jedoch in der unbewussten Absicht ab, nicht auch noch hören zu müssen, was sie psychisch belastet bzw. belasten könnte.

Verschiedene Untersuchungen belegen, dass informierte und aufgeklärte Patienten ten Krankheitsepisoden besser bewältigen als nicht-informierte Patienten (Siegrist, 1977, S. 6). So wurde nachgewiesen, dass präoperativ gut betreute Patienten bedeutend weniger unter postoperativer Übelkeit und postoperativem Erbrechen litten und einen geringeren Verbrauch von Schmerz- und Schlafmitteln aufwiesen als präoperativ weniger gut betreute Patienten. Eine andere Studie ergab, dass tonsillektomierte Kinder, deren Mütter vor der Operation ausführlich informiert worden waren, deutlich weniger postoperative Komplikationen aufwiesen. Diese Ergebnisse deuten darauf hin, dass bei der Bewältigung von angstauslösenden Krankheitserlebnissen ärztliche Informationen und Aufklärung eine wichtige Rolle spielen.

6.2.1 Regression, Übertragung und Gegenübertragung

Regression

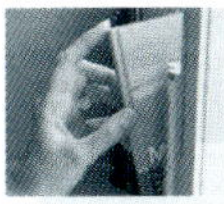

Regression (lat. regressus, Rückkehr)

Rückentwicklung. Psychoanalytisch betrachtet ein Zurückfallen bzw. Zurückgehen auf frühere, eigentlich schon abgeschlossene Entwicklungsstufen als Abwehrmechanismus, um beängstigenden oder schmerzhaften Situationen im Alltag begegnen zu können.

Bei der Krankenhausaufnahme gibt der Patient einen Großteil dessen auf, was ihn als Erwachsenen auszeichnet, beispielsweise selbstverantwortlich Entscheidungen zu treffen. Dies wird nach der Krankenhausaufnahme häufig notgedrungen von Angehörigen, Ärzten und Pflegenden übernommen, zumindest dann, wenn sich der Patient in einem hilfsbedürftigen und handlungsunfähigen Zustand befindet. Diese Hilflosigkeit des Patienten kann dazu führen, dass er auch in anderen Situationen kindähnliche Verhaltensweisen zeigt und damit auf eine kindliche Entwicklungsstufe regrediert (➛ Kap. 11.3 und 28.1).

Ursachen von Regressionen

Der Psychologe Walter J. Schraml (1975) unterscheidet drei Ursachenbereiche, die für das Auftreten von Regressionen verantwortlich sein können: den situativen, den individuellen und den institutionellen Bereich.

- **Die situative Regression** wird in erster Linie durch die Situation des Krankseins hervorgerufen. Insbesondere der Zustand des Schwerkranken ähnelt in seiner Hilflosigkeit dem eines Kindes. Der Kranke erhält gegebenenfalls eine spezielle Kost, er muss gewaschen werden und bei intimen Verrichtungen müssen ihm andere Personen behilflich sein, so dass zwischen dem Schwerkranken und einem Kind hinsichtlich der Pflegebedürftigkeit kaum ein Unterschied besteht. Problematisch ist dabei, dass diese Rollenerwartung auch an jene Patienten herangetragen wird, die keine starken Beeinträchtigungen aufweisen. So erlebt der Leichtkranke pflegerisch motivierte Reglementierungen seines Verhaltens oft nicht als Hilfe oder Unterstützung, sondern als „Erziehung" und somit als disziplinierend motiviert.
- **Die individuelle Regression** hat ihre Ursachen vor allem in der Persönlichkeit des Patienten und nicht in äußeren Umständen wie der Krankheit oder dem Krankenhaus. Es handelt sich um Menschen, die den Zustand des Gepflegt- und Umsorgt-Werdens genießen *(sekundärer Krankheitsgewinn)* und an ihrer Gesundung dementsprechend nicht sonderlich interessiert sind.
- **Die institutionelle Regression** ist durch die Strukturen und Anforderungen der Institution Krankenhaus bedingt. So erhält der Patient je nach Zustand aus praktischen Gründen mit seinem Eintritt ein Pflege- oder Flügelhemd, das eine starke Ähnlichkeit mit der Wäsche von Kleinkindern aufweist, oder er bekommt einen Nachttopf bzw. Toilettenstuhl zur Verrichtung seiner Ausscheidungsbedürfnisse, der dem Kindertöpfchen bzw. -stühlchen ähnelt. Die Gesundheits- und Krankheitspflegenden signalisieren dem Patienten mehr oder weniger bewusst, dass er seiner Pflegerolle gerecht werden und sich den Anforderungen der Institution anpassen sollte. Der Medizinsoziologe Johann Jürgen Rohde (1962) hat für diese Art der Regression den Begriff der *institutionell induzierten Infantilisierung* geprägt.

Übertragung

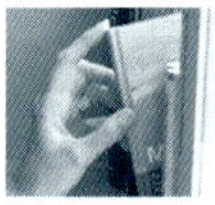

Übertragung

Aus der psychoanalytischen Theorie stammender Begriff. Das Phänomen der unbewussten Übertragung von Gefühlen Phantasien, Wünschen, Einstellungen und Reaktionsmustern aus früheren Erfahrungen mit bedeutsamen Bezugspersonen auf andere Personen.

In der Klinik kommt es immer wieder vor, dass die Pflegenden als Ersatzmütter angesehen werden, die auf die kindlichen Bedürfnisse der Patienten, etwa nach emotionaler Zuwendung und Umsorgung, eingehen sollen. Bei der **Übertragung** werden durch ein aktuelles Ereignis oder bestimmte Reize Erinnerungen an frühere Erfahrungen wachgerufen, z. B. an die eigene Mutter-Kind-Beziehung. Solche Reize können Äußerlichkeiten sein wie Gesichtszüge, Frisur, Körperhaltung oder Bewegung, Sprechweise oder Tonfall, aber auch Wesenszüge einer Person oder ihre soziale Position. Das Problem der Übertragung liegt darin, dass eine Person unbewusst auf innere Erfahrungen und nicht auf äußere Begebenheiten reagiert (➛ Kap. 28.1.1).

Gegenübertragung

Gegenübertragung
Psychoanalytisch betrachtet die Reaktion z. B. eines Therapeuten, Arztes oder einer Pflegenden auf die Übertragung.

Überträgt ein Patient seine kindlichen Gefühle und Erwartungen, die er für seine Mutter hegt(e), auf die Pflegenden und reagieren diese positiv darauf, nehmen die Mutterrolle sozusagen an, handelt es sich um eine **Gegenübertragung** (➛ Kap. 28.1.1).

Der Umgang mit Patientenübertragungen setzt großes kommunikatives Geschick auf Seiten der Gesundheits- und Krankenpflegenden voraus. Denn einerseits sollen sie dem Patienten das Gefühl vermitteln, mit seinen Bedürfnissen angenommen zu sein und einen im Hinblick auf seine Gesundung notwendigen Schonraum vorzufinden, anderseits setzt der angestrebte Heilungs- und Genesungsprozess voraus, dass sich der Patient baldmöglichst aus seiner infantilen Haltung löst.

6.2.2 Bewältigung von Krankheit und Krankenhausaufenthalt

Krank sein und ein damit verbundener Krankenhausaufenthalt stellen für den betroffenen Menschen eine Herausforderung dar, der er sich nicht entziehen kann. Er muss sich mit den Belastungen auseinandersetzen, die durch die Krankheit selbst bedingt sind wie z. B. Schmerzen, Angst, Verlust von Autonomie und Lebensqualität. Zusätzlich kommen im Falle des Krankenhausaufenthaltes Belastungen wie Trennung von der vertrauten sozialen Umgebung, Anpassung an die neue Umwelt oder Konfrontation mit einer häufig technisch-kühlen Atmosphäre eines Krankenhauses hinzu (Scheer, 1994 a, S. 220).

Coping

Coping (engl. to cope: meistern, fertig werden mit etwas)
Alle Reaktionsweisen zur Bewältigung von Herausforderungen und belastenden Lebenssituationen.

In der Psychologie findet der Begriff des Copings vor allem im Bereich der Stress- und Belastungsforschung Verwendung (➛ Kap. 27.2.3), in der Medizin im Sinne von **Krankheitsbewältigung** *(Krankheitsverarbeitung)* insbesondere bei chronischen Erkrankungen, Behinderungen oder Krankheiten mit unklarer Prognose (Pschyrembel, 2002). Anders als der Begriff vermuten lässt, handelt es sich dabei nicht um die Bewältigung der Krankheit im Sinne einer Genesung, sondern bezeichnet die Reaktionsweisen eines Menschen, die ihm helfen, seine Krankheit anzunehmen und mit ihr umgehen zu lernen, auch wenn sie nicht heilbar ist. Die Reaktionen können auf der **kognitiven** (gedanklichen) Ebene, der **emotionalen** (gefühlsbezogenen) Ebene oder der **Verhaltensebene** liegen (➛ Tab. 6.2).

Die Art und Weise der Auseinandersetzung mit einer Krankheit kann für die einzelnen Menschen sehr unterschiedlich aussehen. Sie wird bestimmt durch die Persönlichkeit des Kranken, aber auch durch die

Ebene	Strategien
Kognition	■ Grübeln: Sich gedanklich in der Krankheit festkrallen und davon absorbiert werden ■ Stoizismus/Gelassenheit: Die Krankheit mit Fassung tragen
Emotion	■ Ausdruck der durch die Krankheit ausgelösten Gefühle: Wut, Angst, Verzweiflung usw. ■ Geborgenheit und Trost z.B. im Glauben an Gott, dass alles nur zum Besten des Menschen dient
Verhalten	■ Rückzug: Sich Verschließen, sich Zurückziehen ■ Aktive Informationssuche: Möglichst viel Informationen über die Krankheit aufnehmen, mit anderen Menschen darüber sprechen, z.B. im Rahmen von Selbsthilfegruppen

Tab. 6.2: Strategien der Krankheitsbewältigung (modifiziert nach Scheer, 1994 a, S. 223).

Art und das Stadium einer Krankheit. Deshalb ist es auch schwierig, unabhängig von diesen Fakten von „guten" oder „schlechten" Bewältigungs- bzw. **Copingstrategien** zu sprechen. Selbst das Nicht-Wahrhaben-Wollen einer Krankheit als Reaktion auf einen ersten Schock kann eine durchaus angemessene und für den Betroffenen hilfreiche Strategie darstellen, wie das nachfolgende Zitat verdeutlicht:

„Beispielsweise kann die Leugnung der Realität einer schweren Krankheit das psychische Gleichgewicht bewahren helfen und so für den Einzelnen zumindest kurzfristig eine effektive Bewältigungsstrategie sein; auf längere Sicht kann es jedoch gravierende zusätzliche Probleme bedingen, wenn bei frühzeitigem Einsatz Erfolg versprechende Maßnahmen zu lange hinausgezögert werden. Auch der Konsum von Tranquilizern oder Alkohol kann für manche Menschen eine kurzfristige Erleichterung bei akuten massiven Belastungen bedeuten, auf längere Sicht aber als regelmäßig ausgeübte Bewältigungsmethode die Probleme verschärfen und zusätzliche schaffen" (Budde, 1988, S. 109).

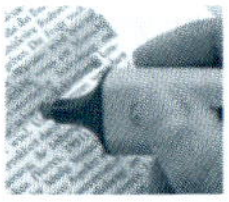

Es ist Aufgabe der Pflegenden, die Bewältigungsstrategien eines Patienten einerseits als Ausdruck seiner Persönlichkeit und seiner bisherigen Erfahrungen im Umgang mit belastenden Situationen zu akzeptieren. Andererseits geht es darum, ihm behilflich zu sein auf seinem Weg, eine der Situation und seiner Lebensgeschichte angemessene Bewältigungsstrategie zu finden.

6.3 Chronische Krankheiten und Behinderungen

Merkmale chronischer Krankheiten und Behinderungen

Anders als akut Kranke, welche die Krankenrolle nur für eine begrenzte Zeit innehaben, müssen chronisch kranke oder behinderte Menschen diese Rolle oft lebenslang übernehmen. Neben diesem Kriterium der Langfristigkeit und den gesetzlich festgelegten Kriterien sind chronische Krankheiten bzw. Behinderungen durch folgende Merkmale charakterisiert: Nicht-Heilung, Einschränkungen und Abhängigkeit (Scheer, 1994 a, S. 225–226).

- **Nicht-Heilung** bedeutet für den Betroffenen, dass für ihn keine Aussicht auf Genesung besteht und eine wichtige Aufgabe der Krankheitsbewältigung darin liegt, sein Leben an die Krankheit anzupassen.
- Chronische Krankheiten sind ebenso wie Behinderungen mit **Einschränkungen** und Belastungen verbunden, die von unterschiedlicher Art und Schwe-

re sein können und entsprechend unterschiedliche Verarbeitungsstrategien und Anpassungen erfordern. Dazu gehören die Nebenwirkungen einer chemotherapeutischen Behandlung bei einer Krebserkrankung ebenso wie die Auswirkungen einer Cortisontherapie bei einer chronischen Polyarthritis, die intravenöse Insulinaufnahme bei einer Diabetes-Erkrankung oder die fehlende Beweglichkeit und Freiheitseinschränkung bei querschnittsgelähmten Menschen.
- Das Merkmal **Abhängigkeit** charakterisiert die Tatsache, dass chronisch kranke oder behinderte Menschen in unterschiedlicher Weise abhängig sind, z. B. von Medikamenten, von Menschen aus dem sozialen Umfeld und/oder von medizinischen Apparaturen (z. B. von der Dialyse bei chronischem Nierenversagen).

Stigma-Management

Die Reaktion der sozialen Umwelt auf chronisch kranke und behinderte Menschen und der Umgang mit ihnen ist für die Betroffenen von großer Bedeutung. Im positiven Sinne hilft ein unterstützendes soziales Netz dabei, die chronische Krankheit oder Behinderung zu verarbeiten und sich an die veränderte Lebenssituation anzupassen (➤ Kap. 4.1.2). In negativer Hinsicht können ablehnende und diskriminierende Reaktionen die schwierige Situation der Betroffenen noch verstärken.

Von zentraler Bedeutung für die Einstellung und das Verhalten chronisch kranken und behinderten Menschen gegenüber ist die Sichtbarkeit der Krankheit bzw. Behinderung. Der Soziologe Erving Goffman (1975) unterscheidet hier zwischen *Diskreditierbaren* und *Diskreditierten:*
- **Diskreditierte** sind nach seinem Verständnis Menschen, deren stigmatisierendes Merkmal offen wahrnehmbar ist, z. B. eine Entstellung im Gesicht oder die Amputation von Armen oder Beinen.
- **Diskreditierbare** bezeichnet Menschen, deren Stigma nicht ohne weiteres auffällt, wie dies bei gehörlosen oder HIV-positiven Menschen der Fall ist, die bei Bekanntwerden des Stigmas aber ebenfalls zu Diskreditierten werden.

Die Sichtbarkeit bzw. das Wissen um ein Stigma (➤ Kap. 5.2.1) ist Voraussetzung für diskriminierende Prozesse einerseits, aber auch für unterstützende andererseits. In der Situation des Diskreditierbaren stellt sich deshalb für den Betroffenen immer die Frage, ob er sein Stigma verheimlichen und verdecken oder öffentlich bzw. selektiv öffentlich machen soll. *Selektives Öffentlich-Machen* würde heißen, dass er es nur bestimmten Menschen, z. B. Freunden, mitteilt. Goffman (1975) fasst diese und andere Verhaltensweisen im Umgang mit einem Stigma unter dem Begriff **„Stigma-Management“** zusammen. Dort, wo dies grundsätzlich möglich ist, stellt das *Verheimlichen* eine wichtige und häufige Strategie dar, um mit einem Stigma umzugehen. So kann eine Frau nach einer Mastektomie ihr Stigma der körperlichen Versehrtheit – das zudem in hohem Maße die körperliche Identität als Frau bedroht –, durch Brustprothesen verdecken und verheimlichen. Neben dieser wohl häufigsten Form des Stigma-Managements besteht die Möglichkeit eines *offensiven Umgangs* mit einem Stigma, indem Betroffene mit ihrer Verletzung oder Behinderung an die Öffentlichkeit treten und ihr individuelles Schicksal häufig mit einem gesellschaftspolitischen Anliegen verknüpfen, um etwa auf eine verdrängte bzw. tabuisierte Problematik aufmerksam machen. Dieses Verhalten lässt sich am nachfolgend geschilderten Beispiel der New Yorker Künstlerin Matuschka aufzeigen, der nach einer Brustkrebsdiagnose die rechte Brust entfernt wurde. Sie hat sich mit dieser körperlichen Versehrtheit in aller Öffentlichkeit auseinandergesetzt.

Stigma-Management der New Yorker Künstlerin Matuschka und anderer Prominente

„Am 15. August erschien auf der Titelseite des New York Times Magazine, der wichtigsten Publikation des Landes, ein Foto von Matuschka in einem eleganten, maßgeschneiderten weißen Kleid, das wie ein Renaissancekostüm nur eine Brust bedeckte und die andere – die fehlende – entblößte. Die konkave Abwesenheit der mit so vielen Gefühlen und Gedanken befrachteten Rundung ist ein schmerzhafter Anblick, als lokalisiere sich in dieser Delle die kastrierte Weiblichkeit in ihren beiden klassischen Versionen von Erotik und Mütterlichkeit. Den Betrachter sieht Matuschka nicht an. Sie wendet sich ab vom erschreckten oder behutsamen Voyeur; verletzlich, verletzt und stolz. Ihr weder androgynes noch amazonenhaftes Selbstporträt ‚Beauty out of Damage' brachte ihr Einladungen zu jeder Talk-Show, zu Vorträgen an Universitäten und in Krankenhäusern, zu Modeschauen und Demos ein. Hunderte von Leserbriefen kommentierten die kompromisslose Veröffentlichung des meist so wohlgehüteten Geheimnisses mit Bewunderung und Begeisterung.

Doch es gab auch negative Reaktionen: Manche Frauen fühlten sich verraten, weil jetzt jeder weiß, wie eine Mastektomie aussieht; ein Arzt ging so weit, die Künstlerin dafür anzuklagen, dass von nun an weniger Frauen zur Vorsorge kommen würden, aus Angst, dass die Untersuchung mit einer solchen Verstümmelung ihres Körpers enden könnte. ‚Es hat mich empört, dass man mich für den Tod krebskranker Frauen verantwortlich machen will – ich empfinde es als so arrogant, anzunehmen, dass sie aus Eitelkeit den Tod vorziehen wollen', meint Matuschka" (Steinberg, 1993, S. 28–29).

Hier hat sich die individuelle Bewältigungsstrategie mit einer gesellschaftlichen Zielsetzung verbunden, die im vorliegenden Beispiel lauten könnte: Thematisierung einer tabuisierten Problematik oder Plädoyer für einen zurückhaltenderen, sensibleren chirurgischen Umgang mit dem weiblichen Körper. In diesem letzten Sinne interpretiert die Autorin Claudia Steinberg das Verhalten:

„Aus seinem verschämten Versteck kam das an den Grundfesten der weiblichen Identität rührende Leiden in den letzten 25 Jahren, als sich prominente Frauen wie Shirley Temple und Betty Ford zu ihrer ‚Unvollständigkeit' bekannten. Die Tatsache, dass man sich heute in den meisten Fällen mit der schonenden Brusterhaltung begnügt, ist ausschließlich dem Kampf der Patientinnen zu verdanken und keineswegs von seiten der Ärzte motiviert" (Steinberg, 1993, 4. Dezember, S. 30).

Ein weiteres Beispiel für diese Strategie sind Menschen mit einer HIV-Infektion, die im Rahmen von Aufklärungs- und Solidaritätskampagnen an die Öffentlichkeit treten und dadurch einer weitgehend dämonisierten Krankheit gleichsam ein „menschliches Gesicht" geben.

6.4 Sterben und Tod

Eine Auseinandersetzung mit einer schweren Krankheit bedeutet in vielen Fällen auch eine Konfrontation mit dem Sterben und der Tatsache der eigenen Endlichkeit, dem Tod. Das Sterben in Institutionen wie Krankenhaus, Pflege- und Altenheim ist bei alten Menschen heute zum Regelfall geworden, nur selten findet der Prozess des Sterbens in seiner gewohnten sozialen Umgebung statt. Obwohl Sterben im Krankenhaus längst zum Normalfall geworden ist, gilt nach wie vor Folgendes: Die Betreuung und Begleitung von Sterbenden steht nicht im Zentrum dieser Institution und ist eigentlich auch nicht vorgesehen, dies trifft insbesondere auf das Akutkrankenhaus zu. Es ist vielmehr so, dass die primären Ziele Heilung und Rehabilitation Sterben und Tod gleichsam zuwiderlaufen (Scheer, 1994b, S. 217).

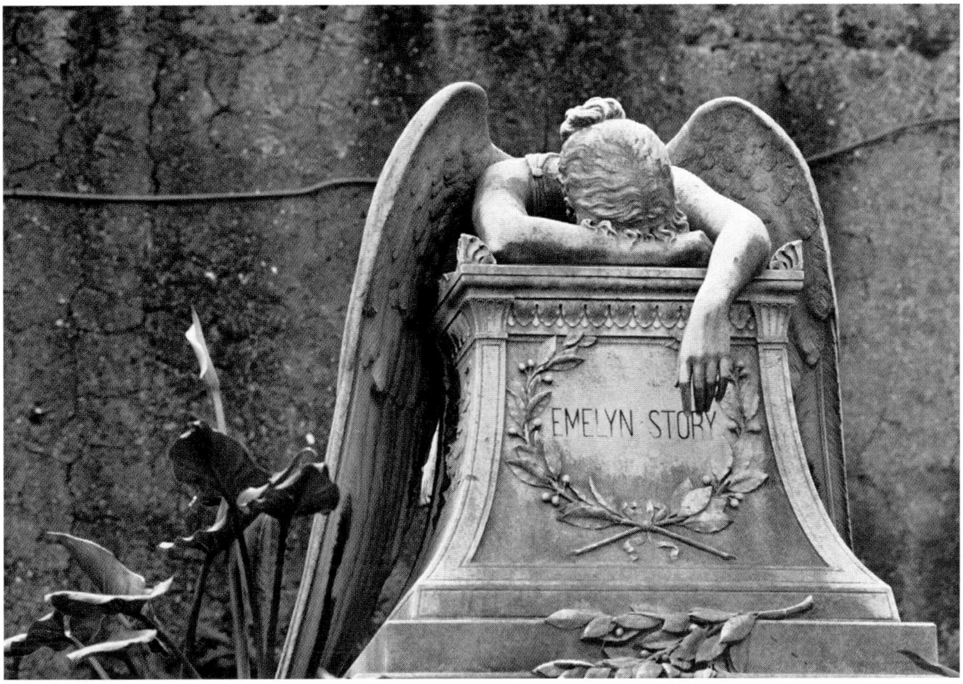

Sterben ist ein höchst persönlicher und individueller Vorgang. Dieser Gedanke des jeweils eigenen und damit auch einzigartigen Todes wurde vom Dichter Rainer Maria Rilke in folgende Verse gefasst: „O Herr, gib jedem seinen eigenen Tod, Das Sterben, das aus jenem Leben geht, Darin er Liebe hatte, Sinn und Not“ (zit. n. Ekert & Ekert, 1983, S. 108).

Sterbephasen nach Kübler-Ross

Trotz des individuellen Charakters des Sterbens wurde versucht, den Prozess des Sterbens unter dem Aspekt der Regelhaftigkeit darzustellen, d.h. einen Verlauf aufzuzeigen, der bei allen Menschen in ähnlicher Weise auftritt. Das bekannteste **Phasenmodell des Sterbens** wurde von der Psychiaterin und Sterbeforscherin Elisabeth Kübler-Ross (1980) entwickelt. Aufgrund ihrer Befragungen und Beobachtungen bei sterbenden Menschen hat sie fünf Phasen beschrieben, die ein Sterbender durchläuft. Der Prozess beginnt mit der Reaktion auf eine lebensbedrohende Krankheitsdiagnose und endet mit der Zustimmung des Sterbenden zum unausweichlichen Schicksal.

- **Phase 1: Nicht-Wahrhaben-Wollen und Verleugnung.** Die Reaktion auf die Diagnose einer zum Tode führenden Erkrankung besteht häufig in einem Schock, einem Nicht-Wahrhaben-Wollen und Zweifel an der Gültigkeit der Diagnose.
- **Phase 2: Zorn und Auflehnung.** Die zweite Phase ist durch Zorn, Wut und Auflehnung gegen das eigene Schicksal geprägt. Nörgeln, Auflehnung und Aggressivität gegenüber dem medizinischen und pflegenden Personal können Ausdruck dieser Phase sein.
- **Phase 3: Verhandeln.** Nach der Auflehnung folgt die Phase des Verhandelns, sei es mit dem Arzt oder mit einer übergeordneten Macht wie Gott.
- **Phase 4: Depression.** Sind Ausflüchte und Hoffnung auf Heilung nicht mehr möglich, fällt der Kranke in einen Zustand tiefer Depression, die zwei Aspekte beinhaltet (Scheer, 1994b, S. 218): Einerseits eine rückwärtsgerichtete Trauer über den Verlust bislang wichtiger Güter wie Gesundheit und Leistungsfähigkeit, andererseits eine in die Zukunft gerichtete, vorbereitende Trauer, die mit dem Abschiednehmen von Freunden und Angehörigen verbunden ist.
- **Phase 5: Zustimmung.** Gelingt es dem Kranken, Abschied, Trauer und Verlust zu verarbeiten, gelangt er in einen Zustand der Zustimmung. Er akzeptiert den bevorstehenden Tod und nimmt sein unausweichliches Schicksal an.

Die Phasen können in einer anderen Reihenfolge auftreten, teilweise übersprungen werden oder sich wiederholen. Auch können sie abhängig von der jeweiligen Krankheit und Persönlichkeit des Patienten unterschiedlich intensiv sein. Dennoch kann das beschriebene Phasenmodell Außenstehenden helfen, die Äußerung intensiver Gefühle wie Wut, Aggression und Trauer des Patienten besser zu verstehen.

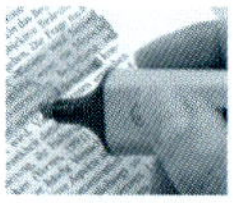

Der Umgang mit Sterbenskranken löst bei vielen Pflegenden Gefühle der Angst, Ohnmacht, Trauer und Hilflosigkeit aus. Besonders schwer ist die Belastung beim absehbaren Tod junger Menschen oder von Menschen, die in einem ähnlichen Alter sind wie man selbst. Daneben konfrontiert die Lebensrückschau und Bilanzierung des Sterbenden mit der Sinnfrage des eigenen Lebens. Unterschiedliche Reaktion auf Seiten der Pflegenden ist hierauf möglich: einerseits eine erhöhte Sensibilität gegenüber der Vergänglichkeit des menschlichen Lebens sowie eine verstärkte Verantwortlichkeit für eine sinnvolle Gestaltung des eigenen Lebens, andererseits aber auch Prozesse der Abstumpfung oder der Distanzierung zum eigenen emotionalen Schutz.

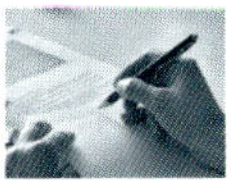

Fragen zur Wissensprüfung

- Definieren Sie Gesundheit aus einer psychologischen und einer soziologischen Perspektive. Wo liegen die Unterschiede zum medizinisch-biologischen Verständnis von Gesundheit?
- Welche Bedeutung kann eine salutogenetische, ressourcenorientierte Sichtweise für die Pflege kranker Menschen haben?
- Was bedeutet der Begriff „Personale Ressourcen"?
- Erklären Sie die Bedeutung sozialer Ressourcen für die menschliche Gesundheit an einem Untersuchungsbeispiel.
- Über welche Wege kann ein Mensch Selbstwirksamkeit erwerben?
- Was bedeutet der Begriff „Soziale Distanz"? Geben Sie Beispiele. Wie lässt sich soziale Distanz messen?
- Wie lässt es sich erklären, dass jemand, der einmal psychisch krank war, von seiner Umgebung auch dann noch als „anders" eingestuft wird, wenn er längst wieder gesund ist?
- Was versteht man unter multipler Stigmatisierung?
- Welche Möglichkeiten sehen Sie, um die Bedürfnisse der Kranken und das Angebot der Gesundheitsdienste besser aufeinander abzustimmen?
- Beschreiben Sie die verschiedenen Phasen des Krankheitsverhaltens.
- Was versteht man unter dem Begriff Kranken- bzw. Patientenkarriere?
- Welche Rechte und Verpflichtungen sind mit der Rolle des Kranken verbunden?
- Welche gesellschaftlichen Erwartungen richten sich an Krankenhauspatienten (vgl. Patientenrolle)?
- Worin besteht der Hauptunterschied zwischen der Krankenrolle und der Patientenrolle?
- Definieren Sie den Begriff „Regression". Welche Ursachen können für das Auftreten einer Regression verantwortlich sein?
- Was versteht man unter einer Übertragung? Geben Sie ein Beispiel.
- Welche Strategien der Krankheitsverarbeitung kennen Sie?
- Beschreiben Sie das Phasenmodell der Sterbeforscherin Elisabeth Kübler-Ross.

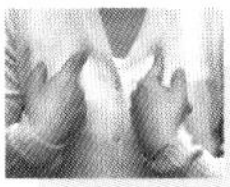

Fragen zu persönlichen Einstellungen und Erfahrungen

- Was heißt für mich persönlich „gesund sein"?
- Was muss für mich gegeben sein, damit ich das Gefühl habe, dass mein Leben einen Sinn hat?
- Bin ich mit meinen gegenwärtigen sozialen Beziehungen zufrieden?
- Habe ich das Gefühl, in meiner beruflichen Tätigkeit etwas bewirken zu können?
- Bei welchen Symptomen sehe ich persönlich die Notwendigkeit, einen Arzt zu konsultieren?
- Was ängstigt mich an einer Erkrankung am meisten: Das Gefühl der eigenen Hilflosigkeit? Das Gefühl der Abhängigkeit? Die Sorge um die Zukunft meiner Angehörigen und Freunde?
- Gibt es Situationen, in denen ich mich weigere, die Krankenrolle anzunehmen? Und weshalb will ich sie nicht annehmen?
- Wenn ich mir die Phasen des Krankheitsverhaltens vorstelle: wie läuft der Prozess bei mir üblicherweise ab?
- Gab es Situationen, in denen ich es richtig genossen habe, einmal krank zu sein? Weshalb?
- Wie wäre mir zumute, wenn ich (oder eine mir nahe stehende Person) in eine psychiatrische Klinik aufgenommen werden müsste? Was ginge dabei in mir vor und weshalb wohl? Wie würde ich mich verhalten?
- Habe ich das Gefühl, an meinem Arbeitsplatz über genügend Handlungsspielraum zu verfügen?
- Würde ich mit einer vor kurzem aus der psychiatrischen Klinik entlassenen Person gemeinsam eine Ferienreise unternehmen, in eine gemeinsame Wohnung ziehen, in den gleichen Sportklub eintreten, ständig mit ihr zusammen arbeiten?
- Wie reagiere ich auf schmerzempfindliche Patienten? Und wie auf Patienten, die Schmerz unterdrücken und nicht mitteilen?
- Sage ich einem Patienten immer die Wahrheit über seinen Zustand? Weshalb oder weshalb nicht?
- Wie reagiere ich, wenn ein nicht schwerkranker Patient sich mir gegenüber sehr hilflos und kindlich benimmt, sich zum Beispiel nicht selbst waschen will, obwohl er es meiner Meinung nach könnte? Welche anderen Reaktionsmöglichkeiten kämen noch in Frage?
- Welche Reaktionen lösen bei mir Menschen aus, die körperlich, z. B. im Gesicht, entstellt sind?
- Wie möchte ich einmal sterben?

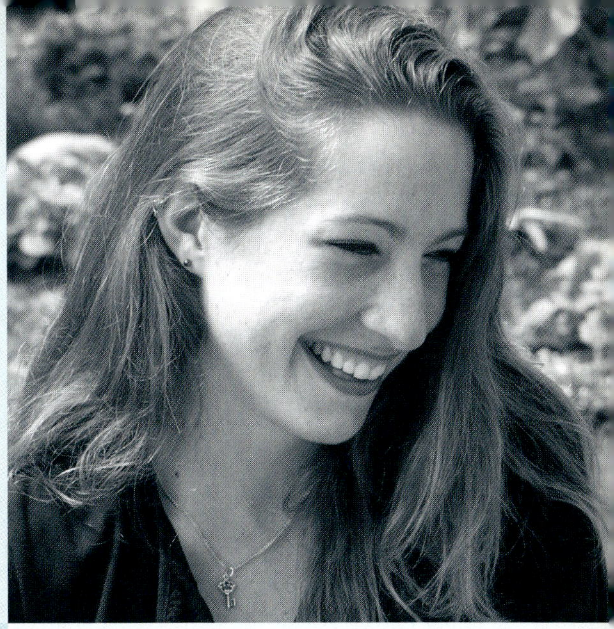

Teil III

Emotionen, Motivationen und Konflikte in der Pflege

Emotionen beeinflussen das Handeln von Menschen. Sie machen das Leben interessant und lebenswert, sie können aber auch das Gegenteil bewirken. Was sind Emotionen? Wie entstehen sie? Wozu dienen sie? Wie kann man mit ihnen umgehen?

Und wie sieht es mit der **Motivation** aus? Was veranlasst einen Menschen, so zu handeln wie er es tut? Weshalb entscheidet er sich z. B. für einen bestimmten Beruf oder eine Tätigkeit?

Was geschieht, wenn sich jemand nicht entscheiden kann und einen *inneren Zwiespalt* **(Konflikt)** erlebt? Was hindert ihn dann, sich zu entscheiden? Auf alle diese Fragen geben die nächsten drei Kapitel eine Antwort.

7 Emotionen

7.1 Versuch einer Begriffsbestimmung – Was sind Emotionen?

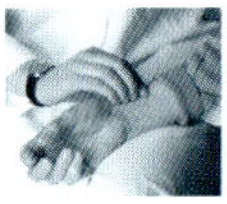

Gerda Sommers erste Erfahrung mit dem Tod

Die lernende Gesundheits- und Krankenpflegerin Gerda Sommer betreut zusammen mit der diplomierten Gesundheits- und Krankenpflegerin Christa Schmid einen 40-jährigen Patienten, der an Herzbeschwerden leidet. Herr M. ist schon drei Wochen auf der Abteilung und hat gute Fortschritte gemacht. Gerda Sommer mag Herrn M. und freut sich über den Therapieerfolg. Eben hat Gerda Sommer Herrn M. bei seinem täglichen Rundgang im Korridor ihrer Station begleitet und war ihm behilflich, wieder ins Bett zu steigen. Sie freut sich, dass Herr M. den kleinen Spaziergang ohne Atembeschwerden bewältigt hat. Herr M. fühlt sich zwar etwas müde, versichert Gerda Sommer aber, dass es ihm gut gehe. Gerda Sommer geht zufrieden ins Stationszimmer. Sie fühlt sich leicht und wohl.

Nach etwa einer Viertelstunde geht sie noch einmal in das Zimmer von Herrn M., um ihm den Blutdruck zu messen und sich zu vergewissern, dass es ihm gut geht. Als sie die Tür öffnet, sieht sie Herrn M. blass und regungslos im Bett liegen. Gerda Sommer erschrickt und spürt ihr Herz bis zum Hals klopfen. Sofort betätigt sie den Alarm und geht zum Bett, um den Puls zu palpieren. Sie kann keinen Puls fühlen und sieht auch, dass Herr M. nicht mehr atmet. Was soll sie tun? Wenn nur Hilfe käme. Sekunden scheinen ihr wie Stunden zu dauern. Ihr Herz schlägt immer stärker, fast unerträglich. Sie merkt, sie hat Angst, einen Fehler zu machen, und fühlt sich der Situation nicht gewachsen. Endlich kommen Christa Schmid und die Stationsleiterin Ruth Schneider herbeigeeilt. Diese beginnen mit Reanimationsmaßnahmen, während Gerda Sommer den zuständigen Stationsarzt alarmiert. Trotz aller Notfallmaßnahmen kann Herrn M. nicht mehr geholfen werden.

Gerda Sommer lässt das Erlebnis nicht mehr los. Sie muss immer wieder an Herrn M. denken. Hätte sie bei ihm bleiben müssen nach dem Spaziergang? Ist sie möglicherweise schuld an dem Herzversagen von Herrn M.? War der Spaziergang zu lang oder hat sie ihn durch die Gespräche, die sie mit ihm geführt hat, zu stark belastet? Sie hat ein ungutes Gefühl, als ob sie am Tod des Patienten mitschuldig sei.

Im geschilderten Beispiel hat Gerda Sommer verschiedene Emotionen erlebt. Der für sie erfolgreiche Spaziergang löste *Freude* und *Zufriedenheit* aus. Sie fühlte sich dabei leicht und wohl. Dann löste die unerwartete Situation mit dem Anblick des verstorbenen Mannes *Erschrecken* aus. Sie spürte physiologische Reaktionen, die sie normalerweise nicht wahrnimmt: das Klopfen des Herzens und den Puls der Halsschlagadern. Zudem schien die Zeit still zu stehen. Irgend etwas schien sie zu lähmen. Mit dem Wissen, dass sie der Situation nicht gewachsen war, verspürte sie *Angst*. Sie überdenkt das Erlebnis und fragt sich, was sie falsch gemacht habe und inwiefern sie schuld am Tod von Herrn M. sei. Je mehr sie darüber nachdenkt, um so schlechter fühlt sie sich. Sie verspürt *Schuldgefühle*, obwohl sie objektiv gesehen an diesem Ereignis keine Schuld trifft.

Wie lässt sich das emotionale Erleben von Gerda Sommer erklären? Was geschieht, wenn ein Mensch emotional berührt wird? Sind Emotionen Zustände, denen er ausgeliefert ist, oder kann der Mensch sie beeinflussen? Solche und andere Fragen stellt die *Emotionspsychologie* bei der Erforschung von Emotionen.

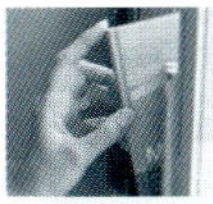

Emotionen

Innere bewegende Erfahrungen, die durch äußere Reize – z. B. lautes Zuschlagen einer Tür, angenehme Musik, – und/oder innere Reize – z. B. Erinnerungen, Vorstellungen, Erwartungen – hervorgerufen werden. Es finden gegenseitig beeinflussende Prozesse statt zwischen physiologischen (z. B. neurologischen, hormonalen, viszeralen, muskulären) und kognitiven Vorgängen (z. B. Erinnerungen, Vorstellungen, Bewertungen), verbunden mit einer Handlungsbereitschaft (➛ Abb. 7.1).

Gefühl

Erlebnisqualität von Emotionen; das, was bei Emotionen empfunden wird. Häufig werden die Begriffe *Emotion* und *Gefühl* synonym benutzt.

Stimmung

Eher diffuse Grundtönung des Erlebens für eine bestimmte Zeit.

In der Vergangenheit wurden zahlreiche Emotionstheorien entwickelt, die versuchen, die Entstehung und Funktion von Emotionen zu erklären. So konnten verschiedene Komponenten und Prozesse von Emotionen festgestellt werden. Die Beziehungen zwischen den einzelnen Komponenten konnten aber bis heute nicht abschließend geklärt werden.

Die Inhalte der Abbildung 7.1 und die Ausführungen in den Kapiteln 7.1 bis 7.1.4 haben zum Ziel, die wesentlichen Bestandteile und Prozesse bei der Entstehung und beim Erleben von Emotionen zusammenzufassen und in einem Modell darzustellen. Die Ausführungen stützen sich auf Arbeiten der Psychologen Jens B. Asendorpf (1994), Jörg Merten (2003), Wulf-Uwe Meyer, Achim Schützwohl und Rainer Reisenzein (2003), Klaus Scherer (2003) sowie Philip G. Zimbardo (1995).

Ein Modell des emotionalen Geschehens

Emotionen bestehen aus verschiedenen Komponenten, die miteinander in wechselseitiger Beziehung stehen und sich gegenseitig beeinflussen *(Interaktion)* (➛ Abb. 7.1). So bilden sich emotionale Prozesse, die sehr rasch und meistens ganz unbewusst ablaufen, so dass in der Regel nur das subjektive Erleben, das Gefühl, wahrgenommen wird.

Komponenten von Emotionen sind:

- Auslöser von Emotionen, *äußere Reize*, z. B. Musik, oder *kognitive Reize*, z. B. Erinnerungen, oder *physiologische Reize*, z. B. Körperempfindungen
- *Physiologische Erregung*, das heißt, neurologische, hormonale, viszerale und muskuläre Veränderungen. Das *subjektive Erleben* von Erregungen ist mit Lust- oder Unlustgefühlen verbunden und wird als Gefühl bezeichnet.
- *Kognitive Prozesse*, Erinnerungen, Vorstellungen, Bewertungen, Interpretationen und Erwartungen, die mit diesen physiologischen Erregungen verbunden sind.

- Das *Verhalten*, mit dem Emotionen ausgedrückt werden (Ausdrucksaspekt und Handlungsaspekt).

7.1.1 Auslöser von Emotionen – Reize aus der Umwelt, kognitive und physiologische Reize

Auslöser von Emotionen können Reize aus der Umwelt, kognitive oder physiologische Reize sein.

Reize aus der Umwelt

Gefährliche, unangenehme und angenehme Situationen sowie Herausforderungen des täglichen Lebens und menschliche Beziehungen, kurz alle Lebenssituationen, denen sich ein Mensch zu stellen hat, können emotionsauslösende Umweltreize sein.

Kognitive Reize

Ein Mensch kann mit seinen Gedanken, seiner Art, mit sich zu sprechen **(innerer Dialog)**, mit der *Bewertung seines Verhaltens oder einer Situation* Emotionen auslösen (➛ Kap. 7.1.2). Beschimpft sich jemand wegen einer misslungenen Aufgabe selbst, kann er so zum Beispiel ein Gefühl von Versagen erzeugen. Er kann sich trotz der misslungenen Aufgabe aber auch Mut machen und so ein Gefühl von Zuversicht erzeugen oder die Lösung der Aufgabe als Herausforderung begreifen. Auch *Erinnerungen* an frühere Erlebnisse können Emotionen wachrufen. Denkt jemand z. B. an schöne Ferienerlebnisse oder an eine geliebte Person, erlebt er Gefühle der Freude und des Angenommenseins. Und auch *Vorstellungen über zukünftige Situationen* lösen Emotionen aus; insbesondere Ängste werden oft durch negative Zukunftsvorstellungen hervorgerufen.

Die Fähigkeit, Emotionen kognitiv zu steuern, nutzen viele Menschen, um die Herausforderungen des Lebens zu bewältigen. Gefördert werden kann diese Fähigkeit durch entsprechende Bildungsveranstaltungen oder Therapien.

Physiologische Reize

Eine weitere Art, wie eigene Emotionen ausgelöst oder verändert werden können, ist *der motorische Ausdruck*, die Körperhaltung, die Mimik und Bewegungen. In verschiedenen Studien wurde festgestellt, dass etwa die Mimik oder andere motorische Reaktionen emotionsauslösend oder

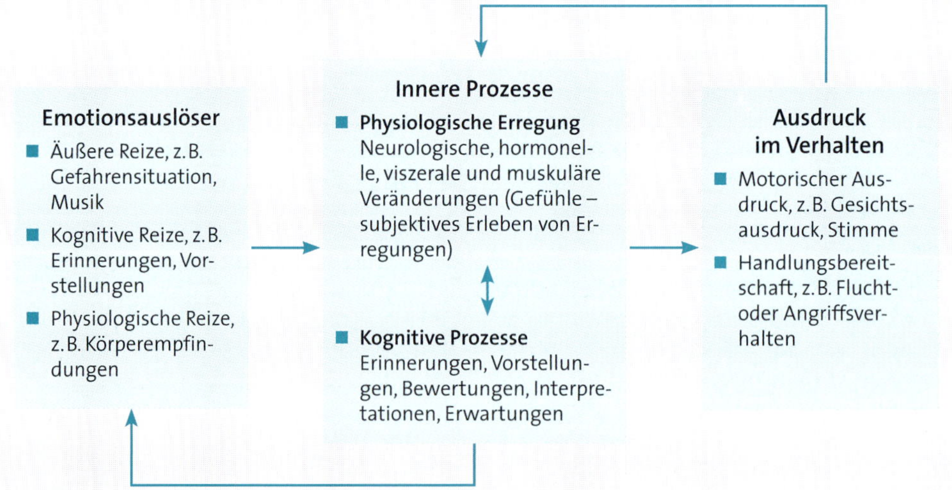

Abb. 7.1: Das Interaktionsgeschehen von Emotionen.

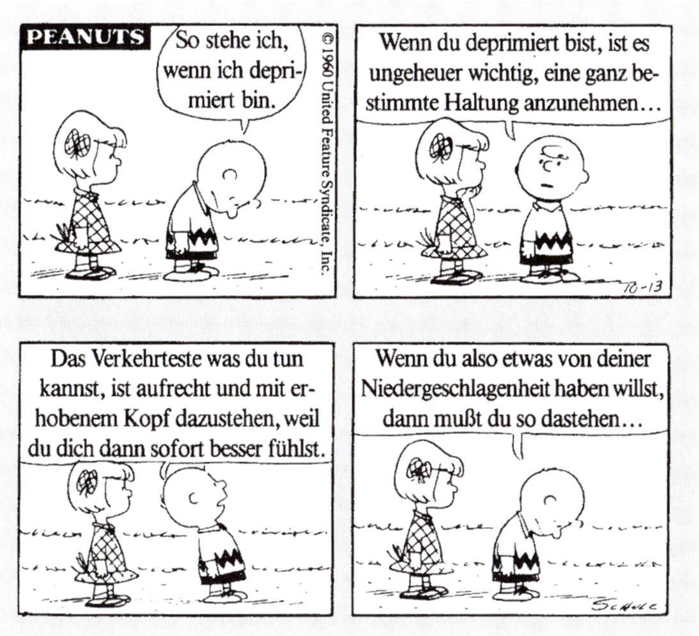
PEANUTS
So stehe ich, wenn ich depri- miert bin.
© 1960 United Feature Syndicate, Inc.
Wenn du deprimiert bist, ist es ungeheuer wichtig, eine ganz be- stimmte Haltung anzunehmen…
Das Verkehrteste was du tun kannst, ist aufrecht und mit er- hobenem Kopf dazustehen, weil du dich dann sofort besser fühlst.
Wenn du also etwas von deiner Niedergeschlagenheit haben willst, dann mußt du so dastehen…

Abb. 7.2: Das Hervorrufen von Emotionen durch physiologische Reize (Quelle: © 1960 United Feature Syndicate, Inc.).

emotionsverändernd sein können (Stroebe, Jonas & Hewstone, 2002, S. 205–208). Es wird angenommen, dass eine Art Rückmeldung aus der Innervation der Muskeln eines bestimmten Gefühlsausdrucks erfolgt, die Emotionen hervorruft oder verstärkt. So kann die Mimik des Lächelns einen Menschen eher heiter stimmen und eine gebeugte, verkrampfte Haltung ihn eher schlecht und deprimiert fühlen lassen. Oder ein Mensch kann eine aufrechte, gerade und bewegliche Haltung einnehmen und sich dabei sicher und frei fühlen. Und auch Bewegung, Schmerzen oder Hunger können emotionsauslösende Reize darstellen.

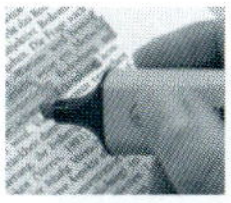

Alles, was Menschen umgibt, seien es Dinge, Menschen oder sich verändernde Umgebungseinflüsse, können emotionsauslösende Reize darstellen. Welche Emotionen diese Reize auslösen und in welcher Qualität, hängt von den individuellen Bewertungsprozessen ab (➛ Kap. 7.1.3). Eine Situation kann bei dem einen Menschen Spaß und ein Gefühl der Herausforderung bewirken und bei dem anderen ein Gefühl der Hilflosigkeit oder des Versagens.

7.1.2 Physiologische Prozesse beim Erleben von Emotionen – körperliche Veränderungen und subjektives Erleben

Die Rolle des Zentralnervensystems bei der Entstehung und Steuerung von Emotionen

Bei der Entstehung und Steuerung von Emotionen scheinen subcortikale Zentren des Gehirns, wie das limbische System, von denen die Reize an corticale Zentren weiter geleitet werden, eine wichtige Rolle zu spielen (➛ Abb. 7.3). Eine besondere Bedeutung kommt dem *Mandelkern*, einem Teil des *limbischen Systems* zu. Der Mandelkern scheint eine zentrale Komponente eines *emotionalen Netzwerkes* zu sein. Er hat anatomische Bahnen zum motorischen, autonomen und endokrinen System. Außerdem bestehen Verbindungen zu Bereichen des Großhirns, in denen visuelle, auditive, sensorische und gustatorische Informationen miteinander verknüpft werden. Durch diese Verbindungen ist der Mandelkern maßgebend an der emotionalen Kontrolle beteiligt. Er dient als Filter für das Gedächtnis und lässt den Informationen, die über die Sinne aufgenommen wurden, spezifische Bedeutung zukommen. So konnte festgestellt werden, dass Menschen, bei denen durch einen Unfall dieser Teil des Gehirns geschädigt wurde, die Gedächtnisfunktionen verloren haben und emotionalen Erfahrungen keine Bedeutung mehr beimessen konnten (Merten, 2003, S. 90–93).

Die Verbindungen des Mandelkerns zu verschiedenen Bereichen des Großhirns ermöglichen dem Menschen, Gefühle weitgehend zu steuern. Der Mensch muss nicht unmittelbar handeln, sondern er kann je nach individueller Lerngeschichte sein Verhalten selbst bestimmen, und er kann selbst entscheiden, wie er reagieren will.

Direkte Verbindungen vom Mandelkern zum Thalamus ermöglichen aber auch schnelles, unmittelbares Reagieren auf sehr bedeutsame Reize, z. B. Gefahrensituationen.

Körperliche Veränderungen beim Erleben von Emotionen

Je nach Stärke und Art der Emotion zeigt der Körper unterschiedliche Reaktionen. So kann es z.B. sein, dass die Herzfrequenz sich verändert, die Muskeln sich anspannen oder entspannen und die Atmung sich verändert, die Pupillen sich vergrößern, der Hautwiderstand und die Feuchtigkeit von Haut und Schleimhäuten sich verändern. Für all diese Reaktionen ist das periphere motorische und das autonome Nervensystem mit dem Sympathikus oder Parasympathikus zuständig. So bringen z.B. starke Emotionen wie Angst den Körper über die Stimulation des Sympathikus in Alarm- und Handlungsbereitschaft.

Emotionsforscher haben viele Erkenntnisse über neurologische und physiologische Vorgänge beim Erleben von Emotionen gewinnen können. Was genau bei welchen Emotionen in welchen Hirnzentren abläuft ist jedoch immer noch unbekannt und Gegenstand aktueller Forschung.

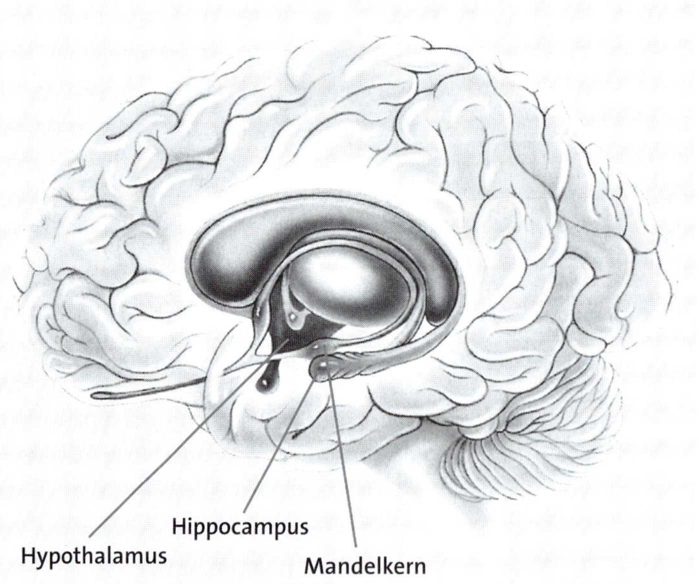

Abb. 7.3: Die Strukturen des limbischen Systems (Zimbardo, P. G. & Gerrig, R. J., 2004, S. 86).

Im Fallbeispiel hat Gerda Sommer, als sie erschrak und Angst verspürte, die physiologischen Reaktionen wie Herzklopfen intensiv wahrgenommen. Ihre Reaktion auf das Erschrecken und ihre Angst hätten jedoch ganz unterschiedlich ausfallen können. So hätte sie schreiend auf den Korridor hinausrennen oder mit der Herzmassage beginnen können, ebenso hätte sie den Patienten beim Namen rufen und schütteln können. Gerda Sommer handelte gemäß ihrer persönlichen Lerngeschichte, d. h. ihrem Ausbildungsstand und ihrer Erfahrung entsprechend.

Das subjektive Erleben von Erregungen – das Gefühl

Der Erlebnisaspekt von Emotionen wird im Alltag und auch in der Psychologie als **Gefühl** bezeichnet, z. B. Gefühl von Freude, Stolz, Angst oder Ärger. Damit wird zum Ausdruck gebracht, dass sich unterschiedliche Gefühle auf eine bestimmte Art äußern. Häufig werden Gefühle als Körperempfindungen wahrgenommen, z. B. als Leichtigkeit, Wärme, Kälte, Druck oder Bewegungen in bestimmten Körperregionen. Im obigen Fallbeispiel hat Gerda Sommer beim Angstgefühl vorwiegend ihr Herzklopfen wahrgenommen.

Wenn im Folgenden das subjektive Erleben im Vordergrund steht, wird der Begriff „Gefühl" verwendet, wenn es um den emotionalen Prozess geht, der Begriff „Emotion".

7.1.3 Kognitive Prozesse beim Erleben von Emotionen – Die Verbindung von Gedanken und Gefühlen

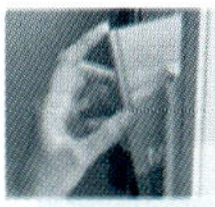

Kognitive Prozesse

Geistig-mentale Prozesse eines Individuums wie Denken, Erinnern, Bewerten, Interpretieren, Schlussfolgern. Informationsverarbeitungs- und Bewertungsprozesse, in denen Neues gelernt und Wissen verarbeitet wird.

Kognitive Prozesse können sowohl dem emotionsauslösenden Reiz als auch den physiologischen Erregungen und dem subjektiven Erleben (Gefühl) folgen oder vorausgehen.

Der emotionsauslösende Reiz bewirkt kognitive Prozesse

Ein Schmerz oder ein äußeres Ereignis kann kognitive Prozesse auslösen, etwa wenn eine Situation oder ein Schmerz als bedrohlich bewertet wird oder ein äußeres Ereignis Erinnerungen an frühere ähnliche Erlebnisse hervorruft. So hat im eingangs beschriebenen Beispiel Gerda Sommer nach dem Anblick des leblosen Patienten wahrgenommen, dass sie sich der Situation nicht gewachsen fühlt (Bewertung der Folgen des Ereignisses), und Angst verspürt. Hätte sie sich nun kognitiv mit dieser Angst auseinandergesetzt, hätte sie vielleicht feststellen können, dass der Anblick des Toten eine Erinnerung an ein tragisches Erlebnis aus ihrer Vergangenheit wachgerufen hat und dies zu der Einschätzung geführt hat, der Situation nicht gewachsen zu sein (kognitiver Prozess).

Die physiologische Erregung und das subjektive Erleben der Emotion (Gefühl) lösen kognitive Prozesse aus

Die physiologische Erregung, die sehr rasch erfolgt, wird mehr oder weniger bewusst wahrgenommen und bewertet. Häufig werden Erregungen nur unterschwellig, oft unbewusst wahrgenommen. So kann es sein, dass der Körper schon mit Veränderungen der Herzfrequenz und der Muskelspannung, mit Erröten usw. reagiert hat, ehe der Mensch diese Reaktion bewusst wahrnimmt. Hat er sie jedoch wahrgenommen, bewertet er sie und stuft sie als angenehm oder unangenehm ein, als gefährlich oder ungefährlich usw. Er bemerkt beispielsweise sein Erröten und bewertet es als unpassend. Die Bewertung erfolgt unter Einbeziehung seines sozialen Umfeldes, von kognitiven Prozessen wie Erinnerungen sowie von Zielen und Werten.

Auch das subjektive Erleben der Emotion (das Gefühl) löst kognitive Prozesse aus. So kann es sein, dass ein Mensch sich gereizt fühlt und dieses Gefühl bei ihm Erinnerungen an einen länger zurückliegenden Streit mit einer Freundin hervorruft, den er negativ bewertet (kognitiver Prozess).

Kognitive Prozesse lösen physiologische Veränderungen und Gefühle aus

Kognitive Prozesse können physiologische Vorgänge auslösen. So können Vorstellungen über das Scheitern an einer bevorstehenden Prüfung Anspannungen der Muskulatur oder verstärkte Darmtätigkeit hervorrufen.

Kognitive Prozesse können auch das subjektive Erleben der Emotion/Gefühle beeinflussen, etwa dann, wenn ein Mensch sein eigenes Verhalten negativ oder positiv bewertet. Im eingangs beschriebenen Beispiel von Gerda Sommer scheinen die Schuldgefühle, die Gerda Sommer nach dem Erlebnis quälten, durch ihre Erinnerungen an das Ereignis, ihren inneren Dialog und die persönliche Bewertung ihres Verhaltens hervorgerufen worden zu sein. Und auch die Tatsache, dass der Patient noch jung war, dass sie ihn recht gut kannte und eine gute Beziehung zu ihm hatte, beeinflusste ihre Bewertung der Situation und damit ihre emotionale Erregung. Die emotionale Erregung war in diesem Falle eine Folge der vorgenommenen Bewertungen und Vorstellungen.

7.1.4 Ausdruck der Emotion im Verhalten – Ausdrucksaspekt, Handlungsaspekt und kulturelle Einflüsse

Die Emotionspsychologen Jörg Merten, Wulf-Uwe Meyer, Achim Schützwohl und Rainer Reisenzein (2001) unterscheiden zwei Aspekte emotionalen Verhaltens, das Ausdrucksverhalten und den Handlungsaspekt: Das **Ausdrucksverhalten** (Ausdrucksaspekt) umfasst verschiedene Arten von meist unwillkürlichem Ausdrucksverhalten, den Gesichtsausdruck, die Qualität der Stimme, die Gestik und die Körperhaltung. Der **Handlungsaspekt** von Emotionen beinhaltet zielgerichtete Handlungen. Sowohl der Ausdruck als auch die Handlungen, die emotionales Verhalten bestimmen, unterliegen **kulturellen Einflüssen.**

Der Ausdrucksaspekt von Emotionen

Menschen drücken ihre emotionalen Erregungen über motorische Reaktionen aus, über den Gesichtsausdruck, die Qualität der Stimme, über Gestik und Körperhaltung. Diese motorischen Reaktionen sind den Betreffenden selbst oft nicht bewusst, werden aber von anderen wahrgenommen und spielen eine wichtige Rolle in der Kommunikation. Für die wichtigsten Emotionen wie Freude, Überraschung, Ärger, Ekel, Furcht und Trauer gibt es spezifische **Ausdrucksmuster** im Gesicht und in der Stimme, die kulturübergreifend sind. Menschen sind in der Regel in der Lage, die den Gesichtsausdruck und Stimme zugeordneten Gefühle zu erkennen.

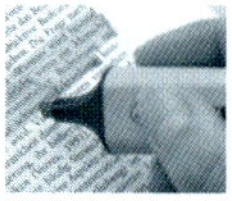

Für die zwischenmenschliche Kommunikation und Interaktion ist der emotionale Ausdruck wichtig. Drückt er Freude und Zuneigung aus, erleichtert dies das Herstellen von Beziehungen, drückt er Ablehnung, Ärger oder Wut aus, fällt dies schwerer. Auch in der Gestaltung von Gruppenprozessen hat der emotionale Ausdruck eine bedeutsame Funktion, etwa wenn Verhaltensweisen von Gruppenmitgliedern durch den Ausdruck von Zuneigung oder Ärger sanktioniert werden.

Der Handlungsaspekt von Emotionen

Mit dem Erleben von Emotionen sind **Handlungsimpulse** verbunden wie Fluchtverhalten bei Furcht (z. B. davonrennen), Angriffsverhalten bei Wut (z. B. schlagen oder anschreien), oder Annäherungsverhalten bei Liebe (z. B. jemanden umarmen).

In extremen Situationen folgen Menschen ihrem Handlungsimpuls. Wenn z. B. eine Gefahr droht, handeln sie oft instinktiv richtig, reißen etwa reflexartig das Steuer des Autos herum, wenn unerwartet ein Hindernis auf der Fahrbahn auftaucht, als ob „etwas" in ihnen das gemacht hätte, bevor sie überlegen konnten, was zu tun ist. Die emotionale Reaktion spüren sie in einem solchen Fall erst im nachhinein. Solche Reaktionen helfen Menschen, sich Situationen anzupassen und zu überleben.

Häufig nimmt ein Mensch daher emotionales Erleben und den Ausdruck der Emotion als Einheit wahr. Er unterscheidet nicht zwischen dem, was er fühlt und wie er darauf reagiert. Menschen verfügen jedoch über ein breites Spektrum an Möglichkeiten, auf emotionale Erregungen zu reagieren, so auch über Reaktionsarten, die der bewussten Kontrolle unterliegen und das Resultat von kognitiven Prozessen sind. In einem solchen Fall überlegt sich jemand beispielsweise, was er mit seiner Reaktion bewirken kann oder will, ob er in einer Gefahrensituation um Hilfe rufen will oder ob er sich selbst helfen kann, ob es in einer Situation angebracht ist, zu weinen, jemanden anzuschreien oder seine Gefühle verbal auszudrücken.

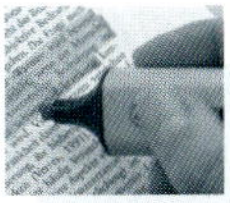

Die Art des Ausdrucks von Emotionen kann die emotionale Erregung beeinflussen, sie kann sie verstärken oder abschwächen. So kann etwa das Weinen ein Gefühl der Trauer verstärken und das Schreien oder Toben bei Ärger oder Wut die Erregung steigern. Andererseits vermag ein Gespräch über Schuldgefühle helfen, diese abzuschwächen oder zu verlieren.

Kulturelle Einflüsse auf das Verhalten

Der Ausdruck von Emotionen ist geprägt von **kulturellen Einflüssen,** die häufig mit strengen Kontrollen verknüpft sind. Um die kulturellen Regeln zu befolgen, wird der emotionale Ausdruck oft absichtlich unterdrückt, abgeschwächt oder ersetzt und der jeweiligen Situation angepasst. So kann sich jemand auf einer Party beispielsweise freundlich und offen zeigen, obwohl er gewisse Gäste oder gar alle Anwesenden nicht mag. Und auch für Pflegende gilt die Regel, gegenüber Patienten keine Gefühle der Antipathie zu zeigen. In der Sozialpsychologie spricht man in diesem Fall von **Darbietungsregeln** (Ekman und Friesen, 1969, zit. n. Stroebe et al., 2002, S. 194). Unterdrückter Emotionsausdruck kann zu *Inkongruenzen* in der Kommunikation führen und die Kommunikation erschweren (→ Kap. 20.3.1). Die individuellen Bewertungsprozesse werden bestimmt durch die individuellen Werte und Normen. Diese unterliegen wiederum kulturellen Einflüssen. So wird beispielsweise der Ausdruck von Freude, Wut oder Trauer stark durch den kulturellen Hintergrund einer Person geprägt.

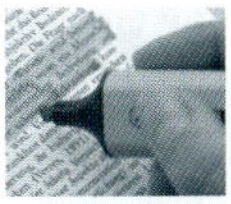

Vielen Menschen fällt es schwer, ihr emotionales Erleben verbal auszudrücken. Das Benennen des emotionalen Erlebens jedoch kann zur eigenen Gefühlsverarbeitung und zur Verständigung in der Kommunikation beitragen.

7.2 Funktionen von Gefühlen

Das, was ein Mensch bei einem emotionalen Prozessen subjektiv erlebt, *die Gefühle,* kann für einen Menschen verschiedene Funktionen haben. Der Psychologe und Verhaltenstherapeut Heinz Rolf Lückert und die Verhaltenstherapeutin Inge Lückert (1994, S. 147–167) sowie die Therapeutin und NLP-Trainerin Leslie Cameron-Bandler und der NLP-Trainer Michael Lebeau (1997) wiesen auf folgende **Funktionen von Gefühlen** hin:

- Regulationsfunktion
- Selektionsfunktion
- Wertungsfunktion
- Signalfunktion mit Mitteilungscharakter
- Motivationsfunktion.

Regulationsfunktion

Gefühle können auftreten, wenn das innere Gleichgewicht ins Wanken gerät. Sie haben dann die Aufgabe, das innere Gleichgewicht wieder herzustellen bzw. dies zu veranlassen. Deutlich wird das bei biologischen Antriebsfunktionen wie Hunger, Durst oder Müdigkeit, wenn Körperfunktionen ins Ungleichgewicht geraten sind, oder auch bei Langeweile bzw. Erlebnishunger und sich die Emotionen als innere „Körperweisheiten" melden. Gefühle sorgen also für eine innere Balance.

Selektionsfunktion

Gefühle spielen eine große Rolle bei der Wahrnehmung und Speicherung von Informationen.

Bei der Wahrnehmung tragen sie u. a. zu der Entscheidung bei, welche Informationen für den Wahrnehmenden wichtig, bedeutungslos oder gefährlich sind, beeinflussen also die **Selektion der Wahrnehmung** (➛ Kap. 17.1). Auch bei der **Speicherung der wahrgenommenen Eindrücke** haben Gefühle eine wichtige Funktion. Menschen nehmen vorwiegend diejenigen Gedächtnisinhalte in ihrem Langzeitgedächtnis auf, die für sie emotional von Bedeutung sind (Lückert & Lückert, 1994, S. 151–152). Je stärker die Intensität eines Gefühls, umso größer ist die Wahrscheinlichkeit, dass diese emotional geprägten Eindrücke im Langzeitgedächtnis gespeichert und mit früheren Erfahrungen verknüpft werden.

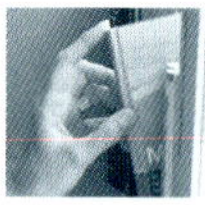

Individuelle Werte

Bewusste oder unbewusste Vorstellungen über wünschenswerte Zustände eines Individuums. Werte sind Zielvorstellungen und Orientierungsleitlinien für menschliches Handeln.

Wertungsfunktion

Gefühle spiegeln dem Menschen seine Werte wider, also das, was er für wichtig und unwichtig, gut oder schlecht, schön oder hässlich, richtig oder falsch, erstrebenswert oder verabscheuungswürdig hält. Die Gefühle sind verknüpft mit seinem individuellen Wertmaßstab, der ihm Orientierung dafür gibt, wie er zu leben hat. Individuelle Werte sind z. B. Frieden, Freude, Liebe, Ehrlichkeit, Herausforderung, Sicherheit, Gesundheit oder Erfolg, aber auch materielle Werte wie Geld oder Schmuck. Die verschiedenen Werte eines Individuums sind unterschiedlich wichtig und treten in der Regel in Hierarchien auf. Stehen Menschen in Gefahr, ihre persönlichen Werte zu missachten oder haben sie sie bereits missachtet, melden sich Gefühle, die als *schlechtes Gewissen* oder *Schuldgefühle* bezeichnet werden.

Menschen sind bestrebt, die mit ihren wichtigsten individuellen Werten verbundenen Gefühle zu erleben. Dafür nehmen Menschen oft große Anstrengungen in Kauf. So kann sich z. B. ein Mensch, für den „Sicherheit" ein hoch bewerteter Wert ist, darum bemühen, eine sichere berufliche Position zu erhalten und beizubehalten und sich auch finanziell absichern. Er wird vermutlich auch keine Risiken eingehen, damit er sich sicher fühlen kann und Gefühle der Unsicherheit vermeidet.

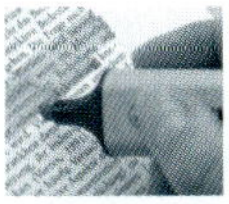

Das Missachten und Unterdrücken von Gefühlen kann zu psychischen Problemen führen. Viele Krankheiten, insbesondere Suchtkrankheiten, sind Ausdruck der Unfähigkeit, emotional vermittelte Botschaften wahrzunehmen und zu berücksichtigen. Können Menschen die Signale ihrer Gefühle wahrnehmen, verstehen und deuten, werden selbst unangenehme Gefühle zu inneren Ressourcen und inneren Weisheiten.

Signalfunktion mit Mitteilungscharakter

Jedes Gefühl kann als Signal oder Botschaft betrachtet werden. So können unangenehme Gefühle darauf hinweisen, dass es an der Zeit ist, etwas zu ändern. Angst kann z.B. darauf hinweisen, dass der Betreffende sich auf ein bevorstehendes Ereignis gut oder noch besser vorbereiten sollte. *Wut* und *Ärger* können darauf hinweisen, dass im persönlichen Umfeld etwas nicht stimmt und Klärung bedarf, *Einsamkeit* kann eine Aufforderung darstellen, mit anderen Menschen in Beziehung zu treten. Angenehme Gefühle wiederum können zeigen, dass ein Mensch „auf dem rechten Weg" ist.

Motivationsfunktion

Gefühle beeinflussen das Verhalten und Handeln von Menschen. Deshalb ist die Frage nach dem Motiv, dem Grund eines Verhaltens, häufig auch eine Frage nach den Gefühlen. So kann das Motiv menschlichen Handelns darin bestehen, angenehme Gefühle erleben bzw. unangenehme Gefühle vermeiden zu wollen. Die Sehnsucht nach Harmonie und dem Gefühl des Verstandenseins kann beispielsweise ein Grund für ein klärendes Gespräch zwischen zwei sich im Streit befindlichen Parteien sein. Oder die Hoffnung, Gefühle der Unsicherheit oder Minderwertigkeit zu verlieren, kann Triebkraft für ein Studium sein. Diese Motive sind dem Handelnden oft nicht bewusst.

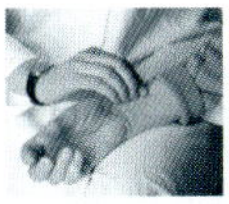

Sonja Berlinger versucht Anja Anderson aufzuheitern

Die Gesundheits- und Krankenpflegerin Anja Anderson fühlt sich nicht wohl. Sie ist ungewöhnlich ruhig. Als sie zusammen mit der lernenden Gesundheits- und Krankenpflegerin Sonja Berlinger bei einer Patientin einen Verband anlegt, spricht sie fast kein Wort und ihr Blick wirkt ernst. Sonja B. folgert aus diesem Verhalten, Anja Anderson sei mit ihr nicht zufrieden. Obwohl sie nicht weiß, ob das stimmt, fühlt sie sich schlecht und bemüht sich deshalb, gegenüber Anja A. sehr zuvorkommend und freundlich zu sein. Sie fragt sie, ob sie ihr noch etwas helfen könne und versucht sie bei der Arbeit zu entlasten, in der Hoffnung, Anja Anderson würde mit ihr wieder zufrieden sein.

Vermutlich ist sich Sonja Berlinger nicht bewusst, dass sie mit ihren Bemühungen erreichen möchte, ihr schlechtes Gefühl los zu werden und wieder ein Gefühl der Leichtigkeit und Angeregtheit zu erhalten. Beispiele für Bemühungen, angenehme Gefühle zu erleben, sind auch Freizeit- und Ferienaktivitäten, die Menschen unternehmen, um etwa Gefühle der Freiheit, des Glücks, der Herausforderung oder Entspannung zu erhalten.

7.3 Art und Qualität von Gefühlen

So wie Menschen ihre Umwelt in unterschiedlichen Farben und Formen wahrnehmen und beim Hören von Musik verschiedene Klänge, Rhythmen und Lautstärken hören können, erleben sie auch die unterschiedlichsten **Arten von Gefühlen**, z.B.

Freude, Trauer, Ärger, Wut. Hinzu kommt die unterschiedliche **Qualität von Gefühlen,** wie etwa Intensität, Dauer, Leichtigkeit, Wärme, Druck oder Schwere. Um diese wahrnehmen zu können, benötigt der Mensch die Fähigkeit der *Selbstwahrnehmung.* Es gibt aber viele Menschen, die nicht darüber verfügen und somit auch nicht in der Lage sind, ihre Gefühle differenziert wahrzunehmen. Sie unterscheiden ausschließlich zwischen den Qualitäten gut oder schlecht bzw. angenehm oder unangenehm. Werden sie nach ihren Emotionen gefragt, geben sie häufig die Antwort „gut", „schlecht" oder „ich weiß es nicht".

Es wird angenommen, dass Art und Qualität von Emotionen abhängig sind von den individuellen und kulturellen Bewertungsmustern des Betroffenen (➛ vgl. Kap. 7.1.4). Im Beispiel „Sonja Berlinger versucht Anja Anderson aufzuheitern" hat Sonja Berlinger das Schweigen und den Gesichtsausdruck von Anja Anderson interpretiert als „Anja ist nicht zufrieden mit mir". Als Folge dieser Bewertung sind ungute Gefühle aufgetreten. Hätte sie gewusst, dass sich ihre Kollegin unwohl fühlt, hätte sie ihr Schweigen anders bewertet und eine andere Art von Gefühl erlebt, etwa Mitgefühl oder ein Gefühl der Anteilnahme.

Menschen teilen ihrer Umwelt Art und Qualität ihrer Gefühle bewusst oder unbewusst mit (➛ Kap. 7.1.4). Und Menschen haben gelernt, Art und Qualität von Gefühlen bei anderen Menschen aufgrund von differenzierten Veränderungen im Ausdruck wie etwa der Stellung des Mundes und der Augen, der Haltung von Schultern und Kopf oder der Qualität der Stimme wahrzunehmen. Bereits Kleinkinder im Alter von etwa einem Jahr haben gelernt, die unterschiedlichen Gefühlsqualitäten ihrer Mutter an deren Gesicht abzulesen und darauf zu reagieren. Im interkulturellen Vergleich konnte festgestellt werden, dass es mindestens sieben Arten von Gefühlen gibt, die in gleicher Weise auf der ganzen Welt mittels Gesichtsausdruck erkannt und ausgedrückt werden (Ekman & Friesen, 1986, zit. n. Zimbardo, 2004, S. 549) (➛ Kap. 7.1.4):

- Fröhlichkeit
- Traurigkeit
- Wut
- Furcht
- Überraschung
- Ekel
- Verachtung.

Wie Gefühle sprachlich ausgedrückt und benannt werden, ist kulturell und sozial jedoch unterschiedlich.

7.4 Möglichkeit der Beeinflussung von Emotionen

Leslie Cameron-Bandler und Michael Lebeau (1997) nehmen an, dass Emotionen eine Art Struktur besitzen, deren Kenntnis dazu verhelfen kann, Emotionen zu verstehen, angemessen auf sie zu reagieren und sie nötigenfalls zu verändern. Drei von acht Elementen dieser Struktur, die für die Beeinflussung von Emotionen hilfreich sein können, werden im Folgenden vorgestellt, und es wird aufgezeigt, wie Emotionen mit Hilfe dieser Elemente positiv beeinflusst werden können:

- Änderung des Zeitrahmens, auf den sich Emotionen beziehen
- Änderung der Intensität von Emotionen
- Änderung der aktiven oder passiven Beteiligung bei der Entstehung von Emotionen.

7.4.1 Änderung des Zeitrahmens, auf den sich Emotionen beziehen

Emotionen beziehen sich auf den **Zeitrahmen,** auf den die Aufmerksamkeit gerichtet wird, also auf Vergangenheit, Gegenwart oder Zukunft. Dieser Zeitrahmen beeinflusst die Qualität und Art der Gefühle:

Vorfreude, Hoffnung oder Angst z. B. sind Emotionen, die sich auf die *Zukunft* beziehen. Hat jemand Angst vor einer Prüfung oder einer Operation, stellt er sich unter Umständen vor, was dabei an Negativem in der Zukunft passieren könnte. Im Gegensatz dazu sind Schuldgefühle und Bedauern Gefühle, die sich auf ein Geschehen in der *Vergangenheit* beziehen. Schuldgefühle weisen darauf hin, dass ein Mensch etwas getan hat, was seinen Wertvorstellungen nicht entspricht. Um Langeweile oder Unruhe zu empfinden, muss die Aufmerksamkeit auf die *Gegenwart* gerichtet sein. Trauer bezieht sich sowohl auf die *Vergangenheit* als auch auf die *Gegenwart* und zeigt auf, dass ein Mensch mit etwas, was ihm in der Vergangenheit wichtig war und in der Gegenwart nicht mehr vorhanden ist, vergleicht.

Richtet ein Mensch nun seine Aufmerksamkeit auf einen anderen Zeitrahmen, etwa von der Zukunft auf die Gegenwart, ändert sich auch sein Gefühl. Wie kann das konkret aussehen?

- Hat eine Patientin z.B. Angst vor einer bevorstehenden Operation, beschäftigt sie sich gedanklich mit der Zukunft. Sie weiß nicht, was auf sie zukommt, und stellt sich ernsthafte Komplikationen vor. Pflegende können einer solchen Patientin helfen, indem sie ihr aufzeigen, dass das Kreisen um zukünftige Dinge, die nicht zu beeinflussen sind, nicht weiterhilft. Besser wäre es, die Gegenwart sinnvoll zu nutzen, z.B. Informationen zum Ablauf der Operation einzuholen oder mit Personen zu sprechen, die dieselbe Operation gut überstanden haben, um die Patientin gedanklich von der Zukunft zu lösen und ihre zukunftsbezogenen Ängste durch Wissen zu reduzieren.
- Hat ein Patient ein Bein verloren, stellt sich Trauer um das verlorene Organ und damit verbunden Trauer um das Leben in der Vergangenheit ein, das in der Gegenwart nicht mehr so ist, wie es einmal war. Möchte er seinen Zustand der Trauer verändern, sollte er seine gegenwärtige Situation weniger mit der Vergangenheit vergleichen, sondern den Blick nach vorn in die Zukunft richten und sich z.B. damit befassen, wie er seinen Beruf trotz der Behinderung wieder ausüben, oder wie er einen anderen, für ihn attraktiven Beruf erlernen kann. So kann sich das Gefühl der „Trauer“ in ein Gefühl der „Herausforderung“ wandeln, indem er die Aufmerksamkeit von der Vergangenheit auf die Gegenwart oder nahe Zukunft richtet. Ein solcher Prozess braucht jedoch Zeit und die Bereitschaft des Betroffenen.

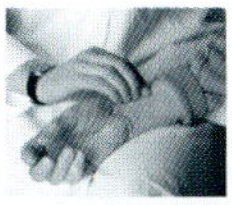

Frau M. richtet ihre Aufmerksamkeit auf die nahe Zukunft

Nachdem Herr M. an seinem Herzleiden gestorben ist, empfängt die Stationsleiterin die benachrichtigte Ehefrau des Verstorbenen im Stationszimmer. Sie begleitet die in Tränen aufgelöste Frau ins Zimmer des Toten. Frau M. ist fassungslos und zutiefst erschüttert über den Verlust. Ruth Schneider steht anteilnehmend neben Frau M. Diese möchte noch eine Weile mit ihrem Mann allein sein. Die Stationsleiterin bietet ihr einen Stuhl an und teilt ihr mit, dass sie ins Stationszimmer gehen werde und dort jederzeit für Fragen oder ein Gespräch zur Verfügung steht. Nach einiger Zeit kommt die Frau des Verstorbenen ins Stationszimmer. Sie fragt die Stationsleiterin „Was muss ich jetzt tun?“ Diese erklärt ihr, welche Formalitäten sie zu erledigen hat und wo die dafür zuständigen Büros und Ämter zu finden sind. Nach diesem Gespräch über das, was im Moment und in der Zukunft zu tun ist, hat sich Frau M. etwas beruhigt.

7.4.2 Änderung der Intensität von Emotionen

Die **Intensität von Emotionen** ist sehr unterschiedlich. Sie verändert sich durch kognitive Prozesse (→ Kap. 7.1.3).

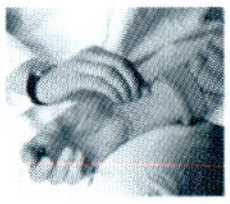

Angst vor der Prüfung

Der lernende Krankenpfleger Felix Müller bereitet sich auf die bevorstehende Zwischenprüfung vor. Er ist etwas besorgt, ob er die Prüfungssituation meistern wird. Nach einem anstrengenden Tag denkt er wieder an die bevorstehende Prüfung. Er stellt sich vor, welche Zwischenfälle in der Prüfung auftreten könnten. Vor seinen inneren Augen sieht er die kritischen Blicke der Prüfenden und merkt, wie ihn diese Vorstellung verunsichert. Dabei wird er immer unruhiger und sagt zu sich selbst „Ich glaube, ich schaffe das nicht" und stellt sich selbst als unsicheren, versagenden Prüfling vor. Er fühlt, wie sich beim Gedanken an die bevorstehende Prüfung ein beklemmendes Gefühl der Angst ausbreitet.

Am Beispiel „Angst vor der Prüfung" ist deutlich zu erkennen, wie Gefühle durch gedankliche Vorgänge intensiviert und verstärkt werden können. So hat Felix Müller seine anfänglichen Gefühle der Besorgnis durch die negativen Inhalte seines inneren Dialogs und die damit verbundenen negativen Assoziationen zu einem beklemmenden Gefühl der Angst gesteigert. Genauso gut hätte er seine unangenehmen Gefühle durch konstruktive Selbstgespräche in positive Gefühle, z. B. in Zuversicht oder Herausforderung abändern können, beispielsweise durch die Frage „Welchen Teil des Prüfungsstoffes beherrsche ich bereits und was muss ich noch lernen?".

Auch angenehme Gefühle lassen sich auf diese Weise verstärken. Ist jemand mit seiner Leistung zufrieden, kann er das Gefühl von Zufriedenheit beispielsweise durch folgenden inneren Dialog noch steigern, „Toll, wie ich das geschafft habe, ich habe wirklich eine gute Leistung erbracht. Mein Freund wird sich freuen, wenn ich ihm das erzähle".

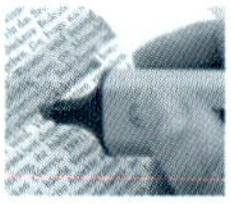

Emotionen sind nicht unabänderlich, sondern Resultat der kognitiven Einschätzung von Situationen. Über Gedanken lassen sich sowohl die Emotionen selbst als auch ihre Intensität verändern.

7.4.3 Änderung der aktiven oder passiven Beteiligung bei der Entstehung von Emotionen

Hofft ein Mensch, dass ein bevorstehendes Gespräch gut verläuft, ist er *passiv* beteiligt. Im Gegensatz dazu ist seine Beteiligung *aktiv*, wenn er entschlossen ist, sein Bestes zu geben, damit das Gespräch konstruktiv verläuft, er möchte am Erreichen eines Zieles aktiv mitarbeiten. Möchte ein Mensch Emotionen mit passiver Beteiligung ändern, kann er sich Ziele für die entsprechende Situation setzen und sich gedanklich damit auseinandersetzen, wie er diese Ziele erreicht. Auf diese Weise wird aus Hoffnung z. B. Entschlossenheit.

- **Emotionen mit passiver Beteiligung** sind: Gleichgültigkeit, Apathie, Geduld, Zufriedenheit, Hoffnung, Einsamkeit.
- **Emotionen mit aktiver Beteiligung** sind: Entschlossenheit, Neugier, Interesse, Zuneigung, Ehrgeiz.

7.5 Spezifische Emotionen

In diesem Kapitel wird auf verschiedene Arten von Emotionen näher eingegangen, auf Angst, Trauer, Hoffnungslosigkeit, Scham und Schuld.

7.5.1 Angst

Hat der Mensch Angst, empfindet er dies als äußerst unangenehm und zeigt physiologische Reaktionen. Er fühlt sich bedroht und erwartet negative Konsequenzen. Angst ist immer zukunftsorientiert, entsprechend handelt es sich bei ihr um eine *Erwartungsemotion*. Menschen haben Angst *vor* etwas. Ängste können pathologisch werden, wenn die tatsächliche Bedrohung überschätzt wird oder wenn sie ohne konkrete Bedrohung auftreten. Das Angsterleben und die unmittelbaren physiologischen Reaktionen von normalen und krankhaften Ängsten unterscheiden sich jedoch nicht. Um festzustellen, ob es sich um eine als normal zu bezeichnende Angst handelt, müssen Intensität und Dauer des Angsterlebens im Verhältnis zur Bedrohung betrachtet werden. Pathologische Ängste sind z. B. *Phobien* und *Panikattacken* (Huppmann & Wilker, 1988).

Der Psychologe Jens B. Asendorpf (1994) unterscheidet fünf Formen der Angst:

- Angst vor Krankheit, physischer Verletzung und Schmerz
- Todesangst
- Phobien
- Panikattacken
- Angst, die sich aus sozialen Situationen ergibt.

Pflegende begegnen in ihrem Beruf vorwiegend den ersten beiden Formen der Angst, der Angst vor Krankheit physischer Verletzung und Schmerzen sowie der Todesangst.

Angst vor Krankheit, physischer Verletzung und Schmerz

Bei der **Angst vor Krankheit** fürchtet sich der Mensch entweder vor einer bestimmten Krankheit, z. B. Krebs oder Aids, oder auch ganz allgemein vor Krankheiten. Welche Krankheit als besonders bedrohlich eingeschätzt wird, hängt vom Lebensalter und der persönlichen Geschichte der jeweiligen Person ab. Mit der Angst vor Krankheit verbunden ist häufig auch die **Angst vor Schmerzen, physischen Verletzungen oder Funktionsbeeinträchtigungen.** Unsicherheiten über den Verlauf und die Auswirkungen von Krankheiten oder bevorstehenden Eingriffen geben Anlass zu unspezifischen Ängsten. Die Angst vor operativen Eingriffen beeinflusst den Genesungsverlauf. Inwieweit Informationen vor Eingriffen die Angst reduzieren und den Heilungsprozess positiv beeinflussen können, ist abhängig von den Angstbewältigungsstilen der Betroffenen. Maßgebend für einen guten Verlauf ist eine realistische Einstellung zur vorgesehenen medizinischen Maßnahme und eine gedankliche und emotionale Auseinandersetzung damit. In Untersuchungen konnte nachgewiesen werden, dass Patienten, die ihre Aufmerksamkeit auf die *längerfristigen positiven Konsequenzen* eines Eingriffs lenkten, ein übermäßiges Ansteigen präoperativer Angst vermeiden konnten, was sich auch deutlich positiv auf den postoperativen Verlauf und das Befinden auswirkte (Langer, Janis & Wolfer, 1975, zit. n. Silbernagel & Huppmann, 1988, S. 69).

Für Ärzte und Pflegende bedeutet das, Patienten so zu informieren, dass sie sich realistisch mit der eigenen Krankheit bzw. dem bevorstehenden Eingriff auseinandersetzen können. Sie können den Betroffenen auch dabei helfen, die realistisch zu erwartenden positiven Auswirkungen des operativen Eingriffes oder der medikamentösen Therapie zu sehen. Auch Hinweise darauf, wie mit befürchteten Schwierigkeiten umgegangen werden kann, können hilfreich sein. Teilt man jedoch einem Patienten alle möglichen Komplikationen mit, kann dies die Angst verstärken und im Sinne einer selbsterfüllenden Prognose die Komplikationsbereitschaft fördern.

Todesangst

Todesangst ist eine *existentielle Angst,* die sich auf die bevorstehende Auflösung und das Auslöschen der eigenen Identität bezieht. Je nach Weltanschauung handelt es sich um eine Angst vor dem Nichts, dem Unbekanntem oder vor Strafe, aber auch um Angst vor Schmerzen, Abhängigkeit und Verlust der persönlichen Würde. Sie kann kurz aufflammen, z. B. während einer Schrecksekunde im Straßenverkehr, oder bei Sterbenden den Sterbeprozess begleiten. Die Sterbeforscherin Elisabeth Kübler-Ross (1980, zit. n. Willi & Heim, 1986, S. 258–260) geht davon aus, dass die Angst vor dem Tod während des mehrstufigen Sterbeprozesses verarbeitet wird. Dabei ist der Sterbende nicht immer gleich empfänglich für Unterstützung und Aufklärung (➛ Kap. 6.4). Für die betreuenden Personen bedeutet das, den Sterbenden einfühlsam zu begleiten und wachsam zu sein, wann dieser sprechen oder auf Fragen Antworten erhalten möchte.

Phobien

Phobien sind stark ausgeprägte, anfallsartige Ängste vor spezifischen Situationen, etwa:

- Begegnung mit Tieren wie Hunden oder Spinnen
- Aufenthalt in geschlossenen Räumen wie Lift, Tunnel oder Auto
- Mögliches Auftreten bestimmter Krankheiten.

Phobien äußern sich dann, wenn diese Situationen eintreten oder einzutreten drohen. Sie sind vermutlich erlernt durch das *Klassische Konditionieren* (➛ Kap. 12.1) und werden aufrechterhalten, indem die angstauslösenden Situationen gemieden werden. Unternimmt jemand beispielsweise große Anstrengungen, um das Durchfahren eines Tunnels zu vermeiden, erhält er so die Angst vor dem Tunnel aufrecht. Durch psychotherapeutische Hilfe können Phobien geheilt werden, indem die betroffenen Menschen lernen, sowohl in ihrer Vorstellung als auch real mit den angstauslösenden Situationen umzugehen.

Panikattacken

Panikattacken sind sog. *frei flottierende Ängste* (französisch flot, die Welle), die anscheinend aus heiterem Himmel über Menschen hereinbrechen und ähnlich intensiv sind wie Phobien. Häufig treten sie nachts oder abends in Ruhesituationen auf. Man nimmt an, dass sie durch biochemische Regulationsprozesse oder unbewusste Vorstellungen oder Erinnerungen wachgerufen werden.

Ängste, die sich aus sozialen Situationen ergeben

Bei **Ängsten, die sich aus sozialen Situationen ergeben,** handelt es sich z. B. um Ängste vor drohenden Verlusten, etwa Verlust der Arbeitsstelle, Verlust eines Partners oder bei Kindern, die in ein Krankenhaus eingeliefert werden, die Angst, von der Mutter verlassen zu werden. Trennungsängste lassen sich ähnlich wie die Ängste vor Schmerz oder Verletzung durch sorgfältige Vorbereitung lindern oder beheben. Wichtig dabei ist, dass sich die von der Angst betroffene Person mit der realen Situation auseinandersetzt, sich ein für sie akzeptables Ziel vorstellt und sich überlegt, was sie selbst dazu beitragen kann, um die Situation zu ihrer Zufriedenheit zu meistern. Hat jemand beispielsweise Angst davor, sich in Kürze von einem geliebten Menschen trennen zu müssen, kann er sich ein Leben zu seiner Zufriedenheit ohne diese Person ausmalen und dann auch zu erreichen suchen. Er könnte sich auch damit befassen, welche Art von Kontakten ihm helfen können, die bevorstehende Trennung zu bewältigen.

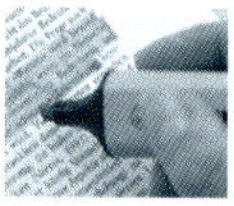

Pflegende begegnen in ihrem Beruf vorwiegend den ersten beiden Formen der Angst, der Angst vor physischer Verletzung, Krankheit oder Schmerzen und der Todesangst. Diese Ängste, insbesondere Todesangst, werden gefördert durch Ungewissheit und mangelnde Vorhersagbarkeit eines drohenden negativen Zustandes. Information und Aufklärung allein verändern jedoch noch keine Ängste. Es braucht sehr viel Einfühlungsvermögen der Betreuungspersonen um festzustellen, wann ein Mensch, der unter solchen Ängsten leidet, für Aufklärung bereit ist.

7.5.2 Trauer

Trauer ist eine Emotion, die sich auf ein Verlustereignis in der Vergangenheit bezieht. Es handelt es sich um eine *reaktive Emotion*. Menschen trauern über den Verlust von geliebten Menschen, Gegenständen, über den Verlust einer Arbeitsstelle, einer schönen Lebensphase oder auch über den Verlust von Körperteilen oder -funktionen.

Trauer ist eine Emotion, die von verschiedenen Autoren als ein länger dauernder Prozess in verschiedenen Phasen beschrieben worden ist. Je nach Bedeutung und Art des Verlustes unterscheiden sich Dauer und Intensität des Trauerprozesses. Beim Prozess des Trauerns handelt es sich nicht um *eine* spezifische Emotion, sondern um eine Abfolge verschiedener Emotionen bei der Bewältigung des Verlustes. Verlusterlebnisse gelten als kritische Lebensereignisse (➛ Kap. 27.4), nach denen Betroffene in besonderer Weise für Krankheiten gefährdet sind. Die Begleitung und Unterstützung im Prozess des Trauerns durch Bezugspersonen und die Unterstützung durch ein soziales Netz kann die Trauernden vor Krankheit schützen. Auch Rituale können einem Trauernden Halt geben.

Phasen der Trauer, Traueraufgaben

Die Psychologin und Psychotherapeutin Verena Kast (1982, zit. n. Willi & Heim, 1986, S. 266–267) beschreibt vier **Phasen der Trauer** (➛ Tab. 7.4), wobei diese nicht zwingend von Phase 1 nach Phase 4 verlaufen. Nach Phase 3 kann beispielsweise auch wieder Phase 2 einsetzen. Zudem können Phasen übersprungen werden, und nicht alle Trauernden erleben alle vier Phasen in der beschriebenen Form. Die Trauerphasen wurden an Witwen und Witwern nach dem Tod ihres Lebenspartners beobachtet. Sie können aber auch auf andere Verluste angewandt werden.

Zunehmend setzt sich auch der Begriff der **Traueraufgaben** durch (➛ Tab. 7.4), etwa nach J. William Worden (1991). Dabei wird deutlich, dass es sich bei der Bewältigung der Trauer nicht um einen passiven Prozess handelt, sondern dass Trauerarbeit etwas Aktives ist.

Dauer der Trauer

Früher wurde in der westeuropäischen Kultur ein Jahr lang Trauerkleidung getragen. Der Psychiater und Psychotherapeut Jürg Willi (Willi & Heim, 1986, S. 267) betrachtet diese Dauer als sinnvoll, da sie den Trauernden ermöglicht, einen Jahreszyklus mit den verschiedenen Jahreszeiten und den damit verbundenen Erinnerungen trauernd ohne den Angehörigen zu erleben. Heute weiß man allerdings, dass auch das Tragen von Trauerkleidung eine ganz individuelle Angelegenheit ist und die Trauer in der Regel nach einem Jahr nicht

Trauerphasen nach Verena Kast	**Traueraufgaben** nach J. William Worden	**Beschreibung**
Phase 1: Nicht-wahrhaben-wollen	**Aufgabe 1: Den Verlust als Realität akzeptieren**	Erste Reaktionen auf den Verlust sind Verleugnen und Verdrängen. Schock und Nichtwahrhaben-wollen stehen im Vordergrund. Schmerzen, Ohnmacht und eine innere Leere beherrschen den Trauernden und können zu Erstarrung, Empfindungslosigkeit oder einer Art Schwebezustand führen. Der Hinterbliebene muss sich dazu zwingen, zu funktionieren. Ein erster Schritt der Traueraufgabe ist, den Verlust als Realität wahrnehmen und stehen lassen.

Trauerphasen nach Verena Kast	**Traueraufgaben** nach J. William Worden	**Beschreibung**
Phase 2: Aufbrechende Emotionen	**Aufgabe 2: Den Trauerschmerz erfahren**	Emotionen wie Zorn, Wut, Aggression, Angst, Schuld steigen auf. Oft werden Schuldige für den Tod gesucht, etwa das Krankenhauspersonal, das etwas zur Vermeidung des Todes unterlassen hat bzw. haben soll. Nicht selten richtet sich die Wut auch gegen den Verstorbenen, der den Hinterbliebenen im Stich gelassen hat. Besonders belastend ist diese Phase bei einem unvorhergesehenen Verlust oder einem Suizid. Traueraufgabe in dieser Phase ist es, die Gefühle zu durchleben und zuzulassen. Werden die Gefühle nicht zugelassen, besteht die Gefahr, dass die Trauer in eine chronische Trauer übergeht.
Phase 3: Suchen und sich Trennen Diese Phase/Traueraufgabe ist entscheidend für den weiteren Trauerprozess. Hier entscheidet sich, ob der Trauernde Fortschritte in Richtung Phase/Traueraufgabe 4 macht, oder ob er in tiefe Traurigkeit versinkt bis hin zur Depression.	**Aufgabe 3: Sich anpassen an eine Umwelt, in der der Verstorbene fehlt**	Der Trauernde möchte etwas gegen den Verlust tun, und zwar das, was ein Mensch i.d.R. immer macht, wenn er etwas verloren hat: er sucht. Erinnerungen steigen auf, häufig wird auch an der Wohnung und an den Gegenständen des Verstorbenen nichts geändert, und in den Träumen erleben die Hinterbliebenen die Gegenwart des Verstorbenen. Die Wirklichkeit lässt sie dann wieder in Verzweiflung fallen, bis mit der Zeit die Endgültigkeit des Verlustes akzeptiert wird. Traueraufgabe in dieser Phase ist es, sich langsam an die veränderte Situation anzupassen und neue Beziehungen zu finden, die die Bedeutung, die der Verstorbenen im Leben des Trauernden hatte, teilweise zu ersetzen.
Phase 4: Neuer Selbst- und Weltbezug	**Aufgabe 4: Emotionale Energie abziehen und in eine andere Beziehung investieren**	Der Trauernde nimmt den Verlust an. Das Leben hat ihn wieder, aber in einer anderen Rolle. Manchmal wurden Eigenschaften, Ansichten oder Ziele des Verstorbenen übernommen oder sein Lebenswerk wird fortgeführt. Der Verstorbene ist zu einem inneren Begleiter geworden, mit dem der Trauernde weiterhin *ver*bunden, an den er aber nicht mehr *ge*bunden ist. Nach und nach öffnet sich der Hinterbliebene für neue Erfahrungen und Beziehungen, auch wenn Rückfälle und eine labile Stimmungslage noch lange Zeit auftreten können. Traueraufgabe in dieser Phase ist es, sich gefühlsmäßig vom Verstorbenen zu lösen, so dass das Leben wieder reichhaltiger erfahren werden kann.

Tab. 7.4: Trauerphasen und Traueraufgaben.

beendet ist. Trauer kann ein Jahr dauern, fünf Jahre oder auch ein ganzes Leben. Ein lang dauernder Trauerprozess kann die Folge von verhinderter Trauer sein.

Pathologische Trauer

Mit Hilfe der Trauer werden Verluste verarbeitet. Wird sie unterdrückt oder verdrängt, können psychische oder somatische Störungen entstehen. Oft tritt dann an Stelle der Trauer ein Gefühl von *chronischer Hilflosigkeit* und *Hoffnungslosigkeit mit depressiver Verstimmung* bis hin zur Depression. Depressive Verstimmungen können Begleiterscheinungen von normaler Trauer sein, der Übergang zu einer Depression ist jedoch fließend. Im Unterschied zur Trauer ist eine *Depression* kein intensiv erlebtes Gefühl, sondern ein Gefühl der Gefühllosigkeit, oft begleitet mit Apathie, Lustlosigkeit und Müdigkeit. Viele Verlusterlebnisse, beispielsweise Scheidung, Trennung oder Verlust der Arbeitsstelle, die nicht adäquat verarbeitet werden konnten, können zu solchen reaktiven Depressionen führen.

Trauerbegleitung

Menschen im Prozess der Verarbeitung eines Verlustes zu begleiten und zu unterstützen, ist eine wichtige Aufgabe von Pflegenden. In der Klinik bezieht sich das Begleiten vorwiegend auf die unmittelbare Phase nach dem Verlust, im ambulanten Bereich wäre es schön, könnten sich die Pflegenden länger um die Hinterbliebenen kümmern, wobei dies in der Regel nicht von den Kranken- bzw. Pflegekassen übernommen wird.

Vielfach bewährt haben sich Trauergruppen, in denen sich die Hinterbliebenen in der Regel einmal im Monat treffen können. Sie werden von Psychologen, Psychotherapeuten oder anderen psychologisch ausgebildeten Personen geleitet und bieten Raum für Gespräche. Träger sind oft kirchliche Einrichtungen wie die Diakonie oder Caritas, aber auch manche Volkshochschulen bieten entsprechende Seminare an.

7.5.3 Hilflosigkeit

Hilflosigkeit ist eine Emotion, die mit der Überzeugung verbunden ist, auf die Erreichung eines Ziels keinen Einfluss nehmen zu können. Man spricht auch von *fehlender Selbstwirksamkeitserwartung* (➛ Kap. 4.1.2). Gemäß dem Psychologen Martin E. P. Seligmann (1979, zit. n. Asendorpf, 1994, S. 129) ist Hilflosigkeit erlernt und wird genährt durch wiederholte Erfahrung (➛ Kap. 10.5.4).

Mit dem Gefühl der Hilflosigkeit ist eine Überzeugung *(Kognition)* verknüpft mit dem sinngemäßen Inhalt „Ich kann das nicht" oder „Ich schaffe das nie". Diese Überzeugung beeinflusst einerseits die Wahrscheinlichkeit eines Misserfolges, andererseits wird der Glaube an den Misserfolg durch die Misserfolgserfahrung bestätigt. Das Gefühl der Hilflosigkeit beeinflusst in negativer Weise die Motivation und führt zu Passivität. Das Fallbeispiel „Frau S. lernt Hilflosigkeit" zeigt, wie Hilflosigkeit erlernt werden kann.

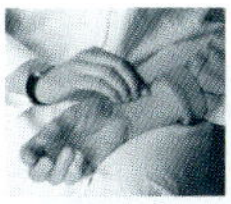

Frau S. lernt Hilflosigkeit

Die Patientin Frau S. macht ihre ersten Gehversuche mit einem neuen Hüftgelenk. Sie ist besorgt und glaubt nicht, dass sie wieder allein gehen kann. Beim ersten Versuch, ohne Unterstützung durch eine Person mit einer Gehhilfe zu laufen, sinkt sie zusammen. Sie ist deprimiert und sagt zur Gesundheits- und Krankenpflegerin Anja Anderson „Sehen Sie, ich schaffe es nicht allein!" (Überzeugung). Diese Begebenheit wiederholt sich mehrere Male und die Hoffnung der Patientin, wieder allein gehen zu können, sinkt von Mal zu Mal, sie hat keinen Mut mehr (Hilflosigkeit), es weiterhin zu versuchen.

Um Gefühle der Hilflosigkeit und die damit verbundene Überzeugung aufzuheben, sind mehrere Erfolgserfahrungen notwendig. Patientin S. müsste wiederholt die Erfahrungen machen, wieder allein gehen zu können. Pflegende können dabei behilflich sein, indem sie ihr in kleinen Schritten Erfolgserlebnisse ermöglichen.

7.5.4 Hoffnungslosigkeit

Bei der **Hoffnungslosigkeit** fehlt den Betreffenden der Glaube an die Möglichkeit, ein Ziel erreichen zu können. Nach Robert B. Dilts, (2001, S. 28), Mitbegründer des Neurolinguistischen Programmierens (NLP) und NLP-Trainer handelt es sich bei der Hoffnungslosigkeit um eine *fehlende Zielerwartung* oder anders ausgedrückt um eine fehlende *Ergebniserwartung* (➛ Kap. 4.1.2). Ein Kranker, der ohne Hoffnung ist, glaubt nicht oder nicht mehr, dass er geheilt werden kann, dass Heilung möglich ist. Wenn sich Menschen hoffnungslos fühlen, unternehmen sie nicht die notwendigen Schritte, um wieder gesund zu werden. Auch Ärzte oder Pflegende können Gefühle der Hoffnungslosigkeit gegenüber Patienten oder Krankheiten entwickeln und unterstützen dann die Patienten in ihrer Überzeugung.

Hoffnungslosigkeit kann einerseits ein sinnvolles Signal sein, angestrebte Ziele oder Aufgaben aufzugeben und sich neu zu orientieren. Andererseits besteht die Gefahr, dass noch nicht alle Möglichkeiten ausgeschöpft wurden, um den erwünschten Erfolg zu erzielen, und dann zu früh aufgegeben wird. Sehr viele Krankheiten, die früher als unheilbar galten, können heute dank neuer Erkenntnisse der Forschung geheilt werden. Deshalb empfiehlt es sich, im Umgang mit so genannten „hoffnungslos Kranken" sehr zurückhaltend mit negativen Prognosen zu sein, die Gefühle der Hoffnungslosigkeit verstärken können.

7.5.5 Scham, Verlegenheit und Schuldgefühle

Scham, Verlegenheit und **Schuldgefühle** werden durch eine Verletzung persönlicher Normen ausgelöst. Nach Jens B. Asendorpf (1994) tritt Scham eher dann auf, wenn moralische Normen verletzt werden, etwa durch Lügen oder das Brechen von Tabus. Verlegenheit stellt sich ein, wenn Regeln der Höflichkeit durchbrochen wurden. In der Pflege kann Scham durch Überschreiten der Intimitätsgrenze ausgelöst werden. In solchen Situationen einfühlsam zu handeln und die Gefühle des Patienten nicht durch unbedachte Äußerungen oder z. B. unnötiges Aufdecken zu verletzen, erleichtert dem Patienten die Situation. *Schuldgefühle* treten etwa dann auf, wenn jemand persönliche oder gesellschaftliche Werte und Normen wie Respekt und Achtung der Menschenwürde verletzt. Treten Schuldgefühle auf, sollte sich der Betroffene die Frage stellen, „Welchen Wert habe ich verletzt" und „Warum habe ich das getan" und „Wie will ich in Zukunft diesem Wert gerecht werden?"

8 Motive und Motivation: Die Frage nach den Beweggründen menschlichen Verhaltens

Emotionen sind innere Prozesse, an denen physiologische und kognitive Komponenten beteiligt sind, verbunden mit einer Reaktion und einer bestimmten Bereitschaft zu handeln. Was aber bewegt Menschen dazu, überhaupt etwas zu tun, zu handeln, auf ein Ziel zuzugehen oder eine Entscheidung zu treffen? Mit diesen Fragen befasst sich das **Konzept der Motivation.**

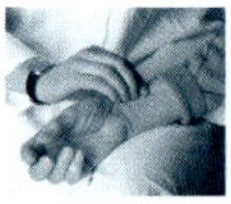

Christa Schmid sucht eine neue Herausforderung

Christa Schmid bittet die Stationsleiterin Ruth Schneider um ein Gespräch. Die beiden treffen sich im Stationszimmer. Nach einer kurzen Unterhaltung über die Arbeitssituation auf der Station teilt Christa Schmid ihrer Stationsleiterin Folgendes mit: „Nun arbeite ich schon vier Jahre auf dieser Station und mir gefällt es hier. Ganz besonders schätze ich es, lernende Gesundheits- und Krankenpflegerinnen zu begleiten und anzuleiten. Ich habe dabei bemerkt, dass mir diese Aufgabe Spaß macht. Schon seit längerer Zeit habe ich deshalb den Wunsch, Pflegepädagogik zu studieren. Kürzlich habe ich vernommen, dass das Studium an der hiesigen Universität möglich ist, und werde mich um einen Studienplatz bemühen. Dies wollte ich Ihnen kurz mitteilen. Mich reizt die Herausforderung und ich merke, dass ich mich beruflich weiterentwickeln und wieder etwas Neues lernen möchte".

In diesem Gespräch hat Christa Schmid der Stationsleiterin ihre Gründe dargelegt, die ihren Entschluss, Pflegepädagogik studieren zu wollen, beeinflusst haben. Diese Frage nach dem persönlichen Warum und Wozu eines Verhaltens berührt die Frage nach dem Motiv bzw. der Motivation einer Handlung.

8.1 Begriffsbestimmung – Was sind Motive, was bedeutet Motivation?

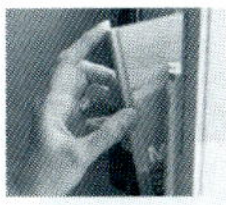

Motiv

Überdauernde Handlungsbereitschaft oder die einem Verhalten zugrunde liegenden physiologischen und psychologischen Ursachen und Beweggründe.

Bedürfnis

Zustand eines Mangels und damit verbunden ein Gefühl, das nach Befriedigung bzw. Behebung drängt. Bedürfnisse gelten als Motive menschlichen Verhaltens.

Motivation

Der gesamte Prozess, der zu einem Verhalten oder einer Entscheidung führt, bzw. die Gesamtheit der Faktoren, die menschliches Verhalten bestimmen.

Die Begriffe **Motiv** und **Motivation** sind zwei der schillerndsten und vieldeutigsten Begriffe in der Psychologie. Sie werden oft als Begriffe mit gleicher Bedeutung betrachtet. Die Alltagssprache umschreibt sie mit Vorsatz, Drang, Trieb, Interesse, Absicht, Wunsch, Wille.

Motive

Ein Motiv ist nicht beobachtbar. Es handelt sich dabei lediglich um Annahmen über die Beweggründe eines Verhaltens. Sieht eine Pflegende z. B. eine Patientin ein Glas Wasser trinken, kann sie das Verhalten mit folgender Annahme erklären: Der Organismus dieser Patientin weist ein Flüssigkeitsdefizit auf. Um dieses auszugleichen, nimmt sie Flüssigkeit auf, trinkt also. An diesem Beispiel werden zwei wesentliche Komponenten eines Motivs deutlich: die *aktivierende* und die *steuernde* Komponente.

- Die **aktivierende *(dynamische)* Komponente** ist z. B. der Durst, den ein Mensch als Folge seines Flüssigkeitsdefizits verspürt. Defizite werden auch mit dem Begriff *Bedürfnis* umschrieben (➛ Definitionskasten). Ein Bedürfnis allein veranlasst den Menschen jedoch noch nicht zum Handeln.
- Erst die **steuernde *(lenkende)* Komponente** des Motivs, etwa der Entschluss des Durstigen, in ein Restaurant zu gehen und ein Bier zu trinken, ermöglicht ein zielgerichtetes Verhalten, durch das er sein Bedürfnis befriedigen kann.

Motive aktivieren somit ein Verhalten und richten es gleichzeitig auf ein Ziel hin aus. So erhöht der Zustand des Durstig-Seins die Bereitschaft zu Verhaltensweisen, die eine Flüssigkeitsaufnahme ermöglichen.

Bedürfnisse gelten als Motive menschlichen Verhaltens. Nicht jedes Motiv aber ist ein Bedürfnis. So können gesellschaftliche Werte und die damit erhofften angenehmen Gefühle motivierend wirken, wie etwa der Wert einer guten Arbeitsleistung und das dadurch bewirkte Gefühl des positiven Selbstwertes. Auch unangenehme Gefühle veranlassen zum Handeln. Beispielsweise treibt Angst einen Verfolgten dazu, vor seinem Verfolger unter höchsten Anstrengungen zu flüchten. Im Beispiel von Christa Schmids Entscheidung, sich um einen Studienplatz der Pflegepädagogik zu bemühen, wirkten als Motive die Freude an pädagogischen Aufgaben und der Wunsch nach persönlicher Weiterentwicklung.

Motivation

Mit **Motivation** ist der gesamte Prozess gemeint sowie alle Faktoren, die menschliches Verhalten bestimmen. Im Beispiel „Christa Schmid sucht eine neue Herausforderung" beinhaltet die Motivation sowohl die Gründe, die Christa Schmid bewogen haben, sich um einen Studienplatz zu bemühen, als auch den gesamten Prozess der Entscheidung einschließlich der Information über die Möglichkeit des Studiums vor Ort und die Erwartungen, die sie mit diesem Studium verknüpft.

8.2 Arten von Motiven

Eine gebräuchliche Unterscheidung von Motiven ist die Einteilung in *primäre* und *sekundäre*, sowie in *bewusste* und *unbewusste* Motive.

8.2.1 Primäre und sekundäre Motive

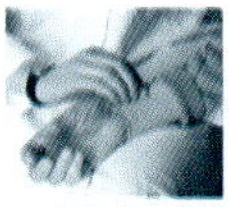

Primäre Motive

Die für das Individuum lebensnotwendigen Bedürfnisse wie essen, trinken, schlafen oder die Sauerstoffaufnahme. Primäre Motive sind biologisch vorgegeben, dem Menschen also angeboren.

Sekundäre Motive

Bedürfnisse, die erst im Laufe der Entwicklung eines Menschen durch den Umgang und die Erfahrungen mit anderen Menschen auftreten wie zum Beispiel das Bedürfnis nach Anerkennung, Sicherheit und Leistung. Sie sind nicht an biologische Mangelzustände gebunden.

Primäre Motive

Die **primären Motive** sind biologisch vorgegeben. Man bezeichnet sie deshalb auch als *biologische Triebe*. Die Befriedigung dieser Motive wird durch das Prinzip der *Homöostase* gesteuert. Unter **Homöostase** versteht man den Zustand eines physiologisch günstigen Gleichgewichts im Körperhaushalt, z. B. das richtige Verhältnis von Sauerstoff zu Kohlendioxyd im Blut, die konstante Körpertemperatur, der konstante Blutzuckerspiegel. Wird dieses innere Gleichgewicht gestört, setzt der Organismus Mechanismen in Gang, um den ursprünglichen Zustand wiederherzustellen.

Ob Sexualität zu den primären Motiven gehört, ist umstritten. Zwar ist die Fähigkeit zu sexuellem Verhalten grundsätzlich bei jedem Individuum vorhanden und damit angeboren. Die Befriedigung des sexuellen Bedürfnisses ist jedoch für den einzelnen im Gegensatz zu anderen biologischen Trieben wie Hunger und Durst nicht lebensnotwendig, allerdings unerlässlich für die Erhaltung der menschlichen Art.

Sekundäre Motive

Von den primären Motiven werden die **sekundären Motive** abgegrenzt. Dabei handelt es sich um diejenigen Bedürfnisse, die nicht an biologische Mangelzustände gebunden sind, sondern im Laufe des Lebens durch den Umgang und die Erfahrungen mit anderen Menschen gelernt werden. Zu diesen sekundären Motiven gehören das Bedürfnis nach Anerkennung und Sicherheit sowie das Bedürfnis nach Kontakt mit anderen Menschen (*Gesellungsmotiv*) und das *Leistungsmotiv* (➛ Kap. 8.5). Diese Motive sind bei den einzelnen Menschen unterschiedlich stark ausgeprägt. Die Nichtbefriedigung dieser Bedürfnisse kann zu einer Störung der gesunden psychischen Entwicklung eines Individuums führen.

8.2.2 Unbewusste Motive

Nicht immer sind dem Menschen die Motive seines Handelns bewusst. Sigmund Freud, der Begründer der Psychoanalyse, hat erstmals versucht, die Tatsache, dass Menschen oft Dinge tun, die sie eigentlich nicht tun wollten und von denen sie auch nicht wissen, warum sie sie getan haben, mit dem Wirken **unbewusster Motive** zu erklären. Solche unbewussten Motive und Wünsche können durch Träume zum Ausdruck gebracht werden, sie können sich aber auch in alltäglichen Fehlleistungen wie Versprechen oder Vergessen äußern.

Beispiel: Eine Gesundheits- und Krankenpflegerin, die vergisst, einem ihr unsympathisch scheinenden Patienten eine Nachricht zu übermitteln, begeht möglicherweise keinen zufälligen Fehler, sondern handelt unbewusst nach ihrem Bedürfnis, mit diesem Patienten möglichst wenig zu tun zu haben.

Im eingangs erwähnten Gespräch zwischen der Stationsleiterin und Christa Schmid gibt es ein klar geäußertes, also bewusstes Motiv, sich um einen Studienplatz zu bemühen, nämlich das Bedürfnis, sich weiterentwickeln und etwas Neues als Herausforderung annehmen zu wollen. Es kann lediglich spekuliert werden, ob hinter den vordergründigen Motiven noch unbewusste Bedürfnisse stehen, Bedürfnisse, die Christa Schmid nicht wahrnehmen bzw. nicht zulassen kann oder möchte. Das wäre dann der Fall, wenn hinter ihrem Bedürfnis, Schülerinnen anzuleiten, das unbewusste Motiv stände, durch den Wissensvorsprung gegenüber Lernenden zu dominieren und sich dadurch sicher und gut zu fühlen, oder eine nicht eingestandene Unzufriedenheit mit der aktuellen (Lebens-)Situation.

8.3 Die Hierarchie von Motiven

Der Psychologe Abraham Maslow (1970), ein Vertreter der humanistischen Psychologie, unterscheidet die *Mangelmotivation* und die *Wachstumsmotivation* und gliedert sie in einer hierarchischen Struktur.

- Die **Mangelmotivation** veranlasst Menschen, einen ins Ungleichgewicht geratenen physischen oder psychischen Zustand auszugleichen.
- Die **Wachstumsmotivation** veranlasst Menschen, das Bisherige zu überschreiten. Wachstumsorientierte Motivation ermöglicht, Unannehmlichkeiten zu Gunsten langfristiger Entwicklungsziele in Kauf zu nehmen. Im Beispiel von Christa Schmid sind der Wunsch, Neues zu lernen und sich weiterzuentwickeln, wachstumsorientierte Motive.

Abraham Maslow hat die Bedürfnisse, die der Mangel- und der Wachstumsmotivation zugrunde liegen, in sechs Gruppen hierarchisch geordnet. Diese Bedürfnisse versucht ein Mensch nacheinander zu befriedigen, wobei die Befriedigung der so genannten höheren Motive erst möglich wird, wenn die niederen Motive zumindest teilweise befriedigt sind. Es sind dies:

1. Physiologische Bedürfnisse
2. Bedürfnisse nach Sicherheit
3. Bedürfnisse nach Zuwendung und Liebe
4. Bedürfnisse nach Anerkennung und Wertschätzung
5. Bedürfnisse nach Selbstverwirklichung
6. Bedürfnisse nach Transzendenz

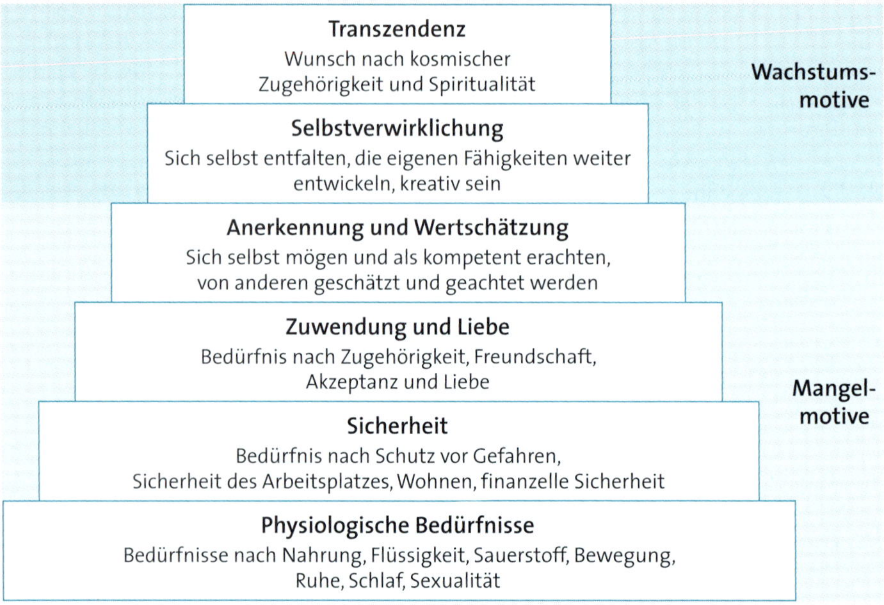

Abb. 8.1: Bedürfnishierarchie nach Maslow.

Physiologische Bedürfnisse

Zu den Bedürfnissen, die am stärksten auf Befriedigung drängen, gehören die **physiologischen Bedürfnisse** nach Essen, Trinken, Schlaf und Bewegung. Ein dauerhafter Mangel an Befriedigung dieser Bedürfnisse führt dazu, dass die nachfolgenden Bedürfnisse solange aufgeschoben werden, bis der physiologische Mangelzustand behoben ist. So kann etwa der Hunger einem Menschen den Genuss an einem langen Theaterstück ohne Pause verleiden, das er ohne Hunger sehr genießen würde.

Bedürfnisse nach Sicherheit

Sind die physiologischen Bedürfnisse einigermaßen befriedigt, beginnen die Bedürfnisse der höheren Ebene das Verhalten zu bestimmen, die **Sicherheitsbedürfnisse.** Es sind dies Bedürfnisse nach Schutz vor physischen Gefahren, nach ökonomischer Sicherheit, etwa Sicherheit des Arbeitsplatzes, oder nach Unabhängigkeit. Solange diese Sicherheitsbedürfnisse nicht befriedigt werden, bestimmen sie das Verhalten.

Bedürfnisse nach Zuwendung und Liebe

Die nächsten Bedürfnisse, die aktiv werden, sind die **Bedürfnisse nach Zugehörigkeit,** die sozialen Bedürfnisse nach Verbindung mit anderen Menschen, dazuzugehören, nach Akzeptanz, Freundschaft, **Zuwendung und Liebe.**

Bedürfnisse nach Anerkennung und Wertschätzung

Sind alle zuvor genannten Bedürfnisse befriedigt und zeigt sich wieder eine innere Unzufriedenheit, werden voraussichtlich die **Bedürfnisse nach Anerkennung, Selbstachtung und Wertschätzung** aktiv. Unterschieden werden:

- Die *Selbstwertschätzung* (z. B. der Wunsch nach Leistung, Wissen, Kompetenz), bei der es darum geht, sich selbst zu mögen und sich als kompetent und wertvoll zu betrachten sowie sich selbst zu achten.
- Die *Fremdwertschätzung* wie etwa der Wunsch nach Anerkennung, Respekt

und Status, also von anderen geschätzt und geachtet zu werden.

Bedürfnisse nach Selbstverwirklichung

Gegen Schluss folgen die **Bedürfnisse nach Selbstverwirklichung**, nach Weiterentwicklung der eigenen Möglichkeiten. Diese bringen den Menschen dazu, sich kreativ zu verhalten, seine Fähigkeiten zu entwickeln und sich zu entfalten. Menschen, die sich selbst verwirklichen, sind kreativ und offen für Neues und Veränderungen.

Bedürfnisse nach Transzendenz

Die Spitze der Bedürfnishierarchie bilden die **Bedürfnisse nach Transzendenz.** Damit ist der Wunsch nach einer höheren Stufe des Bewusstseins, nach Spiritualität und einer kosmischen Zugehörigkeit und Verantwortung gemeint.

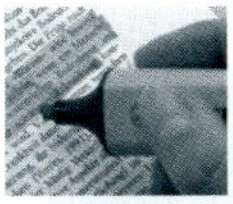

„Der Mensch ... erreicht selten einen Zustand völliger Bedürfnisbefriedigung, ausgenommen für eine kurze Zeitspanne. Sobald ein Wunsch befriedigt ist, taucht plötzlich ein anderer auf, um seinen Platz einzunehmen. Wenn dieser befriedigt ist, schiebt sich wieder ein anderer in den Vordergrund. Es ist charakteristisch für ein menschliches Wesen, dass es sein ganzes Leben hindurch praktisch fortwährend etwas erstrebt." (Maslow, 1970, S. 24)

8.4 Zwei Perspektiven von Motivationstheorien

Die verschiedenen **Motivationstheorien** können unter zwei Perspektiven betrachtet werden, je nachdem, ob sie sich auf den inneren Antrieb oder den äußeren Anreiz beziehen, der ein Verhalten auslöst (Herkner, 1975, S. 53 ff.). Die Psychologie spricht in diesem Zusammenhang von der *Stoßtheorie* und der *Zugtheorie*.

- Die **Stoßtheorie** *(Motivation als Antrieb)* geht davon aus, dass ein Verhalten durch einen innerorganischen Zustand, beispielsweise Hunger, ausgelöst wird. Ein Mensch wird durch etwas angetrieben.
- Die **Zugtheorie** *(Motivation als Anreiz)* nimmt an, dass es äußere Faktoren sind, situative Bedingungen, die einen Menschen zu einem bestimmten Verhalten motivieren. Jemand wird durch etwas angezogen. So können Nahrungsmittel in der Nähe eines Menschen bei ihm Essverhalten auslösen. Salzgebäck, das offen vor dem Fernsehgerät steht, besitzt dann einen so hohen Anreiz, dass es auch ohne Hunger zum Essen veranlassen kann.

Die beiden Standpunkte bei der Betrachtung des motivationalen Geschehens schließen sich nicht aus, sondern stellen zwei sich ergänzende Perspektiven dar. Im ersten Fall wird der motivationale Vorgang aus der Sicht des Individuums betrachtet, das etwas anstrebt, im zweiten Fall aus der Perspektive des Objekts, das anzieht.

8.5 Leistungsmotivation und Theorien der Leistungsmotivation

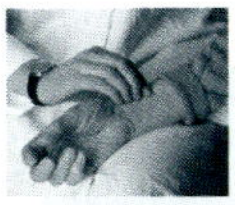

Felix Müller hat sein Zwischenexamen erfolgreich bestanden

Felix Müller hat sein Zwischenexamen bestanden und feiert den Erfolg zusammen mit seinen Freunden. Er freut sich über das gute Resultat und ist überzeugt, dass sich seine Anstrengung und sein diszipliniertes Lernen gelohnt haben. Diese gute Erfahrung stimmt ihn zuversichtlich im Hinblick auf die Abschlussprüfung, und er nimmt sich vor, seinen Lernrhythmus beizubehalten. Zwar hatte er zu Beginn seiner Prüfungsvorbereitung Angst, er könne die Prüfung nicht bestehen, doch sein Interesse am Lernstoff und sein Wille zu lernen ließen ihn immer sicherer werden, so dass er in der Lage sein wird, die geforderten Leistungen zu erbringen. Außerdem war es für ihn äußerst wichtig, ein gutes Prüfungsergebnis zu erzielen. Dies hatte ihn angespornt, regelmäßig und konzentriert zu lernen.

Im geschilderten Beispiel hat sich der lernende Krankenpfleger Felix Müller zum Ziel gesetzt, ein gutes Examensresultat zu erreichen, eine gute Leistung zu erbringen. Außerdem hat er Anstrengungen unternommen, die ihm ermöglichten, dieses Ziel zu erreichen, er hat regelmäßig und konzentriert gelernt. Diese Art der Motivation bezeichnet man als **Leistungsmotivation,** die Bereitschaft von Felix Müller, eine gute Leistung zu erbringen, seinen Willen zu lernen als **Leistungsmotiv.**

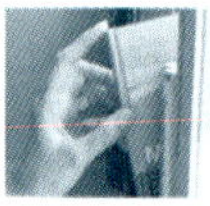

Leistungsmotivation

Der gesamte Prozess, der zu leistungsorientiertem Handeln führt und die verschiedenen Faktoren und Bedingungen, die leistungsorientiertes Handeln erklären.

Leistungsmotiv

Psychologische Ursachen und Beweggründe bzw. das individuelle Bedürfnis und die Bereitschaft, Leistung zu erbringen.

Leistung stellt in unserer Gesellschaft einen hohen Wert dar. Leistung wird nicht nur in der Arbeitswelt erwartet, auch in der Freizeit, im Sport oder bei kreativen Aktivitäten sind viele Menschen bestrebt, etwas zu leisten. Wie lässt sich erklären, dass jemand bereit ist, Anstrengungen auf sich zu nehmen, um Leistungen zu erbringen? Antworten auf diese Fragen geben **Theorien der Leistungsmotivation.** Zwei wichtige theoretische Ansätze werden im Folgenden vorgestellt:

- Erfolgsorientierte und misserfolgsvermeidende Leistungsmotivationen
- Leistungsmotivation und die Attribution von Ursachen.

8.5.1 Erfolgsorientierte und misserfolgsvermeidende Leistungsmotivation: die Theorie von Atkinson

Der Psychologe John W. Atkinson (1975) beschreibt Leistungsmotivation als Ergebnis eines Konfliktes zwischen Annäherungs- bzw. Vermeidungstendenzen. Ob jemand eine Leistung in Angriff nimmt, ist abhängig von der Stärke der *Hoffnung auf Erfolg* bzw. der *Furcht vor Misserfolg.* Erfolg führt zu einem Gefühl des Stolzes, Misserfolg zu Gefühlen der Niederlage oder Scham.

Erfolgsorientierte Leistungsmotivation

Die Tendenz, sich in eine Leistungssituation zu begeben und Erfolg anzustreben, ist abhängig von drei Faktoren: dem *Erfolgsmotiv*, der *subjektiven Erfolgswahrscheinlichkeit* und dem *Erfolgsanreiz.*

- Mit **Erfolgsmotiv** ist das überdauernde Leistungsbedürfnis gemeint. Im Beispiel „Felix Müller hat sein Zwischenexamen erfolgreich bestanden" ist das die generelle Bereitschaft von Felix Müller, eine gute Leistung zu erbringen.
- Die **subjektive Erfolgswahrscheinlichkeit** bezeichnet die individuell eingeschätzte Chance, Erfolg zu erzielen. Felix Müller nahm an, dass sein intensives Lernen ihm ermöglichen wird, ein gutes Examensergebnis zu erzielen, das heißt, er schätzte seine Erfolgswahrscheinlichkeit positiv ein.
- Mit **Erfolgsanreiz** ist die Attraktivität des Erfolges gemeint, wie stark das Erfolgsergebnis die betreffende Person anzieht und wie lohnend es für sie ist, diesen Erfolg zu erzielen. Der Erfolgsanreiz für das Lernen von Felix Müller war, ein gutes Prüfungsergebnis zu erzielen und dadurch mit sich selbst zu-

frieden zu sein. Sicher war für ihn auch wichtig, die Ausbildung fortsetzen zu können.

Diese drei Faktoren sind beim **Streben nach Erfolg** maßgebend. Erbringt jemand Leistungen in der Hoffnung auf Erfolg, ist seine Aufmerksamkeit auf den Erfolg gerichtet, er bewegt sich in Richtung des Erfolgs (➛ Abb. 8.2).

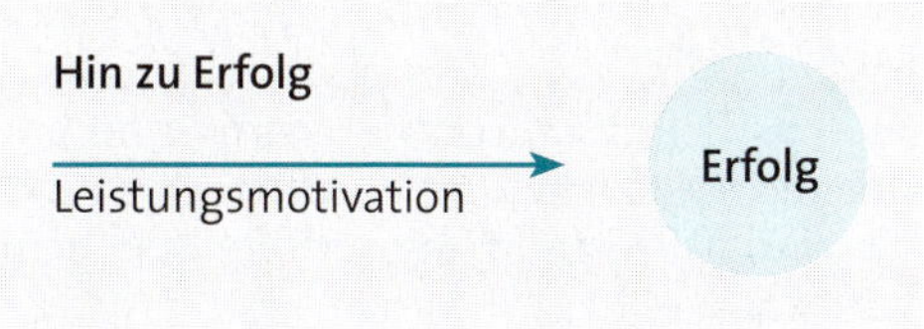

Abb. 8.2: Hoffnung auf Erfolg – erfolgsorientierte Leistungsmotivation.

Misserfolgsvermeidende Leistungsmotivation

Möchten Menschen Misserfolg vermeiden, ist dies ebenfalls das Ergebnis von drei Faktoren, dem *Misserfolgsmotiv*, der *subjektiven Einschätzung der Misserfolgswahrscheinlichkeit* und dem *Anreiz, Misserfolg zu vermeiden.*

- Mit **Misserfolgsmotiv** benennt John W. Atkinson (1975, zit. n. Edelmann, 2000, S. 252–254) das generelle Bedürfnis, Misserfolg zu meiden. Wie stark dieses Bedürfnis ist, äußert sich im Gefühl der Angst vor dem Misserfolg.
- Bei der **subjektiven Einschätzung des Misserfolgs** geht es nicht darum, welche Fähigkeiten ein Mensch tatsächlich hat, um Misserfolg zu vermeiden, sondern wie hoch er die Wahrscheinlichkeit einschätzt, Misserfolg zu vermeiden. Es geht um seine innere Überzeugung.
- Mit **Anreiz, Misserfolg zu meiden,** ist gemeint, wie stark die Vorstellung eines möglichen Misserfolgs einen Menschen abstößt.

Das Zusammenspiel dieser drei Elemente ist entscheidend dafür, ob jemand eine Leistung aus Furcht vor Misserfolg erbringt oder nicht. Das Fallbeispiel „Gerda Sommer hat Angst, Fehler zu begehen" zeigt auf, wie Furcht vor Misserfolg das Leistungsverhalten beeinflusst.

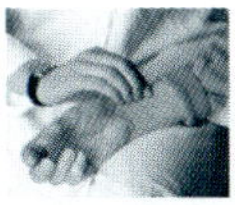

Gerda Sommer hat Angst, Fehler zu begehen

Die lernende Gesundheits- und Krankenpflegerin Gerda Sommer, die sich sehr bemüht, keine Fehler zu machen (generelles Bedürfnis, Misserfolg zu vermeiden), absolviert ein Praktikum auf einer Intensivstation. Sie ist sehr beeindruckt von den technischen Einrichtungen und hat Angst, sie könne etwas falsch machen (subjektive Einschätzung des Misserfolgs) und dadurch das Leben von Patienten gefährden. Diese Vorstellung ist so bedrohlich für sie (stark abstoßende Vorstellung des Misserfolgs), dass sie sich in ihren Handlungen wie blockiert fühlt. Sie bittet ihre Bezugsperson, das Praktikum auf dieser Station abbrechen zu können.

Wären Gerda Sommers Vorstellungen und Gedanken über die möglichen Folgen eines Fehlers (den vermeintlichen Misserfolg) weniger bedrohlich gewesen, hätte sich die lernende Gesundheits- und Krankenpflegerin vielleicht mehr darum bemüht, den Umgang mit den technischen Einrichtungen zu erlernen, und wäre motiviert gewesen, in diesem Praktikum Neues dazuzulernen.

Erbringt jemand Leistungen aus Furcht vor Misserfolg, ist seine Aufmerksamkeit auf den Misserfolg, den es zu vermeiden gilt, gerichtet.

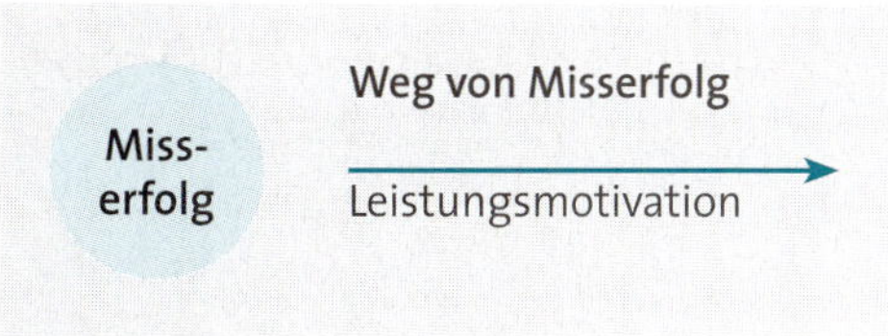

Abb. 8.3: Furcht vor Misserfolg – Misserfolgsvermeidende Leistungsmotivation.

Die Bereitschaft und Wahrscheinlichkeit, eine Leistung zu erbringen, ergibt sich aus der Kombination der beiden Möglichkeiten, Erfolg anzustreben und Misserfolg zu meiden. Menschen wägen ab, wie hoch ihre Chance ist, Erfolg zu haben. Überwiegt die Hoffnung auf Erfolg, sind sie bereit, eine Leistung zu erbringen, überwiegt die Furcht vor Misserfolg, werden sie kaum bereit sein, etwas zu leisten.

Die Leistungsmotivation ist dann am stärksten, wenn die Furcht vor Misserfolg gering und die Hoffnung auf Erfolg hoch ist, das heißt, wenn die Hoffnung auf Erfolg überwiegt (➛ Abb. 8.4).

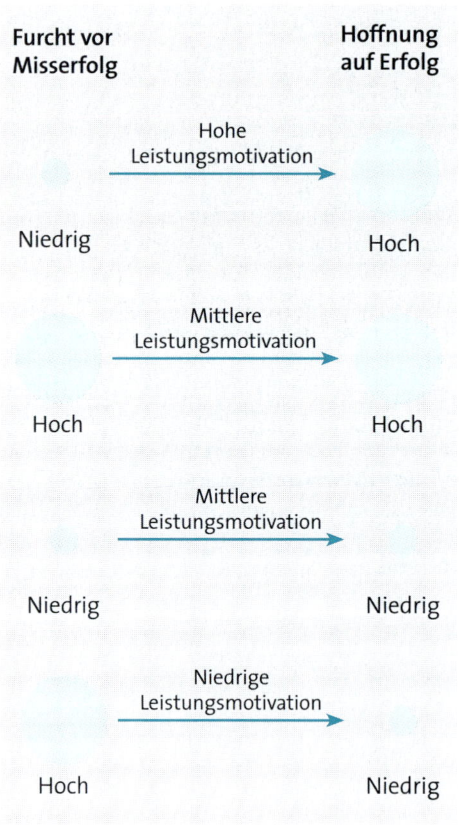

Abb. 8.4: Höhe der Leistungsmotivation bei Hoffnung auf Erfolg bzw. Furcht vor Misserfolg.

Je nach der individuellen Lebensgeschichte ist die Hoffnung auf Erfolg bzw. die Furcht vor Misserfolg unterschiedlich stark ausgeprägt. Diesen Umstand gilt es zu berücksichtigen, wenn Menschen sich oder andere zu erfolgreichen Leistungen motivieren wollen. Stark misserfolgsorientierte Menschen benötigen einerseits, dass man ihnen die negativen Konsequenzen aufzeigt, die eintreten können, wenn sie sich nicht anstrengen, um eine Leistung zu erbringen. Andererseits ist es aber auch wichtig, ihnen das Erfolgsergebnis attraktiv und anziehend zu machen und aufzuzeigen, wie sie durch Anstrengung erfolgreich sein können.

Menschen, die stark erfolgsmotiviert sind, motivieren sich durch ihre positiven Ziele und den Glauben an ihre Fähigkeiten, diese erreichen zu können. Sie setzen ihre Energie für das Erreichen ihrer Ziele ein.

Wollen Pflegende sich selbst zu hoher Leistungsmotivation anregen, ist es sinnvoll, ihre Aufmerksamkeit stärker auf den Erfolg als auf den zu vermeidenden Misserfolg zu richten. Drohungen und Mahnungen ohne dass die Aufmerksamkeit auf den Erfolg gerichtet ist, wirken entmutigend und schwächen die Leistungsmotivation. Diese Tatsache kann z. B. im Rahmen der Gesundheitsförderung eingesetzt werden, indem das positive Ergebnis attraktiv gemacht wird, z. B. sich fit fühlen durch gesunde Ernährung und Bewegung.

8.5.2 Leistungsmotivation und die Attribution von Ursachen: die Theorie von Weiner

Hatten Menschen Erfolg oder mussten sie einen Misserfolg hinnehmen, immer suchen sie nach Erklärungen und Gründen. Hat jemand die Führerscheinprüfung

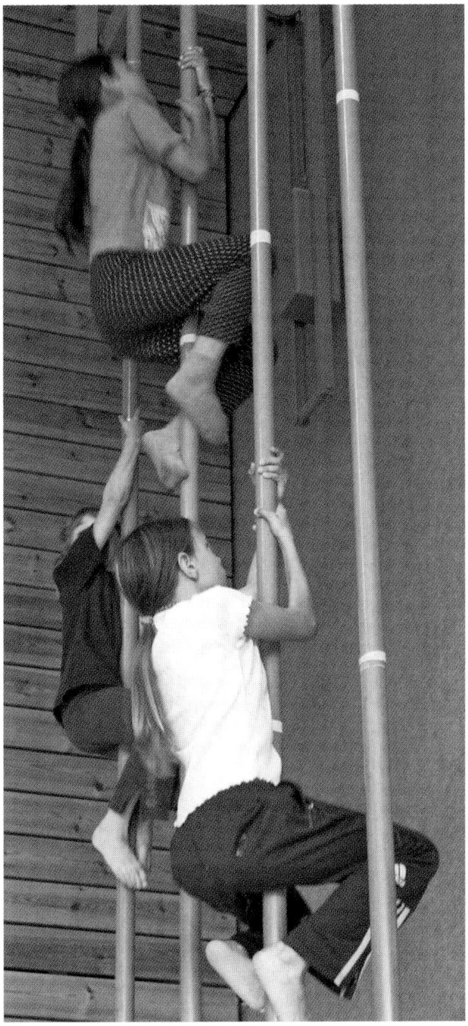

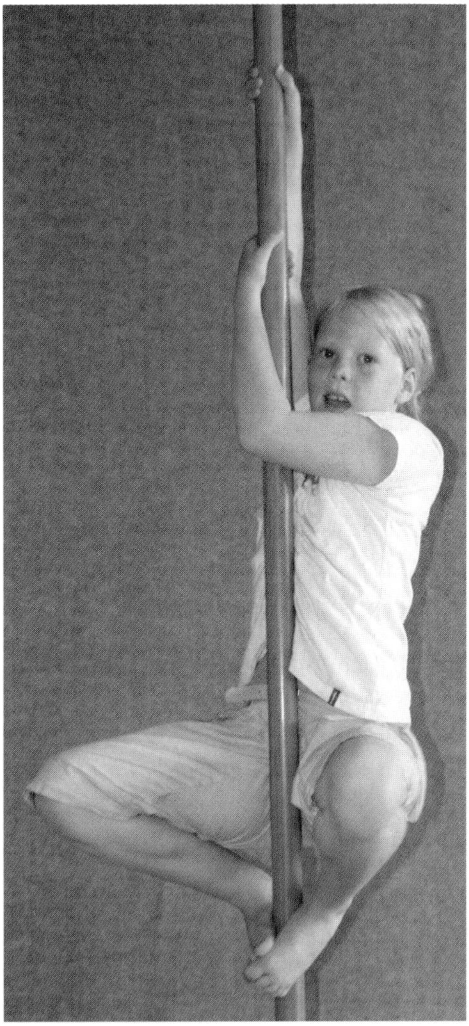

Die Bereitschaft und Wahrscheinlichkeit, eine Leistung zu erbringen, ergibt sich aus der Kombination der beiden Motive, Erfolg anzustreben und Misserfolg zu meiden.

Attributionsdimension	Intern	Extern
Stabil	**Fähigkeit** Ich habe die Prüfung bestanden, weil ich dazu fähig bin	**Schwierigkeitsgrad der Aufgabe** Die Prüfung war leicht
Variabel	**Anstrengung** Ich habe viel gelernt und mich darauf vorbereitet	**Zufall** Ich hatte Glück

Tab. 8.6: Vier-Felder-Schema nach Weiner mit den Möglichkeiten der Attribution von Ursachen für das erfolgreiche Abschneiden von Felix Müller bei der Zwischenprüfung (➛ S. 91, Fallbeispiel „Felix Müller hat sein Zwischenexamen erfolgreich bestanden").

nicht bestanden, sagt er sich vielleicht, dass er einen übermäßig strengen Fahrprüfer hatte; oder eine Stationsleiterin, die ein Teamgespräch zu ihrer Zufriedenheit leitete, erklärt sich ihren Erfolg: „Heute ist es mir gelungen, die Aufmerksamkeit meiner Kolleginnen zu gewinnen." Die Art und Weise, wie Menschen ihre Erfahrungen im Zusammenhang mit Leistungserbringung begründen, welche Ursachen sie ihrem Erfolg bzw. Misserfolg zuschreiben, beeinflusst ihr Leistungsverhalten. Jemand, der die Gründe für das Nichtbestehen der Fahrzeugprüfung beim strengen Fahrlehrer sucht, wird sich kaum anstrengen, sein Fahrverhalten zu verbessern.

Der Psychologe Bernard Weiner (1971, zit. n. Edelmann, 1996, S. 379) erklärt die Bereitschaft, Leistung zu erbringen, unter dem Aspekt der **Attribution** *(Zuschreibung)* **von Ursachen** (➛ Kap. 3.3). So können Menschen die Gründe für ihren Erfolg internen (in ihnen selbst liegenden) und/oder externen (in der Situation liegenden) Faktoren zuschreiben sowie veränderbaren oder stabilen Ursachen.

- Die **Attributionsdimension intern versus extern** bezieht sich darauf, ob die Ursachen für den Erfolg oder Misserfolg in der eigenen Person oder in externen Faktoren wie in Situationen oder anderen Personen gesehen werden
- Die **Attributionsdimension stabil versus variabel** meint, ob jemand die Gründe für den Erfolg oder Misserfolg stabilen Merkmalen zuschreibt wie etwa einer Person oder einer Fähigkeit oder veränderlichen wie Anstrengung oder einem Umstand, z. B. Pech.

Menschen haben die Tendenz, Erfolge eher internen Ursachen zuzuschreiben und Misserfolge externen. Sie tun dies, um damit ihren eigenen Selbstwert zu schützen. Beim Gelingen einer Prüfung würde sich dann der Prüfling sagen, „Ich bin gut in diesem Fach" (*intern stabil*) oder „Ich habe viel gelernt" (*intern variabel*), beim Misslingen hingegen „Die Prüfung war schwierig" (*extern stabil*) oder „Ich hatte Pech, es war ein schlechter Tag" (*extern variabel*).

Die Zusammenfassung dieser Möglichkeiten stellt Bernard Weiner in einem **Vier-Felder-Schema** dar (➛ Tab. 8.6).

Wirkung externer Attribution

Externe Attributionen schwächen sowohl Erfolgs- als auch Misserfolgsgefühle ab, da sich der Mensch durch externe Begründungen von der Ursache des Erfolgs oder Misserfolgs distanziert. Vielleicht regt er sich über die eine oder andere schwierige Situation auf oder ärgert sich über seine Mitmenschen, dabei stellt er sich selbst bzw. sein eigenes Verhalten jedoch nicht in Frage. Die externe Attribution im Zusammenhang mit Misserfolg ist einerseits selbstwertschützend, andererseits wirkt sie sich negativ auf die Leistungsmotivation aus. Schreibt jemand die Gründe seines Misserfolgs nur externen Ursachen zu, wird er keinen Anreiz sehen, etwas zur Verbesserung seiner Leistung beizutragen, weil die angenommene Ursache des Scheiterns ja außerhalb seiner Kontrolle liegt.

Wirkung interner Attribution

Schreibt ein Mensch Erfolg oder Misserfolg internen *variablen* Faktoren zu, etwa der Anstrengung oder dem eigenen Verhalten, kann das seine Leistungsmotivation fördern. Die Überzeugung, selbst etwas zum Erfolg oder Misserfolg beigetragen zu haben, kann zum weiteren Handeln motivieren, sei es, das erfolgreiche Vorgehen beizubehalten oder bei Misserfolg das eigene Vorgehen zu überdenken und beim nächsten Mal anders zu handeln. Auf der anderen Seite kann das Zurückführen eines Misserfolgs auf interne *stabile* Faktoren, etwa der eigenen Unfähigkeit, entmutigend wirken und zu einem Gefühl der Hilflosigkeit führen. Schreibt er hingegen den Erfolg den eigenen Fähigkeiten zu (intern *stabil*), kann das seinen Selbstwert positiv beeinflussen. Entsprechend wirkt sich die Art der Attribution von Ursachen auch auf das emotionale Erleben aus (➛ auch Kap.3.3).

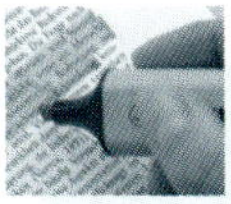

Menschen mit einem hohen erfolgsorientierten internen Attributionsstil haben die Möglichkeit, höhere Selbstwirksamkeit zu erleben und damit die eigenen Handlungs- und Wahlmöglichkeiten zu erweitern im Sinne von „Wenn ich mich anstrenge und etwas tue, habe ich die Fähigkeit, eine bestimmte Aufgabe oder Herausforderung zu bewältigen."

8.5.3 Intrinsische und extrinsische Motivation: zwei Formen der Leistungsmotivation

Auch schwach leistungsmotivierte, eher misserfolgsmotivierte Menschen können Leistungsverhalten zeigen, und zwar dann, wenn zur inneren Motivation eine externe hinzukommt, etwa eine Belohnung oder auch Zwang. Ist das Leistungsverhalten durch innere Motive gesteuert, spricht die Psychologie von **intrinsischer Motivation.** Sind hingegen äußere Motive maßgebend für das Leistungsverhalten, handelt es sich um **extrinsische Motivation.** Bei Aktivitäten, die Menschen genießen und bei denen sie die Zeit völlig vergessen können, etwa bei kreativen Leistungen, sportlichen oder spielerischen Aktivitäten, sind sie in der Regel intrinsisch motiviert. Im Gegensatz dazu sind sie für Leistungen, die sie erbringen müssen, Arbeiten, für die sie bezahlt werden, extrinsisch motiviert.

Extrinsische und intrinsische Motivation treten im Berufsleben häufig kombiniert auf. Ein Mensch kann sich intrinsisch für eine Aufgabe motivieren, wenn ihn eine Aufgabe interessiert und herausfordert. Andererseits schätzt er es auch, wenn seine Leistungen anerkannt und honoriert werden. Extrinsische Motivation kann die intrinsische Motivation aber auch reduzieren. Dies zeigte eine Untersuchung bei Vorschulkindern über ihre zeichnerischen Aktivitäten.

Die Kinder wurden in der Anfangsphase der Untersuchung bei freiem Spiel beobachtet, wie viel Zeit sie bei Zeichnen und Malen verbrachten. Anschließend wurden sie nach dem Zufallsprinzip drei Gruppen zugeordnet und man ließ sie zeichnen und malen: Einer Gruppe wurde eine Belohnung für ihre Leistungen zugesichert. Eine andere Gruppe wusste zu Beginn dieser Aktivitäten nichts von der Belohnung, die sie am Ende erhielt. Die dritte Gruppe erhielt keine Belohnung. Nach einiger Zeit wurde das Verhalten der Kinder erneut beobachtet. Diejenigen Kinder, die für ihre zeichnerischen Aktivitäten belohnt wurden und das vorher wussten, also Belohnung erwarteten, zeigten eine geringere zeichnerische Aktivität als diejenigen, die nicht belohnt wurden, bzw. diejenigen, die belohnt wurden, ohne es zu erwarten. Sie zeigten sogar ein geringeres Interesse an zeichnerischen Aktivitäten als in der Anfangsphase der Untersuchung (Lepper et al., 1973, zit. n. Zimbardo, 1995, S. 440).

Offenbar wird die Beschäftigung mit einer Aufgabe bei hoher intrinsischer Motivation durch eine Belohnung weniger genossen als ohne Belohnung. Diese kann die intrinsische Motivation also auch schädigen, vor allem bei interessanten und kreativen Aufgaben mit hoher innerer Motivation und dann, wenn sie vorher angekündigt wird. Andererseits scheint Belohnung bei gering leistungsmotivierten Personen und bei routinehaften vordefinierten Aufgaben leistungsfördernd zu sein.

Für die Pflege könnte das bedeuten, dass Mitarbeiterinnen, die eine interessante, selbständige und komplexe Aufgabe zu erledigen haben wie etwa eine Stationsleiterin oder eine Pflegepädagogin weniger externe Belohnung und Bestätigung benötigen als beispielsweise eine Hilfskraft, die klar vorgegebene Tätigkeiten zu verrichten hat. Neben der Aufgabe ist aber auch die Persönlichkeit mit ihrer eher intrinsischen oder extrinsischen Motivation wichtig.

9 Innerpsychischer Konflikt: ein innerer Zwiespalt

Von einem Konflikt spricht man, wenn mindestens zwei verschiedene Auffassungen oder Interessen aufeinander stoßen (lat. conflictus = Zusammenstoß; lat. confligere = aneinander geraten). Dabei werden äußere Konflikte, z.B. ein Streit mit einer anderen Person, und innere Konflikte unterschieden. In diesem Kapitel geht es um den inneren Konflikt.

9.1 Begriffsbestimmung – Was ist ein innerer Konflikt?

Jeder Mensch kennt Zeiten und Momente, in denen er unentschlossen oder mit sich selbst uneins ist und nicht weiß, was er tun will. Insbesondere auch im Zusammenhang mit Leistung sind viele Menschen innerlich zerrissen. Wer bei schönem Sommerwetter z.B. für eine Prüfung lernen soll, würde vielleicht lieber ins Schwimmbad gehen und sich abkühlen und entspannen. Oder: Jemand hat sich vorgenommen, regelmäßig Sport zu treiben, aber wenn es drauf an kommt, hat er andere, wichtigere Dinge zu tun, als sich sportlich zu betätigen. In solchen Fällen handelt es sich um einen **inneren Konflikt.**

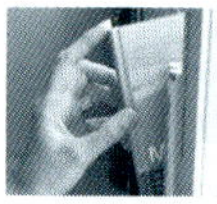

Innerer Konflikt *(innerpsychischer Konflikt, seelischer Konflikt)*

Widerstreit zwischen mindestens zwei inneren, unvereinbar scheinenden Strebungen. Das können Bedürfnisse, Ziele, innere Überzeugungen oder Werte sein.

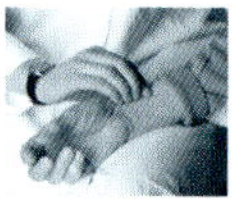

Christa Schmid erlebt einen inneren Zwiespalt

Bevor sich Christa Schmid entschlossen hatte, sich um einen Studienplatz zu bewerben, fühlte sie sich hin und her gerissen. Einerseits mochte sie ihre Kolleginnen und das Team und fühlte sich auf der Station wohl und akzeptiert. Auch das Pflegen bereitete ihr Freude, und sie fühlte sich sicher und kompetent. Anderseits reizte sie die Herausforderung dieser neuen Tätigkeit und die damit verbundene Aufgabe, lernende Gesundheits- und Krankenpflegerinnen anzuleiten und zu fördern. Außerdem bot ihr dieses neue Tätigkeitsfeld die Möglichkeit, sich weiter zu entwickeln und Neues zu lernen.

9.2 Arten von inneren Konflikten

Der Psychologe Kurt Lewin (1935) hat versucht, menschliche Konfliktsituationen auf folgende drei grundlegende **Konfliktarten** zurückzuführen:

- Appetenz-Appetenz-Konflikt
- Aversions-Aversions-Konflikt
- Appetenz-Aversions-Konflikt.

Appetenz-Appetenz-Konflikt – Die Qual der Wahl

Beim **Appetenz-Appetenz-Konflikt** (*Annäherungskonflikt*) wirken zwei gleich starke positive Handlungsziele. Es können jedoch nicht beide erreicht werden. Das Ja zum einen bedeutet das Nein zum anderen. So hat ein Mensch am Abend die Möglichkeit, entweder ein Konzert *oder* eine Theateraufführung zu besuchen (➛ Abb. 9.1).

Aversions-Aversions-Konflikt – Die Wahl des kleineren Übels

Beim **Aversions-Aversions-Konflikt** (*Vermeidungskonflikt*) muss sich ein Individuum zwischen zwei gleichermaßen unangenehmen Zielen entscheiden. Beispiel: Ein Mensch mit starken Zahnschmerzen steht vor der Entscheidung, weiterhin die Schmerzen zu ertragen oder den gefürchteten Gang zum Zahnarzt anzutreten (➛ Abb. 9.2).

Appetenz-Aversions-Konflikt – „Ich möchte, aber ..."

Beim **Appetenz-Aversions-Konflikt** (*Ambivalenzkonflikt*) sieht der Betroffene positive und negative Aspekte, die gleichzeitig und gleich stark auf ihn einwirken. Das wiederum ruft Annäherungs- und pa-

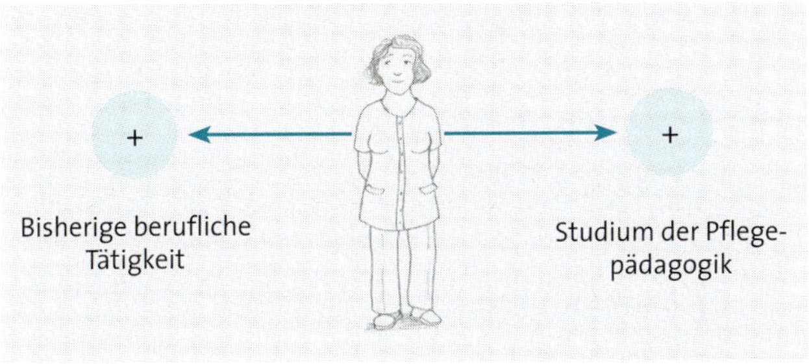

Abb. 9.1: Appetenz-Appetenz-Konflikt. Die Gesundheits- und Krankenpflegerin Christa Schmid steht vor der Wahl, ihre bisherige berufliche Tätigkeit fortzuführen oder sich um einen Studienplatz für Pflegepädagogik zu bewerben.

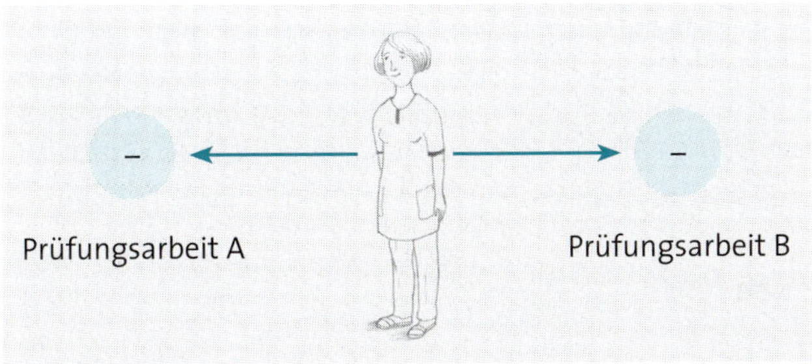

Abb. 9.2: Aversions-Aversions-Konflikt. Die lernende Gesundheits- und Krankenpflegerin steht vor der Entscheidung, eine von zwei ungeliebten Prüfungsarbeiten schreiben zu müssen.

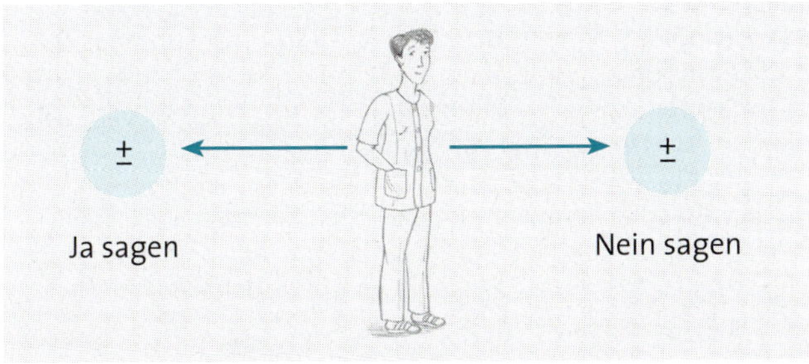

Abb. 9.3: Appetenz-Aversions-Konflikt. Anja Anderson muss sich entscheiden, ob sie nein sagen und ihren freien Tag genießen oder für die erkrankte Kollegin einspringen will.

rallel dazu Vermeidungsreaktionen hervor (➛ Abb. 9.3). Abbildung 9.3 stellt einen Appetenz-Aversions-Konflikt dar. Die Gesundheits- und Krankenpflegerin Christa Schmid ist krank. Die Stationsleiterin fragt Anja Anderson, ob sie bereit sei, auf ihren freien Tag zu verzichten, um für die kranke Kollegin einzuspringen. Anja Anderson ist unschlüssig. Einerseits möchte sie helfen und weiß, dass dies dem Teamgeist auf der Station förderlich wäre (positive Aspekte), andererseits hat sie sich auf den freien Tag gefreut und wollte ins Strandbad gehen. Sie möchte gerne nein sagen und ihren freien Tag genießen, hat aber Bedenken, dass die Stationsleiterin ihr das übel nehmen würde (negative Aspekte).

Sind in Appetenz-Aversions-Konflikten mehr als nur ein positives und ein negatives Element enthalten, spricht man von einem *mehrfachen oder multiplen Ambivalenzkonflikt.*

9.3 Struktur von inneren Konflikten

Der Mensch hat sich im Laufe des Lebens eine Art Landkarte in seinem Inneren geschaffen, eine innere Ordnung oder Struktur der Dinge, die mit seinen Werten, Überzeugungen, Gefühlen und Bedürfnissen übereinstimmen (➛ Abb. 9.4). Die persönlichen Werte, die jemand anstrebt, sind unterschiedlich gewichtet und hierarchisch nach ihrer Wichtigkeit geordnet. Je nach Umfeld sind andere Werte von Bedeutung und entsprechend ändert sich auch die hierarchische Ordnung. So ist zum Beispiel im beruflichen Kontext Erfolg häufig ein hoch bewerteter Wert, hingegen ist im privaten Kontext der Wert Liebe oft an erster Stelle.

Treten Diskrepanzen auf, indem die Gefühle oder Bedürfnisse z. B. nicht mehr zu

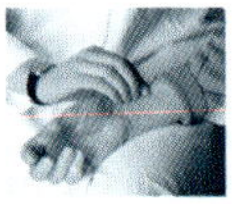

Konfliktstruktur bei beruflicher Neuorientierung

Christa Schmid erlebt in dem Fallbeispiel „Christa Schmid möchte sich um eine neue Stelle bewerben" (➛ Kap. 8) einen Zwiespalt zwischen zwei attraktiven beruflichen Alternativen, zwischen der vertrauten alten Stelle und der Herausforderung eines Studiums mit anschließendem neuen Arbeitsplatz als Pflegepädagogin. Wie sieht hier die Konfliktstruktur aus?

	Stelle als pflegende Gesundheits- und Krankenpflegerin auf der bisherigen Station	Studium und Stelle als Pflegepädagogin im Ausbildungsteam der Krankenpflegeschule
Werte	1. Berufliche Erfüllung, Befriedigung 2. Sinnvolle Tätigkeit 3. Wohlbefinden 4. Angenommen sein 5. Sicherheit	1. Berufliche Erfüllung, Befriedigung 2. Sinnvolle Tätigkeit 3. Entwicklung 4. Förderung 5. Herausforderung
Bedürfnisse, Gefühle	■ Sich wohl fühlen ■ Sich beruflich sicher fühlen ■ Sympathische Kolleginnen haben ■ Sich akzeptiert fühlen	■ Sich weiterentwickeln können ■ Sich herausgefordert fühlen ■ Neues lernen ■ Lernende anleiten und fördern können

Tab. 9.6: Diskrepanz von Konflikten bei gewünschter beruflicher Neuorientierung. In diesem Fall können sich die Werte *Angenommen sein und Sicherheit* einerseits sowie *Herausforderung* und *Entwicklung* andererseits widersprechen. Werte wie *sinnvolle Tätigkeit* und *Erfüllung*, berufliche *Befriedigung* sind den widersprüchlich scheinenden Werten übergeordnet.

den individuellen Werten passen, oder sind für ein Individuum zu einem Zeitpunkt zwei sich widersprechende Bedürfnisse oder Werte gleich wichtig, kommt es zu einem inneren Konflikt. Das ist z. B. der Fall, wenn sich eine Frau in einen verheirateten Mann verliebt. Einerseits möchte sie die Ehe achten und respektieren, andererseits möchte sie mit dem Mann zusammensein. Wichtig dabei ist nicht, ob die Bedürfnisse, Überzeugungen oder Werte sich tatsächlich gegenseitig ausschließen, sondern wie sie von der betreffenden Person eingeschätzt werden. Um den Konflikt lösen zu können, müsste die Person einen hierarchisch höher bewerteten Wert finden, der als übergeordnetes Ziel für die Konfliktteile gelten kann (➛ Abb. 9.5). Im obigen Beispiel könnte das z. B. die Liebe sein, die von vielen Menschen höher bewertet wird als alles andere, selbst als eine Ehe.

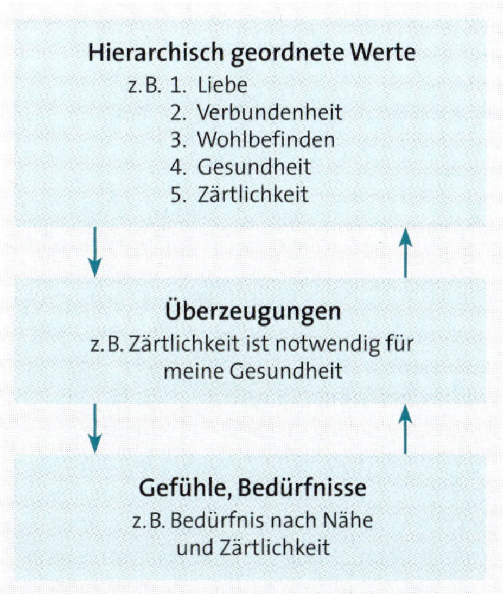

Abb. 9.4: Struktur von Werten, Überzeugungen und Gefühlen/Bedürfnissen eines Menschen. Sie unterscheidet sich von Mensch zu Mensch.

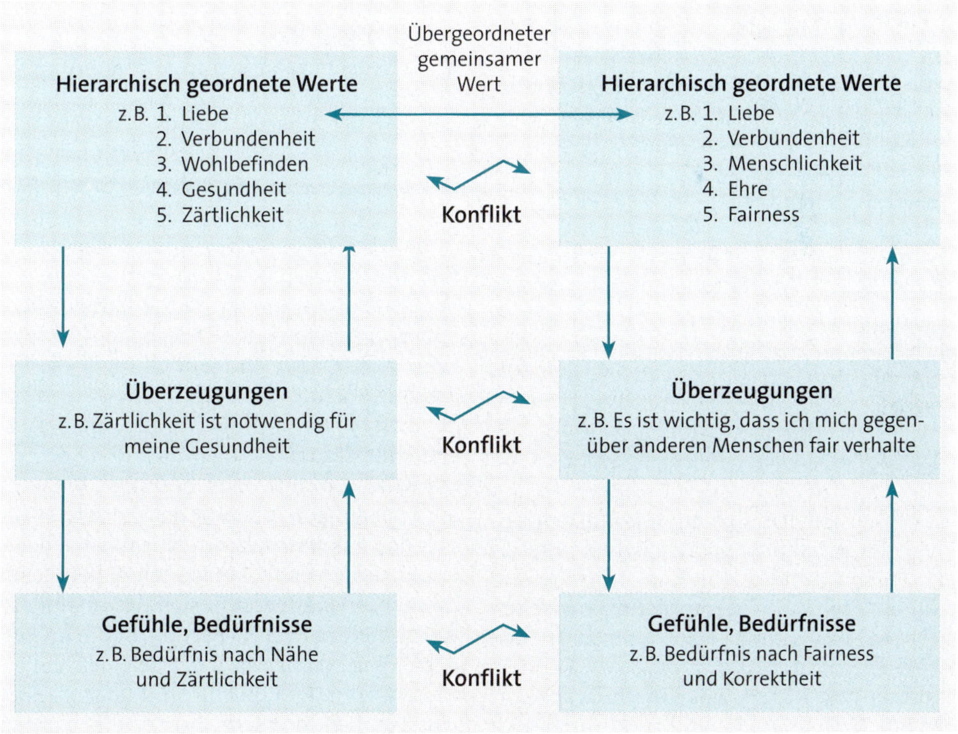

Abb. 9.5: Struktur eines Konfliktes basierend auf den Strukturen von Werten, Überzeugungen und Gefühlen/Bedürfnissen eines Menschen.

Durch geeignete Fragestellungen, etwa die Frage „Was ist mir wichtig, was möchte ich erreichen?“, können Werte und Wertehierarchien ermittelt werden (➛ Kap. 9.7.2).

9.4 Wahrnehmen von inneren Konflikten

Häufig werden Konflikte und die konfligierenden Bedürfnisse nicht als solche wahrgenommen. Ein Mensch hat vielleicht ein ungutes Gefühl, er fühlt eine innere Spannung, einen Druck oder er fühlt sich gezwungen, etwas zu tun und meint er „müsse“ dies oder jenes tun. Oder er hat ein schlechtes Gewissen, weil er gewissen Ansprüchen nicht genügt. Hinter solchen Gefühlen stehen häufig sich widerstreitende Persönlichkeitsanteile, so genannte *Teilpersönlichkeiten*, die Bedürfnisse, Gefühle und Werte verkörpern. Das kann ein Teil sein, der in der Regel *den Ton angibt*, etwa der *leistungsorientierte Teil*, der im Widerspruch steht zu einem eher *vernachlässigten musischen Teil*, der genießen will. Oder: Ein *angepasster, rücksichtsvoller Teil* wird vorwiegend gelebt und steht im Konflikt zu einem *egoistischen Teil, der sich durchsetzen will.*

9.5 Ausdruck von inneren Konflikten – Inkongruenzen

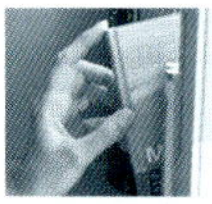

Inkongruenz
Fehlende Übereinstimmung.

Konflikte äußern sich in **Inkongruenzen**, in widersprüchlichen Botschaften, die eine Person sendet (➛ Kap. 19.3.1). Sie können sich in Widersprüchen zwischen verbaler und nonverbaler Botschaft ausdrücken, in einer Asymmetrie von Körperhaltung und Mimik oder in widersprüchlichem Verhalten. Konflikte können sich in einem bestimmten Moment einer Lebenssituation äußern, sie können sich aber auch sequenziell bemerkbar machen. Das heißt, ein Mensch lebt über eine bestimmte Zeitspanne eine bestimmte Seite seiner Persönlichkeit und zu einer anderen Zeit eine andere. Das kann für die Umwelt äußerst irritierend sein. So kann es sein, dass eine Person plötzlich eine Seite zeigt, die nicht zu ihrer bisher gezeigten Gesamtpersönlichkeit passt, etwa dann, wenn ein unbescholtener, unauffälliger und wertgeschätzter Mensch plötzlich kriminelle Handlungen begeht.

9.6 Ursachen von inneren Konflikten

Robert B. Dilts (1995), der Mitbegründer des Neuro-Linguistischen Programmierens (NLP), nennt vier **Ursachen innerer Konflikte:**

- Prägungserfahrungen
- Übernahme von Einstellungen und Werten bedeutsamer Bezugspersonen
- Konflikte in der Hierarchie persönlich wichtiger Werte
- Lebensübergänge und Veränderungen.

9.6.1 Konflikte durch Prägungserfahrungen

Robert B. Dilts versteht unter **Prägungserfahrungen** bedeutsame Ereignisse aus der Vergangenheit, um die sich Glaubenssätze (Überzeugungen) gebildet haben (➛ vgl. Kap. 9.3). Dabei sind jedoch nicht die Ereignisse wichtig, sondern die Bewertungen der Erlebnisse und die Verallgemeinerungen, die daraus gezogen werden. Wurde ein Kind z. B. nur dann bestätigt, wenn es gute Leistungen erbracht hat, konnte es für sich den Schluss ziehen, „Nur wenn ich gute Leistung bringe, werde ich geliebt“. Im Erwachsenenalter kann sich das in inneren Konflikten äußern zwischen Bedürfnissen nach Spaß, Freude und Ausgelassenheit einerseits und dem Pflicht- und Leistungsbewusstsein andererseits. Nach Dilts werden durch derartige Prägungen zentrale Glaubensannahmen etabliert, die die Persönlichkeit eines Individuums formen. Häufig sind das Glaubenssätze über:

- Die Sicherung der Existenz, z. B. über den Umgang mit Geld
- Den Umgang mit Emotionen
- Die Gestaltung von Beziehungen
- Gesundheit und Wohlbefinden
- Das ästhetische Verständnis.

Glaubenssätze, die durch Prägung erworben wurden, können sich gegenseitig ausschließen. Es können aber auch Konflikte hervorgerufen werden durch neue, im späteren Leben angeeignete Überzeugungen. So kann etwa ein Mensch, der als Kind bei den Eltern Geldsorgen erlebt hat und zu äußerster Sparsamkeit angehalten wurde und der im späteren Leben eine neue, freizügigere Einstellung zu Geld und Besitztum erworben hat, eine ambivalente Einstellung zum Thema Geld entwickeln.

9.6.2 Konflikte durch die Übernahme von Einstellungen und Werten bedeutsamer Bezugspersonen

Ahmen Kinder ihre Eltern oder andere Bezugspersonen nach, kann es sein, dass sie dabei widersprüchliche Rollenbilder, Normen und Einstellungen in sich aufnehmen *(introjizieren)*, die sie später unreflektiert als eigene Normen und Werte beibehalten. Übernehmen sie von der einen Bezugsperson beispielsweise die Einstellung „Man muss immer zuerst für die anderen sorgen" und zu einem späteren Zeitpunkt von einer anderen Person „Meine Bedürfnisse stehen an erster Stelle", kann dies innere Konflikte auslösen, wenn es um ihre Bedürfnisse in Beziehungen geht. Ein weiteres Beispiel: Eine Frau hat sehr aufgeschlossene Erziehungsansichten. Als ihr Kind das Essen, das sie mit Sorgfalt zubereitet hat, nicht aufessen möchte, sagt sie mit strenger Stimme: „Der Teller wird leer gegessen". Plötzlich hört sie im Ton ihrer Stimme ihre eigene Mutter sprechen und erschrickt. Hier zeigt sich ein Konflikt zwischen der Erziehungspraktik, die der Frau von ihrer Mutter vermittelt wurde, und ihrer persönlichen Einstellung zur Erziehung.

Durch Nachahmung können auch Konflikte zwischen Eltern und anderen Bezugspersonen aufgenommen werden, etwa das angepasste, ängstliche Verhalten der Mutter und das ungeduldige, resolute Auftreten des Vaters.

9.6.3 Konflikte in der Hierarchie persönlich wichtiger Werte

Nicht alle Werte, die Menschen zu verwirklichen streben, sind ihnen gleich wichtig. Für die einen ist beispielsweise der Wert „Nächstenliebe" äußerst wichtig und der Wert „Herausforderung" steht weit unten in der Rangskala. Eine andere Person bewertet „Herausforderung" jedoch sehr hoch. Diese beiden Personen werden in ihrem Leben unterschiedliche Schwerpunkte setzen und voneinander abweichende Bedürfnisse haben. Innere Konflikte entstehen dann, wenn zwei Werte gleich stark gewichtet werden und sich in einer Situation vermeintlich ausschließen, wenn etwa die betroffene Person vor einem Entweder-Oder steht, z. B. entweder Sicherheit oder Herausforderung, im Falle von Christa Schmid die Sicherheit des alten Arbeitsplatzes oder die Herausforderung eines Studiums und später eines anderen Arbeitsplatzes mit neuen Aufgaben. Konflikte, die ihre Ursachen in der Hierarchie der Werte haben, äußern sich häufig als Appetenz-Appetenz-Konflikte (➛ Kap. 9.2).

9.6.4 Konflikte durch Lebensübergänge und Veränderungen

Lebensübergänge oder Veränderungen können Konflikte hervorrufen. So kann das an sich freudige Ereignis einer Schwangerschaft bei der werdenden Mutter einen Konflikt hervorrufen zwischen ihrer bisherigen Identität als erfolgreiche Geschäftsfrau und ihrer zukünftigen Identität als

Mutter. Oder umgekehrt: Eine Mutter, deren Kinder erwachsen werden, möchte sich weiterbilden und eine berufliche Karriere beginnen. Dieser Wunsch kann mit ihrer lang gelebten fürsorglichen Seite konkurrieren und sich in unangenehmen Gefühlen äußern, wenn sie sich mit der Realisierung ihres Wunsches befasst. Oder ein junger Mensch, der ins Erwachsenenleben eintritt, wagt noch nicht, Entscheidungen zu treffen, die den Ansichten der Eltern widersprechen. Jeder Übergang in eine neue Lebensphase trägt in sich die Möglichkeit von phasentypischen inneren Konflikten.

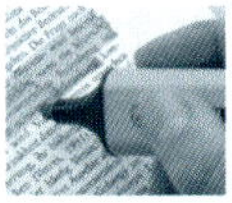

Obwohl es sich bei inneren Konflikten um individuelle psychische Vorgänge handelt, sind an ihrer Entstehung soziale und kulturelle Bedingungen wesentlich beteiligt. Gerade durch Prägung entstandene Konflikte sind häufig Ausdruck von sozialen und kulturellen Normen und Werten, Gegebenheiten und Problemen einer früheren Generation. So können etwa in der Vergangenheit erlebte wirtschaftliche Probleme in der Gegenwart Konflikte im Umgang mit Existenzfragen hervorrufen oder die früher negative Bewertung der Rolle einer ledigen Mutter kann Ursache von individuellen Selbstwertkonflikten sein.

9.7 Bewältigung von Konflikten

9.7.1 Umgang mit Widersprüchen – Die Theorie der kognitiven Dissonanz

Wie gehen Menschen mit Widersprüchen um? Was geschieht, nachdem eine Entscheidung zwischen zwei oder mehreren Alternativen getroffen wurde? Angenommen, die Gesundheits- und Krankenpflegerin Christa Schmid hat sich für das Studium in Pflegepädagogik entschieden, obwohl die Stelle als Pflegende auf der Abteilung B für sie gleichermaßen attraktiv gewesen wäre. Die Situation, eine gleich attraktive Alternative nicht gewählt zu haben, bewirkt einen Zustand der inneren Spannung oder Widersprüchlichkeit *(kognitive Dissonanz)*. Die Tatsache, eine Alternative gewählt zu haben, ist widersprüchlich (dissonant) zum Wissen, eine andere gleich attraktive Alternative nicht gewählt zu haben. **Kognitive Dissonanz** lässt sich umschreiben mit Unvereinbarkeit, Widerspruch, Unstimmigkeit oder Ungleichgewicht *(Dissonanz)* zwischen zwei oder mehreren Erkenntnisinhalten *(Kognitionen)*.

Die **Theorie der kognitiven Dissonanz** (Festinger, 1957) geht wie eine Reihe anderer psychologischer Theorien davon aus, dass Menschen Widersprüche und Dissonanzen nicht ertragen können und deshalb versuchen werden, diesen für sie psychisch unangenehmen Zustand aufzulösen. Nach dieser Theorie entsteht ein Zustand der Dissonanz, sobald eine Person gleichzeitig zwei kognitive Vorstellungen (Wissen, Wahrnehmungen, Meinungen, Einstellungen) hat, die nicht miteinander vereinbar sind. Dieser Zustand bewirkt eine psychische Spannung, die das Individuum zu reduzieren versucht, um wieder einen widerspruchsfreien, übereinstimmenden (konsonanten) Zustand herzustellen. Kognitive Dissonanz kann auf drei Arten aufgelöst werden: Durch *Eliminierung* von kognitiven Elementen, durch *Hinzufügen* und durch *Veränderung*.

Der amerikanische Sozialpsychologe Leon Festinger, der selbst starker Raucher war, hat die Theorie der kognitiven Dissonanz am Beispiel des Rauchers entwickelt. Der Zustand der kognitiven Dissonanz beim Raucher entsteht dadurch, dass jemand über die gesundheitsschädigenden Folgen des Rauchens informiert ist und trotzdem weiterraucht. Der Widerspruch resultiert aus dem Wunsch zu rauchen und dem Wunsch gesund zu bleiben. Die beiden Kognitionen „Ich rauche" und „Rauchen ist gesundheitsschädigend" stehen zueinander in einer dissonanten Beziehung. Dieser vom Individuum als unangenehm empfundene Widerspruch besitzt eine motivierende Kraft, das heißt, er strebt nach Auflösung, um wieder einen widerspruchsfreien, konsonanten Zustand herzustellen. Der Raucher kann hierbei:

- Kognitive Elemente *eliminieren*: Er kann beispielsweise die Beziehung zwischen Rauchen und Lungenkrebs verneinen.
- Kognitive Elemente *hinzufügen*: Er kann sich auf Personen, etwa Bekannte und Freunde, berufen, die trotz des Rauchens gesund geblieben sind und ein hohes Alter erreicht haben.
- Kognitive Elemente *verändern*: Er kann annehmen, dass die gesundheitsschädigende Wirkung nur unter der Bedingung extrem starken Rauchens zutrifft.

Die von der Gesundheitsförderung angestrebte Form der Dissonanzreduktion besteht darin, dass der Raucher sein Verhalten ändert und das Rauchen aufgibt.

Hätte sich die Gesundheits- und Krankenpflegerin Christa Schmid für das Studium in Pflegepädagogik entschieden, könnte sie danach versuchen, die entstandene Dissonanz zu reduzieren. Sie könnte annehmen, dass sie als Pflegepädagogin sogar interessantere und aufgeschlossenere Kolleginnen haben wird und dass ihr die Stelle größere berufliche Sicherheit gibt, weil sie später mehr verdienen wird *(Hinzufügen von kognitiven Elementen)*, oder sie könnte im Verlauf ihrer neuen Arbeitsstelle die positiven Aspekte der pflegerischen Tätigkeit als weniger erfüllend bewerten *(Veränderung von kognitiven Elementen)*.

9.7.2 Strategien im Umgang mit Konflikten

Zur Klärung und Bewältigung innerer Konflikte wurden in der Psychotherapie besondere Techniken entwickelt. Fritz Perls, der Begründer der Gestalttherapie, benutzte zur Klärung von Konflikten die Technik des **Rollenspiels auf zwei Stühlen**, in dem der Klient die beiden sich widersprechenden Anteile spielt bzw. ihnen eine Stimme verleiht. So nimmt er auf dem einen Stuhl z. B. die Rolle der (werdenden) Mutter ein und auf dem anderen die der erfolgreichen Geschäftsfrau. Virginia Satir (1988, S. 202–208) entwickelte die Methode der **Parts Party**, die in Gruppen durchgeführt wird und in der verschiedene Personen unterschiedliche Eigenschaften eines Klienten darstellen.

Die Begründer des Neurolinguistischen Programmierens, Richard Bandler und John Grinder (1994), haben sowohl die Technik des Rollenspiels auf zwei Stühlen als auch die Parts Party analysiert und darauf basierend eine **Strategie in drei Phasen** entwickelt, wie mit Konflikten bzw. Inkongruenzen umgegangen werden kann:

- Identifizieren der Inkongruenzen
- Ordnen der Inkongruenzen und Aufteilen in Polaritäten
- Integration der Inkongruenzen in die Gesamtpersönlichkeit, indem Kommunikation zwischen den Polaritäten hergestellt wird, und Koordination der Polaritäten, so dass sie zu Ressourcen werden und neue Möglichkeiten des Ausdrucks gefunden werden.

Robert B. Dilts (1995) entwickelte diese Technik weiter und berücksichtigte insbesondere auch unterschiedliche Ebenen des Konfliktes: ob sich ein Konflikt auf der Ebene des Verhaltens, der Fähigkeiten, der Glaubenssysteme und Werte oder auf der Ebene der Identität zeigt (➛ Kap. 12.4). Er entwickelte **Analyse- und Interventionsmodelle,** die eine Integration konfligierender Persönlichkeitsanteile ermöglichen. Nach einer erfolgreichen Integration sollte der Konflikt in ähnlichen Situationen nicht mehr oder in vermindertem Maße auftreten.

Konfliktintegrationsprozess – eine Strategie für den Umgang mit Konflikten

Der von Robert B. Dilts (1995) entwickelte Konfliktintegrationsprozess beinhaltet 6 Schritte (leicht modifiziert):

- Identifizieren der Inkongruenzen, der widersprüchlichen Strebungen
- Sich klare, realitätsgerechte Vorstellungen über die mit den widersprüchlichen Strebungen verbundenen Situationen machen und bewusst wahrnehmen, was dabei empfunden wird
- Hintergrundbedürfnisse/Gefühle, Überzeugungen und Werte der Polaritäten erfragen und erkennen
- Das gemeinsame Ziel der Polaritäten ermitteln: so lange nach der positiven Absicht beider Polaritäten fragen, bis das gemeinsame Ziel (der gemeinsame Wert) gefunden ist
- Kommunikation zwischen den Polaritäten herstellen unter dem Aspekt des gemeinsamen übergeordneten Zieles (Wertes) die Ressourcen (Bedürfnisse und Ziele) beider Polaritäten miteinander kombinieren
- Zukunftsvorstellungen entwickeln und überprüfen, ob keine Einwände dagegen sprechen.

Die folgende, am Fallbeispiel dargestellte Strategie für den Umgang mit Konflikten basiert auf den erwähnten Techniken und kann als Selbsthilfemaßnahme bei der Bewältigung eigener innerer Konflikte eingesetzt werden.

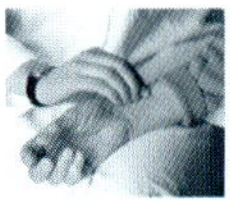

Strategie für den Umgang mit Konflikten am Beispiel von Christa Schmids Stellenbewerbung

Um ihren Konflikt zu lösen (➛ Fallbeispiel in Kap. 9.3), beginnt Christa Schmid, die Struktur ihres Konflikts (➛ Kap. 9.4) zu analysieren. Dies tut sie anhand von Vorstellungen, Selbstreflexion und im Gespräch mit sich selbst. Anschließend stellt sie eine Verbindung zwischen den Inkongruenzen her und sucht nach den übergeordneten Werten, mit deren Hilfe sie die Widersprüchlichkeiten auflösen kann. Konkret sieht ihr Vorgehen wie folgt aus:

1. Identifizieren der Inkongruenzen, der widersprüchlichen Strebungen.

Christa Schmid bemerkt bei sich folgende widersprüchliche Strebungen:

Arbeitsplatz behalten	Pflegepädagogik studieren mit anschließender beruflicher Neuorientierung

2. Sich klare, realitätsgerechte Vorstellungen über die mit den widersprüchlichen Strebungen verbundenen Situationen machen und bewusst wahrnehmen, was dabei empfunden wird.

Arbeitsplatz behalten	Pflegepädagogik studieren mit anschließender beruflicher Neuorientierung
Christa Schmid stellt sich ihre jetzige Tätigkeit vor und fragt sich, was ihr daran gefällt. Dabei versucht sie, bewusst wahrzunehmen, was sie fühlt.	Christa Schmid stellt sich ihre Tätigkeit als Pflegepädagogin vor sowie die Zeit davor als Studentin und achtet dabei auf ihre Empfindungen. Als sie merkt, dass ihr einige Informationen fehlen, holt sie diese ein.

3. Hintergrundbedürfnisse/Gefühle, Überzeugungen und Werte der Polaritäten erfragen und erkennen.

Christa Schmid stellt sich folgende Fragen:
- Was ist der Zweck bzw. das Ziel der Polarität, um was geht es mir dabei?
- Weshalb sind die Polaritäten für mich wichtig?

Hier ihre Antworten:

	Arbeitsplatz behalten	Pflegepädagogik studieren mit anschließender beruflicher Neuorientierung
Hintergrundbedürfnisse/Gefühle	■ Sich akzeptiert fühlen ■ KollegInnen gern haben ■ Sich in der Pflege sicher fühlen ■ Sich wohl fühlen	■ Lernende anleiten und fördern wollen ■ Neues lernen ■ Sich herausgefordert fühlen ■ Sich weiterentwickeln können
Werte	■ Angenommen sein ■ Sicherheit ■ Wohlbefinden	■ Herausforderung ■ Förderung ■ Entwicklung

4. Das gemeinsame Ziel der Polaritäten ermitteln: so lange nach der positiven Absicht beider Polaritäten fragen, bis das gemeinsame Ziel (der gemeinsame Wert) gefunden ist.

Christa Schmid fragt sich nach den Absichten der beiden Polaritäten:

Arbeitsplatz behalten	Pflegepädagogik studieren mit anschließender beruflicher Neuorientierung
Frage: „Was möchte ich mit dem Bedürfnis nach Angenommensein, Sicherheit und Wohlbefinden erreichen?" Antwort: „Meine Aufgabe kompetent erfüllen können." Frage: „Was möchte ich damit erreichen, wenn ich meine Aufgabe kompetent erfülle?" Antwort: „Etwas Sinnvolles tun, erfüllt sein."	Frage: „Was möchte ich mit dem Bedürfnis nach Herausforderung, Förderung und Entwicklung erreichen?" Antwort: „Meine Fähigkeiten entfalten." Frage: „Was möchte ich damit erreichen, wenn ich meine Fähigkeiten entfalte?" Antwort: „Einen sinnvollen Beitrag in der Gesellschaft leisten und befriedigt sein."

Das gemeinsame Ziel der beiden Strebungen war also, etwas Sinnvolles zu tun und dadurch befriedigt und erfüllt zu sein.

5. Kommunikation zwischen den Polaritäten herstellen unter dem Aspekt des gemeinsamen übergeordneten Zieles (Wertes) die Ressourcen (Bedürfnisse und Ziele) beider Polaritäten miteinander kombinieren.

Christa Schmid verhandelt zwischen den Polaritäten. Dabei fragt sie sich, wie die Bedürfnisse und Ziele beider Polaritäten für das gemeinsame Ziel genutzt werden können. Sie fragt sich: „Wie kann ich
- mich in Zukunft angenommen, sicher und wohl fühlen sowie kompetent sein und
- mich gleichzeitig selbst fördern und weiterentwickeln, herausgefordert sein sowie meine Fähigkeiten entfalten,

damit ich einen sinnvollen Beitrag in der Gesellschaft leisten kann und erfüllt bin?"

5. Kommunikation zwischen den Polaritäten herstellen unter dem Aspekt des gemeinsamen übergeordneten Zieles (Wertes) die Ressourcen (Bedürfnisse und Ziele) beider Polaritäten miteinander kombinieren.	
Arbeitsplatz behalten	**Pflegepädagogik studieren mit anschließender beruflicher Neuorientierung**
Christa Schmid stellt sich in ihrer Rolle als Gesundheits- und Krankenpflegerin vor und fragt sich: „Wie kann ich mich in dieser Aufgabe herausgefordert fühlen und meine Fähigkeiten so entfalten, wie ich es als Pflegepädagogin tun würde, und dabei etwas Sinnvolles tun und erfüllt sein?“ Daraufhin kommen ihr viele Ideen, wie sie sich auch an ihrem jetzigen Arbeitsplatz weiterentwickeln kann. Dabei bemerkt sie jedoch, dass sie trotzdem lieber als Pflegepädagogin arbeiten und zuvor studieren möchte.	Christa Schmid stellt sich ihre Tätigkeit als Pflegepädagogin vor und fragt sich: „Wie kann ich mich in dieser Aufgabe so angenommen, sicher und kompetent fühlen wie derzeit, um einen sinnvollen Beitrag leisten und erfüllen zu können?“ Dabei bemerkt sie, wie gern sie die neue Herausforderung annehmen würde, aber auch, wie wichtig es ist, Menschen um sich herum zu haben, die sie mag. So nimmt sie sich vor, während des Studiums Kontakte zu knüpfen und zu pflegen und sich später gut in das Team der Pflegepädagoginnen in der Klinik zu integrieren.

6. Zukunftsvorstellungen entwickeln und überprüfen, ob keine Einwände dagegen sprechen.
Christa Schmid entwickelt Zukunftsvorstellungen, in der die Ziele und Bedürfnisse beider Polaritäten enthalten sind und überprüft noch einmal, ob nichts dagegen spricht. So stellt sie sich vor, wie sie in Zukunft als Pflegepädagogin arbeitet, wie es als Studentin sein wird, wie das Studium und ihre spätere berufliche Tätigkeit sie herausfordern werden, wie sie sich persönlich weiterentwickeln kann und immer kompetenter wird. Sie ist nun sicher, dass sie sich bewerben wird.

Tab. 9.7: Strategie in 6 Schritten zur Bewältigung von Konflikten. Sie kann erleichtert werden, wenn sich die betreffende Person die Resultate und Erkenntnisse auf die Strategieschritte und Fragen zu jeder Polarität aufschreibt oder wenn sie laut mit sich spricht oder die Polaritäten wie in einem Rollenspiel auf zwei Stühlen darstellt oder sich von jemandem führen lässt.

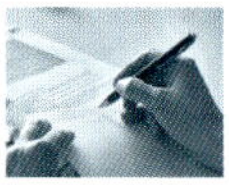

Fragen zur Wissensprüfung

- Wie würden Sie, nachdem Sie dieses Kapitel gelesen haben, jemandem erklären, was Emotionen sind und welche Komponenten sie beinhalten?
- Wie werden Emotionen ausgelöst? Nennen Sie vier Möglichkeiten anhand von Beispielen.
- Welche Funktionen haben Gefühle? Nennen Sie einige Beispiele.
- In diesem Kapitel wurde aufgezeigt, wie sich Emotionen beeinflussen und ändern lassen. Nennen Sie einige Möglichkeiten.

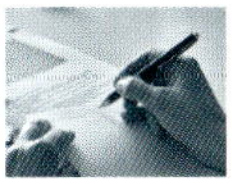

Fragen zur Wissensprüfung

- Wie kann eine Gesundheits- und Krankenpflegerin eine Patientin, die sich vor einer Operation fürchtet, unterstützen, ihre Angst zu bewältigen?
- Welche Phasen des Trauerns können unterschieden werden?
- Wo liegt der Unterschied zwischen einem Gefühl der Hilflosigkeit und dem Gefühl der Hoffnungslosigkeit?
- Wann treten Scham- bzw. Schuldgefühle auf?
- Worin unterscheiden sich primäre und sekundäre Motive?
- Beschreiben Sie die Bedürfnishierarchie nach Maslow.
- Was sind unbewusste Motive? In welcher Form können sich unbewusste Motive äußern?
- Wie wirkt sich Furcht vor Misserfolg bzw. Hoffnung auf Erfolg auf die Leistungsmotivation aus?
- Welche Art der Attribution fördert die Leistungsmotivation? Nennen Sie ein Beispiel.
- Unter welchen Bedingungen kann sich Belohnung fördernd, wann hindernd auf die Leistungsmotivation auswirken?
- Beschreiben Sie die Konfliktarten nach Lewin.
- Erklären Sie die Theorie der kognitiven Dissonanz an einem Beispiel.
- Welche Ursachen können zu inneren Konflikten führen?

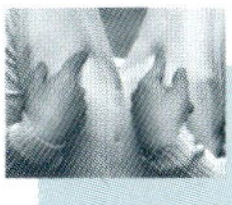

Fragen zu persönlichen Einstellungen und Erfahrungen

- Wenn mich ein Erlebnis freut, befriedigt oder glücklich macht, wie sind dann meine Körperempfindungen? Gibt es bestimmte Körperregionen, an denen die Gefühle spürbar sind und auf welche Art?
- Wie drücke ich meine Gefühle aus, und wie verhalte ich mich dann?
- Wie erlebe ich es, wenn mich eine Erfahrung ärgert, traurig macht oder wenn ich unzufrieden bin? Wie und wo nehme ich dann meine Gefühle wahr, und wie drücke ich sie aus?
- Nehmen Sie sich bitte einen Moment Zeit und erinnern sich an Angehörige von verstorbenen Patienten aus unterschiedlichen Kulturen. Wie drückten sie Gefühle der Trauer und des Schmerzes aus? Welche waren eher ruhig und gefasst oder in sich gekehrt? Welche zeigten ihren Schmerz durch Jammern oder Wehklagen?
- Welche Bedeutung habe ich bis jetzt meinen Emotionen zugeschrieben?
- Denken Sie an eine Erfahrung, in der Sie sich zufrieden fühlten. Achten Sie darauf: Welche Bilder, Klänge oder Geräusche oder Stimmen treten in diesem Zusammenhang auf und auf welche Weise spreche ich mit mir selbst?

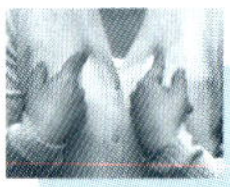

Fragen zu persönlichen Einstellungen und Erfahrungen

- Wie unterscheiden sich meine inneren Bilder, die Klänge, Geräusche oder Stimmen und die Art, wie ich mit mir selbst spreche, wenn ich mich unzufrieden fühle?
- Wie viele unterschiedliche Gefühle, angenehme und unangenehme, kann ich bei mir selbst wahrnehmen und benennen? Welche Worte stehen mir zur Verfügung, um meine Gefühle mitzuteilen?
- Auf welche nonverbalen Signale von Gefühlsäußerungen (visuelle und in der Stimmqualität) achte ich bei anderen Menschen? Wie interpretiere ich solche Signale und wie reagiere ich auf sie in der Kommunikation?
- Wie habe ich mich bis jetzt verhalten, wenn sich eine Patientin vor einem Eingriff gefürchtet hat?
- Auf welche Art habe ich bis jetzt Trauernde unterstützt oder begleitet?
- Wie reagierte ich in der Regel, wenn Patienten mir gegenüber Scham- oder Schuldgefühle gezeigt haben?
- Welche Motive und Erwartungen haben meine Entscheidung für einen Pflegeberuf beeinflusst? Welche anderen Berufe wären für mich noch in Frage gekommen?
- Wie wichtig sind für mich die folgenden Bedürfnisse: Anerkennung und Wertschätzung, Zuwendung, Liebe und Sicherheit?
- Was bedeutet für mich Selbstverwirklichung?
- Wie motiviere ich mich, eine Leistung zu erbringen? Denke ich vorwiegend an das Ziel oder den Erfolg, den ich erreichen möchte, oder geht es mir darum, Misserfolg zu vermeiden?

Teil IV

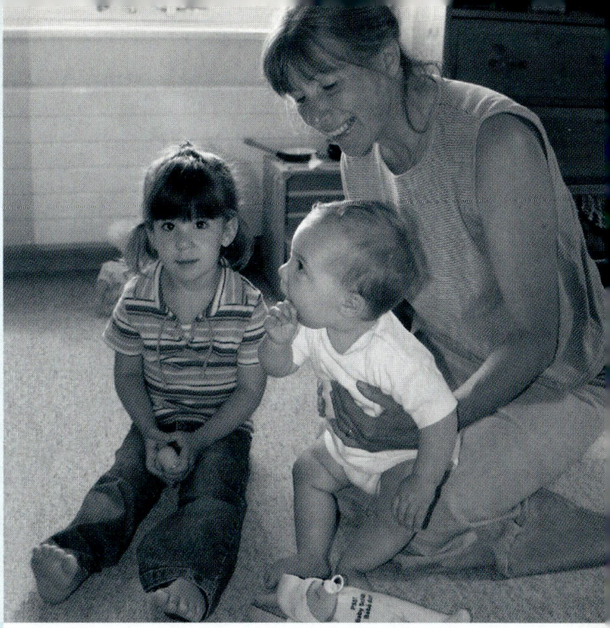

Eine Persönlichkeit werden und sein

Eine Gesundheits- und Krankenpflegerin begegnet bei ihrer Arbeit einer Vielfalt von Menschen in verschiedenen Phasen des Lebenslaufes. Sie wird dabei mit entwicklungsbedingten Aufgaben, die Menschen zu bewältigen haben, mit Fragen des Lernens, der Persönlichkeitswerdung und der Persönlichkeit konfrontiert. Dieses Kapitel soll dazu beitragen, Fachwissen und -kompetenz im Umgang mit diesen Themen zu erwerben und Antwort geben auf folgende Fragen:

Wie entwickelt sich ein Mensch zu einer Persönlichkeit? Wodurch wird diese Entwicklung beeinflusst? Welche Aufgaben und Herausforderung stellt die Entwicklung an einen Menschen und wie können diese bewältigt werden? Was ist eine Persönlichkeit? Wie lernen und verändern Menschen sich selbst und ihr Verhalten?

10 Die Entwicklung der Persönlichkeit

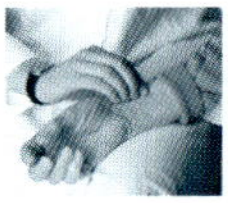

Frau F. freut sich über die Entwicklung ihrer Tochter

Seit einiger Zeit ist Frau F., eine junge Mutter von zwei Mädchen, Patientin auf der Abteilung B. Ihre ältere Tochter ist fünf Jahre alt, die jüngere zweieinhalb. Eben ist die Besuchszeit vorbei und Frau F. erzählt der Gesundheits- und Krankenpflegerin Christa Schmid strahlend vom Besuch ihrer Kinder. Sie ist fasziniert, wie sich die beiden entwickelt haben und äußert sich gegenüber Christa Schmid: „Schade, leider haben Sie meine Kinder nicht gesehen. Die sind so grundverschieden, zwei gänzlich unterschiedliche Persönlichkeiten. Die Kleine ist besonders aufgeweckt. Ich habe den Eindruck, sie ist viel weiter in der Entwicklung als ihre Schwester im gleichen Alter war. Sie spricht schon ganz verständliche Sätze. Das konnte ihre ältere Schwester in diesem Alter noch nicht."

Im Fallbeispiel spricht Frau F. die Frage der Entwicklung ihrer Kinder an. Sie äußert Beobachtungen über die unterschiedliche Entwicklung der sprachlichen Fähigkeit ihrer Töchter. Dabei spricht sie ein Thema der Entwicklungspsychologie an, nämlich dass sich bestimmte Fähigkeiten, in diesem Falle das Erlernen der Sprache, in der menschlichen Entwicklung zu bestimmten Zeiten im Lebenslauf ausgestalten und differenzieren.

10.1 Was ist Entwicklung?

Die *Entwicklungspsychologie* befasst sich mit der Frage, wie sich die Persönlichkeit im Laufe eines Lebens entwickelt, wie sie sich Einstellungen, Fähigkeiten und Verhaltensweisen aneignet, und wie sie sich

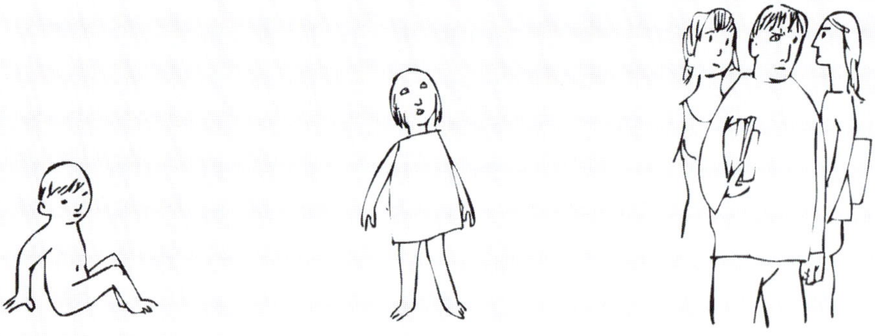

Abb. 10.1: Phasen des Lebenslaufes (abgeändert und zusammengestellt aus Herzka, 1983).

verändert vom Zeitpunkt der Zeugung bis zum Tod.

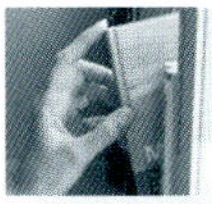

Entwicklung

Lebenslanger Prozess eines hoch komplexen Wirkungsgefüges, an dem biologisch-genetische, psychologische und soziale Faktoren formend beteiligt sind.

10.1.1 Entwicklung: Reifung und Entfaltung bis zum 20. Lebensjahr

In früheren Untersuchungen über die Entwicklung der Persönlichkeit beschränkte man sich auf die Zeitspanne bis zum Jugendalter, in der Veränderungen am deutlichsten erkennbar sind. Man verstand *Entwicklung* als Reifung und Entfaltung der biologischen Anlagen und glaubte, dieser Prozess sei ungefähr im 20. Lebensjahr abgeschlossen und die vorhandenen Anlagen müssten zu einem bestimmten Zeitpunkt sichtbar werden. Es wurden verschiedene Modelle von Lebensstufen, -phasen oder -zyklen entwickelt, in denen bestimmte Veränderungen, die man als entwicklungsbedingt betrachtete, einem bestimmten Lebensalter zugeordnet wurden. Beispiele hierfür sind die Stufen der Intelligenzentwicklung nach Piaget oder das Phasenmodell der frühkindlichen psychosexuellen Entwicklung Freuds (die orale, anale und phallische Phase ➛ Kap. 11.3). Die Festlegung solcher Entwicklungsphasen geschah vorwiegend durch Forschungsarbeiten, in denen man altersspezifische Veränderungen beobachtete und sie sorgfältig beschrieb. Als Folge solcher Studien wurden so genannte „Normdaten" festgelegt. Mit diesen Normdaten wollte man aufzeigen, in welchem Lebensalter bestimmte Verhaltensweisen am häufigsten auftreten. Diese Informationen flossen und fließen immer noch in das Wissen der Gesellschaft ein. Sie geben Eltern und Erziehern Orientierung, sie sagen jedoch nichts aus über die Ursachen oder Auslöser eines Verhaltens. Für Eltern und Erzieher können Normdaten einerseits hilfreich sein und Sicherheit über die gesunde Entwicklung eines Kindes vermitteln. Es besteht aber auch die Gefahr, dass sich Eltern unter Druck setzen lassen und verängstigt werden, wenn Entwicklungsschritte nicht den Normdaten entsprechend eintreten.

10.1.2 Entwicklung: ein lebenslanger Prozess

Heute ist man zurückhaltender geworden, phasentypische Veränderungen hervorzuheben. Bei vielen Verhaltensweisen in der kindlichen Entwicklung, die man früher als entwicklungsbedingt betrachtete, hat sich herausgestellt, dass sie durch Umwelteinflüsse oder durch pädagogische Praktiken

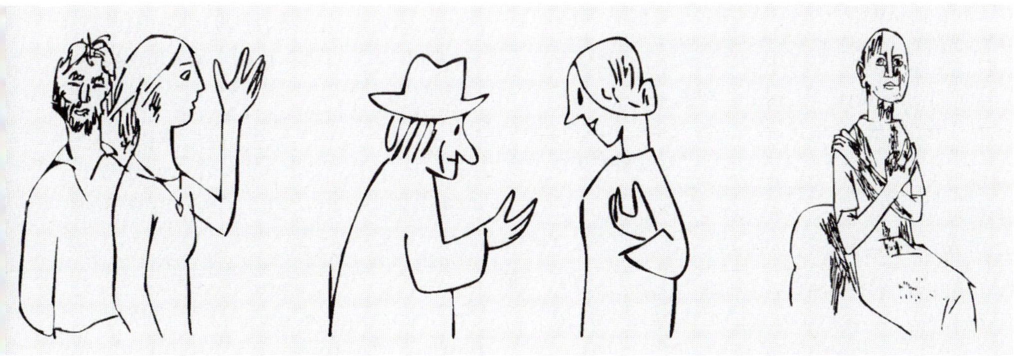

hervorgerufen wurden. Ein Beispiel dafür ist das sog. „Trotzalter". Die Entwicklungspsychologin Lotte Schenk-Danzinger (1995, S. 203–204) schreibt dazu:

„Im 2. oder 3. Lebensalter beobachtet man bei den meisten Kindern eine Periode gesteigerter ***Erregbarkeit****, in der es zu gehäuften* ***Trotzreaktionen*** *kommen kann. In der deutschen Kinderpsychologie sprach man daher vom so genannten Trotzalter und nahm an, dass das Trotzverhalten als solches entwicklungsbedingt, normal, ja sogar unvermeidlich und notwendig sei.*

Entwicklungsbedingt im eigentlichen Sinn ist jedoch nicht der Trotz des Kindes, sondern ***die Entwicklung des Ich****, die sich in dieser Zeit vollzieht. Wir müssen annehmen, dass der Vorgang der Ich-Abhebung aus der bisherigen Verschmolzenheit mit der Umwelt einerseits aus den* ***kognitiven Erfahrungen*** *mit den Mitmenschen und dem eigenen Körper resultiert, andererseits aus dem* ***Bewusstwerden der eigenen Strebungen und Gefühle****. (…)*

Indem das Kind erstmals seinen Willen erprobt und seine Pläne macht, an denen es eigensinnig festhält, gerät es in Konflikt mit der Umwelt, denn sie erscheinen dem Erwachsenen oft absurd. Sie drohen manchmal auch eine bereits gut eingefahrene Routine des Alltags über den Haufen zu werfen, wenn das Kind sich plötzlich nicht mehr waschen lassen will, sich weigert spazieren zu gehen oder sich zu Bett bringen zu lassen. Der Erwachsene durchkreuzt auf mehr oder weniger pädagogische Art die Pläne des Kindes, was als Frustration erlebt werden muss. Frustrationen können aber, wie wir schon im Zusammenhang mit Wettbewerbssituationen gesehen haben, in diesem Alter nur schwer ertragen werden. Das Kind reagiert mit heftigen Gefühlsausbrüchen, die meist aggressiven Charakter annehmen: es wirft sich auf den Boden, es stampft, es weint, es schreit.

Ob Trotzreaktionen auftreten oder nicht, hängt von den Erziehungspraktiken ab. *In der USA beispielsweise, wo man viel Respekt vor der Persönlichkeit des Kindes hat und dessen Willensäußerungen und Selbständigkeitsbestrebungen eher ermutigt, vollzieht sich die Willenskundgebung meist ohne solche dramatische Akzente. Auch in manchen primitiven Kulturen, in denen keinerlei drastische Erziehungsmethoden angewendet werden, findet man keine unserem ‚Trotzalter' ähnlichen Manifestationen."*

10.2 Wozu Entwicklungspsychologie?

Die Entwicklungspsychologie erarbeitet Daten über Entwicklungsverläufe, über Entwicklungsaufgaben und kritische Übergänge in einen neuen Lebensabschnitt und den damit verbundenen speziellen Belastungen oder Herausforderungen, z. B. der Eintritt in die Schule oder ins Berufsleben, die Identitätsfindung im Jugendalter, die Elternschaft oder Pensionierung.

Durch ihre Forschungsarbeit liefert die Entwicklungspsychologie Informationen und Erkenntnisse, die Eltern, Erziehern, Ärzten, Psychologen oder Gesetzgebern Grundlagen für Entscheidungen geben:

- Die Entwicklungspsychologie will aufzeigen, **welche Bedingungen auf die Persönlichkeit einwirken**, z. B. welche Faktoren biologisch vorgegeben, welche vererbt sind und welche Umwelteinflüsse mit welchen Resultaten auf die Entwicklung einwirken. Auf die Frage nach dem Einfluss und der Bedeutung der *vererbten Anlagen* in der Entwicklung werden mit Hilfe der Zwillings- und Adoptionsforschung Antworten gesucht.
- Sie geht der Frage nach, **inwieweit die Persönlichkeit selbst aktiv auf ihr eigenes Entwicklungsgeschehen einwirkt**, indem sie die Umwelt beeinflusst (z. B. wie ein freundliches Kind von den Eltern Wohlwollen und Zuwendung bewirken kann und ein Kind, das häufig schreit, eher Ablehnung provoziert).
- Eine weitere Fragestellung ist, inwieweit **vorangegangene Entwicklungsschritte Voraussetzung für die jeweils nächsten sind.**

- Eine Aufgabe besteht auch darin, **Risikofaktoren**, die ungünstig auf die Entwicklung einwirken, **aufzuzeigen** und **Präventions- oder Interventionsmöglichkeiten zu erforschen**, z. B. bei welchen Problemen Maßnahmen wie Schulung, Training oder Therapie sinnvoll sind oder wann eine Veränderung des Umfeldes angezeigt ist.

Wer wie Krankenpflegepersonen beruflich mit Menschen zu tun hat, seien es Kinder, Jugendliche, Menschen in Übergangsphasen zu einem neuen Lebensabschnitt oder mit Betagten, wird immer auch mit Entwicklungsfragen konfrontiert. In ihr berufliches Wissen fließen die Erkenntnisse der Entwicklungspsychologie ein.

10.3 Was beeinflusst die Entwicklung? Ein Modell der Persönlichkeitswerdung

Entwicklungsbedingte Veränderungen sind das Resultat von unterschiedlichen, sich gegenseitig beeinflussenden Faktoren. Lotte Schenk-Danzinger (1995) hat dies in einem Modell der Persönlichkeitsentwicklung von der Geburt bis zum Erwachsenenalter beschrieben. Sie stellt Entwicklung als einen komplexen, fortschreitenden Prozess von Wechselwirkungen genetischer, soziokultureller und innerseelisch dynamischer Faktoren dar (➛ Tab. 10.2).

10.3.1 Einflüsse auf die kindliche Entwicklung

Genetische Faktoren

Auf die beiden genetischen Faktoren des Modells der Persönlichkeitsentwicklung wird im folgenden näher eingegangen:

- Reifung zum Menschen
- Individuell-genetische Anlagen.

Reifung im Kindesalter

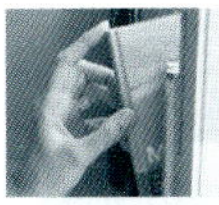

Reifung

Spezifische organische Veränderungen ermöglichen spezifische Fähigkeiten, ohne dass vorher Lernvorgänge nötig waren. Reifung zeigt sich am deutlichsten im körperlichen Wachstum oder in der Entwicklung der Motorik.

Unter **Reifung** versteht Lotte Schenk-Danzinger (1995, S. 36) Folgendes: „*Reifung ist jener Anteil, den das organische Wachstum zur Entwicklung beiträgt. Sie vollzieht sich als ein Teil unseres biologischen Erbes in festgelegten, nicht umkehrbaren Aufeinanderfolgen (…) Von Reifung spricht man, wenn spezifische organische Veränderungen spezifische Fähigkeiten möglich machen, ohne dass vorhergegangene Lernvorgänge nötig waren.*“

Vererbung	**Genetische Faktoren** ■ Reifung zum Menschen ■ Individuell-genetische Anlagen
Lernangebote	**Soziokulturelle Faktoren** ■ Kulturkreis ■ Weitere Umwelt (Gesellschaft, städtisches oder ländliches Umfeld, Berufsgruppe usw.) ■ Engere Umwelt (Familie, Schule, Freundeskreis)
Selbststeuernde Faktoren	**Innerseelische dynamische Faktoren** ■ Bewusste Selbststeuerung, (Arbeitshaltung, Motivation, Lebensziele usw.) ■ Unbewusste dynamische Prozesse (Entstehung von Leitbildern und Überzeugungen u.a.)

Tab. 10.2: Modell der Persönlichkeitsentwicklung (nach Lotte Schenk Danzinger, 1995).

- **Anzeichen von Reifung:** Reifung **zeigt sich** am deutlichsten im körperlichen Wachstum oder in der Entwicklung der Motorik, z.B. wenn ein Kind den Kopf selbst halten kann, wenn es beginnt, sich auf die Seite zu drehen oder mit den Armen aufzustützen, wenn es auf dem Bauch liegt und später anfängt, umherzukriechen. Aber auch für die Entwicklung der Sprache, der Wahrnehmung und des Denkens sind Reifungsvorgänge eine notwendige Voraussetzung. Je jünger ein Kind ist, desto stärker werden Entwicklungsvorgänge durch die Reifung bestimmt.
- **Reifung und Lernen:** Die Reifung bildet auch die **Voraussetzung für das Lernen** von Fähigkeiten und Fertigkeiten. So ist es für ein Kleinkind erst möglich, die Blasen- und Afterschließmuskeln zu beherrschen, wenn neuromuskuläre Voraussetzungen geschaffen sind, und es kann erst sitzen oder stehen, wenn sich die Skelettmuskulatur genügend entwickelt hat. Die Reifung schafft auch zu bestimmten Zeitpunkten optimale Lernbedingungen. So wird es möglich, dass in bestimmten Perioden Lernangebote der Umwelt besonders gut aufgenommen werden können. z.B. kann das Kind offen und interessiert Gegenstände benennen, sobald sowohl die Sprechmuskeln als auch kognitive Funktionen ausgebildet sind, die es möglich machen, Erfahrungen miteinander in Beziehung zu setzen.
- **Zu frühe und zu späte Lernangebote:** Wenn Lernangebote **zu früh** erfolgen, können die entsprechenden Leistungen noch nicht erbracht werden; kommen sie jedoch **zu spät** oder erhält ein Kind für gewisse Funktionen keine Übungsmöglichkeiten, kann es sein, dass die Funktionen mangelhaft ausgebildet werden und es zu Schäden oder Entwicklungsverzögerungen kommt. Untersuchungen (Ernst und Luckner, 1985 zit. n. Willi, 1986, S. 161) zeigen, dass Kinder, die in extrem reizarmer Umgebung aufgewachsen sind und daher wenig Lernangebote hatten, z.B. Kinder, die etwa von psychisch kranken Müttern versteckt gehalten wurden, bei ihrer Entdeckung schwere Schäden und Entwicklungsrückstände in der sprachlichen oder motorischen Entwicklung aufwiesen. Diese Schäden konnten aber durch intensives Training innerhalb einiger Jahre weitgehend behoben werden. Offenbar sind solche Nachreifungen vor allem im motorischen, kognitiven und sprachlichen Bereich möglich. Nach Lotte Schenk-Danzinger (1995, S. 41) lassen sich auch Entwicklungsverzögerungen durch anregungsarme und emotional frustrierende Milieus in Heimen bis zu einem gewissen Grad beheben, wenn Kinder noch im Vorschulalter in eine gesunde, anregende soziale Umwelt kommen.

Individuell genetische Faktoren beim Kind

Mit *individuell genetischen Faktoren* sind einerseits Anlagen gemeint, die sich zwangsläufig realisieren, wie beispielsweise die Körpergröße, die Farbe der Haare oder der Augen, die Vitalität und Sensibilität. Andere genetische Anlagen scheinen als Potenzial vorhanden zu sein. Sie machen den Menschen empfänglich für Umweltanregungen. Menschen mit vielen Umweltanregungen haben bessere Möglichkeiten, ihr Potenzial zu entfalten als Menschen mit geringen Umweltanregungen. So wird angenommen, dass eine obere Grenze der Intelligenz als Potential erblich festgelegt ist, dass aber Menschen, mit einem großen Intelligenzpotential dieses nicht ausschöpfen können, wenn sie in einer sehr reizarmen Umwelt aufwachsen. Dasselbe gilt auch für Spezialbegabungen, wie etwa die der Musikalität.

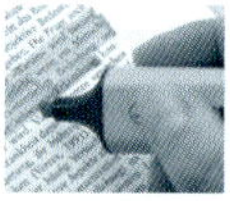

Damit eine musikalische Begabung oder eine andere Spezialbegabung sich entfalten kann, ist es unumgänglich, dass Umweltangebote

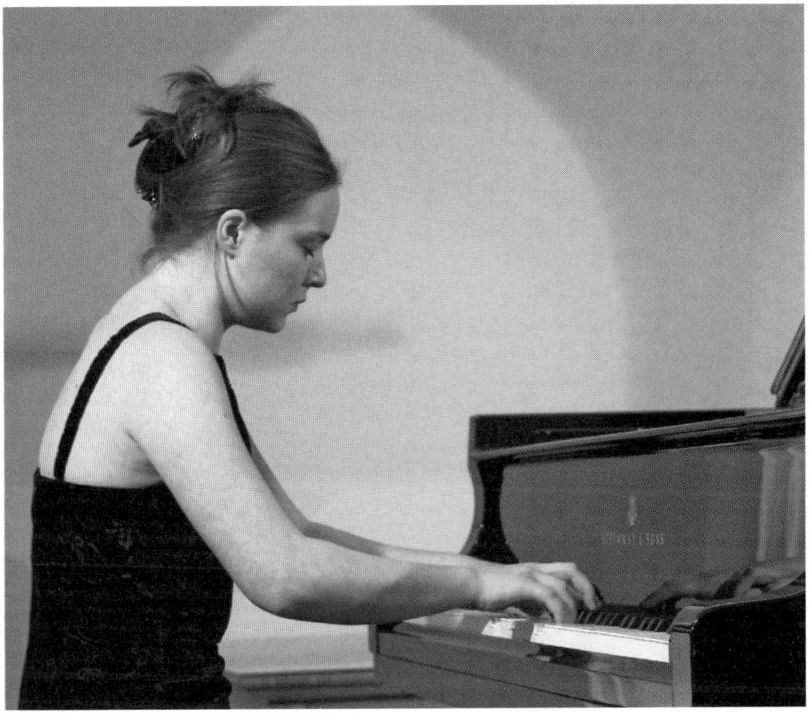

Damit eine musikalische Begabung oder eine andere Spezialbegabung sich entfalten kann, ist es unumgänglich, dass Umweltangebote vorhanden sind, die es ermöglichen, diese Begabung zu entfalten und entwickeln.

vorhanden sind, die es möglich machen, diese Begabung zu entfalten und entwickeln.

Soziokulturelle Faktoren: Kulturkreis – Gesellschafts- und Gruppenzugehörigkeit – Familie

Lotte Schenk-Danzinger (1995) stellt die soziokulturellen Faktoren als drei konzentrische Kreise vor.

- **Der äußere Kreis** ist der durch die vorherrschende Religion geprägte Kulturkreis, in den ein Mensch geboren wird, etwa die christlich-abendländische Kultur, in der wir leben.
- **Der nächste Kreis** ist die Gesellschafts- und Gruppenzugehörigkeit, die Religionsgemeinschaft, der die Eltern angehören, die Berufsgruppen der Eltern, die Schichtzugehörigkeit der Eltern. Diese weitere Umgebung mit den dazugehörigen Rollen, Werten, Normen und Regeln, den Traditionen, Einstellungen, Vorurteilen beeinflusst die Entwicklungsmöglichkeiten und den Entwicklungsverlauf. So erhalten oft begabte Kinder aus sozial tieferen Schichten weniger Gelegenheit, höhere Schulen zu besuchen, weil Bildung in ihrer Umwelt ein geringes Sozialprestige hat oder weil sie weniger gefördert werden.
- **Den innersten Kreis,** die engere Umwelt, bilden die Familie, die Schule und der Freundeskreis.

  Als besonders bedeutsam für die Entwicklung betrachtet Schenk-Danzinger die Art der *emotionalen Zuwendung* zum Kind, die Art *der Lernangebote*, die die engere Umwelt, die Familie, zu bieten hat, und die Art der *Konfrontation mit Wertmaßstäben*.
  - Eine positive **emotionale Zuwendung** der Eltern ermöglicht dem Kind, Gefühle des Vertrauens und der Geborgenheit zu entwickeln. Fehlt diese Zuwendung oder erfährt das Kind Ablehnung, können innere Konflikte und Störungen des Selbstwertgefühls entstehen.
  - **Die Lernmöglichkeiten,** die ein Kind in der familiären Umgebung hat, sind z. B. Gegenstände und die räumliche Umgebung, mit denen sich ein Kind beschäftigen kann, die sprachliche Zuwendung der Bezugspersonen, Beobachtungs- und Erfahrungsmöglichkeiten. Diese Lerngelegenheiten helfen, die individuellen Anlagen auszuformen und zu entfalten und zusätzlich Fähigkeiten und Fertigkeiten zu entwickeln. Wesentliche Unterschiede zwischen den Menschen haben oft ihren Ursprung in unterschiedlichen Lernangeboten. Durch die Schule und Kontakte mit Gleichaltrigen können familiäre Unterschiede ausgeglichen werden. Besonders im Jugendalter ist der Kontakt mit Gleichaltrigen wichtig. Sie gelten als Bezugsgruppe, an der sich die Jugendlichen orientieren können.
  - Damit das Kind lernt, sich in der sozialen Umwelt zurechtzufinden und zu orientieren, sollte es dem Alter entsprechend und konsequent mit **Wertmaßstäben** konfrontiert werden, damit es lernt, was als gut oder schlecht, richtig oder falsch gilt. Sind die Eltern oder Erziehungspersonen inkonsequent oder unklar, kann das zu Verunsicherung und fehlender Orientierung in der sozialen Umwelt führen.

Innerseelische, dynamische Faktoren

Selbststeuernde innerseelisch dynamische Faktoren sind

- Selbststeuerung und Vitalkraft
- Unbewusste dynamische Prozesse.

Aktive Selbststeuerung und Vitalkraft

Einen für die Entwicklung sehr bedeutsamen Faktor nennt Lotte Schenk-Danzinger die **aktive Selbststeuerung** eines Individuums. Dieses selbststeuernde „Ich“ zeigt sich recht früh, spätestens ab dem zweiten oder dritten Lebensjahr, wenn das

Kind seinen Willen kund tut, etwa indem es nein sagt und seinen Willen dem Willen der Erwachsenen entgegensetzt. Entscheidend für die Selbststeuerung ist auch die Pubertät, wenn der jugendliche Mensch beginnt, seine Zukunft zu gestalten, sich mit den eigenen Zielen und Werten auseinandersetzt. Das Ausmaß der Selbststeuerung wird durch die **Vitalstärke** bestimmt. Das vitalstarke Kind versucht Hindernisse zu überwinden, ein vitalschwaches Kind weicht ihnen eher aus.

Unbewusste dynamische Prozesse

Die Selbststeuerung äußert sich nicht nur im bewussten, willentlichen Verhalten, sondern auch durch **unbewusst** wirkende **Überzeugungen und Glaubenssätze**. Menschen, die in feindseliger Umgebung aufgewachsen sind und eine eher geringe Vitalkraft besitzen, entwickeln Überzeugungen wie „Ich bin schlecht, niemand mag mich, ich kann das nicht". Haben solche Menschen jedoch eine starke Vitalkraft, erzeugen sie eher aggressives Verhalten mit Überzeugungen wie „Die Welt ist schlecht, ich muss gegen sie kämpfen". Menschen, die in einer akzeptierenden Umwelt aufwachsen und Liebe und Zuwendung erfahren, entwickeln positive Überzeugungen über sich und die Umwelt, etwa „Die Welt ist gut, die Menschen mögen mich, ich kann mitteilen, was ich brauche" usw.

Das Zusammenspiel innerseelisch-dynamischer Faktoren

Alle diese Faktoren, die die Entwicklung der Persönlichkeit beeinflussen, stehen zueinander in wechselseitiger Abhängigkeit. Sie können sich verschieden stark äußern und in bestimmten Lebensabschnitten unterschiedlich stark im Vordergrund stehen. Zwei Beispiele für das Zusammenspiel dieser Faktoren: Ein Kind mit einer starken Selbststeuerung, das in einer reizarmen Umgebung aufwächst, kann kreativ Lernmöglichkeiten suchen und finden, etwa indem es mit einfachen Gegenständen Spielzeuge kreiert. Es wirkt dadurch aktiv auf das eigene Entwicklungsgeschehen ein und hat damit die Möglichkeit, zu einer autonomen, kreativen Persönlichkeit heranzuwachsen. Oder: Die genetischen Anlagen kommen besonders zum Ausdruck durch eine spezielle Begabung, etwa eine besonders ausgeprägte manuelle Geschicklichkeit, die dann durch das soziale Umfeld entsprechend gefördert werden kann.

10.3.2 Einflüsse auf die Entwicklung der Persönlichkeit im Erwachsenenalter

Als Basis für die Entwicklung im Erwachsenenalter dienen die Erfahrungen, Fähigkeiten und Einstellungen, die eine Persönlichkeit während der Kindheit und im Jugendalter erworben hat. Die selben Einflussfaktoren, die die kindliche Entwicklung prägen, wirken auch auf die Entwicklung im Erwachsenenalter und im Alter.

Die Reifung – oder biologische Faktoren im Erwachsenenalter

Biologische Wachstums- und Abbauprozesse

Während des gesamten Lebens geschehen **biologische Wachstums- und Abbauprozesse.** Das sind Prozesse, die den Körper und seine Organe in unterschiedlicher Geschwindigkeit sich immer wieder erneuern lassen. Mit etwa zwanzig Jahren ist der biologische Reifungsprozess des Gesamtorganismus abgeschlossen. Es beginnt mit unterschiedlicher Geschwindigkeit die Alterung der verschiedenen Organe. Dieser Prozess geschieht sehr langsam und wird während vieler Jahre kaum wahrgenommen. Eine Ausnahme bildet die Empfängnisfähigkeit der Frau, die schon ab dem dreißigsten, vermehrt aber nach dem vierzigsten Lebensjahr abnimmt. Die altersbedingten biologischen Veränderungen erhalten ihre Bedeutung erst im späteren Erwachsenenalter, wenn sich Körperfunktionen spürbar und sichtbar verändern, etwa wenn die Reaktionsgeschwindigkeit

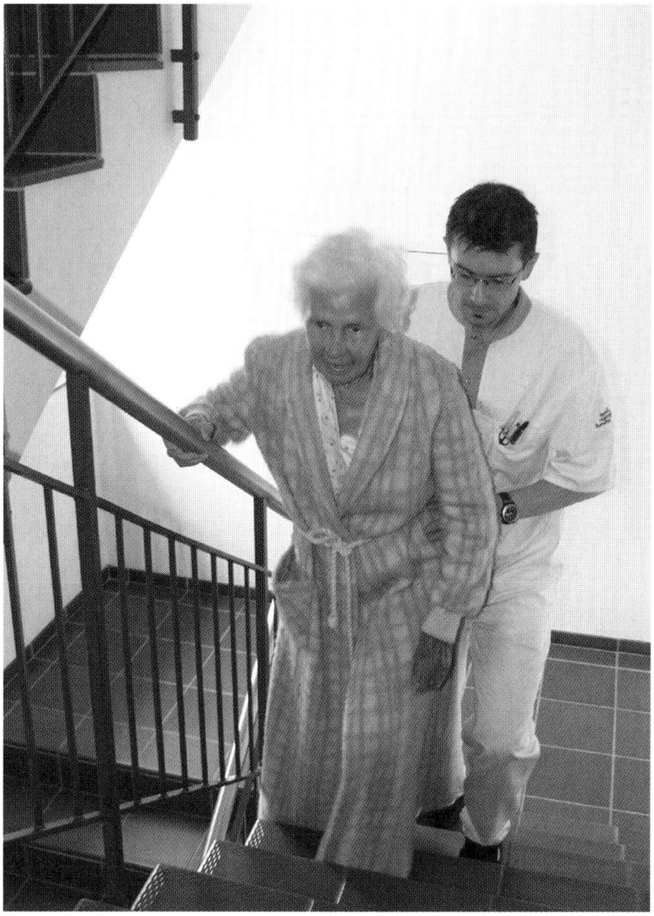

Das Training der Fähigkeiten und Fertigkeiten körperlicher und geistiger Funktionen ist im frühen und späteren Erwachsenenalter von besonderer Bedeutung.

oder die Körperkraft nachlässt, wenn sich vermehrt Hautfalten bemerkbar machen oder wenn man zum Lesen eine Brille benötigt.

- **Gedächtnis- und Intelligenzleistungen im Alter.** In unserer Gesellschaft besteht häufig irrtümlicherweise die Meinung, dass im Alter Gedächtnis- und Intelligenzleistungen abgebaut werden. Dies entspricht jedoch nicht der Realität. Es tritt lediglich eine Verlangsamung von Reaktionen und Lernvorgängen ein, die jedoch durch andere Leistungen kompensiert werden kann. Man spricht auch von einer Abnahme der *flüssigen Intelligenz*. Mit flüssiger Intelligenz meint man Abstraktionsfähigkeit, Gedächtnisleistungen, insbesondere Kurzzeitgedächtnisleistungen und die Fähigkeit, Denkregeln zu erkennen. Die Abnahme der flüssigen Intelligenz kann man durch Tests feststellen. Sie lässt sich jedoch im Alltag durch Routine, Erfahrung und höhere Motivation weitgehend kompensieren. Im Unterschied zur flüssigen Intelligenz kann sich die *kristalline Intelligenz* mit zunehmendem Alter immer weiter entwickeln. Die kristalline Intelligenz umfasst Intelligenzleistungen, die auf einer Vielfalt von Erfahrungen und Wissen basieren. Sie entspricht dem, was als „Weisheit" im Alter bezeichnet wird. Diese Art der Intelligenz ist sehr stark kulturabhängig.
- **Lernfähigkeit und Flexibilität im Alter.** Auch Lernfähigkeit und Flexibilität bei der Lösung von Problemen nehmen mit zunehmendem Alter nicht zwangsläufig ab, sie sind abhängig von der Motivation und davon, wie diese Fähigkeiten im Laufe des Lebens trainiert werden. Je älter ein Mensch wird, desto mehr Erfahrungen hat er, auf die er zurückgreifen kann. So kann die längere Zeit, die ein erwachsener oder betagter Mensch benötigt, um etwas Neues zu erfassen, durch das Zurückgreifen auf eine Vielzahl von Erfahrungen kompensiert werden.

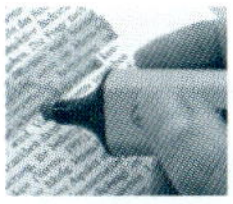

Wenn bei der kindlichen Entwicklung hin zur optimalen Entfaltung der biologischen Anlagen die Lernmöglichkeiten und Umweltangebote eine besondere Rolle spielten, so ist das Training der Fähigkeiten und Fertigkeiten körperlicher und geistiger Funktionen im frühen und späteren Erwachsenenalter besonders von Bedeutung.

Soziokulturelle Faktoren im Erwachsenenalter

Als soziokulturelle Einflussfaktoren auf die Entwicklung im Erwachsenenalter treten zum Teil andere Bezugssysteme als bei der kindlichen Entwicklung in den Vordergrund.

- Als **äußerer Kreis** kann die historische Zeit gelten, die wirtschaftliche und politische Lage, in der ein Mensch lebt, oder das Land bzw. der Kulturkreis, in dem sich eine Person aufhält und tätig ist.
- Den **nächsten Kreis** bilden die berufliche- und Schichtzugehörigkeit, Aus- und Fortbildungsmöglichkeiten, Berufsgruppen, Organisationen und Institutionen, in denen sich eine Person bewegt, die verschiedenen Rollen, die sie einnimmt, und die damit verbundenen Normen, Werte, Einstellungen und Gewohnheiten.

Diese Umfelder bedeuten unterschiedliche Herausforderungen für die Persönlichkeit, an deren Bewältigung ein Mensch wachsen und sich weiter entwickeln kann.

- **Den inneren Kreis** der soziokulturellen Einflussfaktoren bilden die Familie, Paarbeziehungen und der Freundeskreis. Die Art, wie Beziehungen gelebt und gestaltet werden, Veränderungen von Beziehungen durch Trennung, Scheidung, Tod oder neue Beziehungspartner sind prägende Herausforderungen für die Entwicklung im Erwachsenenalter.

Innerseelische, dynamische Faktoren im Erwachsenenalter

Die *bewusste Selbststeuerung*, die Ichstärke, äußert sich in der aktiven Planung und Gestaltung des Lebens und in der Art, wie jemand Selbstverantwortung für sein Verhalten übernimmt. Auch *unbewusste Prozesse und Überzeugungen*, die ein Mensch während der Kindheit und im späteren Leben erworben hat, sind maßgebend daran beteiligt, wie eine Persönlichkeit die Herausforderungen ihres Umfeldes bewältigt. Sie bestimmen, ob eine Persönlichkeit Herausforderungen oder Krisen des Lebens als Chancen und Möglichkeiten betrachtet und sie meistert oder als Schicksalsschläge, auf die sie keinen Einfluss nehmen kann. Solche unbewussten Überzeugungen und Muster lassen sich aber auch im Erwachsenenalter durch neue Erfahrungen verändern und erweitern. Die bewusste Planung und Gestaltung des Lebens wird durch die Herausforderungen der sozialen Umwelt gefördert und nimmt je nach Umfeld an Bedeutung zu.

Die wechselseitige Beeinflussung dieser Einflussfaktoren trägt auch im Erwachsenenalter wesentlich zur Formung und Entwicklung der Persönlichkeit bei.

10.4 Sozialisation: Wie wird ein Mensch Mitglied der Gesellschaft?

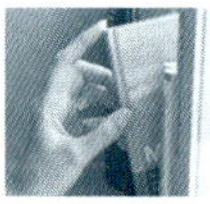

Sozialisation

meint den Prozess, durch den ein Individuum zum Mitglied einer Gesellschaft wird, indem es die gewünschten Einstellungen und Verhaltensweisen und Rollen der Gruppen, denen es angehört, erlernt und übernimmt.

Sozialisationsinstanzen

Instanzen, wie z. B. Familie, Schule, Kirche, durch die die Vermittlung der gesellschaftlichen Werte und Verhaltensweisen erfolgt.

Das engere und weitere Umfeld eines Menschen hat also einen bedeutenden Einfluss auf die Entwicklung eines Menschen. Dieser prägende und formende Prozess wird mit dem Begriff „Sozialisation“ umschrieben. Durch die Sozialisation in seiner Herkunftsfamilie enthält ein Mensch die ersten, oft entscheidenden Prägungen für sein weiteres Leben. Die Vermittlung der gesellschaftlich vorgegebenen Werte und Verhaltensweisen erfolgt durch sog. **Sozialisationsinstanzen**, z. B. Kindergarten, Schule, Peer-Group. Ziel der Sozialisation ist es, einen Menschen zu motivieren, die Regeln und Gepflogenheiten der Gesellschaft oder der Gruppe, der er angehört, zu übernehmen und zu befolgen, sie zu **internalisieren.**

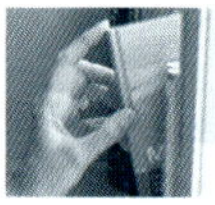

Internalisieren

Ein Mensch übernimmt gesellschaftliche Verhaltensvorschriften und Regeln und betrachtet sie als seine eigenen.

Primäre und sekundäre Sozialisation

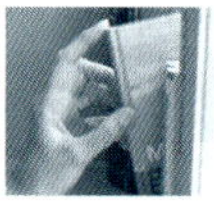

Primäre Sozialisation

Teil des gesamten Sozialisationsprozesses. Die primäre Sozialisation findet in der frühen Kindheit, in der Regel in der Familie, statt.

Sekundäre Sozialisation

Die nach der primären Sozialisation einsetzenden Einflüsse, denen der Heranwachsende nach dem Heraustreten aus der Familie ausgesetzt ist. Die sekundäre Sozialisation ist ein fortwährender, lebenslanger Vorgang, in dem ein Mensch immer wieder mit neuen Aufgaben und Anforderungen konfrontiert wird.

Primäre Sozialisation

In der **primären Sozialisation** werden dem Kind – in der Regel in der Familie – die ersten emotionalen und sozialen Handlungsmöglichkeiten vermittelt. Es lernt, Beziehungen zu anderen Menschen aufzunehmen, seine Gefühle und Wünsche auszudrücken und sich mit den Anforderungen seiner (familiären) Umwelt auseinanderzusetzen. Die Entwicklung in dieser Phase ist einerseits bedingt durch erbliche Anlagen und andererseits durch Einflüsse der sozialen Umwelt. Aus der komplexen Wechselwirkung von Anlage und Umwelt entwickeln sich die ersten Züge der späteren, erwachsenen Persönlichkeit.

Sekundäre Sozialisation

In der **sekundären Sozialisation** sind Kontakte mit Gleichaltrigen besonders wichtig, Kindergarten und Schule stellen Anforderungen an den Heranwachsenden und bringen Lernprozesse in Gang. Später richtet die Arbeitswelt Ansprüche an den Erwachsenen. Die Einflüsse der primären und sekundären Sozialisation können gegensätzlicher Natur sein und zu Konflikten führen. Ein Konflikt tritt beispielsweise bei einem Heranwachsenden auf, wenn die Werte und Verhaltensvorschriften des Elternhauses im Widerspruch zu denen seiner gleichaltrigen Freunde und Bekannten stehen.

Beispiel: Eine 18-jährige junge Frau, die in einem traditionell-konservativen Elternhaus aufgewachsen ist, tritt in eine liberal-fortschrittliche Schule für Kranken- und Gesundheitspflege ein. Die der jungen Frau bislang in der Familie vermittelten konservativen Wertvorstellungen stehen im Widerspruch zu den Werten und Einstellungen der Schule. So wird der Einfluss der Schule in ihr einen Konflikt auslösen.

Erziehung

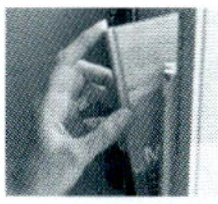

Erziehung

„Ein bewusstes, gezieltes Handeln, bei dem berechtigte Personen (in der Regel die Eltern) auf das zu erziehende Individuum einwirken" (Rathgeber, 1979).

Erziehung ist lediglich ein Teil der Sozialisation. Während man unter Sozialisation alle, oft unbewussten und unbeabsichtigten Vorgänge zusammenfasst, die die Entwicklung eines Menschen beeinflussen, wird unter Erziehung das zielbewusste, absichtliche pädagogische Handeln verstanden (Rathgeber, 1979, S. 353).

Einfluss des Umfeldes auf das Sprachverhalten: schichtspezifisches Sprachverhalten

Der prägende Einfluss der Sozialisation und Erziehung zeigt sich auch im Sprachverhalten. Der Soziologe Basil Bernstein (1964) unterscheidet zwei schichtspezifische Kommunikations- und Sprachstile (➛ Kap. 2.1.).

Eingeschränkter Sprachstil: Der sozialen Unter- bzw. Grundschicht zugeordneter *eingeschränkter (restringierter)* Sprachstil. Merkmale sind einfache Satzkonstruktionen, Befehle und Fragen, erlebnisnahe Beschreibungen und eine Betonung der nichtsprachlichen Elemente des Kommunikationsverhaltens (z. B. Körperhaltung, Gestik).

Differenzierter Sprachstil: Der ausgearbeitete, *differenzierte (elaborierte)* Sprachstil von Mittel- und Oberschichtangehörigen. Der elaborierte Sprachstil zeichnet sich durch komplexe Satzkonstruktionen, eine differenzierte Wortwahl und erlebnisfernere, abstraktere Beschreibungen aus.

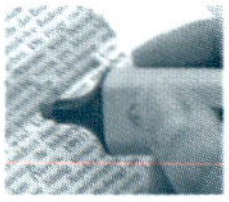

Bedeutsam im medizinischen Bereich ist die Existenz unterschiedlicher Sprachstile vor allem für die Arzt-Patient-Beziehung. Der Arzt als Angehöriger der sozialen Mittel- bzw. Oberschicht spricht einen differenzierten, eher abstrakten Sprachstil, während ein Großteil seiner Patienten als Angehörige unterer Schichten aus einem anderen Vorstellungs- und Erlebnisbereich kommt und sich in einer einfachen Sprache ausdrückt. Das unterschiedliche Sprachverhalten besitzt in der Arzt-Patient-Beziehung eine besondere Bedeutung, weil das Gespräch ein wichtiges diagnostisches und therapeutisches Instrument vor allem für den Allgemeinpraktiker darstellt. Dadurch wird oft verhindert, dass der Patient sich vom Arzt verstanden fühlt, und damit wird gleichzeitig die Entwicklung eines für den therapeutischen Prozess wichtigen emotionalen Klimas beeinträchtigt.

10.5 Entwicklungsbedingte Herausforderungen und wie werden sie bewältigt?

Im Laufe seines Lebens ist der Mensch aufgefordert, spezifische Aufgaben und Herausforderungen des Lebens zu bewältigen. Diese Aufgaben können ausgelöst sein durch Reifung, andere biologische Veränderungen oder durch soziokulturelle Einflüsse. Jede Lebensperiode stellt unterschiedliche *Entwicklungsaufgaben* an eine Persönlichkeit, die anzunehmen und zu lösen sie gezwungen wird. Viele solcher Herausforderungen im Lebenslauf gelten auch als *kritische Lebensereignisse* (➛ Kap. 27.4), etwa die Geburt von Geschwistern oder der Tod eines Elternteils. Im Folgenden soll auf diese beiden entwicklungspsychologischen Konzepte näher eingegangen werden.

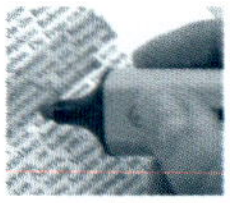

Entwicklung, unter dem Aspekt von Entwicklungsaufgaben betrachtet, ist für die Praxis hilfreich, weil man sich auf die Bewältigung von Entwicklungsaufgaben vorbereiten kann. Die Bewältigung von Entwicklungsaufgaben ist auch unter dem Gesichtspunkt der Gesunderhaltung von Bedeutung. Menschen, die kritische Lebensereignisse zu bewältigen haben, sind häufig Patienten in Krankenhäusern. Das Wissen und Verstehen der Zusammenhänge von entwicklungsbedingten Herausforderungen des Lebens und deren Bewältigungsformen und -möglichkeiten kann ein hilfreicher Bestand des beruflichen Rüstzeuges einer Gesundheits- und Krankenpflegerin sein.

10.5.1 Entwicklungsaufgaben

Definition von Entwicklungsaufgaben

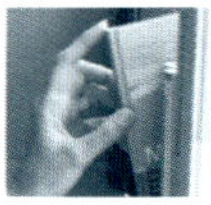

Entwicklungsaufgaben

Aufgaben, die das Leben stellt, deren Bewältigung Entwicklung erfordert. Z. B. muss ein Kind lernen, die Ausscheidungsfunktionen zu kontrollieren oder ein junger Erwachsener stellt sich die Aufgabe, eine Familie zu gründen (vgl. Oerter & Montada, 2002, S. 43).

Entwicklungsaufgaben werden in jeder Lebensperiode an eine Persönlichkeit gestellt. Es sind Herausforderungen, die sich einem Menschen in unserer Kultur stellen, mit denen sich jeder Mensch auseinander zusetzten hat. Die Bedeutungen, die die einzelnen Individuen den jeweiligen Aufgaben zuweisen, können je nach Kultur und Geschlecht variieren.

Der Soziologe und Erziehungswissenschaftler Robert J. Havighurst (1982 zit. n. Oerter, 1995, S. 120 ff.) versteht unter Entwicklungsaufgaben Folgendes:

„Eine Entwicklungsaufgabe ist eine Aufgabe, die sich in einer bestimmten Lebensperiode des Individuums stellt. Ihre erfolgreiche Bewältigung führt zu Glück und Erfolg, während Versagen des Individuums unglücklich macht, auf Ablehnung durch die Gesellschaft stößt und zu Schwierigkeiten bei der Bewältigung späterer Aufgaben führt.“ Entwicklungsaufgaben sind also „normale“ Ereignisse, die im Leben der meisten Menschen eintreten. Sie können auch als *Lernaufgaben* verstanden werden.

Entwicklungsaufgaben – eine Übersicht

Robert J. Havighurst und seine Mitarbeiter (1982) sowie Dreher und Dreher (1985 b; zit. n. Oerter, 1995, S. 121 ff.), Oerter und Dreher (1995, S. 328–329) haben, basierend auf empirischen Beobachtungen, einen Katalog von Entwicklungsaufgaben für verschiedene Lebensperioden zusammengestellt.

Die Übersicht in Tabelle 10.5 zeigt die Entwicklungsaufgaben im Verlauf des menschlichen Lebens. Es handelt sich um eine leicht abgeänderte Zusammenstellung des oben erwähnten Kataloges von Entwicklungsaufgaben sowie Ergänzungen in Anlehnung an den Psychologen Hans Dieter Schneider (1990, S. 17). Die Alterszuordnung, insbesondere die Entwicklungsaufgaben im Erwachsenenalter betreffend, dient der Orientierung. So können sich – bedingt durch sich verändernde gesellschaftliche Rahmenbedingungen wie etwa lange Ausbildungszeiten und zunehmend geforderte berufliche Flexibilität – Entwicklungsaufgaben z. B. die Familiengründung auf ein deutlich höheres Lebensalter verschieben.

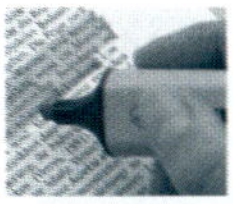

Jede Entwicklungsaufgabe bringt die betroffene Person in eine neue, ungewohnte Situation, die eine Anpassungsleistung erfordert. Je mehr Entwicklungsaufgaben ein Mensch bisher erfolgreich gemeistert hat, desto besser gelingt ihm dies auch im späteren Leben.

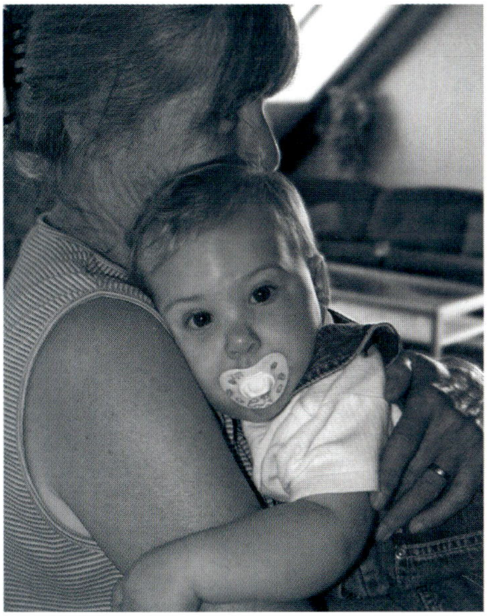

Entwicklung von Vertrauen und Aufbau einer sicheren sozialen Bindung sind erste Entwicklungsaufgaben im menschlichen Leben.

Entwicklungsperiode	Entwicklungsaufgaben
Frühe Kindheit 0–1 Jahre	■ Aufbau einer sicheren sozialen Bindung und Entwicklung von Vertrauen ■ Entwicklung von Objektpermanenz: Bei diesem wichtigen Schritt geht es darum, dass ein Kind lernt, dass ein Gegenstand, der sich nicht mehr in seinem Wahrnehmungsbereich, z. B. hinter seinem Rücken, befindet, trotzdem anwesend ist. Zu diesem Zeitpunkt beginnt ein Kind einen versteckten Gegenstand zu suchen. ■ Entwicklung und Koordination der motorischen Funktionen und der Sinneswahrnehmungen: Das Kind lernt, von Experimentierbewegungen zu gezielten, koordinierten Bewegungsabläufen bis zur Körperbeherrschung und zur Eroberung des Raumes zu gelangen. So entdeckt ein Kind anfänglich seine Hand, beobachtet die Bewegungen und beginnt dann experimentierend die Umgebung mit der Hand zu entdecken und begreifen.
Kindheit 2–4 Jahre	■ Entwicklung der Selbstkontrolle (vor allem motorische) ■ Entwicklung der Sprache ■ Entdecken der eigenen Persönlichkeit (Autonomie) ■ Entwicklung von Phantasie und Spiel ■ Verfeinerung motorischer Funktionen
Schulübergang und frühes Schulalter 5–7 Jahre	■ Sich mit den Geschlechterrollen identifizieren und angemessenes Rollenverhalten lernen ■ In Gruppen spielen ■ Einfache moralische Unterscheidungen treffen lernen
Mittlere Kindheit 6–12 Jahre	■ Erlernen körperlicher Geschicklichkeit, die für gewöhnliche Spiele notwendig ist ■ Aufbau einer positiven Einstellung zu sich als einem wachsenden Organismus ■ Lernen, mit Altersgenossen zurechtzukommen und zu kooperieren ■ Entwicklung von Kulturtechniken (Lesen, Schreiben, Rechnen usw.) ■ Konzepte und Denkschemata (eine Art und Weise zu denken) entwickeln, die für das Alltagsleben notwendig sind ■ Gewissen, Moral und Wertskala entwickeln ■ Persönliche Unabhängigkeit erreichen ■ Gegenüber sozialen Gruppen und Institutionen Einstellungen entwickeln
Adoleszenz 12–18 Jahre	■ Neue und reife Beziehungen zu Altersgenossen beiderlei Geschlechts aufbauen ■ Körperliche Reifung und Akzeptieren der eigenen (veränderten) körperlichen Erscheinung und effektive Nutzung des Körpers ■ Übernahme der männlichen und weiblichen Geschlechtsrolle ■ Von den Eltern (und anderen Erwachsenen) unabhängig werden, sich vom Elternhaus lösen ■ Aufnahme intimer Beziehungen zum Partner (Freund, Freundin) ■ Vorbereitung auf Ehe und Familienleben: Vorstellungen entwickeln, wie der Ehepartner und die zukünftige Familie sein sollen ■ Über sich selbst im Bild sein: Wissen, wer man ist/was man will ■ Vorbereitung auf eine berufliche Karriere: Wissen, was man werden will und was man dafür können (lernen) muss ■ Entwicklung einer eigenen Weltanschauung: Sich darüber klar werden, welche Werte man hoch hält und als Richtschnur für eigenes Verhalten akzeptiert

Tab. 10.6: Entwicklungsaufgaben im Verlauf des menschlichen Lebens.

Entwicklungsperiode	Entwicklungsaufgaben
Adoleszenz 12–18 Jahre	■ Sozial verantwortliches Verhalten erstreben und erreichen ■ Entwicklung einer Zukunftsperspektive: Sein Leben planen und Ziele ansteuern, von denen man glaubt, dass man sie erreichen kann
Frühes Erwachsenenalter 18–30 Jahre	■ Wahl eines Lebenspartners ■ Mit dem Partner leben ■ Gründung einer Familie: Schwangerschaft und Vorbereitung auf die Geburt eines Kindes ■ Versorgung und Betreuung der Familie ■ Ein Heim erstellen und den Haushalt organisieren ■ Einstieg in den Beruf ■ Den eigenen Lebensstil finden ■ Verantwortung als Staatsbürger ausüben ■ Eine angemessene soziale Gruppe finden
Mittleres Erwachsenenalter 31–50 Jahre	■ Heim und Haushalt führen ■ Kinder erziehen: Den heranwachsenden Kindern helfen, verantwortungsbewusste, kompetente und glückliche Erwachsene zu werden ■ Eine befriedigende Position in der beruflichen Karriere erreichen und erhalten ■ Verantwortung in einem größeren Rahmen außerhalb der Familie übernehmen ■ Freizeitaktivitäten entwickeln und pflegen, die später im Ruhestand den ganzen Tag ausfüllen können ■ Die Beziehung zum Lebenspartner festigen ■ Sich mit körperlichen Veränderungen (z. B. Menopause) auseinandersetzen und sie akzeptieren ■ Sich mit Ansprüchen der eigenen hilfsbedürftigen Eltern auseinandersetzen
Spätes Erwachsenenalter 51 Jahre und älter	■ Anpassung an körperliche Veränderungen: Zustimmung zu Veränderungen des äußeren Erscheinungsbildes, Anpassen der Lebensweise an veränderte körperliche Leistungsfähigkeit, Neuorientierung auf sexuellem Gebiet, altersgerechte Ernährung ■ Anpassung an geistige Veränderung: Erhalten der allgemeinen geistigen Fähigkeiten durch Training, Erhaltung und Ausbau spezifischer geistiger Fähigkeiten und Kompensation verminderter geistiger Fähigkeiten ■ Anpassung an die veränderte gesellschaftliche Bewertung: Auseinandersetzung mit dem Bild des älteren Menschen in der Öffentlichkeit, Vorbereitung auf die Ausgliederung aus dem Berufsleben, subjektiv sinnvolle Nutzung der Freizeit, Auseinandersetzung mit dem Machtverlust, Neuorientierung auf finanziellem Gebiet ■ Anpassung an die veränderten Sozialbeziehungen: Verhältnis zum Ehepartner, Beziehungen zu den Kindern, außerfamiliäre Beziehungen, Tod des Lebenspartners ■ Anpassung an den sozialen Wandel: Auseinandersetzung mit neuen Werten, Verständnis suchen für Verhalten und Einstellungen der Jungen ■ Anpassung an vermehrte Abhängigkeit: Körperliche Abhängigkeit, wirtschaftliche Abhängigkeit, Auseinandersetzung und Vorbereitung auf den eigenen Tod ■ Akzeptieren des eigenen Lebens

Tab. 10.6 (Forts.): Entwicklungsaufgaben im Verlauf des menschlichen Lebens.

Quellen von Entwicklungsaufgaben

Robert J. Havighurst unterscheidet drei Quellen, aus denen Entwicklungsaufgaben hervorgehen:

- **Physische Reifungsprozesse.** Sie bilden die Basis für Entwicklungsaufgaben.
- **Kultureller Druck** bzw. gesellschaftliche Erwartungen. Hier kommen z. B. altersabhängige gesellschaftliche Normen zum Tragen, etwa in welchem Alter erwartet wird, dass ein Beruf erlernt wird, wann der Eintritt ins Erwachsenenalter stattfindet, welche Verhaltensnormen dann gelten oder wann sich jemand pensionieren lassen soll.
- **Individuelle Ziele und Werte als Teil des Selbst**, das im Laufe des Lebens ausgebildet und zur treibenden Kraft der Gestaltung der Entwicklung wird. Solche Ziele können z. B. sein, den Lehrabschluss erfolgreich zu bestehen, der Wunsch nach einer harmonischen Familie oder das Bestreben, einen Beitrag zur Verbesserung der Arbeitswelt zu leisten oder ein hohes politisches Amt anzunehmen.

Es wird angenommen, dass es für gewisse Entwicklungsaufgaben Zeiträume im Lebenslauf gibt, die für bestimmte Lernprozesse besonders geeignet sind, so genannte *sensitive Perioden*. Das heißt aber nicht, dass solche Aufgaben nicht zu einem früheren oder späteren Zeitpunkt bewältigt werden können. Der Aufwand jedoch, die jeweiligen Herausforderungen zu bewältigen, ist in solchen sensitiven Perioden geringer. Einzelne Entwicklungsaufgaben können sich auch über mehrere Perioden des Lebenslaufes erstrecken.

10.5.2 Kritische Lebensereignisse im Lebenslauf

Im Gegensatz zu Entwicklungsaufgaben, die in jedem Lebenslauf erwartet werden und auf die sich Menschen vorbereiten können, sind kritische Lebensereignisse Einschnitte in das Leben, die nicht unbedingt erwartet werden, und die Neuorientierung und neue Bewältigungsformen verlangen. Als **kritische Lebensereignisse** (→ Kap. 27.4) gelten sowohl positiv als auch negativ erlebte Ereignisse. Nach dem Psychologen Leo Montada (in Oerter & Montada, 2002, S. 44–45) sind dies z. B.:

- Geburt eines Geschwisters
- Scheidung der Eltern
- Orts- oder Schulwechsel, Erkrankung oder Behinderung
- Verlust nahe stehender Personen durch Tod
- Verlust einer Arbeitsstelle

Besonders kritisch sind nach den Psychologen Sigrun-Heide Filipp, Peter Aymanns und Elke Freudenberg (1988, S. 122) Ereignisse, die

- unerwünscht
- nicht kontrollierbar und
- nicht vorhersehbar sind oder
- die nach biologischen oder sozial definierten Zeitpunkten zu früh oder zu spät eintreten.

Diese Ereignisse können durchaus auch positiv erlebt werden und trotzdem kritisch sein.

So ist z. B. eine Schwangerschaft für einer Frau im Alter unter achtzehn und über vierzig Jahren (zu früh und zu spät) belastender als im Alter zwischen zwanzig und fünfunddreißig Jahren, auch wenn die Schwangerschaft erwünscht ist. Es ist auch schwieriger, den Verlust eines Partners durch einen plötzlichen Unfall (unkontrollierbar und unvorhersehbar) als durch eine Krankheit zu verarbeiten. Oder: Der Eintritt in ein Altersheim wird weniger belastend erlebt, wenn sich die betagte Person darauf vorbereitet und selbst bestimmt, wann und wie er erfolgen soll (kontrollierbar), als wenn Angehörige darüber bestimmen.

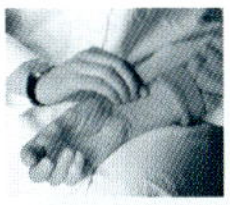

Frau Sch. hat sich von der Familie getrennt

Frau Sch. ist zur Abklärung ihrer Beschwerden auf Station B eingetreten. Sie hat seit einiger Zeit Herzbeschwerden, die vor allem nachts auftreten. Außerdem fühlt sie sich kraft- und energielos. Beim Eintrittsgespräch mit der Stationsleiterin Ruth Schneider erzählt sie dieser unter Tränen, dass sie seit zwei Monaten von ihrem Mann und ihren beiden Söhnen (13 und 15 Jahre) getrennt lebe. Sie sei zwar mit der Lösung, die Kinder beim Ehemann wohnen zu lassen, einverstanden, denn das sei für diese die beste Lösung, auch fühle sie sich in ihrer neuen Wohnung ganz wohl, aber gefühlsmäßig könne sie sich mit der Trennung von ihren Kindern nicht abfinden.

Frau Sch. hat entscheidende, sog. kritische Lebensereignisse erlebt: Sie hat sich von ihrem Mann und ihren Söhnen getrennt und dabei auch ihr bisheriges Heim verlassen. Es fällt ihr sehr schwer, diese Verluste anzunehmen, zu verarbeiten und sich den veränderten Umständen anzupassen. Die Trennung von den Kindern ist *zu früh* erfolgt. Eine vorzeitige Trennung von den Kindern wird als problematischer erlebt, als wenn sie zum üblichen Zeitpunkt eintritt, nämlich dann, wenn die Kinder junge Erwachsene geworden sind. Im Beispiel von Frau Sch. *kumulieren* sich die Ereignisse, Trennung vom Ehemann, verfrühte Trennung von den Kindern und Verlassen des vertrauten Heims.

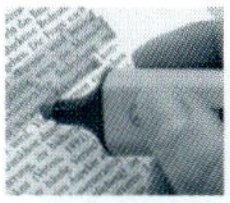

Kritische Lebensereignisse können als Herausforderungen wahrgenommen und bewertet werden, an denen eine Person wächst und ihre Kompetenzen und Fähigkeiten erweitert oder sie können als Krisen erlebt werden, die zu Fehlanpassungen, Hilflosigkeit und Verlust an Selbstwertgefühl und Sicherheit und zu seelischer sowie körperlicher Krankheit führen können.

10.5.3 Die Bewältigung von Entwicklungsaufgaben und kritischen Lebensereignissen

Kritische Lebensereignisse verarbeiten

Bei der Verarbeitung von kritischen Lebensereignissen spielen nach Leo Montada (1995, S. 69) drei Faktoren eine Rolle:

- die Erklärung der Ursache
- die Ansichten über die Verantwortlichkeit und
- die Suche nach dem Sinn in einem Ereignis.

Je nachdem, welche Erklärungen und Antworten sich ein Mensch auf diese Fragen gibt, wird er ein Ereignis erfolgreicher oder schlechter verarbeiten.

Für das Beispiel „Frau Sch. hat sich von der Familie getrennt“ könnte das bedeuten, dass Frau Sch. nachts über ihre Situation nachdenkt und zu verstehen versucht, weshalb es mit ihrer Ehe soweit gekommen ist (**Ursachensuche**), dass sie sich Selbstvorwürfe macht und an Schuldgefühlen gegenüber ihren Kindern leidet (**sich selbst die Verantwortung zuschreibt**). Dieses Grübeln und die damit verbundenen unangenehmen Emotionen könnten auch ihre körperlichen Beschwerden ausgelöst haben. Frau Sch. könnte ihrer Situation **einen positiven Sinn geben**, indem sie sich vorstellt, dass die Trennung für alle besser ist als die zermürbenden Auseinandersetzungen und unlösbaren Konflikte. Sie könnte sich auch damit befassen, wie sie ihre Mutterrolle in der veränderten Situation optimal erfüllen kann.

Entwicklungsaufgaben und kritische Lebensereignisse bewältigen

Wenn ein Mensch durch *Entwicklungsaufgaben* oder *kritische Lebensereignisse* herausgefordert wird, stellt sich ihm die Frage, wie er mit den Veränderungen, die die neue Situation mit sich bringt, fertig werden und wie er sich an die neuen Gegebenheiten anpassen will. Dieser Prozess der Bewältigung wird auch „Coping" genannt (➛ Kap. 27.2).

Es lassen sich verschiedene **Bewältigungsmöglichkeiten** unterscheiden, die je nach Situation mehr oder weniger erfolgreich sind (Montada, 1995, S. 69 ff.; Oerter, 1995, S. 127):

- Aufbau von Fertigkeiten
- Aneignen neuer Kompetenzen
- Konkrete Anstrengung, die Probleme zu lösen
- Suche nach Hilfe und Unterstützung
- Suche nach Sinn und Erklärung
- Positive Vorstellungen über die Zukunft
- Vergleiche mit anderen, denen es schlechter geht, um die Emotionen zu dämpfen
- Setzen von neuen Lebenszielen und Lebensprioritäten, so dass sie zu den eigenen Möglichkeiten passen
- Flexible Anpassung der Ziele an die Gegebenheiten
- Neugestaltung des Selbstbildes.

Es gibt Bewältigungsstrategien, die in einem bestimmten Lebensalter häufiger angewandt werden als in einem anderen. So steht etwa das Erlernen von Fertigkeiten im Kleinkindalter im Vordergrund. Im Alter, wenn es darum geht, häufiger mit Verlusten umzugehen, wird eine flexible Anpassung der Ziele an neue Situationen gefordert. Das kann dann bedeuten, dass berufliche Ziele aufgegeben werden und an deren Stelle Ziele für das Erhalten des körperlichen und psychischen Wohlbefindens gesetzt werden.

Ob eine Bewältigung gelingt, hängt einerseits von der Schwierigkeit der Aufgabe ab, anderseits von der Art, wie jemand mit Belastungen und Herausforderungen umgeht (wie er sie bewertet und welche Bewältigungsstrategien er anwendet) und vom jeweiligen näheren und weiteren Umfeld, in dem sich ein Mensch bewegt.

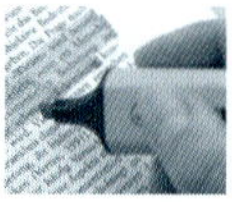

Jede bewältigte Entwicklungsaufgabe bzw. jedes kritische Lebensereignis bringt eine Persönlichkeit einen Schritt weiter in der Entwicklung und hilft ihr, zukünftige Veränderungen besser zu verarbeiten. Hingegen können nicht bewältigte Aufgaben die Entwicklung hemmen und zu Beeinträchtigungen des Wohlbefindens und der Gesundheit führen.

Die Bedeutung von Ressourcen für die Bewältigung von Entwicklungsaufgaben

Im Zusammenhang mit der Bewältigung von Entwicklungsaufgaben und Herausforderungen sind auch **Ressourcen oder Schutzfaktoren** bedeutsam. Dieselben Ressourcen, die als gesundheitsfördernde Bedingungen gelten, helfen einem Menschen, seine Entwicklungsaufgaben konstruktiv zu bewältigen und zu einer zufriedenen Persönlichkeit heranzuwachsen (➛ Kap. 4.1). Einige Ressourcen, die für die Bewältigung der Entwicklungsaufgaben wichtig sind, seien hier erwähnt:

Personale Ressourcen

- Selbstvertrauen und ein hohes Selbstwertgefühl
- Das Gefühl und die Erwartung der Selbstwirksamkeit: Der Glaube, selbst fähig zu sein, die Herausforderungen zu bewältigen
- Interne Kontrollüberzeugung: Die Überzeugung, das Leben selbst kontrollieren zu können
- Verschiedene Problemlösungsstrategien zur Verfügung haben

Soziale Ressourcen

- Die Verfügbarkeit eines sozialen Stützsystems, sog. soziale Netze und Vertrauenspersonen. Wichtig dabei ist jedoch, dass diese sozialen Unterstützungsformen hilfreich und aufbauend und nicht abwertend oder überbehütend sind.

Die Bewältigung von Verlusterlebnissen im Alter

Welche Strategien kann ein Mensch im Alter heranziehen, wenn es darum geht, gehäuft Verlusterlebnisse zu verarbeiten? Die Entwicklungspsychologen Paul B. Baltes und Margret M. Baltes (1990 in Oerter & Montada, 2002, S. 986–987) entwickelten ein Modell, das eine optimale Anpassung an Verluste des Alters gewährleisten soll. Sie gehen davon aus, dass drei Prozesse, nämlich Selektion, Kompensation und Optimierung helfen, Verluste des Alters zu bewältigen und das Leben sowie den bevorstehenden Tod anzunehmen:

- **Selektion** bedeutet, bei geringer werdenden Ressourcen die Lebenswelt auf wenige Bereiche zu reduzieren. Das kann heißen, Ziele, Aufgaben und Tätigkeiten den veränderten Kräften und Möglichkeiten anzupassen und sorgfältig neue Prioritäten zu setzen, z. B. Vereinsaktivitäten aufzugeben und Kontakte auf den engeren privaten Bereich zu reduzieren.
- **Kompensation** kommt dann zum Tragen, wenn bestimmte Fähigkeiten oder Fertigkeiten gesunken oder verloren gegangen sind. Kompensation heißt in diesem Fall, andere Möglichkeiten zu finden, wie dasselbe Ziel oder Ergebnis auf andere Art erreicht werden kann. Kompensation kann spontan oder geplant erfolgen. Das kann bedeuten, dass ein betagter Mensch, der seinen Garten sehr liebt und erfahren muss, dass seine Kräfte nicht mehr ausreichen, ihn zu besorgen, seinen Garten durch einen Gärtner pflegen lässt und nur noch wenige Pflanzen selbst besorgt. Es kann auch bedeuten, Verluste von verstorbenen Angehörigen zu ersetzen durch neue Kontakte. Kompensation unterscheidet sich von der Selektion dadurch, dass das Ziel oder die Aufgabe beibehalten wird, aber andere Mittel dafür eingesetzt werden.
- **Optimierung** bedeutet die Aktivierung und Stärkung eigener Reserven und Ressourcen. Das kann das intensive Verfolgen schon bestehender oder neuer Ziele im Zusammenhang mit Entwicklungsaufgaben sein, z. B. dass sich jemand intensiv mit dem eigenen Tod auseinandersetzt und sein Leben für sich und seine Nachkommen regelt.

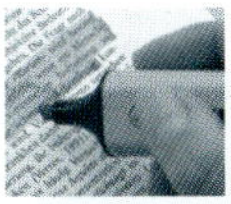

Pflegende können Patienten, die kritische Lebensereignisse oder Entwicklungsaufgaben zu bewältigen haben, Gesprächspartner sein. Sie können Verständnis zeigen und ihnen bei Fragen ermutigend beistehen und dabei vorübergehend sozial unterstützend wirken. Insbesondere, wenn es darum geht, Menschen zu pflegen und zu betreuen, die Verluste hinnehmen müssen, können Pflegende durch die Art ihres pflegerischen Handelns den Glauben an die Selbstwirksamkeit und die interne Kontrollüberzeugung unterstützen.

10.5.4 Erlernte Hilflosigkeit

Verlusterlebnisse im Alter können dazu führen, dass betagte Menschen vermehrt erleben, Situationen nicht mehr bewältigen zu können und die Kontrolle über ihr Leben zu verlieren. Das Gefühl, die Kontrolle zu verlieren, kann zu einem Gefühl der Hilflosigkeit führen. Der Psychologe Martin E. P. Seligmann (1983, zit. n. Schneider, 1990, S. 25) hat sich eingehend mit dieser Thematik auseinandergesetzt und den Begriff „Erlernte Hilflosigkeit" geprägt (➛ Kap. 7.5.3).

Die Theorie der erlernten Hilflosigkeit

Nach Martin E. P. Seligmann erlernt ein Mensch Hilflosigkeit durch Erfahrungen, dass eigene Handlungen wirkungslos sind.

Die Theorie, der „erlernten Hilflosigkeit" versucht, dieses Phänomen zu erklären.

Sie geht davon aus, dass Menschen das Bedürfnis haben, *ihre Umwelt zu kontrollieren und zu beeinflussen* (➤ Kap. 4.1.1). Wenn ein Mensch beispielsweise das Bedürfnis nach Kontakt hat, bringt er andere dazu, mit ihm zusammen zu sein oder etwas zu unternehmen. Menschen gestalten und verändern ihre räumliche Umgebung so, dass sie ihnen gefällt und sie sich wohl fühlen.

Nicht immer jedoch gelingt es einem Individuum, seine Umgebung so zu beeinflussen, wie es will und seine Ziele zu erreichen. Wenn jemand z.B. einige Male vergeblich versucht hat, mit einer Person, die er mag, auszugehen oder einen Lebenspartner zu finden, wird er die Versuche vielleicht aufgeben. Oder wenn jemand zum dritten Mal die Fahrzeugprüfung nicht bestanden hat, wird er annehmen, er sei unfähig, Autofahren zu lernen. Wenn ein betagter Mensch erlebt, dass seine Kräfte nicht mehr ausreichen, um gewisse Arbeiten im Haushalt zu bewältigen oder sich selbst anzuziehen, kann es sein, dass er mit der Zeit entmutigt wird und sich nichts mehr zutraut. Nach solchen Erfahrungen besteht die Gefahr, dass ein Mensch Überzeugungen und Gefühle der Hilflosigkeit entwickelt.

Hilflosigkeit wird nach Martin E. P. Seligmann in drei Schritten gelernt:

- **Schritt 1:** Eine Person stellt fest, dass eigene Handlungen keine positiven und auch keine negativen Wirkungen zeigen.
- **Schritt 2:** Die Person zieht daraus den Schluss „Das kann ich nicht" oder „Das ist für mich nicht oder nicht mehr möglich" (einschränkende Überzeugung). Die eigene Bewertung einer bestimmten Situation, die nicht beeinflusst werden konnte, führt zu einer Verallgemeinerung der Erfahrung, etwas immer, grundsätzlich nicht zu können.
- **Schritt 3:** Diese Überzeugung wirkt sich aus in einem
  - Motivationsdefizit
  - Leistungsdefizit
  - Gefühl der Hilflosigkeit bis zu Depression.

  Das heißt, die Überzeugung wirkt sich so aus, dass Fähigkeiten dann auch nicht mehr eingesetzt und nicht mehr trainiert werden. Die betreffende Person gibt sich selbst nicht mehr die Chance, neue, andere Erfahrungen zu machen. Mit der Zeit verkümmern die Fähigkeiten tatsächlich.

Das folgende Fallbeispiel zeigt, wie eine betagte Frau Hilflosigkeit erlernt.

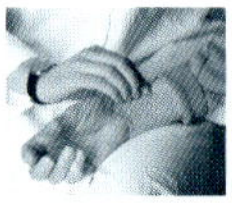

Frau St. wird hilflos

Frau St. ist 79 Jahre alt und lebte bis vor ihrem Krankenhauseintritt mit ihrem Mann zusammen in einem kleinen Einfamilienhaus. Beide besorgten zusammen den Haushalt und kamen ohne Hilfe aus. Ein Sturz von Frau St. brachte einschränkende Veränderungen für beide: Frau St. hatte den Oberschenkel gebrochen und musste ins Krankenhaus eingewiesen werden. Sie lag lange Zeit auf der chirurgischen Station. Dann wurde sie auf Station B verlegt. Christa Schmid hatte Nachtdienst und wollte Frau St. am Morgen das Waschwasser hinstellen. Frau St. schaute sie erstaunt an: „Was soll ich damit?" „Na, sich waschen", meinte Christa Schmid. „Das kann ich nicht", erwiderte Frau St. „Auf der Chirurgie wurde ich immer gewaschen." Und tatsächlich, Frau St. vermochte nicht einmal den Waschlappen bis zum Gesicht zu führen. Ihre Hände zitterten und sie hatte keine Kraft, den Waschlappen richtig zu halten. Christa Schmid blieb nichts anderes übrig, als sie auch zu waschen, denn sie hatte noch viele andere Patienten zu betreuen und keine Zeit daneben zu stehen und Frau St. zu ermuntern und zu unterstützen. Beim Übergaberapport besprach sie im Pflegeteam die Situation und schlug vor, zusammen mit Frau St. einen Rehabilitationsplan zu erstellen und mit ihr am Tag zu trainieren.

In diesem Beispiel wird Frau St. durch ein kritisches Ereignis, einen Unfall, in ihrer Handlungsfähigkeit eingeschränkt und zwar in einem Ausmaß, das hätte vermieden werden können. Die Patientin hatte gelernt, sich hilflos zu verhalten.

Gefahr, Hilflosigkeit zu erlernen

Besonders gefährdet, **Hilflosigkeit zu erlernen**, sind kranke Betagte, behinderte oder chronisch kranke Menschen in Situationen geringer Umweltkontrolle und Überbetreuung. Krankenhäuser und Pflegeheime sind leider noch häufig so angelegt, dass Hilflosigkeit erlernt wird und nur durch mühsames Training wieder rückgängig gemacht werden kann, wie das oben aufgeführte Fallbeispiel zeigt. Häufig liegt es nicht am Wissen um die Gefahr, dass Patienten ihre Selbständigkeit durch zu viel Hilfeleistung des Personals verlieren. Zu wenig Personal, zu wenig personelle Konstanz oder ungenügend ausgebildetes Personal, aber auch das Fehlen von Pflege- und Rehabilitationsgrundsätzen und -konzepten auf den Stationen sind Gründe, weshalb es Pflegenden oft schwer fällt, gezielt nur diejenigen Hilfeleistungen zu erbringen, die notwendig und nützlich sind.

Hilflosigkeit kann aber auch in der Kindheit gelernt werden, etwa wenn ein Schulkind Mühe hat, den Anforderungen der Schule zu genügen oder wenn Kinder Geschwister haben, die älter und geschickter sind, oder wenn sie überbehütet werden. In einem solchen Fall können Überzeugungen kreiert werden wie „Ich bin dumm", „Ich kann das nicht" oder „Ich bin unfähig". Auch die Herausforderung der Partnersuche oder Stellensuche kann bei mehrmaligem Misslingen zu Überzeugungen der Hilflosigkeit führen.

Einschränkungen der Umweltkontrolle von Patienten in Pflegeeinrichtungen

Der Betriebswirtschaftler und Organisationsberater René Kemm und die Paar- und Familientherapeutin Rosmarie Welter (1983, zit. n. Schneider, 1990, S. 26) haben am Beispiel von Multiple-Sklerose-Patienten aufgezeigt, wie die Möglichkeit der Patienten, ihre **Umwelt zu kontrollieren**, in Pflegeeinrichtungen eingeschränkt wird. Hierzu einige Beispiele:

- *„Man wagt nicht Wünsche zu äußern, in welchem Krankenzimmer man liegen möchte.*
- *Der Patient kann den Tagesablauf nicht bestimmen.*
- *Der Patient unterlässt Sonderwünsche, weil er befürchtet, vom Personal deswegen bestraft zu werden.*
- *Weil das Personal immer unter Zeitdruck zu stehen scheint, unterlässt es der Patient, seine Wünsche zu äußern.*
- *Ungenaue Angaben über die Krankheitsdiagnose und die Behandlungsmöglichkeiten vermindern die Mitwirkung der Patienten.*
- *Die Privatsphäre ist fast aufgehoben.*
- *Das natürlicherweise dem Patienten gehörende Territorium wird von anderen Personen (Mitpatienten, Besucher, Personal) mitbeansprucht.*
- *Stufen und andere Barrieren schränken den Aktionsspielraum ein.*
- *Hausordnungen können den Handlungsspielraum beeinträchtigen."*

Hilflosigkeit vermeiden

Um **erlernter Hilflosigkeit vorzubeugen**, schlägt Seligmann vor, möglichst viele Erfahrungen dahingehend zu sammeln, selbst etwas bewirken zu können. Solche Erfolgserlebnisse können dann in späteren Situationen möglicher Hilflosigkeit dazu beitragen, Überzeugungen der Hilflosigkeit (etwas nicht zu können oder nicht zu erreichen) zu vermeiden (➤ Kap. 4.1.2).

Hat sich eine solch einschränkende Überzeugung der Hilflosigkeit bereits gebildet, braucht es viele Erfahrungen der Wirksamkeit des eigenen Verhaltens, um die Überzeugung wieder rückgängig zu machen.

Hans Dieter Schneider (1990, S. 26–27) schlägt kurz-, mittel- und langfristige Maßnahmen vor, um Patienten oder Heimbewohnern eine möglichst weitgehende Kontrolle über ihre Umwelt zu sichern:

- **Kurzfristig** sollten Hilfen vermittelt werden, die zur Selbständigkeit bei der Alltagsgestaltung benötigt werden, z. B. Hör-, Seh-, Gehhilfen. Die Umwelt sollte so gestaltet sein, dass eine möglichst große Handlungsfreiheit, auch bei Behinderungen, gewährleistet ist.
- **Mittelfristig** sollte angestrebt werden, die körperliche und geistige Leistungsfähigkeit zu erhalten und zu steigern, damit ältere Menschen möglichst selbständig ihre Ziele anstreben können. Dazu gehören auch Gesundheitserziehung und Trainingsangebote für körperliche und geistige Funktionen.
- **Langfristig** schlägt er vor, Persönlichkeitsentwicklung in die Lehrpläne von Schulen und Erwachsenenbildungsinstitutionen zu integrieren sowie eine vermehrte Beteiligung an Entscheidungen in den Bereichen Arbeit, Freizeit und Politik.

Das Training von Fertigkeiten

Die Leistungsfähigkeit auf verschiedenen Gebieten ist davon abhängig, ob die jeweilige Fähigkeit gebraucht wird. Erfolgreiche Menschen trainieren ihre Fähigkeiten täglich, das kann man im Sport oder in der Musik beobachten. Ein Sportler, der nur wenig trainiert, wird keinen Erfolg erhalten und ein Musiker, der nicht übt, wird seine Fertigkeit und Sicherheit verlieren. Jede Gesundheits- und Krankenpflegerin kennt die Verkümmerung von Muskelfunktionen nach einer Ruhigstellung, z. B. nach einem Beinbruch. Sie kennt aber auch die Erfolge nach der Durchführung von Rehabilitations-Maßnahmen.

Das heißt,

- Funktionen, die im Laufe des Lebens häufig gebraucht werden, werden entwickelt und gefördert
- Funktionen, die nicht benutzt werden, verkümmern.

Dies gilt für alle Funktionen und alle Lebensalter, für körperliche Funktionen, Gedächtnisleistungen, Lernfähigkeit, die Fähigkeit, Probleme zu lösen, sich anzupassen oder mit neuen Situationen umzugehen und komplexe Aufgaben zu lösen oder das Sozialverhalten.

Mit zunehmendem Alter nehmen gewisse körperliche und geistige Funktionen ab, etwa die Muskelkraft, die flüssige Intelligenz oder die Funktion der Sinnesorgane. Ist dies der Fall, erhält das Training von Fertigkeiten eine besondere Bedeutung. Wichtig ist das Training auch dann, wenn durch Krankheit oder andere Ursachen körperliche, geistige oder psychische Funktionen beeinträchtigt wurden.

Zwei Beispiele aus der Geriatrie sollen das veranschaulichen:

- **Individuelle Trainingsprogramme in einer geriatrischen Klinik**
  Für 21 demente Patienten einer geriatrischen Klinik wurden individuelle Trainingsprogramme ausgearbeitet. (Salter und Salter, 1975, zit. n. Schneider, 1990, S. 24) Dazu folgende Aussagen:
  „Die Erfolge nach vier Monaten waren eindrücklich:
  - *Die zwei gehunfähigen Patienten gingen wieder.*
  - *Zwei von vier Patienten, die nicht mehr gesprochen hatten, redeten wieder.*
  - *Von sieben inkontinenten Patienten wiesen zwei eine Besserung auf,*
  - *Bei drei war die Beeinträchtigung nicht mehr vorhanden.*
  - *Von 15 Personen, die sich nicht mehr selbst ankleideten, konnten sich 10 wieder selbständig anziehen, die restlichen konnten es mit Hilfe.“*
- **Geriatrische Patienten nahmen an Rehabilitationsprogrammen teil**
  In einer anderen Untersuchung zeigte Hans Dieter Schneider (1990, S. 24) auf, wie geriatrische Patienten, die an Rehabilitationsprogrammen teilnahmen, ihre Orientierungsfähigkeit, die Selbständigkeit und das Sozialverhalten eindeutig verbessert haben.

Untersuchungen zeigen, dass gewisse Bedingungen notwendig sind, um Erfolge zu erzielen: Will man mit Rehabilitationsprogrammen Erfolg erreichen, ist eine *Kumulation* verschiedener Rehabilitationsinhalte notwendig, das heißt, ein wenig üben genügt nicht, es ist ein intensives Training nötig. Für die Vorbereitung eines Patienten auf die Entlassung könnte das bedeuten: Ein tägliches Turnprogramm *plus* Gehtraining *plus* Treppensteigen *plus* Haushalt- und Einkauftraining. Je ungünstiger die Ausgangsposition eines Menschen ist, umso mehr Training ist notwendig. Wird eine Fertigkeit nicht mehr gebraucht, geht der Übungserfolg im Alter rasch wieder verloren.

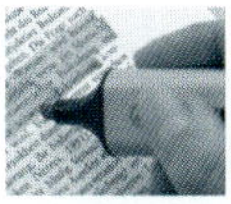

Training kann dazu beitragen,

- **Fähigkeiten und Funktionen zu verbessern**
  Beispiel: Eine Frau die im Pflegeheim nicht mehr vom Nachtstuhl zum Bett gehen konnte, geht nach dem Training wieder selbständig durch den Korridor an sog. Gehböckli (Gehwagen).
- **Funktionen zu erhalten**
  Beispiel: Ein betagtes Ehepaar, das in der Wohnung täglich Treppen steigen muss, bleibt dadurch körperlich fit.
- **Verlust von Fähigkeiten zu verzögern**
  Beispiel: Eine hochbetagte Pflegeheim-Pensionärin, die täglich trainiert und auch Kontakte mit Pensionärinnen pflegt, wird schwächer und hat zusehends mehr Mühe beim Gehen. Ohne Training würde sie jedoch innerhalb kurzer Zeit nur noch im Bett und Rollstuhl sein können.

11 Persönlichkeit

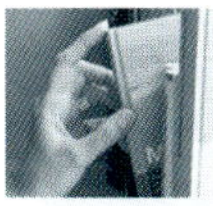

Persönlichkeit
Gesamtheit derjenigen Eigenschaften, die ein Individuum charakterisieren und die es von anderen Menschen unterscheiden.

Im Verlauf der Entwicklung eines Menschen bildet sich das, was als seine **Persönlichkeit** bezeichnet wird. In der Alltagssprache wird der Begriff Persönlichkeit oft mit Personen verbunden, die sich durch positive Eigenschaften und Merkmale auszeichnen. Eine „Persönlichkeit" in diesem Sinne besitzt Überzeugungskraft, Attraktivität, hohes soziales Ansehen usw. In ähnlich wertender und an moralischen Maßstäben orientierter Weise wird der Begriff *Charakter* verwendet. Die Bedeutung des Wortes Persönlichkeit in der Psychologie ist allgemeiner und wertfrei: Persönlichkeit ist in der Psychologie das, was ein Individuum charakterisiert und worin es sich von anderen Menschen unterscheidet. Das sind beispielsweise seine Einstellungen, seine Gewohnheiten und Interessen, seine Fähigkeiten, seine persönlichen Zielsetzungen und Wertvorstellungen.

Das Gemeinsame und das Einzigartige im menschlichen Verhalten

Innerhalb der psychologischen Persönlichkeitsforschung lassen sich zwei Fragestellungen unterscheiden.

- **Das Allgemeine im menschlichen Verhalten** *(nomothetischer Ansatz)*. Die erste Frage zielt darauf hin, *das Allgemeine* im menschlichen Verhalten zu erfassen, also Reaktionen und Erlebnisweisen, die allen Menschen gemeinsam sind: Worin sind sich alle Menschen ähnlich? Was ist dem Verhalten verschiedener Menschen gemeinsam? So haben alle Menschen die mehr oder minder ausgeprägte Tendenz, sich mit anderen Menschen zusammenzutun (Gesellungsverhalten).

- **Das Besondere und Einzigartige einer Persönlichkeit** *(ideographischer Ansatz)*. Die zweite Frage sucht zu erklären, worin und weshalb sich Menschen *unterscheiden*. Dieser Ansatz möchte das Besondere und Einzigartige einer Person erfassen: Worin unterscheiden sich die Menschen? So kann ein Mensch ausgesprochen gesellig sein, ein anderer wird eher die Gesellschaft anderer Menschen weitgehend zu vermeiden versuchen. Gewisse Menschen lassen sich als sehr aktiv bezeichnen, während andere Menschen sich eher passiv verhalten. Dabei geht es darum, die Unterschiede so herauszukristallisieren und zu beschreiben, dass daraus zeitüberdauernde Verhaltensmuster ersichtlich sind, die erlauben, Voraussagen über das Verhalten einer Person zu machen.

Die beiden Ansätze bedingen sich gegenseitig. Es ist nicht möglich, einen Menschen als eine ausgesprochen gesellige Person zu charakterisieren (ideographische Position), wenn nicht Gesellungsverhalten, die Neigung, sich mit anderen Menschen zusammenzutun, als eine allgemeine Dimension menschlichen Verhaltens betrachtet wird (nomothetische Position). Um es an einem Beispiel aus der Medizin zu verdeutlichen: Jeder Mensch besitzt einen Magen. Das Fassungsvermögen des Magens ist jedoch bei den einzelnen Individuen recht unterschiedlich. Die medizinische Forschung kann sich mit den allgemeinen Gesetzmäßigkeiten und Funktionen des Magens im menschlichen Organismus beschäftigen, sie kann daneben auch untersuchen, in welcher Weise die unterschiedliche Größe des Magens mit dem jeweiligen innerorganischen Geschehen zusammenhängt.

Aus der Vielzahl der psychologischen Persönlichkeitstheorien sollen vier grundlegende Theorien dargestellt werden:

- Persönlichkeitstypologien
- Faktoranalytische Persönlichkeitstheorien
- Persönlichkeitstheorie Sigmund Freuds
- Sozialkognitive Lerntheorien.

11.1 Persönlichkeitstypologien

Bei der Typenbildung ordnet man Menschen in vorgegebene Kategorien ein. Es wird versucht, die Komplexität und Vielfalt des menschlichen Verhaltens auf einige wenige Grundtypen zu reduzieren. Merkmale zur *Charakterisierung von Typen* können sich z. B. beziehen auf den Körperbau, auf Wertorientierungen und auf das Temperament. Eine wesentliche Eigenschaft der Typen ist ihr sich gegenseitig ausschließender Charakter: Ein Mensch gehört entweder dem einen oder dem anderen Typ an.

Die Bildung von Typen ist deshalb so populär, weil sie uns mit geringem Aufwand zu erlauben scheint, das Verhalten anderer Menschen zu erklären. „Herr C. ist ein typischer Querulant". So mag das Urteil einer Pflegenden über einen unzufriedenen Patienten lauten. Sie hat ihn aufgrund seines Verhaltens in die Kategorie „Querulant" eingeordnet und somit sein Verhalten scheinbar erklärt. Diese Typologisierung kann für eine Gesundheits- und Krankenpflegerin eine vordergründige Erleichterung sein, da sie die verschiedenen unzufriedenen, kritischen und unangepassten Patienten lediglich in diese Kategorie einordnen muss. Sie hat damit das Verhalten des Patienten als eine seiner Person innewohnende Verhaltensgewohnheit erklärt (er ist Angehöriger eines bestimmten Typs) und braucht sich mit anderen möglichen Ursachen seines Verhaltens nicht auseinanderzusetzen.

Die Typologie des Hippokrates

Eine der ältesten Typologien ist die allgemein bekannte Lehre des Hippokrates (um 460–377 v. Chr.) von den vier menschlichen Temperamenten. Hippokrates hat vier Temperamente auf **vier Körpersäfte** (Blut, schwarze Galle, gelbe Galle, Schleim) zurückgeführt. Er war der Meinung, dass der Fluss dieser Säfte im menschlichen Körper unterschiedlich schnell sei und so das menschliche Verhalten präge. Die vier Typen waren:

- Der sanguinische Typ (Blut)
- Der cholerische Typ (schwarze Galle)
- Der melancholische Typ (gelbe Galle)
- Der phlegmatische Typ (Schleim).

Die Typologie von Eduard Spranger

Ein weiteres Beispiel ist die auf bestimmten Wertorientierungen basierende Typologie Eduard Sprangers (1882–1963), die davon ausgeht, dass sich ein Mensch durch eine grundlegende **persönliche Werthaltung** charakterisieren lässt. Spranger unterscheidet die folgenden sechs Typen:

- Der theoretische Mensch
- Der ökonomische Mensch
- Der ästhetische Mensch
- Der soziale Mensch
- Der Machtmensch
- Der religiöse Mensch.

Die Typologie von Ernst Kretschmer

Die wohl bekannteste Typologie ist die von **Ernst** Kretschmer **(1888–1964)** entwickelte Konstitutionslehre, in der ein Zusammenhang zwischen dem **Körperbau** und dem „Charakter" eines Menschen postuliert wird. Kretschmer konnte in seiner klinisch-psychiatrischen Arbeit beobachten, dass Menschen mit bestimmten psychiatrischen Erkrankungen auch häufig ähnliche Körperbaumerkmale aufwiesen. So hatten schizophrene Patienten häufig einen *leptosomen* Körperbau (langgliedrig-schmal, hochaufgewachsen, flacher Brustkorb). Personen mit manisch-depressiven Erkrankungen wiesen eher einen *pyknischen* (rundlich-dick, kurze Gliedmaßen) und Epileptiker einen *athletischen* Körperbau auf (starker Knochenbau, kräftige Muskulatur).

Die Zusammenhänge, die Ernst Kretschmer an psychiatrischen Patienten festgestellt hatte, sollten nach seiner Meinung auch auf gesunde Personen zutreffen:

- Ein *leptosomer* Körperbau soll auf *schizothyme* Persönlichkeitsmerkmale hindeuten, wie emotional kühl, zurückhaltend, ungesellig, analytisch denkend.
- *Pyknischer* Körperbau soll auf *zyklothyme* Merkmale hinweisen, wie gesellig, gemütvoll, wenig Sinn für Abstraktionen, praktisch veranlagt.
- Der *athletische* Körperbau soll mit *viskösen* Eigenschaften wie schwerfällig, phlegmatisch, zuverlässig in Verbindung stehen.

Neuere Studien konnten in den Untersuchungen Kretschmers methodische Fehler aufzeigen und die von ihm postulierten Zusammenhänge nicht bestätigen. Seine Typologie besitzt heute in der Psychologie keine Bedeutung mehr.

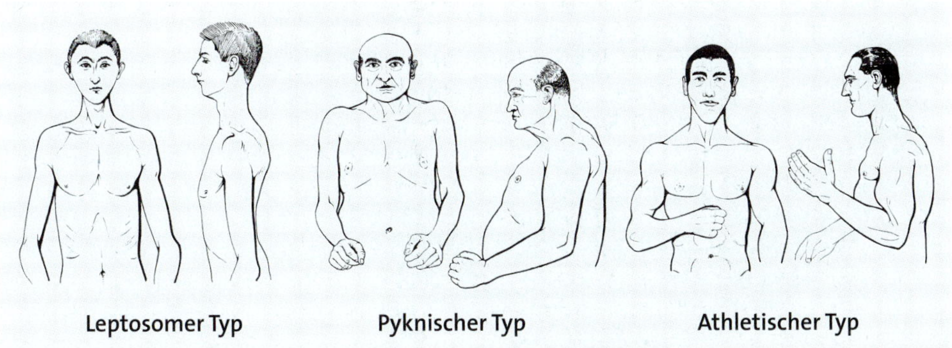

Abb. 11.1: Ernst Kretschmers Konstitutionstypen (Kretschmar, E., 1977).

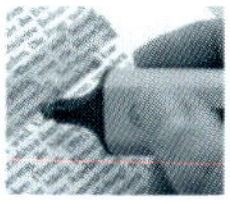

Gegen die Verwendung von Persönlichkeitstypologien lassen sich grundsätzliche Einwände anführen: Reine Typen treten in der Wirklichkeit kaum auf. Versucht man den einzelnen Menschen dennoch in eine der vorgegebenen Kategorien einzupassen, wird man der Einzigartigkeit seiner Persönlichkeit nicht gerecht. Daneben haben Typen für die Wahrnehmenden eine verzerrende Wirkung. Sie achten vorwiegend auf Eigenschaften, die in ihre Typologie passen, und ignorieren andere wesentliche Persönlichkeitsmerkmale.

11.2 Faktoranalytische Persönlichkeitstheorien

Es ist nahe liegend, die Persönlichkeit eines Menschen durch dessen Eigenschaften zu beschreiben. Ist ein Mensch aufgeschlossen, so hat er das Persönlichkeitsmerkmal Aufgeschlossenheit, ist er hilfsbereit, besitzt er das Merkmal Hilfsbereitschaft. Die Problematik, in dieser Art Menschen zu beschreiben, liegt darin, dass es eine Vielzahl von Eigenschaften gibt, die zur Charakterisierung menschlichen Verhaltens verwendet werden können.

Ein Weg aus diesem Dilemma besteht darin, die Vielzahl möglicher Eigenschaften auf einige grundlegende zu reduzieren. So wurde versucht, die große Zahl menschlicher Eigenschaften auf eine begrenzte Anzahl zentraler Eigenschaftsdimensionen zurückzuführen (➛ Abschnitt *Ein neueres faktoranalytisches Modell*). Die übrigen Eigenschaften sollten diesen zentralen Dimensionen untergeordnet werden können. Die Bestimmung der zentralen Eigenschaftsdimensionen erfolgte mit Hilfe der Faktorenanalyse, was diesen Persönlichkeitstheorien ihren Namen gab. Die Faktorenanalyse ist ein mathematisches Verfahren, das eine große Anzahl von Merkmalen

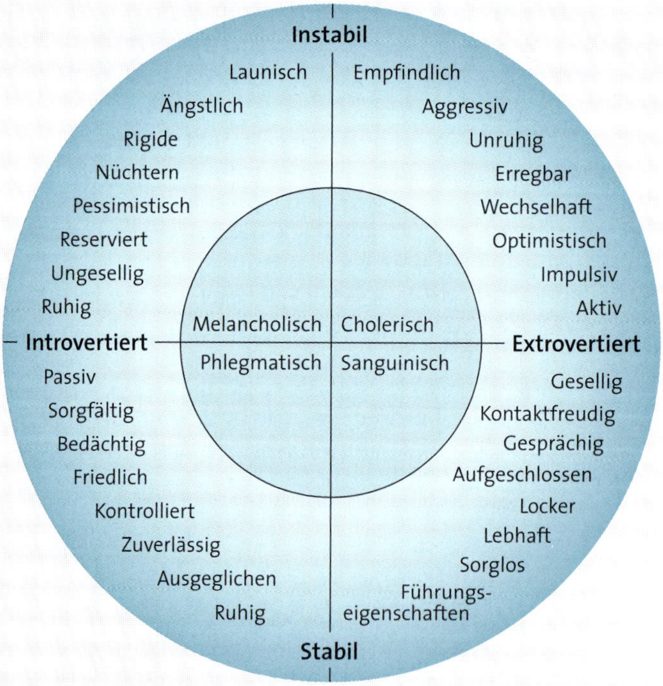

Abb. 11.2: Der Persönlichkeitszirkel nach Eysenck (nach Zimbardo, 1995, S. 478).

auf eine kleine Anzahl grundlegender Dimensionen (Faktoren) zurückführt.

Zur Erfassung der Persönlichkeitseigenschaften wurden unter anderem Persönlichkeitsfragebögen zur Selbstbeurteilung oder zur Beurteilung durch Verhaltens-Beobachter entwickelt.

Faktoranalytische Persönlichkeitstheorien von Raymond Catell und Hans Eysenck

Zwei bekannte Vertreter von faktoranalytischen Persönlichkeitstheorien sind die Psychologen Raymond Cattel und Hans Eysenck.

Raymond Cattel fand in seinen Untersuchungen 16 grundlegende Persönlichkeitseigenschaften („source traits"), die nach seiner Meinung ausreichen, um die wichtigen Bereiche der Persönlichkeit zu erfassen. Zu diesen Grundeigenschaften zählen Intelligenz, Dominanz, Soziale Initiative, Feinfühligkeit, Scharfsinn, Argwohn, Eigenständigkeit, Selbstkontrolle.

Hans Eysenck glaubte, dass für die Beschreibung der Persönlichkeit eines Menschen zwei bipolar angeordnete Grunddimensionen ausreichend seien: Introversion – Extraversion, Emotionale Stabilität – Emotionale Instabilität. Er ordnete diesen Dimensionen die vier Temperamentstypen melancholisch – cholerisch, phlegmatisch – sanguinisch zu.

Abbildung 11.2 zeigt die hieraus resultierenden vier Quadranten des Eysenckschen Persönlichkeitszirkels (zit. n. Zimbardo, 1995, S. 478).

Ein neueres faktoranalytisches Modell

In neueren faktorenanalytischen Modellen wurde die Beschreibung von Persönlichkeitsunterschieden auf fünf Hauptfaktoren mit Unterfaktoren reduziert, um Struktur in die Erfassung der Eigenschaften zu bringen. Tabelle 11.3 zeigt eine Auflistung dieser 5 Faktoren mit ihren jeweiligen Unterfaktoren.

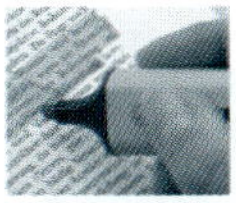

Die faktorenanalytischen Theorien beschreiben die Struktur einer Persönlichkeit zu einem bestimmten Zeitpunkt. Sie sagen jedoch nichts darüber aus, wie Verhalten entsteht.

11.3 Die Persönlichkeitstheorie Freuds

Drei Instanzen der Persönlichkeit

Die psychoanalytische Persönlichkeitstheorie Freuds stellt sich die menschliche Persönlichkeit als zusammengesetzt aus

Neurotizismus	Extraversion	Offenheit für Erfahrungen	Verträglichkeit	Gewissenhaftigkeit
■ Ängstlichkeit ■ Reizbarkeit ■ Depression ■ soziale Befangenheit ■ Impulsivität ■ Verletzlichkeit	■ Herzlichkeit ■ Geselligkeit ■ Durchsetzungsfähigkeit ■ Aktivität ■ Erlebnishunger ■ Frohsinn	■ Offenheit für Phantasie ■ Offenheit für Ästhetik ■ Offenheit für Handlungen ■ Offenheit für Ideen ■ Offenheit des Normen- und Wertesystems	■ Vertrauen ■ Freimütigkeit ■ Altruismus ■ Entgegenkommen ■ Bescheidenheit ■ Gutherzigkeit	■ Kompetenz ■ Ordnungsliebe ■ Pflichtbewusstsein ■ Leistungsstreben ■ Selbstdisziplin ■ Besonnenheit

Tab. 11.3: Die fünf Hauptfaktoren der Persönlichkeit mit ihren Unterfaktoren (Saucier & Ostendorf, 1999 in Asendorpf, 2004, S. 148–149).

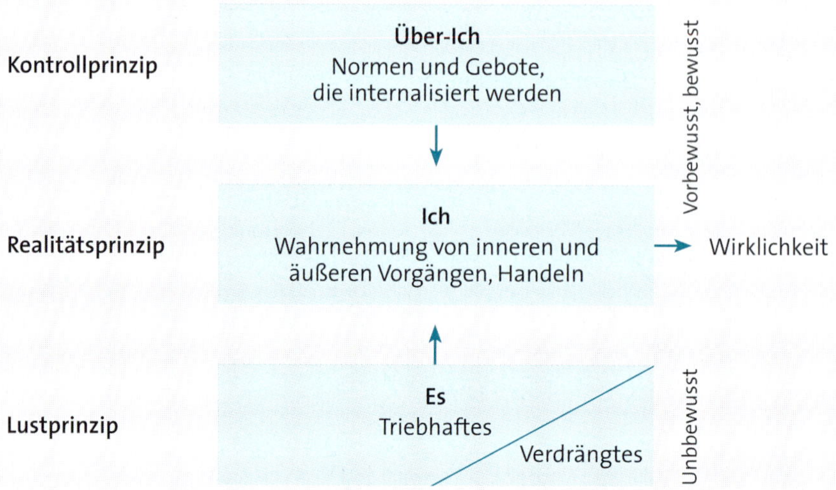

Abb. 11.4: Die Persönlichkeitstheorie Freuds (vgl. Buser & Kaul 1978, S. 181).

drei Instanzen vor: dem Es, dem Ich und dem Über-Ich.

- **Das Es enthält die triebhaften Bedürfnisse und Wünsche eines Menschen.** Es reagiert irrational und drängt unmittelbar nach Triebbefriedigung (z. B. Hunger, Durst, Sexualität, Macht) ohne Barrieren, die durch die gesellschaftliche Umwelt gesetzt werden, zu beachten. Seine Inhalte sind unbewusst, die sich abspielenden Prozesse lassen sich nur indirekt, beispielsweise aus Träumen erschließen.
- **Das Über-Ich enthält die gesellschaftlichen Normen und moralischen Vorstellungen**, die im Laufe der Sozialisation, z. B. von den Eltern an ihre Kinder weitergegeben und so zu einem Bestandteil der Persönlichkeit wurden. Es entspricht dem, was man als Gewissen bezeichnet. Daneben enthält das Über-Ich auch Vorstellungen darüber, wie man selbst gern sein möchte, das Ich-Ideal. Dieses Ich-Ideal kommt dadurch zustande, dass Kinder die Wunschvorstellungen anderer – in den meisten Fällen die ihrer Eltern – über ihre eigene Persönlichkeitsentwicklung übernehmen und zu ihren eigenen machen, sie internalisieren. Das Über-Ich hat die Funktion, die aus dem Es resultierenden ungezügelten Triebe zu kontrollieren. Konflikte zwischen Es und Über-Ich sind damit unvermeidlich.
- **Das Ich übernimmt** in diesem Konflikt **eine Vermittlerrolle.** Seine Aufgabe besteht darin, zwischen den triebhaften Wünschen des Es und den Ansprüchen der sozialen Umwelt, die sich im Über-Ich manifestieren, einen Ausgleich bzw. Kompromiss zu finden. Das Ich handelt damit nach dem Realitätsprinzip.

Die Bewusstseinsinhalte von Ich und Über-Ich sind bewusst oder vorbewusst, d. h. sie können durch aktive Prozesse, z. B. Zuwendung von Aufmerksamkeit (ich versuche mich an den Namen einer mir bekannten Person wieder zu erinnern) bewusst gemacht werden.

Freud kennzeichnet die menschliche Persönlichkeit mit dem Bild eines ständigen Kampfes zwischen Es und Über-Ich, in den das Ich vermittelnd eingreift. Diese Struktur ist allen Menschen gemeinsam *(nomothetische Position)*, wie die Vermittlung gelingt oder nicht gelingt, ist für jeden Menschen einzigartig *(ideographische Position)*. Eine Persönlichkeit ist dann psychisch gesund, wenn es dem Ich gelingt, die Triebregungen des Es und die Gebote des Über-Ich mit der sozialen Wirklichkeit auszubalancieren (vgl. Abb. 11.4).

Abwehrmechanismen

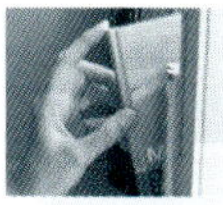

Abwehrmechanismen
Bewusste oder unbewusste Strategien, die nach der psychoanalytischen Theorie das „Ich“ einsetzen kann, um sich gegen innere Konflikte zur Wehr zu setzen.

Um zwischen den Geboten des Über-Ichs und den Ansprüchen des Es auszugleichen, kann das Ich **Abwehrmechanismen** einsetzen, die zumeist unbewusst sind. Solche Abwehrmechanismen sind (➛ Kap. 28.1):

- **Verdrängung:** Ein unerwünschter oder bedrohlicher Bewusstseinsinhalt wird ins Unbewusste abgeschoben. Beispiel: Das Wissen eines Patienten, der an einer unheilbaren Krankheit leidet, wird vom Ich ins Unbewusste verdrängt, um sich nicht mit dieser bedrohlichen und angstauslösenden Tatsache auseinandersetzen zu müssen.
- **Projektion:** Eigene Triebwünsche, die nicht geäußert werden dürfen oder können, werden auf andere „herausgeworfen“, auf sie projiziert. Beispiel: Sexuell gehemmte Menschen neigen dazu, andere Menschen als sexuell zügellos zu betrachten. Oder: Eine Gesundheits- und Krankenpflegerin, die ihre eigenen Gefühle der Schwäche und Unzulänglichkeit nicht zulassen und akzeptieren kann, ist geneigt, diese Regungen auf die Patienten zu projizieren (➛ Kap. 6.2.1).
- **Regression:** Zurückfallen auf eine frühere (kindliche) Entwicklungsstufe. Beispiel: Eine junge Frau, die sich den Anforderungen einer Partnerbeziehung nicht gewachsen fühlt, kehrt zu ihrer Mutter zurück und regrediert damit in die frühere Rolle des Kindes (➛ Kap. 6.2.1).
- **Verschiebung:** Angestaute aggressive Gefühle werden auf Personen übertragen, die weniger gefährlich sind als die Personen, die diese Gefühle ausgelöst haben. Beispiel: Die Stationsleiterin reagiert ihren Ärger, der durch das Verhalten des Abteilungsarztes bewirkt wurde, an einer lernenden Gesundheits- und Krankenpflegerin ab.
- **Rationalisierung:** Das verstandesmäßige Rechtfertigen eines Verhaltens, dessen wahre Ursachen man nicht akzeptieren kann. An die Stelle der tatsächlichen Motive treten Scheinbegründungen. Beispiel: Ein Mensch mit einer gesundheitlichen Störung, der Angst vor dem Arztbesuch hat, versucht den Besuch beim Arzt zu vermeiden indem er angibt, seine augenblickliche Arbeitsbelastung würde einen Arztbesuch nicht zulassen.

Abwehrmechanismen dienen dem Schutz einer Persönlichkeit und werden von jedem Menschen in gewissen Intensitäten verwendet. Ein übermäßiger Einsatz von Abwehrmechanismen kann ein Anzeichen einer Neurose sein. Neurotische Menschen benutzen so viel von ihrer psychischen Energie für die Abwehr unerwünschter Triebimpulse, dass ihnen nur noch wenig Kraft für eine produktive Lebensgestaltung bleibt.

Phasen der psychosexuellen Entwicklung

Die Ereignisse in der frühen Kindheit, bestimmen entscheidend die Persönlichkeitsentwicklung eines Menschen. Freud unterscheidet drei *Phasen der psychosexuellen Entwicklung* eines Kindes: Die orale, die anale und die phallische Phase. In jeder dieser Phasen werden andere Körperteile und Körperzonen für das Kind wichtig und die Auseinandersetzung damit wird als lustvoll erlebt.

- **Die orale Phase** (1. Lebensjahr): In dieser Phase ist für das Kind der Mund die Hauptquelle der Lustbefriedigung, saugende und lutschende Verhaltensweisen stehen im Vordergrund.

- **Die anale Phase** (2./3. Lebensjahr): Diese Phase ist gekennzeichnet durch die lustvolle Auseinandersetzung mit den eigenen Ausscheidungsorganen. In diese Phase fällt das Sauberkeits- und Reinlichkeitstraining.
- **Die phallische Phase:** Die sich anschließende phallische Phase ist geprägt durch das Interesse an den eigenen Sexualorganen.

Auf die phallische Phase folgt die Latenzphase der Pubertät, die dann in die reife genitale Sexualität des Erwachsenen übergeht. Störungen in den einzelnen Phasen – so Freud – sollen sich später in bestimmten Persönlichkeitsstörungen niederschlagen.

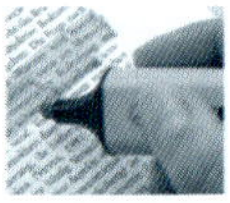

Freuds Persönlichkeitstheorie wurde vielfach kritisiert. Eine Hauptkritik weist darauf hin, dass seine Theorie auf Spekulationen und klinischen Erfahrungen an Menschen, die an psychischen Problemen und Störungen litten, aufbaut und damit nur wenig Aussagekraft für gesunde Verhaltensweisen besitzt. Eines seiner Verdienste hingegen ist die Entdeckung der Bedeutung des Unbewussten und die Betonung der frühkindlichen Entwicklung.

11.4 Sozialkognitive Lerntheorien

Sozialkognitive Lerntheorien gehen davon aus, dass das, was eine Persönlichkeit ausmacht und wie sie funktioniert, auf einer ständigen Wechselwirkung beruht zwischen

- Umwelt
- Verhalten
- Person.

Die Sozialkognitive Lerntheorie von Albert Bandura

Ein Vertreter dieser Theorien ist der bereits mehrmals genannte Psychologe Albert Bandura. Seine sozialkognitive Lerntheorie betont die kognitiven Prozesse (z. B. Wahrnehmung, Aufmerksamkeit, Vorstellungen, Bewertungsprozesse und Generalisierungen), die maßgebend daran beteiligt sind, welche Verhaltensmuster sich eine Persönlichkeit aneignet. Wesentliche Elemente seiner Theorie sind:

- Der Erwerb von Verhaltensmustern durch Beobachten von Modellen
- Das Konzept der Selbstwirksamkeit, das die Wahrnehmung, die Motivation und das Verhalten beeinflusst.

Erwerb von Verhaltensmustern durch Beobachten von Modellen – Modell-Lernen

Nach Albert Bandura (1979) lernt eine Persönlichkeit ihre Fähigkeiten und Verhaltensmuster durch Beobachten (*Modell-Lernen, Modellieren*) (Prozess des Modell-Lernens im Detail ➛ Kap. 12.3.1). Menschen nehmen eine Menge von Informationen auf, indem sie Modelle beobachten und die Informationen in ihrem Gedächtnis speichern und verarbeiten. Als Modelle gelten sowohl reale, lebende Personen als auch symbolische Modelle, die durch Bücher, Geschichten, Filme oder Fernsehen vermittelt werden. Durch dieses Modellieren werden Einstellungen, Überzeugungen, Fertigkeiten und Fähigkeiten, Persönlichkeitseigenschaften und Rollenverhalten gelernt. So lernt eine Persönlichkeit eine Vielfalt von Verhaltensmöglichkeiten, die sie formt und mit denen sie auf die Umwelt einwirkt.

Das Konzept der Selbstwirksamkeit

Ein wesentlicher Bestandteil der Theorie Albert Banduras ist das Konzept der Selbstwirksamkeit (➛ Kap. 4.1.2). Wie stark eine Person auf ihre Umwelt einwirkt, ist abhängig von ihrer **Selbstwirksamkeitserwartung**. Selbstwirksamkeitserwartung meint die Erwartung und die damit verbundenen Gefühle, eine Leistung erbringen zu können, Situationen selbst beeinflussen und Ziele erreichen zu können. Wichtig dabei sind nicht die tatsächlichen Leistungen, die jemand erbringen kann, sondern der subjektive Glaube an die eigene Leistungsfähigkeit. Wie eine Person ihre Selbstwirksamkeit beurteilt, ist abhängig von Beobachtungen der Leistung anderer, von sozialen und selbstgesteuerten Überzeugungen und von der Wahrnehmung ihres emotionalen Zustands, während sie eine Aufgabe erfüllt oder über sie nachdenkt (Zimbardo, 2004, S. 629).

Die Selbstwirksamkeitserwartung beeinflusst, wie ein Mensch auf die Umwelt einwirkt, welche Aktivitäten, Aufgaben und Situationen er auswählt und welche Beziehungen er eingeht. Sie beeinflusst auch die Intensität und Ausdauer mit der eine Persönlichkeit ihre Aufgaben bewältigt. Albert Bandura geht davon aus, dass Selbstwirksamkeit gelernt ist. Ein Mensch kann durch erfolgreiche Erfahrungen hohe Selbstwirksamkeit erwerben, andererseits durch entmutigende Erlebnisse und unangemessene Verallgemeinerungen (*Generalisierungen*) geringe Selbstwirksamkeit lernen. Z. B. wenn eine Mutter ihrem Kind, das ihr im Haushalt helfen will, wiederholt sagt: „Lass das, das kannst du noch nicht", kann es sein, dass das Kind mit der Zeit die Überzeugung kreiert „Ich bin ungeschickt". Dies kann sich dann so auswirken, dass sich diese Person im späteren Leben selbst wenig zutraut. Die Selbstwirksamkeit kann aber auch wieder gestärkt werden durch neue, gegenteilige Erfahrungen (➛ Kap. 10.5.4).

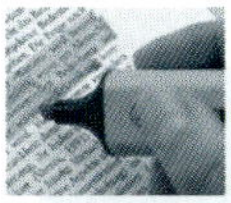

In diesem Kapitel wurde nur ein Teil der verschiedenen Persönlichkeitstheorien vorgestellt. Jeder der Ansätze betont unterschiedliche Gesichtspunkte und basiert jeweils auf einem bestimmten Menschenbild. Im Zusammenhang mit Persönlichkeitskonzepten besteht die Gefahr, dass versucht wird, zu vereinfachen und das, was die Vielfältigkeit und Einzigartigkeit einer Persönlichkeit ausmacht, einem Modell anzupassen. Damit wäre jedoch der Zweck und das Anliegen der Persönlichkeitspsychologie verfehlt, exakte, wissenschaftliche Grundlagen über die Unterschiede und Gemeinsamkeiten der menschlichen Persönlichkeit zu erarbeiten. Dazu ein Zitat von Bertolt Brecht: *„Was tun Sie", wurde Herr K. gefragt, „wenn sie einen Menschen lieben?" „Ich mache einen Entwurf von ihm", sagte Herr K., „und sorge, dass er ihm ähnlich wird." „Wer? Der Entwurf?" „Nein", sagte Herr K., „der Mensch"* (Hobmair, 1997, S. 419).

12 Lernen

Das Lernen ist für die Entwicklung und Formung der Persönlichkeit (im Kindes- und Erwachsenenalter) und insbesondere bei jeder beruflichen Ausbildung von zentraler Bedeutung. Die Tatsache, Lernender zu sein, wird von den meisten Menschen mit unterschiedlichen Erfahrungen aus der Kindheit und Schulzeit in Verbindung gebracht. Aber auch Erwachsene lernen, so wird auch eine Gesundheits- und Krankenpflegerinnen nicht nur während ihrer Berufsausbildung, sondern auch als diplomierte Fachperson immer wieder mit Fragen des Lernens konfrontiert.

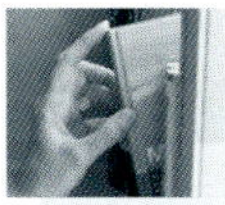

Lernen

Prozess, der in der Auseinandersetzung mit der Umwelt durch Erfahrung zu Veränderungen im Verhalten oder Verhaltenspotential führt. Mit Verhalten ist nicht ausschließlich beobachtbares äußeres (motorisches) Verhalten gemeint, sondern auch *physiologisches*, nicht bewusst steuerbares Verhalten, etwa das Erröten oder Herzklopfen, wenn sich jemand in einer exponierten Situation befinden.

Gerda Sommer und Sonja Berlinger, die beiden lernenden Gesundheits- und Krankenpflegerinnen, haben sich entschlossen, diesen Beruf zu erlernen. Das heißt, sie werden sich in den einzelnen Unterrichtsfächern die theoretischen Grundlagen des Pflegeberufs aneignen, sie werden in der Tätigkeit im Krankenhaus die praktischen Teile ihrer Ausbildung, wie etwa das Verabreichen von Spritzen, erlernen. In diesem Zusammenhang – Lernen in der Schule, Lernen in der beruflichen Ausbildung – wird der Begriff „Lernen" in der Alltagssprache verwendet.

Der **Lernbegriff der Psychologie** ist sehr viel weiter gefasst. Er umfasst im Grunde alle *Veränderungen menschlichen Verhaltens* durch Erfahrungen in der Auseinandersetzung mit der Umwelt. Mit Verhalten ist nicht ausschließlich beobachtbares äußeres (motorisches) Verhalten gemeint, sondern auch:

- **Physiologisches, nicht bewusst steuerbares Verhalten,** etwa das Funktionieren des Immunsystems bei allergischen Reaktionen oder die Verkrampfung der Muskulatur bei zwischenmenschlichen Konflikten oder beim Erleben von Stress.
- **Emotionale Reaktionen** werden als Verhalten verstanden. Ein Kind lernt beispielsweise, dass gewisse Reaktionen auf emotionales Erleben erwünscht und andere unerwünscht sind, z. B. das Kind wird bestraft, wenn es ein Geschwister im Zorn schlägt, hingegen getröstet, wenn es weint. Mit der Zeit lernt es zu weinen, wenn es zornig ist.
- Die Art, wie jemand denkt, Situationen wahrnimmt und bewertet, das Erwerben von Wissen, Einstellungen und Werthaltungen können als **Verhaltenspotential** oder als **kognitives Verhalten** verstanden werden.
  Ein Kind lernt beispielsweise, wenn es seine Hand auf eine heiße Herdplatte gelegt hat, dies künftig nicht mehr zu tun, weil es durch die Verbrennungen Schmerzen erlitten hat.
  Ein Mensch kann aus dem Misserfolg einer bestimmten Verhandlungsstrategie lernen, dass er das nächste Mal eine andere Strategie wählen sollte. Die lernende Gesundheits- und Krankenpflegerin lernt am zufriedenen Gesichtsausdruck der Stationsleiterin, dass sie eine Pflegeverrichtung gut ausgeführt hat, und wird sie auch weiterhin in dieser Weise ausführen.

Es werden im Folgenden die drei wichtigsten Prinzipien, nach denen Lernvorgänge ablaufen können, dargestellt und verschiedene Ebenen des Lernens vorgestellt:

- Klassisches Konditionieren: Das Lernen von Signalen
- Instrumentelles Konditionieren: Lernen an den Konsequenzen
- Lernen am Modell (Modell-Lernen): Lernen durch Beobachtung und Imitation
- Ebenen des Lernens.

12.1 Klassisches Konditionieren: Das Lernen von Signalen

12.1.1 Wie Konditionierungen entstehen

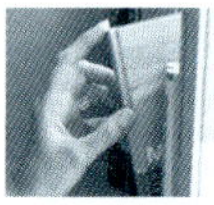

Klassisches Konditionieren
(Signallernen)

Klassisches Konditionieren bezeichnet einen Lernvorgang, in dem ein ursprünglich neutraler Reiz (z. B. Glockenton) durch wiederholtes Koppeln mit einem unkonditionierten Reiz (z. B. Futter) eine ähnliche Reaktion wie der unkonditionierte Reiz hervorrufen kann.

Wer mit Haustieren, z. B. Hunden oder Katzen vertraut ist, kennt das Lernprinzip des klassischen Konditionierens bestens aus eigener Erfahrung. Das **klassische**

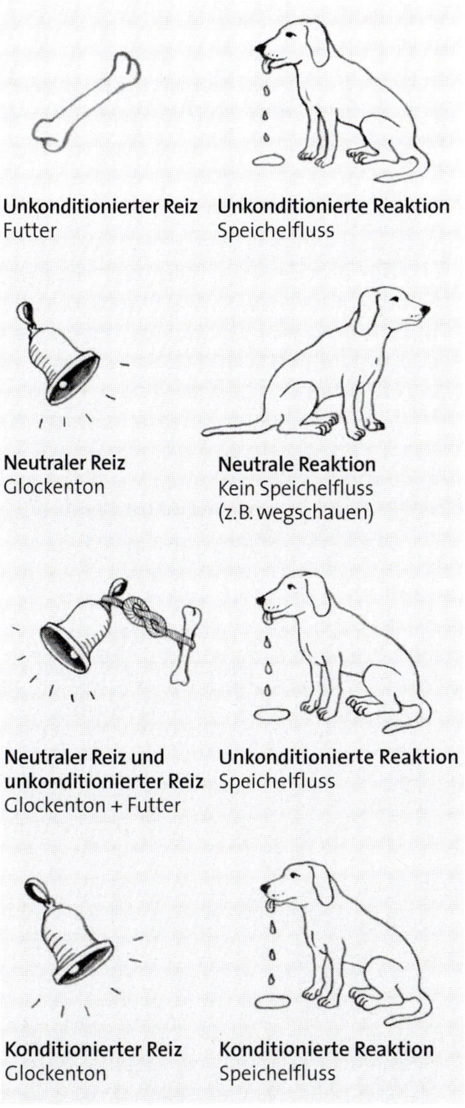

Abb. 12.1: Klassisches Konditionieren.

Konditionieren *(Signallernen, Reiz-Reaktionslernen)* ist eng mit dem Namen des russischen Physiologen Ivan P. Pawlow verbunden, der dieses Lernprinzip am Beispiel der Speichelsekretion bei Hunden aufgezeigt hat:

- **Natürlicher, unkonditionierter Reiz ➛ Reaktionsmechanismus.** Ein hungriger Hund sondert, wenn er Futter wahrnimmt, Speichel ab. Der Anblick von Futter *(natürlicher, unkonditionierter Reiz)* bewirkt beim Hund die *unkonditionierte Reaktion* Speichelfluss. Das Wahrnehmen von Futter und die Absonderung von Speichel bilden einen angeborenen, automatischen *Reiz-Reaktionsmechanismus*.
- **Neutraler Reiz ➛ neutrale Reaktion.** Anschließend wird ein Glockenton *(neutraler Reiz)* angeboten, der keinen Speichelfluss auslöst.
- **Unkonditionierter und neutraler Reiz.** Wird nun gleichzeitig mit oder kurz vor dem Futter dieser neutrale Reiz, der Glockenton dargeboten *(unkonditionierter Reiz und neutraler Reiz)*, so vermag nach einigen Wiederholungen der Glockenton allein die Speichelsekretion zu bewirken.
- **Konditionierter Reiz ➛ konditionierte Reaktion.** Der Hund hat durch die mehrfache Koppelung von Glockenton und Futter gelernt, dass der Glockenton Futter bedeutet, und zeigt die im Organismus angelegte Reaktion auf Futter. Der Glockenton ist zu einem *konditionierten Reiz* geworden, gleichsam zu einem Signal, der die *konditionierte Reaktion* auslösen kann.

Den Ablauf der Klassischen Konditionierung zeigt Abbildung 12.1.

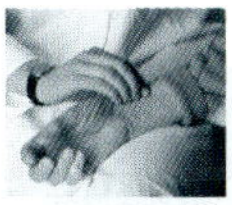

Frau K. bekommt im Krankenhaus immer ein beklemmendes Gefühl

Frau M., die nach einem Herzinfarkt ins Krankenhaus eingewiesen wurde, erhält Besuch von ihrer Nachbarin Frau K. Im Verlauf des Gesprächs erklärt Frau K. ihrer erkrankten Nachbarin, weshalb sie so ungern in ein Krankenhaus kommt, auch wenn es sich nur um einen Krankenbesuch handelt:

„Immer wenn ich in ein Krankenhaus komme und den besonderen Geruch rieche, bekomme ich ein beklemmendes Gefühl. Vielleicht hängt das damit zusam-

men, dass ich dadurch an die schwere Krankheitszeit meines Mannes erinnert werde, als er im Krankenhaus lag.“

Weshalb stellt sich bei Frau K. bei einem Aufenthalt im Krankenhaus immer dieses beklemmende Gefühl ein? Frau K. hat diese Empfindungen gelernt. Sie hat es gelernt nach dem Lernprinzip des klassischen Konditionierens.

In ähnlicher Weise wie der Hund in den Untersuchungen Pawlows (Glockenton ist ein Signal für Futter) hat Frau K. gelernt (Krankenhausgeruch ist ein Signal für die Sorge um den schwer kranken Ehemann und damit für Angst sowie ein beklemmendes Gefühl). Der ursprüngliche Reiz-Reaktionsmechanismus bei Frau K. lässt sich folgendermaßen beschreiben:

Die Krankheit des Ehemannes bewirkt die unkonditionierte Reaktion „Sorge und Angst“ und „ein beklemmendes Gefühl“. Dieser unkonditionierte Reiz (Krankheit des Ehemannes) wird immer mit dem speziellen Krankenhausgeruch des Krankenzimmers verbunden. Nach einiger Zeit vermag der Geruch allein in abgeschwächter Form diese beklemmende Gefühl hervorzurufen.

Der Ablauf der Konditionierung des beklemmenden Gefühls von Frau K. zeigt Abbildung 12.2.

Reizgeneralisierung

Eine *Reiz-Generalisierung* liegt vor, wenn nicht nur auf den Reiz reagiert wird, der eine konditionierte Reaktion bewirkt hat, sondern auch auf Reize, die diesem ursprünglichen ähnlich sind. So mag sich in unserem Beispiel bei Frau K. das beklemmende Gefühl nicht nur beim Krankenhausgeruch, sondern auch beim Geruch einer Apotheke einstellen. Oder ein anderes Beispiel: Von einem schönen Urlaub nehmen viele Menschen als Erinnerung Gegenstände mit, die sie in ihrer Wohnung aufstellen. Jedes Mal, wenn sie den Gegenstand betrachten, erleben sie in abgeschwächter Form angenehme und freudige Gefühle, die denjenigen im Urlaub ähnlich sind. Ein weiteres Beispiel aus dem Bereich Erziehung: Wenn ein Kind in der Schule häufig vom Lehrer kritisiert wird und sich dabei bloßgestellt vorkommt und Gefühle des Unvermögens entwickelt, generalisiert

Unkonditionierter Reiz Schwerkranker Ehemann	→	**Unkonditionierte Reaktion** Sorge und Angst, beklemmendes Gefühl
Neutraler Reiz Krankenhausgeruch	→	**Neutrale Reaktion** Ursprünglich neutrales Gefühl
Neutraler und unkonditionierter Reiz Schwerkranker Ehemann und Krankenhausgeruch	→	**Unkonditionierte Reaktion** Sorge und Angst, beklemmendes Gefühl
Konditionierter Reiz Krankenhausgeruch	→	**Konditionierte Reaktion** Sorge und Angst, beklemmendes Gefühl

Abb. 12.2: Konditionierung eines beklemmenden Gefühls.

es diese Reaktion auf spätere Lernsituationen. Es kann sein, dass es aus solchen Erfahrungen eine Überzeugung der Hilflosigkeit entwickelt, etwa „Ich bin dumm“ und diese Erfahrung und Gefühle auf sehr viele Herausforderungen, die das Leben stellt, überträgt.

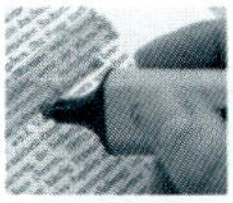

Konditionierte Reiz-Reaktions-Verbindungen wirken dann besonders stark, wenn sie *wiederholt angeboten* werden, oder wenn die emotionale Reaktion *besonders intensiv* ist. Beispiele: Wird ein Kind immer wieder mit einer kritischen Stimme getadelt, wird dieser bestimmte Tonfall, sobald es ihn wieder hört, auch wenn dieser nichts mit dem Kind zu tun hat, unangenehme Gefühle auslösen. Ein kleines Kind erlebt ein einmaliges Schockerlebnis mit Panikreaktionen: es wird von einem Hund angefallen und gebissen. Dieses Erlebnis kann lebenslange Angstreaktionen vor Hunden bewirken.

12.1.2 Aufheben von Konditionierungen

Konditionierte Reiz-Reaktions-Verbindungen können sehr lange, Jahrzehnte oder lebenslang andauern. Sie können aber auch wieder aufgehoben werden. Dies ist dann der Fall, wenn die beiden Reize, der unkonditionierte und der neutrale Reiz unabhängig voneinander dargeboten werden, oder wenn der neutrale Reiz mehrmals im Zusammenhang mit anderen Gefühlen gesetzt wird: Ein Kind, das von einem Hund (neutraler Reiz) gebissen (unkonditionierter Reiz) wurde, macht später freudige Erfahrungen mit jungen, kleinen Hunden (neutraler Reiz) *ohne* gebissen (unkonditionierter Reiz) zu werden. In einem solchen Fall spricht man von *Löschung*. Nicht jede Reiz-Reaktions-Verbindung kann auf diese Art gelöscht werden, insbesondere nicht solche, die traumatischen Ursprungs sind. Es kann aber auch sein, dass eine Reaktion danach nur noch latent abgeschwächt vorhanden ist. Wenn jemand eine sehr einschränkende Konditionierung erlebt hat, etwa Angst vor bestimmten Tieren, lässt sich diese Reaktion aufheben durch *Gegenkonditionierung*. Bei der Gegenkonditionierung wird der neutrale Reiz, der beispielsweise mit einem unangenehmen Gefühl (Angst-Reaktion) verbunden ist, mit einer gegenteiligen Reaktion (angenehmes Gefühl der Sicherheit) neu verknüpft. Im therapeutischen Bereich wird diese Methode systematisch und gezielt angewandt. Man spricht dann von Desensibilisierung.

Das Prinzip der Gegenkonditionierung besteht darin, dass die neue gegenteilige Erfahrung (z. B. ein Zustand des Wohlbefindens und der Sicherheit), mit dem der negativ verknüpfte Reiz (z. B. ein Hund) neu verbunden werden soll, *intensiver* ist als die alte Reaktion (Angst). Zu diesem Zweck wird die angstauslösende Reaktion abgeschwächt dargeboten, z. B. wird zuerst ein Bild eines Hundes gezeigt, dann aus großer Distanz ein lebendiger Hund. Dieser wird dann immer näher gebracht, bis er schließlich von der Person berührt werden kann. Viele alltägliche konditionierte Lernerfahrungen lassen sich durch natürliche, spontane Gegenkonditionierungen aufheben, etwa wenn ein Mensch gegenüber bestimmten Personen durch unangenehme Erlebnisse negative Gefühle entwickelt hat, lassen sich diese durch neue gegenteilige positive Erfahrungen aufheben.

12.2 Instrumentelles Konditionieren: Lernen an den Konsequenzen

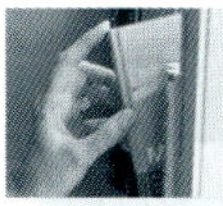

Instrumentelles Konditionieren

Lernprozess, in dem durch die Konsequenz gelernt wird, die unmittelbar auf eine Reaktion folgt (Lernen an den Konsequenzen).

Ein Mensch lernt auch an den Konsequenzen, die seinem Verhalten folgen. So lernt Sonja Berlinger, wie sie einen Patienten lagern soll, indem sie für sorgfältige, korrekte Lagerung gelobt und für unkorrekte zurechtgewiesen wird. Diese Konsequenzen bestimmen, ob ein einmal gezeigtes Verhalten beibehalten wird oder nicht.

Dieses Lernen an den Konsequenzen bezeichnet man als **instrumentelles Konditionieren**. Verhaltensweisen, die angenehme, belohnende Konsequenzen haben (z. B. Lob, Anerkennung, materieller Gewinn), werden häufiger auftreten, Verhaltensweisen, die unangenehme, bestrafende Konsequenzen haben (z. B. Tadel, materieller Verlust), werden eher vermieden. Eltern wenden dieses Lernprinzip an, wenn sie durch Lob und Tadel das Verhalten ihrer Kinder zu beeinflussen versuchen.

Verschiedene Arten von Verstärkern

Es lassen sich vier Formen der Konsequenzgestaltung unterscheiden: Sowohl belohnende als auch bestrafende Konsequenzen können entweder gegeben oder auch entzogen werden.

Belohnung durch angenehme Konsequenzen

Ein Verhalten wird durch eine angenehme Konsequenz bzw. Belohnung verstärkt und wird deshalb in Zukunft häufiger auftreten. Belohnende Konsequenzen werden in der Psychologie als *positive Verstärker* bezeichnet. Beispiel: Ein Patient hat zum ersten Mal sein Essen ohne Mithilfe einer Pflegeperson eingenommen. Die Gesundheits- und Krankenpflegerin reagiert auf dieses Verhalten des Patienten mit Lob, verstärkt es also und erhöht damit die Wahrscheinlichkeit, dass der Patient auch in Zukunft seine Mahlzeiten ohne die Hilfe anderer einnehmen wird. Oder: Eine betagte Patientin schafft es nach einem Oberschenkelbruch wieder einige Stufen einer Treppe hinaufzusteigen. Die Gesundheits- und Krankenpflegerin freut sich und strahlt die Patientin an. Diese nonverbale Reaktion wird die Patientin ermutigen und bestärken, weiter zu üben.

Belohnung durch den Wegfall von Bestrafung

Durch ein bestimmtes Verhalten entfällt eine unangenehme Konsequenz, es wird deshalb in Zukunft häufiger auftreten. Beispiel: Ein Patient erlebt, dass durch die Einnahme von Medikamenten seine Schmerzen verringert bzw. beseitigt werden können. Die Einnahme der Medikamente wird gefördert (verstärkt) durch das Ausbleiben der Schmerzen.

Bestrafung durch unangenehme Konsequenzen

Durch die einem Verhalten folgenden unangenehmen Konsequenzen wird die Auftrittswahrscheinlichkeit dieses Verhaltens herabgesetzt. Beispiel: Die Stationsleiterin tadelt eine lernende Gesundheits- und Krankenpflegerin, weil sie eine Pflegeverrichtung nachlässig ausgeführt hat. Es ist anzunehmen, dass die Lernende künftig diese Pflegeverrichtung sorgfältig ausführen wird, um einen Tadel durch die Stationsleiterin zu vermeiden.

Bestrafung durch den Entzug von Belohnung

Das Verhalten bewirkt den Entzug früher erhaltener Belohnungen und tritt deshalb in Zukunft seltener auf. Beispiel: Ein Kind das seine Wochenverpflichtung nicht erledigt hat, darf seine Lieblingsfernsehserie nicht ansehen. Oder: Eine Gesundheits- und Krankenpflegerin, die eine schlechte Qualifikation erreicht hat, erhält keine Gehaltserhöhung.

Die Wirksamkeit von Verstärkern

Was von den einzelnen Menschen als Verstärker erlebt wird, kann sehr verschieden sein; ein Teil der Menschen mag stärker durch das Urteil seiner Mitmenschen beeinflusst werden, während ein anderer Teil eher durch die Aussicht auf einen materiellen Gewinn in einem Verhalten verstärkt wird. Auch innerhalb eines einzelnen Individuums kann die Wirksamkeit von Verstärkern beträchtlich variieren. So wird man eine gesättigte Person wohl kaum mit Nahrungsmitteln verstärken können. Möchte beispielsweise eine Pflegeperson einen Patienten zur regelmäßigen Einnahme seiner Medikamente veranlassen, so ist es wichtig für sie zu wissen, welche Verstärker für diesen Patienten besonders wirksam sind, etwa der Hinweis auf baldige Genesung oder persönliches Lob.

Das Verhalten eines Menschen hängt nicht nur davon ab, welche positiven und/oder negativen Konsequenzen eintreten, sondern in starkem Maße auch von der zeitlichen *Abfolge dieser Konsequenzen.* Folgen einem bestimmten Verhalten in einer zeitlichen Abfolge zuerst positive, später negative Konsequenzen, dann werden die kurzfristigen positiven Konsequenzen bedeutsamer sein als die langfristig negativen. Grundsätzlich lässt sich sagen: Unmittelbare Verstärkung oder Bestrafung ist wirksamer als zeitlich verzögerte. Beispiel: Das Verzehren eines kalorienreichen Nahrungsmittels, etwa eines Stücks Torte, hat zwei unterschiedliche Konsequenzen: Unmittelbar bei und kurz nach dem Essen stellt sich ein positives Gefühl von Wohlgeschmack und Sättigung ein. Langfristig wird diese Verhaltensweise jedoch zu der unerwünschten Konsequenz Übergewicht führen. Damit ist eine für gesundheitsschädigende Verhaltensweisen charakteristische Situation beschrieben.

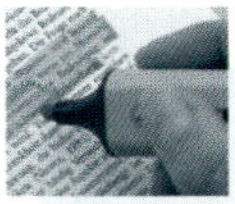

Die meisten gesundheitsschädigenden Verhaltensweisen, wie Rauchen, übermäßiges Trinken oder Drogenkonsum, werden durch unmittelbare positive Konsequenzen verstärkt, während die negativen Konsequenzen oft erst nach Jahren oder Jahrzehnten in Form von gesundheitlichen Schäden eintreten. Dies ist einer der Gründe, die gesundheitsfördernde Bemühungen schwierig machen: Menschen sollen dazu gebracht werden, auf ein Verhalten mit unmittelbaren positiven Konsequenzen zu verzichten, um dadurch erst viel später eintretende negative Konsequenzen zu vermeiden.

12.3 Lernen am Modell (Modell-Lernen): Lernen durch Beobachtung und Nachahmung

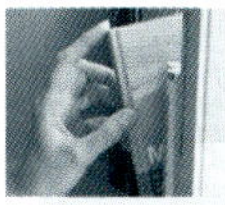

Lernen am Modell
(Modell-Lernen)

Lernen, das dadurch zustande kommt, dass ein Individuum das Verhalten anderer, so genannter Modelle, beobachtet und anschließend imstande ist, die beobachtete Verhaltensweise durch Nachahmung zu zeigen.

Ein großer Teil der menschlichen Verhaltensweisen kann mit den Prinzipien des klassischen und instrumentellen Konditionierens allein nicht erklärt werden. So gibt es komplexe Lernvorgänge, wie etwa das Erlernen einer Sprache oder Verhaltensweisen, die bei fehlerhafter Ausführung gefährliche oder kostspielige Konsequenzen nach sich ziehen. In solchen Fällen erfolgt Lernen dadurch, dass ein Individuum das Verhalten anderer, so genannter Modelle beobachtet und anschließend imstande ist, die beobachtete Verhaltensweise durch Nachahmung bzw. Imitation *(Lernen am Modell)* zu zeigen: Das *Modell-Lernen* kann sehr schön an Kindern beobachtet werden, etwa wenn sie im Spiel ihre Eltern imitieren, indem sie Puppen oder ihren Geschwistern Anweisungen geben und im selben Tonfall und auf dieselbe Art wie ihre Eltern sprechen.

Ein Beispiel des Lernens am Modell aus der Pflegeausbildung: Eine lernende Gesundheits- und Krankenpflegerin wird nicht sofort zu Beginn ihrer Ausbildung einem Patienten eine Spritze verabreichen können. Sie wird zunächst im Unterricht Gelegenheit haben, sich die theoretischen Grundlagen anzueignen und die Technik an der Lehrerin zu beobachten und dann selbst zu üben. Zusätzlich wird sie in mehreren Fällen die Möglichkeit haben, eine ausgebildete Pflegeperson bei dieser Tätigkeit zu beobachten und sich durch die in der Vorstellung nachvollzogenen Handlungsabläufe in die Verhaltensweise einzuüben. Danach ist sie in der Lage, dem Patienten selbst eine Spritze zu verabreichen.

Albert Bandura hat sich intensiv mit der Art, wie Menschen lernen, auseinandergesetzt und zuerst den Begriff des **Modell-Lernens** und später den der *sozial-kognitiven Lerntheorie* (➛ Kap. 11.4) eingeführt. Er versteht Lernen als einen aktiven, kognitiv gesteuerten Verarbeitungsprozess (z. B. durch Wahrnehmung, Aufmerksamkeit, Vorstellungen, Bewertungsprozesse und Generalisierungen).

12.3.1 Der Prozess des Modell-Lernens

Im Folgenden wird der Prozess des Modell-Lernens vorgestellt:

Modelle sind einerseits Personen, die ein bestimmtes Verhalten zeigen, es sind aber auch *symbolische* Darstellungen eines Verhaltens gemeint, z. B. Personen in Filmen, Büchern, schriftlichen Materialien und besonders auch im Fernsehen. Nach Albert Bandura (1979) geschieht das eigentliche Lernen durch zentrale Integrationsprozesse. Er unterscheidet zwischen *Erwerben* eines Verhaltens und *Ausführen*. Nicht alles, was ein Mensch erworben hat, führt er aus.

Der Prozess des Modell-Lernens *(Modellierens)* geschieht in vier Teilprozessen (➛ Abb. 12.4):

- Aufmerksamkeitsprozesse
- Behaltensprozesse
- Motorische Reproduktionsprozesse
- Motivationsprozesse.

Aufmerksamkeitsprozesse

Aufmerksamkeitsprozesse entscheiden darüber, was eine Person aus der Fülle der Modellierungseinflüsse auswählt und beobachtet. Eine wichtige Bedeutung hat dabei der soziale Umgang, den ein Mensch pflegt. So hängt es sehr stark von den Menschen ab, mit denen eine Person täglich umgeht, welche Verhaltensweisen sie täglich beobachtet und bewusst oder unbewusst aufnimmt. Menschen richten mehr Aufmerksamkeit auf Modelle und Verhaltensweisen,

- zu denen sie eine **positive emotionale Beziehung** haben,
- die ihnen **ähnlich** sind, d. h. der Beobachter nimmt beim Modell ein Verhalten wahr, das er selbst realisieren möchte,
- die ihnen **attraktiv** und sympathisch erscheinen,
- die **hohen sozialen Status, Prestige** oder Kompetenz besitzen,
- und die als Modell **positive Konsequenzen** haben, das heißt: Vermutet ein Beobachter hinter dem beobachteten Verhalten einen Erfolg, so wird er das Verhalten aufmerksamer beobachten als wenn dies nicht zutrifft.

Am Beispiel einer lernenden Gesundheits- und Krankenpflegerin, die lernt, einen Verband anzulegen, könnte das bedeuten: Sie wird aufmerksamer beobachten und lernen, wenn ihr die Lehrerin sympathisch ist und diese auch von anderen geschätzt wird, als wenn dies nicht der Fall ist. Damit sie durch Beobachten lernen kann, ist es unumgänglich, dass sie aufmerksam und präsent ist.

Eine besondere Bedeutung für Modellierungsprozesse kommt heute den Massenmedien zu. Sie fesseln in einer besonderen Weise die Aufmerksamkeit der Menschen und liefern ihnen eine Vielzahl von Verhaltensmöglichkeiten und Anreizen, die Informationen durch Beobachtung aufzunehmen. Maßgebend ist auch die Häufigkeit der dargebotenen Information und die Fähigkeit, sie zu verarbeiten.

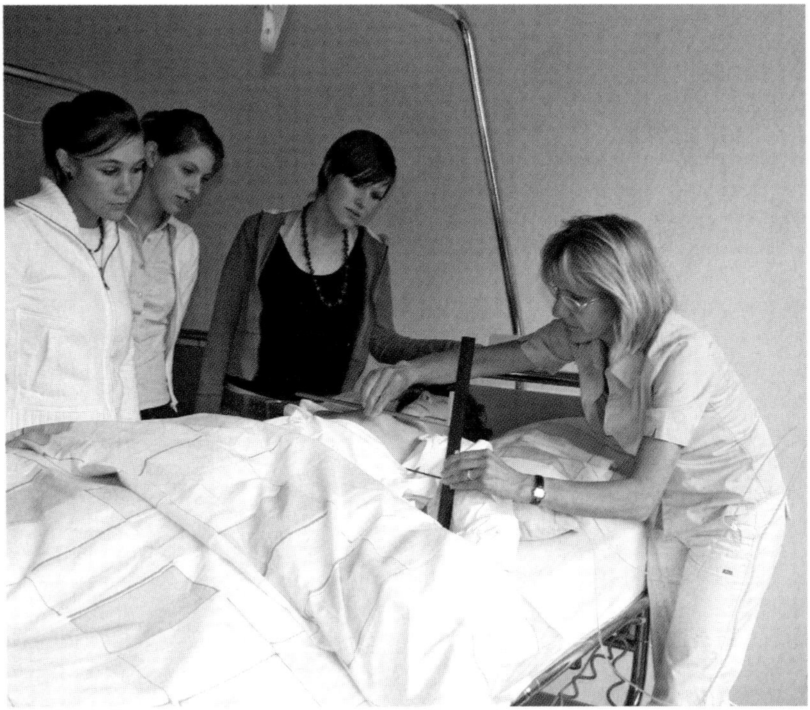

Modell-Lernen: Aufmerksamkeitsprozesse entscheiden darüber, was eine Person aus der Fülle der Modellierungseinflüsse auswählt und beobachtet.

Behaltensprozesse

Wenn Menschen sich an die unzähligen beobachteten Modelle nicht erinnern, werden diese sie auch nicht beeinflussen. Das bedeutet: damit beobachtete Information übernommen wird, muss sie im Gedächtnis festgehalten werden, d. h. nach Albert Bandura, sie muss *symbolisch repräsentiert* sein. Er meint damit, dass Menschen abrufbare Vorstellungsbilder des Modellverhaltens entwickeln, die sie dann später wieder hervorholen können. Solche Vorstellungsbilder sind sowohl visuelle, lebhafte Bilder als auch verbale Kodierungen, sog. Sprachsymbole. Das kann ein Name oder ein Begriff sein, der die gesamte Erinnerung wieder ins Bewusstsein bringt. Sobald die Informationen symbolisch kodiert sind, können sie das Verhalten beeinflussen. Informationen, die sehr intensiv und mit voller Aufmerksamkeit beobachtet wurden, werden besonders gut behalten.

Im Beispiel der lernenden Gesundheits- und Krankenpflegerin könnten Behaltensprozesse sein, dass sie sich innere Bilder oder Filme eines Verbandwechsels macht und Erklärungen oder Regeln dazu aufstellt und sich innerlich vorsagt und dies einige Male wiederholt. Wenn sie sich zu den inneren Bildern und inneren Dialogen noch zusätzlich in die Modellperson oder das Modellverhalten einfühlt, kann der Behaltensprozess verstärkt werden.

Motorische Reproduktionsprozesse

Sind Modellierungen im Gedächtnis dargestellt (*repräsentiert*), können sie in eigenes Verhalten umgesetzt werden. Häufig werden Nachahmungsprozesse erst viel später, längere Zeit nach der Beobachtung vollzogen. Dabei sind vier Schritte wichtig:

- Die Reaktion wird gedanklich vollzogen
- Die Reaktion wird ausgelöst
- Die Reaktion wird überwacht
- Die Reaktion wird überprüft (Feedback).

Häufig muss dieser Prozess mehrmals wiederholt werden, bis das Verhalten gelernt ist.

Im erwähnten Beispiel bedeutet das, dass die Lernende zuerst in ihrer Vorstellung, dann in der Praxis einen Verband anlegt. Vielleicht wird sie den Verband mehrmals anfertigen, bis sie ihn so geschickt wie das beobachtete Modell durchführen kann.

Motivationsprozesse

Ob jemand ein Verhalten tatsächlich ausführt, hängt davon ab, ob dieses Verhalten für ihn einen gewissen Wert hat und welche Konsequenzen daraus entstehen. Es sind sog. Motivationsprozesse maßgebend: Äußere, innere und stellvertretende

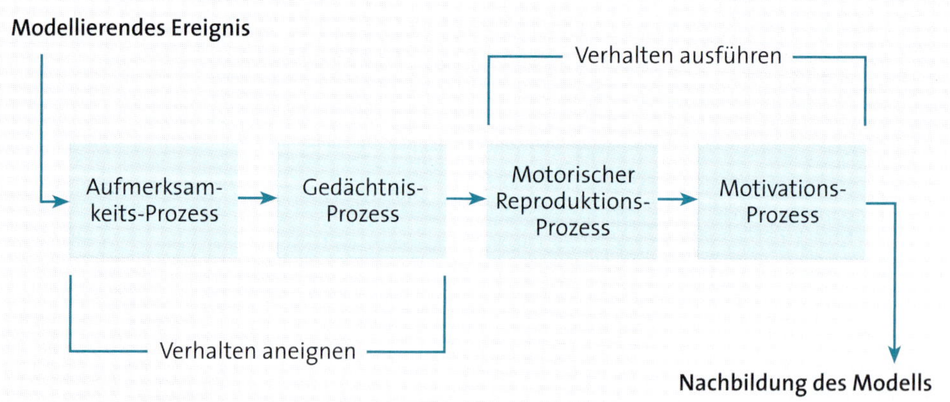

Abb. 12.4: Prozess des Modell-Lernens.

Verstärkungen (*Bekräftigungen*). *Äußere Verstärkungen* sind positive oder negative Reaktionen der Umwelt auf das Verhalten. *Innere Verstärkungen* sind z. B. sich wohl oder unwohl fühlen, Zufriedenheit/Unzufriedenheit mit dem eigenen Verhalten. Mit *stellvertretender Verstärkungen* sind Konsequenzen des Verhaltens eines Modells gemeint.

Beispiel für stellvertretende Verstärkung: Eine Gesundheits- und Krankenpflegerin beobachtet, wie eine Kollegin den Verband eines Patienten entfernt. Sie nimmt an der Reaktion des Patienten wahr, dass das Entfernen des Verbandes für ihn sehr schmerzhaft sein muss. Die beobachtende Pflegende lernt jetzt an den Konsequenzen des Verhaltens ihrer Kollegin, dass sie selbst, um unnötige Schmerzen des Patienten zu vermeiden, den Verband in einer anderen Art und Weise entfernen sollte.

Ob es einem Menschen gelingt, ein Modellverhalten nachzubilden, ist abhängig davon, ob die vier Schritte des Modellierungsprozesses angewandt wurden. Albert Bandura meint dazu (1979, S. 38): „*Jedesmal, wenn ein Beobachter das Verhalten eines Modells nicht nachbildet, lässt sich die Tatsache auf eine der folgenden Bedingungen zurückführen: Er hat die Tätigkeit nicht beobachtet, er hat die modellierten Ereignisse in einer für die Gedächtnisrepräsentation nicht angemessenen Weise kodiert, er hat nicht behalten, was er gelernt hat, er verfügt nicht über die physischen Fähigkeiten, die Reaktionen auszuführen oder er empfindet die Anreize nicht als hinreichend.*“

12.4 Ebenen des Lernens

Lernen kann auf unterschiedlichen Ebenen stattfinden. Eine Pflegende kann ein konkretes *Verhalten* einüben, wie etwa das Verabreichen einer Bluttransfusion. Um dies zu können, benötigt sie jedoch bestimmte *Fähigkeiten*, etwa die Fähigkeit, sehr sorgfältig und präzis kontrollieren zu können, ob die Bluteigenschaften mit de-

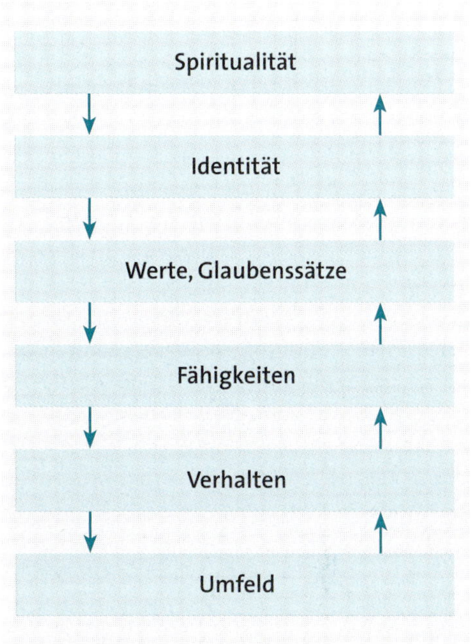

Abb. 12.5: Ebenen des Lernens.

nen des Patienten übereinstimmen und die Fertigkeit, die Vene sehr genau stechen zu können. Sie benötigt aber auch *Überzeugungen und Werte*, die es ermöglichen, diese Fähigkeiten zu lernen, etwa die Überzeugung, dass präzises Arbeiten für den Schutz der Patienten wichtig ist und dass ungenaues Arbeiten das Leben von Menschen gefährden kann. Diese Überzeugungen werden gestützt durch Werte wie „Achtsamkeit“ und „Schutz des Lebens“. Der NLP-Trainer und Entwickler Robert Dilts (1997) entwickelte ein Modell verschieden hierarchisch geordneter Ebenen, auf denen Erfahrungen und Veränderungen stattfinden, die sog. logischen Ebenen (➛ Abb. 12.5). Das Modell basiert auf Arbeiten des Anthropologen und Sozialwissenschaftlers Gregory Bateson (1981), der vier Ebenen des Lernens beschrieben hat. Diese logischen Ebenen organisieren und beeinflussen die Informationen auf den jeweils tiefer liegenden Ebenen. Veränderungen auf tieferen Ebenen können, müssen aber nicht unbedingt die höhere Ebene beeinflussen.

Umwelt

Die unterste Ebene ist die Ebene der **Umwelt** oder der Kontext. Damit ist das konkrete *Umfeld* gemeint, in dem sich ein Mensch befindet, und in dem er Erfahrungen macht. Für eine lernende Gesundheits- und Krankenpflegerin ist das Umfeld einerseits das Krankenhaus, in dem sie arbeitet, die Station, auf der sie tätig ist, aber auch das Klassenzimmer der Schule oder ihre Wohnung, wenn sie lernt. Umfelder können für das Lernen fördernd oder hindernd sein. Wenn jemand Fragen zur Umwelt stellt, erhält er Antworten auf die Frage, *wo* und *wann* eine Erfahrung stattfindet.

Verhalten

Die zweite Ebene ist die Ebene des **Verhaltens**, die spezifische Reaktion, die ein Mensch im jeweiligen Umfeld zeigt, was jemand genau tut. Für eine Lernende ist das Verhalten das, was sie auf der Abteilung tut, etwa eine Magensonde einführen oder einen Patienten lagern. Antworten zum Verhalten erhält jemand auf die Frage, *was* der Betreffende tut.

Fähigkeiten

Die dritte Ebene ist die Ebene der **Fähigkeiten**, die die Verhaltensweisen lenken und ihnen eine Richtung geben durch einen inneren Plan, eine Strategie oder die inneren Zustände. Lernt eine Gesundheits- und Krankenpflegerin, wie man eine Magensonde einführt, benötigt sie dazu verschiedene Fähigkeiten, die dieses Verhalten unterstützen, etwa ein gutes Vorstellungsvermögen über anatomische Verhältnisse sowie manuelles Geschick und Sensibilität, damit sie spürt, wenn die Sonde nicht gut gleitet. Sie muss auch in der Lage sein, den Kopf eines Patienten korrekt zu halten usw. Antworten auf die Frage nach Fähigkeiten erhält jemand auf die Frage, *wie* etwas getan wird.

Glaubenssätze und Werte

Die nächst höhere Ebene ist die der **Glaubenssätze (Überzeugungen) und Werte**, die die Fähigkeiten unterstützen oder verhindern. Hat beispielsweise jemand Überzeugungen der Hilflosigkeit kreiert und glaubt von sich nicht, dass er in der Lage ist, eine Leistung zu erbringen, wird er auch kaum dazu fähig sein. Umgekehrt wirken Überzeugungen der Selbstwirksamkeit fördernd auf die Entwicklung von Fähigkeiten (➛ Kap. 4.1.2). Im Beispiel der lernenden Gesundheits- und Krankenpflegerin kann (abgesehen davon, dass sie an ihre eigene Leistungsfähigkeit glaubt) die Überzeugung „Eine Magensonde ist für den Patienten lebenswichtig, ich erweise ihm einen Dienst, wenn ich die Sonde geschickt einführe" das Aneignen der Fähigkeit, eine Magensonde einfühlsam einzuführen, unterstützen. Werte, die diesen Glaubenssatz unterstützen, sind beispielsweise Einfühlsamkeit, Sorgfalt, Fachkompetenz. Antwort auf die Frage nach Glaubenssätzen und Werten erhält jemand auf die Frage, *warum* etwas notwendig oder wichtig ist.

Identität

Das, was die **Identität** ausmacht, bestimmt den ganzheitlichen Zweck (*die Mission*) und subjektiven Sinn des Seins eines Menschen. Die Identität eines Menschen formt seine Werte und Glaubenssätze. Wenn ein Mensch für sein Tun und Handeln einen Sinn hat, wenn er als ganze Person hinter dem, was er tut steht, unterstützt das all sein Tun und Handeln. So kann das Anliegen, eine kompetente einfühlsame Fachperson zu sein, das Lernen einer Gesundheits- und Krankenpflegerin in jeder Hinsicht unterstützen. Umgekehrt entstehen viele Probleme und Hindernisse, wenn jemand keinen Sinn in seinem Dasein findet, und ein schwaches oder ambivalentes Identitätsgefühl hat. Antwort auf die Frage nach der Identität erhält man auf die Frage, als wen sich die betroffene Person erlebt, etwa „*Wer* sind Sie".

Zugehörigkeit und Spiritualität

Eine letzte Ebene ist eine Ebene, auf die sich viele Menschen beziehen, etwas, was über sie hinausgeht, die Ebene der **geistigen Zugehörigkeit** oder **Spiritualität**. Das kann ein größeres Kollektiv sein, dem sich ein Mensch verpflichtet fühlt, eine höhere Vision, die er anstrebt, oder eine Religion.

Lernen auf allen Ebenen

Wenn Lernen auf allen Ebenen stattfindet, ist das sehr effektiv. Dann können die Ebenen sich gegenseitig unterstützen. Es kann aber auch sein, dass nicht alle Ebenen miteinander im Einklang stehen und dadurch den Lernprozess beeinträchtigen. So kann es sein, dass jemand eine Fähigkeit gelernt hat, aber kein Umfeld besitzt, in dem er diese Fähigkeit üben und einsetzen kann. Oder jemand soll in einer Ausbildung eine Fähigkeit lernen, die mit seinen Werthaltungen im Widerspruch steht. Diese Person wird wohl kaum große Anstrengungen unternehmen, diese Fähigkeit zu erwerben.

Eine lernende Gesundheits- und Krankenpflegerin kann ihre Erfolge oder Lernschwierigkeiten auf verschiedenen Ebenen erklären. Auf welcher Ebene sie das jeweils tut, hat Auswirkungen darauf, wie gewichtig eine Schwierigkeit erlebt wird.

- **Umfeld:** „Auf dieser Station habe ich zu wenig Übungsmöglichkeiten."
- **Verhalten:** „Ich habe gezittert, deshalb habe ich den Katheter unsteril gemacht."
- **Fähigkeiten:** „Ich beherrsche das Katheterisieren noch nicht."
- **Glaubenssätze und Werte:** „Katheterisieren ist schwierig."
- **Identität:** „Ich bin eine schlechte Schülerin."

Menschen kommunizieren auch auf diesen verschiedenen Ebenen. So besteht ein wesentlicher Unterschied, wenn eine Pflegende ihrer Kollegin mitteilt: „Du hast diesen Verband nicht korrekt gemacht" (Verhalten) oder wenn sie sagt: „Du bist unzuverlässig" (Identität). Rückmeldungen oder Kritik auf der Verhaltensebene kann viel besser aufgenommen werden, als wenn Menschen andere auf der Identitätsebene kritisieren. Letzteres wird viel verletzender erlebt.

Das Wissen um diese logischen Ebenen ist insbesondere für diejenigen Personen wichtig und nützlich, die Lernen für sich selbst und andere organisieren. Es geht dabei darum, einen geeigneten Lernkontext *(Umfeld)* bereitzustellen. Dann sollten Lernende wissen, was sie zu tun haben *(Verhalten)*, sie sollten wissen wie sie lernen können und sie sollten Abläufe und Pläne kennen *(Fähigkeiten)*. Weiter sollten sie die *Überzeugungen* besitzen, dass sie die Fähigkeit haben, zu lernen und wissen, weshalb das, was sie lernen, sinnvoll ist *(Werte)*. Und schließlich sollte das, was jemand lernen will mit seiner Identität in Übereinstimmung sein, z. B. „Das, was ich lerne, hilft mir, eine kompetente Gesundheits- und Krankenpflegerin zu werden *(Identität)*." Hilfreich ist es auch, wenn sich die Lernende einem größeren Kollektiv zugehörig fühlt *(Spiritualität)*.

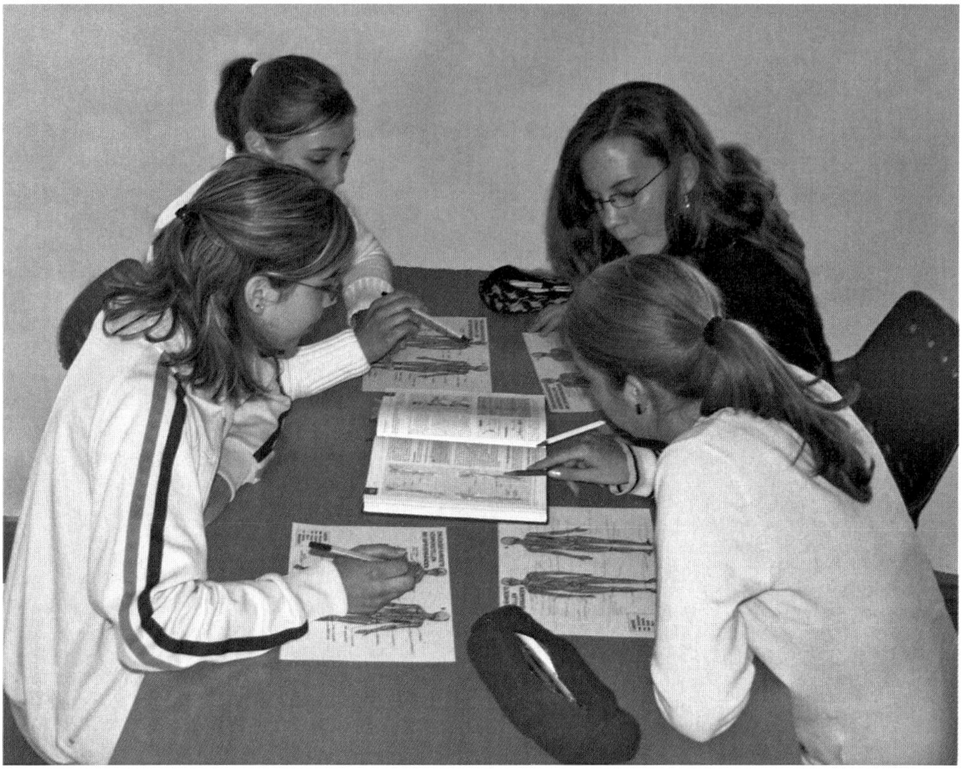

Der Wunsch, eine kompetente Fachperson zu sein, kann das Lernen einer Gesundheits- und Krankenpflegerin in jeder Hinsicht unterstützen.

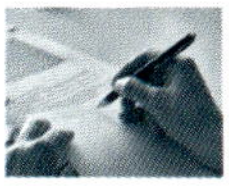

Fragen zur Wissensprüfung

- Was wird unter Reifung verstanden? Wo liegt der Unterschied zwischen Reifung und Entwicklung?
- Was versteht man unter dem Begriff Sozialisation? Wie unterscheidet er sich vom Begriff Erziehung?
- Was sind Entwicklungsaufgaben? Welche Entwicklungsaufgaben stellen sich einem jungen Menschen im Alter zwischen 13 und 18 Jahren, welche einem Menschen ab 50 Jahren?
- Welche Strategien wenden Menschen an, um Entwicklungsaufgaben und entwicklungsbedingte Herausforderungen zu bewältigen?
- Wie kann Hilflosigkeit erlernt werden? Nennen Sie Beispiele. Welche drei Schritte sind dabei maßgebend beteiligt?
- Was kann das Training von Fertigkeiten bei betagten Menschen bewirken? Welche Bedingungen sind notwendig, damit eine Rehabilitationsprogramm bei geriatrischen Patienten erfolgreich ist?
- Wie unterscheidet sich die umgangssprachliche Verwendung des Begriffes Persönlichkeit von der Verwendung in der Psychologie?
- Worin liegt das Charakteristische der Persönlichkeitstypologien? Geben Sie ein Beispiel. Welche Einwände lassen sich gegen Persönlichkeitstypologien anführen?
- Beschreiben Sie die Persönlichkeitstheorie Sigmund Freuds.
- Welche Abwehrmechanismen kann das Ich einsetzen, um zwischen den Ansprüchen des Es und den Geboten des Über-Ichs auszugleichen? Geben Sie jeweils Beispiele.
- Es wurden drei Prinzipien, nach denen Lernvorgänge ablaufen können, dargestellt: Das klassische Konditionieren, das instrumentelle Konditionieren und das Lernen am Modell. Erläutern Sie die drei Prinzipien jeweils an einem Beispiel.
- Auf welchen Ebenen kann Lernen stattfinden? Nennen Sie Beispiele zu den in diesem Teil erwähnten sechs hierarchisch geordneten Ebenen des Lernens.

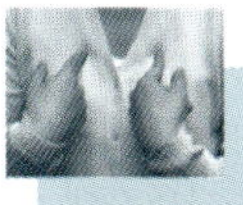

Fragen zu persönlichen Einstellungen und Erfahrungen

- Welches waren die wichtigsten Einflüsse, die auf meine persönliche Entwicklung eingewirkt haben? In welchem Sinne haben sie mich geprägt?
- Wie habe ich die Ablösung von meinen Eltern erlebt? War sie mit Konflikten verbunden?
- Welches waren die letzten Entwicklungsaufgaben, die sich mir stellten, und wie habe ich sie bewältigt?
- Welche entwicklungsbedingte Herausforderung in meinem Leben habe ich am besten bewältigt, und wie habe ich das getan? Was hat mir dabei geholfen?

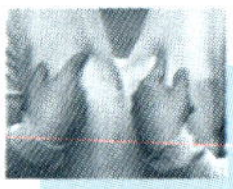

Fragen zu persönlichen Einstellungen und Erfahrungen

- Welches sind die nächsten Entwicklungsaufgaben, die auf mich zukommen? Wie möchte ich sie lösen? Welche Ressourcen aus früheren Erfahrungen können mir helfen, die neuen Entwicklungsaufgaben erfolgreich zu bewältigen?
- Kenne ich Beispiele von Patienten, die entwicklungsbedingte Herausforderungen oder kritische Lebensereignisse erlebten? Wie versuchten sie diese zu bewältigen?
- Kenne ich Beispiele aus meiner Berufspraxis, in denen Patienten Hilflosigkeit erlernt haben? Was hat dazu beigetragen, und wie hat sich das geäußert?
- Was bewirkt bei mir hilfloses Verhalten von Patienten oder anderen Menschen? Wie leicht fällt es mir, das Erlernen von Hilflosigkeit bei betagten kranken Patienten zu vermeiden?
- Welche Erfahrungen über Auswirkungen des Trainings von Fertigkeiten habe ich persönlich gemacht? Was konnte ich bei anderen Menschen oder Patienten beobachten und feststellen?
- Wie versuche ich, andere Menschen (Patienten) zu klassifizieren und kategorisieren?
- Wie würde ich selbst meine eigene Persönlichkeit beschreiben?
- Wie haben sich meine Eltern verhalten, wenn sie mich bestrafen oder belohnen wollten?
- Wie belohne und bestrafe ich andere Menschen? Wie belohne und bestrafe ich Patienten?
- Welche Reiz-Reaktionsmechanismen, die ich erlernt habe und die jetzt automatisch ablaufen, kenne ich?
- Welche Menschen betrachte ich als Vorbilder?
- Kenne ich Verhaltensweisen oder Einstellungen, die ich von anderen Menschen übernommen habe? Was war dabei maßgebend?

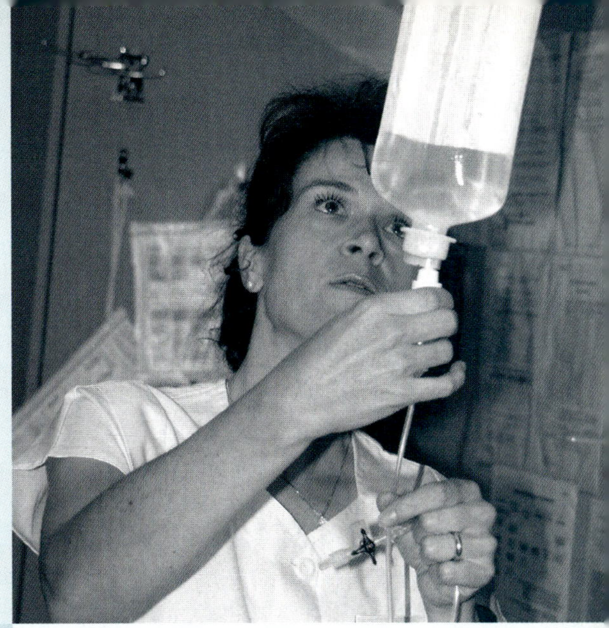

Teil V

Die Rolle der Pflegenden

Im Laufe ihrer Berufskarriere übernimmt eine Kranken- und Gesundheitspflegerin unterschiedliche Aufgaben und Rollen. Je nach Zeitströmung, politischem und kulturellem Kontext ändern sich auch die Rolle und die Rollenerwartungen an eine Pflegende.

Welche früheren Einflüsse haben die heutige Rolle der Pflegenden geprägt? Was ist eine soziale Rolle? Wie kann eine Pflegende ihre Rolle gestalten? Welche Konflikte können innerhalb einer Rolle auftreten, und wie können sie gelöst werden?

Teil V gibt Antwort auf diese Fragen.

13 Die Rolle der Pflegenden im Wandel der Zeit

Die Auseinandersetzung mit der Berufsrolle der Pflegenden legt einen geschichtlichen Rückblick nahe, da die berufliche und gesellschaftliche Situation der heutigen Krankenpflege erst aus ihrer historischen Entwicklung heraus verständlich wird. In diesem Kapitel werden einige wichtige geschichtliche Etappen aus dem Bereich des abendländischen Kulturkreises und ihre Bedeutung für die Krankenpflege skizziert (Seidler, 2003; Steppe, 1994).

13.1 Die Auffassung von Gesundheit, Krankheit und Pflege bis zur Antike

Die Einstellung zu Gesundheit und Krankheit war bei den so genannten *primitiven Kulturen* stark geprägt durch magisch religiöse Vorstellungen. In erster Linie half der Mensch sich und seinen nächsten Mitmenschen selbst. Heil- und Pflegebehandlungen waren vorwiegend Instinkthandlungen, wie Aussaugen von Wunden, Herausziehen von Fremdkörpern usw.

Wo natürliche Erklärungen für Krankheitsgeschehen nicht ausreichten, traten die magisch-religiösen in den Vordergrund: Krankheit wird von Dämonen, bösen Geistern und Zauberern geschickt. Zur Diagnose wurden magische Handlungen entwickelt, wie sie von Medizinmännern heute noch bekannt sind. Die Behandlung der Krankheit bestand vorwiegend im Fernhalten oder Vertreiben der bösen Geister.

Von großer Bedeutung für die Heilkunde war der Einfluss der *griechischen Naturphilosophie und der hippokratischen Medizin* des 7. bis 4. Jahrhunderts vor Christus. Es wurde versucht, das Wesen von Natur und Welt auf einer natürlichen Grundlage zu verstehen. Man verstand den Menschen als eine Ganzheit und als Teil der Gesamtnatur. Die Frage nach dem einheitlichen Grund, der Ursache aller natürlichen Vorgänge, stellte sich auch für Gesundheit und Krankheit. Gesundheit war für die Griechen das höchste Gut. Gesundheit wurde als Norm betrachtet, Krankheit als Abweichung von der Norm, und es galt bei ihrer Behandlung, die stabile Harmonie, die Gesundheit, wieder herzustellen. Mit dieser Einstellung nahm es der Mensch zu einem großen Teil selbst in die Hand, Gesundheit und Krankheit zu steuern. Die Krankheitsauffassung entsprang der Elementen- und Viersäftelehre (die Elemente Wasser, Erde, Feuer, Luft werden im Menschen durch die vier Säfte gelbe Galle, Schleim, Blut und schwarze Galle vertreten). Krankheit war das Ergebnis einer falschen Mischung der Säfte. War jemand krank, behandelte man nicht die Krankheit, sondern man versuchte, den kranken Menschen in seiner Verknüpfung mit der Umwelt zu verstehen und die verloren gegangene Harmonie wieder herzustellen. Die Kunst der Krankenbeobachtung war ein wesentlicher Bestandteil der ärztlichen Heilkunst. Sie beschränkte sich jedoch nicht auf die Beobachtung des Kranken allein, sondern bezog die gesamte Umwelt mit ein. Die Therapie richtete sich nach der damaligen ganzheitlichen Grundanschauung. Es galt als Aufgabe des Arztes, den kranken Menschen zu einer gesunden Regelung der Lebensordnung und Lebensweise anzuleiten, der sog. Diätetik. Auswirkungen dieser Philosophie waren Vorschriften für eine gesunde und vernünftige Lebensweise. Sie enthielten Anweisungen für vorbeugende und heilende Verhaltensweisen wie: Ernährung, körperliche Betätigung und Erholung sowie Hinweise zur geistigen Lebensführung. Dem Arzt wurde die Sorge um die Einhaltung der sechs elementaren Lebensbedingungen sowohl in gesunden als auch in kranken Zeiten aufgetragen:

1. Licht und Luft
2. Speise und Trank
3. Arbeit und Ruhe
4. Schlaf und wachen
5. Ausscheidungen und Absonderungen
6. Anregung des Gemütes.

Dieses „Sechs-Punkte-Grundsatzprogramm" der damaligen ärztlichen Heilkunst galt auch in späteren Zeiten als Leitfaden für pflegerisches Handeln.

Der Arzt reiste umher, ging zu den kranken Menschen nach Hause. Er war „Handwerker" und dieses Können gehörte zur ärztlichen Heilkunst. Einen eigenständigen Pflegestand gab es damals noch nicht, die Pflege war Bestandteil des ärztlichen Handelns.

13.2 Der Einfluss des Christentums auf die Rolle der Pflegenden

Auch *das Christentum* beeinflusste die Entwicklung der Krankenpflege entscheidend. Der Dienst am hilflosen Nächsten, dem Kranken, wird mit dem Dienst an Gott gleichgesetzt: „Was ihr getan habt an einem dieser meiner geringsten Brüdern, das habt ihr mir getan", oder „Ich war krank, und ihr habt mich besucht". Mit dem Christentum wurden die pflegerische Tätigkeit und andere „niedere" Pflichten des Dienens zu einem Ausdruck christlicher Glaubenshaltung und Barmherzigkeit, die von Gott belohnt wurden. Das Umsetzen der Haltung in die Tat ließ eigens für das Dienen (diakonein) zuständige Rollen entstehen, sog. Diakone und Diakonissen. Die Fürsorge für Kranke, Arme und Hilfsbedürftige galt als natürliche Aufgabe der Frau und wurde von den Diakonissen, von Witwen und Jungfrauen übernommen. So schrieb eine Kirchenordnung des 4. Jahrhunderts vor: „Denn in die Häuser der Heiden, in denen es gläubige Frauen gibt, soll eine Diakonisse gehen; sie soll da die Kranken aufsuchen und ihnen mit allem dienen, was für sie erforderlich sein könnte." (Seidler, 2003, S. 78). Es entstanden öffentliche Einrichtungen, in denen Kranke, Arme und Alte betreut wurden. Zuerst waren es keine eigentlichen Krankenhäuser, sondern gemischte Anstalten. Später wurden sog. Hospitale gegründet.

Zu Beginn des Christentums war die griechische Gesundheitslehre und Heilkunst als heidnisch verpönt und verboten. Diese Auffassung führte vorübergehend zu einem Tiefpunkt der christlichen Heilkunst. Andererseits wurde der Arztberuf geehrt, denn Christus selbst war der Arzt und Heiland, der gekommen ist, der kranken Welt das Heil zu bringen. Mit der Ausbreitung und Legalisierung des Christentums kamen Ärzte hinzu, die im Besitz der griechischen Heilkunst waren, so dass sich dieses Wissen auch langsam im christlichen Abendland ausbreitete. Für Gläubige, die sich der christlichen Barmherzigkeit widmen wollten, wurden das Mönchstum und Klöster entwickelt, in denen für Jahrhunderte die Heilkunst und Krankenpflege wieder vereinigt wurden.

13.3 Pflege im Mittelalter

Im Mittelalter begannen sich die Wege der Medizin und Pflege zu trennen. Nach dem Zerfall des römischen Reiches und der antiken Bildungsstätten wurden die Wissenschaften in die christliche Bildung eingebaut, so auch die Medizin. Ihre Träger waren bis dahin die Klöster. Aus den Beziehungen der abendländischen Gelehrten zu orientalischen Kulturen entwickelte sich in Europa allmählich eine neue Bildungsstätte, die Universität, eine zunehmend autonomer werdende Gemeinschaft der Lehrenden und Lernenden. An diesen wurden unabhängig von den kirchlichen Institutionen die medizinische Heilkunst gelehrt.

Die Pflege jedoch galt nach wie vor durch das Gebot der Barmherzigkeit als ureigenstes Anliegen des Christentums und war nur bis zur Zeit der Klostermedizin mit der Heilkunde verknüpft. Die entwickelten Organisationsformen, in denen Pflege ausgeübt wurde, wie Ordensbewegungen, so genannte christliche Hospitale und andere religiöse Pflegegemeinschaften, standen unter der Leitung der Kirche und beeinflussten die Tätigkeit der Pflegenden. Ihre Hilfe richtete sich an Bedürftige verschiedener Art: Arme, Waisen, Greise und Kranke. Nach der Pflegewissenschaftlerin Hilde Steppe (1994, S. 43) diente diese Organisation und Durchführung der Pflege einerseits als „moralische Verpflichtung zur Sorge für die Armen und Schwachen um Christi willen", andererseits zur Aufrechterhaltung der öffentlichen Ordnung. Neben dieser karitativen, unentgeltlich geleisteten Pflege wurden diejenigen, die Pflege gegen Entgelt anboten, sozial abgewertet. Sie galten als „obdachlose Taugenichtse und Weibsbilder von zweideutigem Ruf" (Dieffenbach, 1832, zit. n. Steppe, 1994, S. 44).

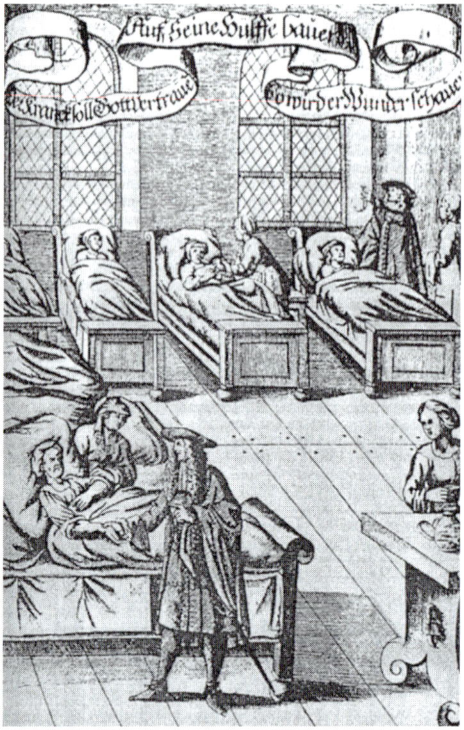

Abb. 13.1: Krankensaal im 17. Jahrhundert mit zwei Ärzten (Urin- bzw. Pulsdiagnose) und vier Pflegerinnen. Kupferstich Nürnberg 1684 (aus Seidler 2003, S. 151).

13.4 Einflüsse des Humanismus und der Aufklärung auf die Krankenpflege

Der Humanismus und die Aufklärung und der daraus folgende Fortschritt der Naturwissenschaften brachten für die Medizin im letzten Jahrhundert eine endgültige Abkehr von der bisherigen Tradition, neue wichtige Erkenntnisse und Heilungsmöglichkeiten, aber auch eine ausschließliche Orientierung an der Körpermedizin.

Krankenpflege als Beruf und Unterordnung unter den Arztberuf

Gleichzeitig erlebte die Krankenpflege eine organisatorische Reform. Der medizinische Aufschwung und der zum Teil niedrige Ausbildungsstand der Pflegenden waren Ursache dieser Veränderung. Die Krankenpflege wurde zu einem eigenständigen Beruf, der erlernt werden musste. Der Pflegeberuf war jedoch noch stark mit dem karitativen Gedankengut verknüpft und dem Beruf des Arztes untergeordnet. Zu den Pionieren zählten Theodor Fliedner, der Gründer der Diakonissen-Bewegung, und Florence Nightingale, die die Krankenpflege zu einem öffentlich anerkannten Beruf machen wollte.

Hilde Steppe (1994, S. 44) nennt sechs Einflussfaktoren, die diese Neuordnung der Pflege in Gang setzten:

- Die Industrialisierung, die zur Folge hatte, dass Familiensysteme aufgelöst wurden und Krankenhäuser für die Betreuung der Kranken notwendig wurden

- Die rasante Entwicklung der Medizin und ihre endgültige naturwissenschaftliche Orientierung, die geschultes Hilfspersonal für „unwissenschaftliche" Tätigkeiten nötig machte
- Die Entwicklung der bürgerlichen Wohlfahrt, die zunehmend kirchliche Wohltätigkeit ergänzte und ablöste
- Emanzipationsbestrebungen der bürgerlichen Frauen, „die von den Männern in gesellschaftlich akzeptable Bahnen gelenkt werden mussten"
- Das Wirken von Florence Nightingale in Kriegen des 19. Jahrhunderts, das die optimale Versorgung der Verwundeten zu einer gesellschaftlich hoch bewerteten Aufgabe werden ließ
- Die Etablierung der bürgerlichen Gesellschaft mit ihren patriarchalischen Moralbegriffen.

Die starke Unterordnung der Pflege unter die Medizin zu jener Zeit zeigt ein Auszug aus einer Hausordnung und Dienstanweisung für Diakonissen in Kaiserswerth:

„*§ 18 Die Diakonissen dürfen bei ihrer leiblichen und geistigen Pflege der Kranken, wo die leibliche Pflege stets die Hauptstelle einnehmen und die letztere derselben untergeordnet bleiben muss, nicht vergessen, dass sie, wie ihr Amtsname sagt, nur Dienerinnen sein, nur Handreichungen tun sollen und haben sich mit aller Vorsicht zu hüten, weder in das Amt des Arztes noch des Seelsorgers überzugreifen.*

§ 19 Die Diakonissen haben bei der leiblichen Krankenpflege in der Diakonissenanstalt die Vorschriften des Hausarztes in Bezug auf Verbinden, Pflegen, Diät des Kranken usw. pünktlich und ohne Widerrede zu befolgen, sich dieselben, wenn es nötig, in Schreibtäfelchen zu notieren und ihm täglich über den Zustand der ihnen anvertrauten Kranken zu berichten.

§ 20 Sie dürfen keine ihnen bekannten oder empfohlenen Hausmittel bei Kranken ohne Wissen und Erlaubnis des Arztes gebrauchen und dabei stets mit der Vorsicht, das das Zutrauen der Kranken zu dem Arzt dadurch nicht leide, wie sie denn überhaupt dies Zutrauen bei den Kranken möglichst zu befördern suchen müssen" (Seidler, 2003, S. 291).

Gegen Ende des 19. Jahrhunderts entwickelten sich Bestrebungen, die *Krankenpflege von christlichen Organisationen zu lösen*, sie als Aufgabe der bürgerlichen Wohlfahrt zu betrachten und den Pflegeberuf außerhalb kirchlicher Organisationen „gesellschaftsfähig" zu machen. Frauenvereine und Berufsverbände versuchten in diesem Sinne zu wirken. Diese Entwicklung bewirkte, dass die Pflege zu einem idealen Beruf der bürgerlichen Frauen wurde, dem alle den Frauen und Müttern zugeschriebenen Eigenschaften wie „Selbstaufgabe, Dienen, Gehorsam, Aufopferung" als Berufsanforderungen übertragen wurden (Steppe, 1994, S. 44). Diese Fähigkeiten wurden gleich gesetzt mit „fachlichen" Anforderungen an die Pflegenden. Die Selbstaufgabe der Frauen wurde nicht mehr als „Dienen um Christi willen", sondern als „natürliche Fähigkeit" der Frau erwartet. Dadurch entstand eine geschlechtsspezifische Arbeitsteilung im Gesundheitswesen. Den Frauen wurde der „weibliche Teil", das Hegen, Pflegen, Dienen und Befolgen übertragen und die Männer (als Ärzte) übernahmen den „männlichen Teil", das Rationale, Wissenschaftliche und Entscheidungsträchtige, das heißt, die medizinische Forschung, Diagnostik, Therapie und Therapieanordnung. Das folgende Zitat eines Arztes zeigt die damalige Einstellung und Praxis:

„*Die weibliche Natur und der weibliche Geist sind nicht befähigt, die Ideale ärztlicher Praxis und Bildung zu erreichen. Frauen sind daher auf diesem Gebiet nicht zu dulden … Ich halte es für durchaus unnötig, im Gegensatz zu dem, was ich über das weibliche Geschlecht und seine natürliche Befähigungen bis jetzt gesagt habe, seine Vorzüge gerade auch auf Kranke und Leidende hervorzuheben … seine Sittsamkeit, Demut, Geduld, Gutmütigkeit, Aufopferungsfähigkeit, teilnehmende Lebensstimmung, Frömmigkeit sind so viel größer als bei dem männlichen Geschlecht, dass, wo es auf diese ankommt, die Frauen ebenso den Vorzug verdienen als die Männer da, wo Kraft, geistige Produktivität, moralischer Ernst, Ausdauer, Ehrgeiz erforderlich sind. Es ist also in medizinischer Hinsicht das Gebiet der Krankenpflege, in welchem Frauen jedenfalls vor den Männern sich auszeichnen können, wenn sie sich dazu hinreichend ausbilden" (Bischoff, 1872, zit. n. Steppe, 1994, S. 46).*

Auch die Pflegenden selbst hatten diese Haltung übernommen:

„Wir Krankenschwestern sind nur Dienerinnen der Ärzte und werden nie etwas anderes sein, und wir sollten gute Dienerinnen sein, glücklich in unserer Abhängigkeit, die mit dazu beiträgt, große Taten zu vollbringen" (Hospital, London, 1906, zit. n. Garmanikow, 1978, in Steppe, 1994, S. 46).

Die Folgen dieser idealisierten selbstlosen Haltungen und die Orientierung der Pflege an der Medizin waren: eine starke Einschränkung der Pflege auf den stationären Bereich und die Entwicklung des Berufes der Krankenpflege zu einen angesehenen und bezahlten, jedoch schlecht bezahlten, unselbständigen Beruf mit zum Teil unzumutbaren Arbeitsbedingungen.

Diese Grundhaltung des Dienens und der Selbstaufgabe, der Unterordnung des Pflegeberufs unter die Medizin konnte sich bis in die 60er-Jahre des 20. Jahrhunderts erhalten.

13.5 Pflege heute – Professionalisierung der Krankenpflege

Erst seit den letzten Jahrzehnten sind Bestrebungen vorhanden, die Krankenpflege zu professionalisieren. Das Pflegeverständnis hat sich gewandelt. Die ganzheitliche Betrachtungsweise des Menschen steht wieder im Vordergrund. Pflege wird von vielen Pflegenden, insbesondere von den Ausbildungsinstitutionen und Berufsverbänden als eigenständiger Bereich verstanden. Pflegeforschung, Pflegemodelle und Pflegetheorien unterstützen und fördern diesen Prozess. Krankenpflege soll sich nicht mehr der Medizin unterordnen, sondern am eigenständigen Bereich der Pflege orientieren. Schon seit geraumer Zeit wird Pflege in den angelsächsischen Ländern an den Hochschulen gelehrt. Auch in Deutschland und in der Schweiz ist es seit einiger Zeit möglich, an bestimmten Universitäten Pflegewissenschaften als eigene Disziplin zu studieren. Diese Entwicklung zeigt, dass Bestrebungen im Gang sind, die Krankenpflege zu *professionalisieren*. Der Begriff der Professionalisierung stammt aus der Berufssoziologie. Man meint mit einem professionalisierten Beruf einen Beruf, der spezifisches Expertenwissen verlangt. Der Sozialwissenschaftler Kurt Witterstätter (1996, S. 89) versteht unter **Professionalisierung** einer Tätigkeit „einen autonomen, stark prestigehaltigen, auf gesicherten Erkenntnissen und einem beruflichen Ethos fußenden Arbeitsvollzug von Berufsträgern". Berufe, die einen Professionalisierungsprozess durchlaufen haben, gelten als **Profession**. Nach dem Medizinsoziologen Johannes Siegrist (1988, S. 208) sind folgende Merkmale erforderlich, damit eine Berufsgruppe als „Profession" gelten kann:

- *„Ihre Tätigkeit beruht auf spezialisiertem, in der Hochschule erworbenem und danach systematisch weiter entwickeltem Expertenwissen (Lizenz).*
- *Ihre Leistungen werden weitgehend als Monopol angeboten; darin wird die Profession vom Staat unterstützt (gesellschaftliches Mandat).*
- *Ihre Tätigkeit unterwirft sie einer normativen kollegialen Eigenkontrolle (z. B. anhand von Berufsgerichten); damit entzieht sie sich tendenziell sozialer Kontrolle durch Nicht-Experten.*
- *Ihre Tätigkeit ist durch ein hohes Maß an beruflicher Autonomie gekennzeichnet (z. B. Ideal der Freiberuflichkeit).*
- *Häufig, aber nicht immer sind mit der Zugehörigkeit zu einer Profession Sozialprestige (Ansehen und gesellschaftliche Wertschätzung) und hohes Einkommen verbunden."*

Vergleicht man diese Merkmale mit den heutigen Bestrebungen der Angehörigen des Pflegeberufs, der Berufsverbände und Ausbildungsinstitutionen einerseits und der beruflichen Realität des Krankenpflegeberufs andererseits, so kann man sagen, dass wohl Anstrengungen in Richtung Professionalisierung im Gange sind, die berufliche Alltagsrealität jedoch noch um einiges davon entfernt ist.

13.6 Auswirkungen der Geschichte auf die Rolle der Pflegenden

Die Geschichte der Entwicklung der Pflege- und Heilkunst spiegelt sich auch in der heutigen Situation der Krankenpflege und ihrer Beziehung zur Medizin und zum Arztberuf. Trotz des in den letzten Jahrzehnten erfolgten Veränderungsprozesses des Pflegeberufes sind viele der alten, heute nicht mehr gelehrten Pflege- und Berufsvorstellungen, etwa die Vermischung von persönlichen, moralischen und fachlichen Fähigkeiten und die strikte Unterordnung des Berufes unter die Medizin, sowohl in der Bevölkerung, als auch in der Gesetzgebung (Krankenpflege als medizinischer Hilfsberuf) und bei den Berufsangehörigen selbst noch vorhanden. Sie treten an die Pflegenden heran mit ausgesprochenen und unausgesprochenen Erwartungen an ihre Rolle. Diese Erwartungen übertreffen die üblichen pflegerischen Aufgaben des Berufs, etwa Erwartungen an einen, dem Beruf entsprechenden Lebensstil und Tugenden wie Anpassung, Selbstlosigkeit, Aufopferungsbereitschaft, Freundlichkeit usw. Diese vielfältigen, dem heutigen Pflegeverständnis nur noch teilweise entsprechenden Erwartungen bringen Pflegepersonen zwangsläufig in Rollenkonflikte. Solche Konflikte sind eine permanente Herausforderung an Berufspersonen, -verbände und Ausbildungsinstitutionen, die Berufsrolle zu überdenken, und sie selbst neu zu definieren (➛ Kap. 27.1.1).

Die folgenden Ausführungen sollen die rollenspezifischen Begriffe und Gesetzmäßigkeiten aufzeigen und zur Sicherheit und Kompetenz im Umgang mit Berufs- und Privatrollen verhelfen.

14 Die soziale Rolle der Pflegenden

14.1 Was ist eine soziale Rolle?

Der Begriff der **sozialen Rolle** oder verkürzt *Rolle* ist einer der in der Soziologie und Sozialpsychologie am häufigsten, allerdings nicht immer einheitlich verwendeten Begriffe.

Aus der Alltagssprache ist der Begriff der Rolle im Zusammenhang mit dem Theater und mit als theatralisch empfundenen Situationen bekannt: „Er spielt die Rolle des Spaßmachers"; „Sie spielt sich wieder einmal auf". Der Begriff Rolle hat für viele Menschen etwas Maskenhaftes, Fassadenhaftes, Unechtes. Diese Assoziationen führen oft zu Widerständen gegenüber dem Rollenbegriff. Man möchte keine Rolle spielen, sondern sich selbst sein. Dahinter steht das menschliche Bedürfnis, ein einzigartiges, authentisches Wesen zu sein, das nicht ohne weiteres ersetzbar und austauschbar ist. Aber ob sich jemand mit dem Spielen von Rollen anfreunden kann oder nicht, ändert nichts an der Tatsache, dass der Mensch während seines Lebens fortwährend Rollen übernimmt und spielt: Die Rolle der Mutter, der Hausfrau, der Gesundheits- und Krankenpflegerin, des Arztes, des Hobbysportlers.

Der Soziologe Ralf Dahrendorf (1967, S. 143) hat die Rolle des Schauspielers auf der Bühne mit der Rolle in Verbindung gebracht, die der einzelne Mensch in der Gesellschaft spielt:

„Zu jeder Stellung, die ein Mensch einnimmt, gehören gewisse Verhaltensweisen, die man von dem Träger dieser Position er-

wartet; zu allem was er ist, gehören Dinge, die er tut und hat; zu jeder sozialen Position gehört eine soziale Rolle. Indem er einzelne soziale Positionen einnimmt, wird er zur Person des Dramas, das die Gesellschaft, in der er lebt, geschrieben hat. Mit jeder Position gibt die Gesellschaft ihm eine Rolle in die Hand, die er zu spielen hat. Durch Positionen und Rollen werden die beiden Tatsachen des Einzelnen und der Gesellschaft".

Die folgenden Ausführungen zeigen auf, was die Soziologie mit dem Rollenkonzept meint und sie erklären die verschiedenen Aspekte, die mit dem Rollenbegriff verbunden sind.

14.1.1 Soziale Positionen

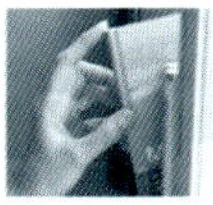

Soziale Position

Der Ort oder Platz, den eine Person in einem Gesellschaftssystem einnimmt.

Sozialer Status

Bewertete Position, die ein Individuum innerhalb eines Gesellschaftssystems einnimmt.

Ein Gesellschaftssystem kann als eine Ansammlung verschiedener Positionen verstanden werden, die in einer bestimmten Beziehung zueinander stehen und die Struktur einer Gesellschaft ausmachen.

Mit einer sozialen Position ist immer auch eine Aufgabe innerhalb einer Gesellschaft verbunden, die für das Funktionieren des Gesellschaftssystems wichtig ist. Im gesellschaftlichen Teilsystem Krankenhaus ist mit der Position der Pflegenden die Aufgabe des Pflegens verbunden, mit der Position Stationsleiterin die Aufgabe des Führens und die Leitung einer Station (➛ Abb. 14.1).

Wie in einem Theaterstück können innerhalb einer Gesellschaft diese Positionen von verschiedenen Menschen eingenommen werden, wobei eine Person aber auch gleichzeitig mehrere Positionen einnehmen kann. Die Voraussetzung hierfür ist, dass sich die Erfüllung der damit verbundenen Aufgaben nicht gegenseitig ausschließt. Eine in der Pflege tätige Gesundheits- und Krankenpflegerin kann z. B. auch gleichzeitig die Position Stationsleiterin einnehmen, nicht aber die Position Patient.

14.1.2 Pflichten und Erwartungen – die soziale Rolle

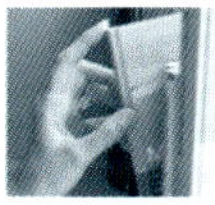

Soziale Rolle

Bündel von Erwartungen an das Handeln, an Eigenschaften und die Erscheinung eines Rolleninhabers *(Rollenträgers)*, die er in einer bestimmten Position und Situation erbringen sollte und die von der Mehrheit einer Gruppe oder Gesellschaft geteilt werden.

Mit den einzelnen Positionen in einem Gesellschaftssystem sind immer bestimmte Rechte und Pflichten – also Handlungsregeln oder Erwartungen – verbunden. Wenn ein Individuum die mit einer Position verbundenen *Erwartungen* annimmt und seine Pflichten erfüllt, handelt es in seiner **Rolle**. So gehören etwa zu den Rechten und Pflichten der Stationsleiterin, an den wöchentlichen Abteilungsrapporten teilzunehmen, die Verantwortung für den angemessenen Einsatz des Pflegepersonals zu übernehmen, die Austrittsabrechnungen der Privatpatienten zu erstellen und dass sie jeweils am Wochenende frei nehmen kann.

Ansprüche und Erwartungen an eine Rolle können in zweifacher Hinsicht gestellt werden; zum einen an **das Verhalten** des Rolleninhabers *(Rollenverhalten)*, zum anderen an **die Erscheinung**, sein Aussehen, seine Kleidung *(Rollenattribute)*.

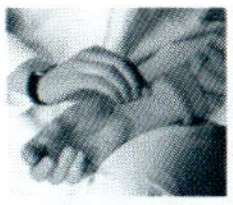

Soziale Positionen in der Krankenhausstation B

Die neun Personen, die auf der Station B arbeiten, nehmen sechs verschiedene Positionen ein: Die Position der Stationsleiterin bzw. der pflegenden Gesundheits- und Krankenpflegerin, der lernenden Gesundheits- und Krankenpflegerin (und des lernenden Krankenpflegers), der Pflegeassistentin, des Abteilungsarztes und des Assistenzarztes.

Die Inhaber der verschiedenen Positionen sind austauschbar und nicht an die im Augenblick auf der Station arbeitenden Personen gebunden.

Abbildung 14.1 zeigt, wer auf der Station zur Zeit welche Positionen einnimmt.

Während der Ferienzeit sieht die Situation auf der Abteilung jedoch etwas anders aus: Christa Schmid übernimmt vorübergehend die Position der Stationsleiterin. Gesundheits- und Krankenpflegerin Susi Frei aus der Abteilung A übernimmt stellvertretend die Position einer in der Pflege tätigen Gesundheits- und Krankenpflegerin und der Assistenzarzt der Abteilung A, Dr. Klaus Baumann, übernimmt die des Abteilungsarztes.

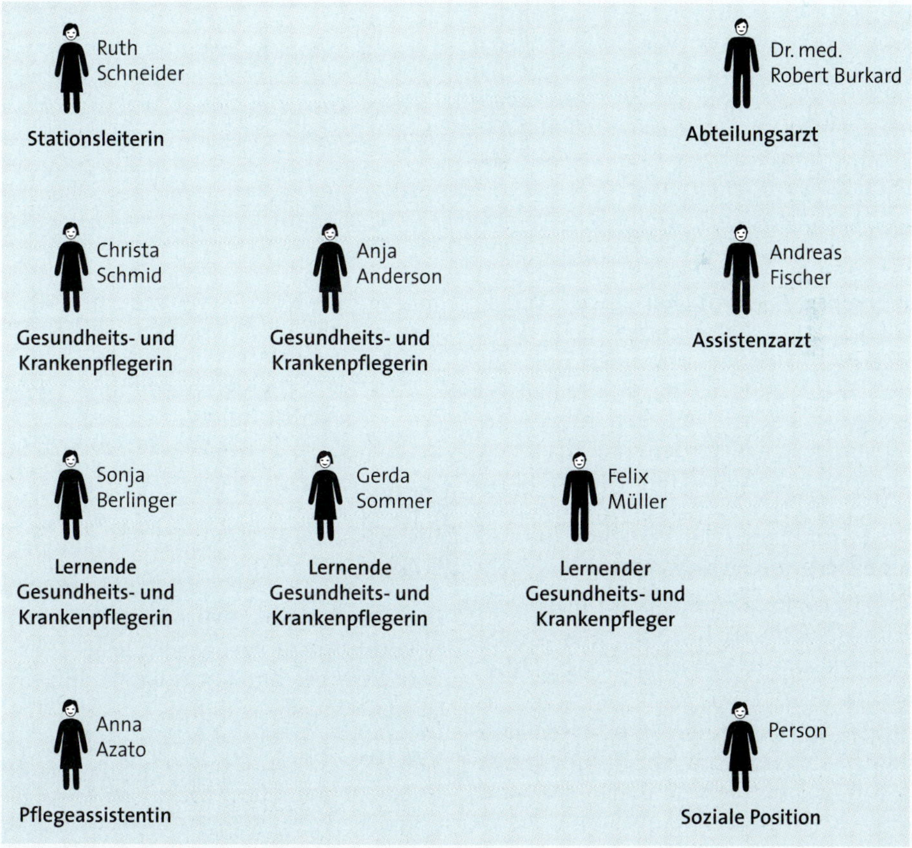

Abb. 14.1: Positionen in der Station B.

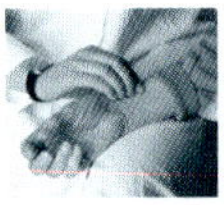

Erwartungen an das Verhalten und an die Erscheinung einer Rollenträgerin

Ruth Schneider erwartet von Christa Schmid, wenn diese sie vertritt und die Position der stellvertretenden Stationsleiterin einnimmt, dass Christa Schmid die Abteilung korrekt führt und so wenig wie möglich verändert.

Der Abteilungsarzt, die Patienten und die anderen Mitarbeiter erwarten, dass Christa Schmid die Station in ähnlicher Weise wie die abwesende Stationsleiterin Ruth Schneider führt. Die Kolleginnen erwarten, dass Christa Schmid auch in der Rolle der stellvertretenden Stationsleiterin kollegial und freundlich ist.

An das Verhalten von Christa Schmid in ihrer Rolle als stellvertretende Stationsleiterin werden von verschiedenen Personen zum Teil unterschiedliche und zum Teil gleiche Erwartungen gestellt. Alle Personen nehmen an, dass Christa Schmid diese Erwartungen erfüllen wird, ohne dass sie ihr diese mitteilen müssen.

Auch hinsichtlich der äußeren Erscheinung werden auf der Abteilung B Erwartungen an die Rolle der Gesundheits- und Krankenpflegerinnen gestellt. So wird erwartet, dass eine Gesundheits- und Krankenpflegerin in weißer Schürze und gepflegter Frisur zur Arbeit erscheint. Schmuck oder eine Armbanduhr darf sie nicht tragen. Ebenfalls nicht erlaubt sind Strickjacken.

Als Anja Anderson neu auf die Abteilung kam, waren ihr diese Erwartungen an ihre Erscheinung in der Rolle als Gesundheits- und Krankenpflegerin auf der Abteilung B nicht bekannt. Sie hatte schulterlanges, offenes Haar. An Stelle der Schürze trug sie Jeans und ein T-Shirt.

Am Ende des ersten Arbeitstages rief Ruth Schneider Anja Anderson in ihr Büro und teilte ihr mit, wie sie auf der Abteilung B zu erscheinen habe. Anja Anderson las aus dem Gesichtsausdruck von Ruth Schneider, dass sie, wenn sie nicht diesen Erwartungen entsprechen würde, mit Schwierigkeiten zu rechnen hätte.

Oft werden Erwartungen an das Verhalten und an die Erscheinung nicht direkt mitgeteilt, so dass es für einen Rolleninhaber nicht einfach ist, die vielfältigen unausgesprochenen indirekt mitgeteilten Erwartungen zu interpretieren. Erwartungen können z. B. durch nonverbale Signale (➛ Kap. 19.1.2) oder durch Zustimmung oder Missbilligung auf Verhalten des Rolleninhabers mitgeteilt werden.

Ein Teil der Erwartungen an Inhaber von Berufsrollen sind in Leitbildern, Stellenbeschreibungen oder Pflichtenheften festgehalten.

Wie der Inhaber einer bestimmten Position den Erwartungen, die an ihn gerichtet werden, entspricht, hängt davon ab wie er Erwartungen wahrnimmt, welche Bedeutung er der aktuellen Situation beimisst und welche Erwartungen er als zutreffend und gültig erachtet.

Die Verknüpfung von gesellschaftlichen Werten und Normen und Rollenerwartungen

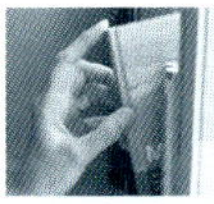

Normen

Von der Mehrzahl der Gruppen bzw. Gesellschaftsmitglieder geteilte Vorstellungen darüber, welches Verhalten einer bestimmten Situation angemessen ist.

Werte

Vorstellungen über erstrebenswerte Zustände einer Gesellschaft, wie wirtschaftlicher Fortschritt, Freiheit des Denkens, Gesundheit.

Das, was von einem Rollenträger erwartet wird, wird durch gesellschaftliche **Normen** bestimmt. Die Normen wiederum sind eingebunden in gesellschaftliche **Werte**.

Die Verknüpfung von gesellschaftlichen Werten, Normen und Rollenerwartungen lässt sich folgendermaßen erklären: Um den gesellschaftlichen Wert *„Gesundheit"* zu erhalten, wurden verschiedene *hygienische Vorschriften und Gesetze* entwickelt. Diese Vorschriften können als Normen bezeichnet werden. In einem Krankenhaus (oder einer Lebensmittelabteilung eines Warenhauses) sind diese Normen weitaus strenger als zum Beispiel in einem Architekturbüro. Die im Krankenhaus geltenden hygienischen Normen könnte man benennen „Der Fußboden muss keimarm sein" oder „Erkältetes Personal darf Patienten nicht anstecken" oder „Die Betten der Patienten sollten immer frisch und fleckenlos sein". Diese hygienischen Normen werden dann in Rollenerwartungen umgesetzt.

Erwartungen an die Rolle einer Gesundheits- und Krankenpflegerin könnten sein: „Die Gesundheits- und Krankenpflegerin hat vor und nach einem Verbandwechsel eine hygienische Händedesinfektion durchzuführen" oder „Wenn die Gesundheits- und Krankenpflegerin erkältet ist, darf sie nicht ohne Mundschutz in ein Patientenzimmer", oder „Das Pflegepersonal hat sich gegen Grippe impfen zu lassen".

Für das Putzpersonal kann eine Rollenerwartung lauten: „Morgens um sechs Uhr und nachmittags um 16.00 Uhr muss der Fußboden der Patientenzimmer mit einer desinfizierenden Lösung aufgewischt werden".

14.1.3 Die Sender von Rollenerwartungen an Pflegende

An eine Rolle werden Bündel von Erwartungen von verschiedenen Personen und Gruppen gesendet. Die Soziologie verwendet in diesem Zusammenhang folgende Begriffe:

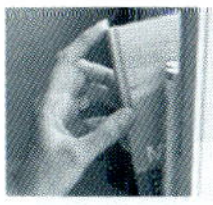

Rollenselbstbild
Vorstellungen, die der Rolleninhaber von seiner eigenen Rolle hat.

Rollensender
Personen oder Personengruppen, die Erwartungen an einen Rollenträger richten.

Rollenset
Vielzahl von Rollenerwartungen, die an eine soziale Rolle gestellt werden.

Rollensegment
Teil aus dem gesamten Rollenset, z. B. *Erwartungen der Patienten* oder *Erwartungen des Arztes*.

- **Rollenselbstbild.** Ein Rolleninhaber besitzt in der Regel ein *eigenes Bild über seine Rolle*. Die Art des Rollenselbstbildes hat langfristig einen nicht zu unterschätzenden Einfluss auf die Art, wie die Rolle von anderen aufgenommen wird bzw. wie sich diese Wahrnehmung verändert: Die Art und Weise, wie die Pflegenden ihre Rolle selbst verstehen, beeinflusst also stark, wie sie von anderen gesehen werden. Sie wird geprägt von ihrem eigenen Menschenbild, ihren Werten und Überzeugungen, ihrem Pflegeverständnis und wie sie diese Vorstellungen kommunizieren. Dies wiederum beeinflusst die Erwartungen der Ärzte, der Patienten und der Kolleginnen an die Pflegenden.
- **Rollensender.** An eine Rolle richten verschiedene Personen und Gruppen, die Rollensender, unterschiedliche, oft widersprüchliche *Erwartungen*. So ist etwa eine Gesundheits- und Krankenpflegerin im Krankenhaus oft Mittelpunkt einer Reihe von Wünschen, Forderungen und Erwartungen. Diese werden von Ärzten, Patienten, Kollegen, Angehörigen der Kranken, aber auch von der Krankenhausverwaltung, Krankenpflegeschulen oder Berufsverbänden an sie gerichtet.

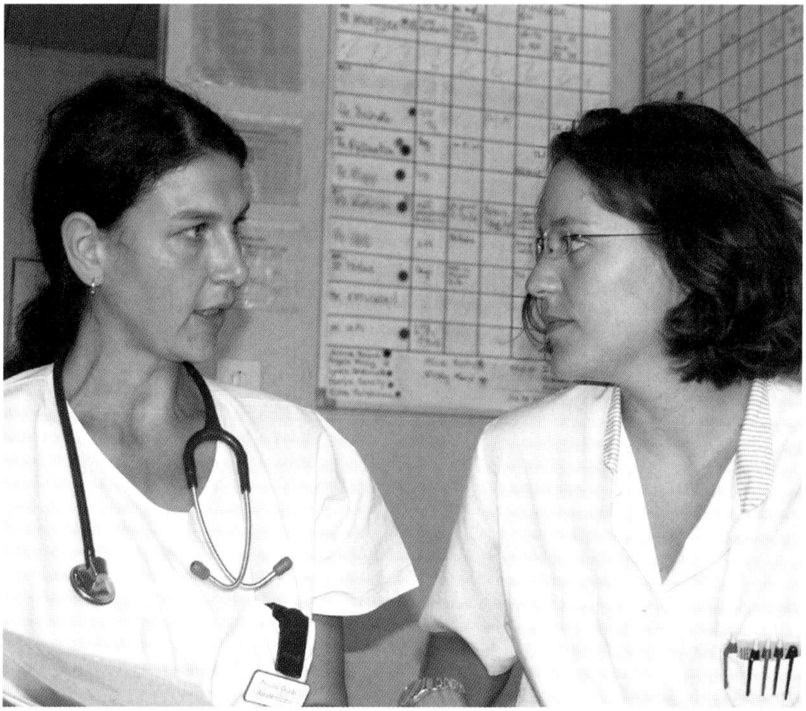

An eine Rolle richten verschiedene Personen und Gruppen, die Rollensender, unterschiedliche Erwartungen.

- **Rollenset.** Ein Rollenset besteht aus der Vielzahl von Erwartungen *aller* Rollensender. So erwarten etwa die *Patienten* von einer Gesundheits- und Krankenpflegerin, dass sie sich Zeit nimmt für Fragen, die sie beschäftigen, die *Stationsleiterin*, dass sie sie über Unvorhergesehenes informiert und dass sie ihre Ferienwünsche frühzeitig mitteilt und die *Ärzte*, dass sie ihre Verordnungen korrekt ausführt.
- **Rollensegment.** Ein Rollenset setzt sich aus einer Menge von *einzelnen Rollensegmenten* zusammen. Die Rolle Gesundheits- und Krankenpflegerin besteht z.B. aus den Rollensegmenten *Rollenselbstbild*, *Erwartungen des Arztes*, *Erwartungen der Patienten*, *Erwartungen der Kolleginnen*, *Erwartungen der Stationsleiterin*. Durch jedes der genannten Rollensegmente wird ein Teil aus dem gesamten Beziehungsgefüge der Rolle Gesundheits- und Krankenpflegerin erstellt (➛ Abb. 14.3).

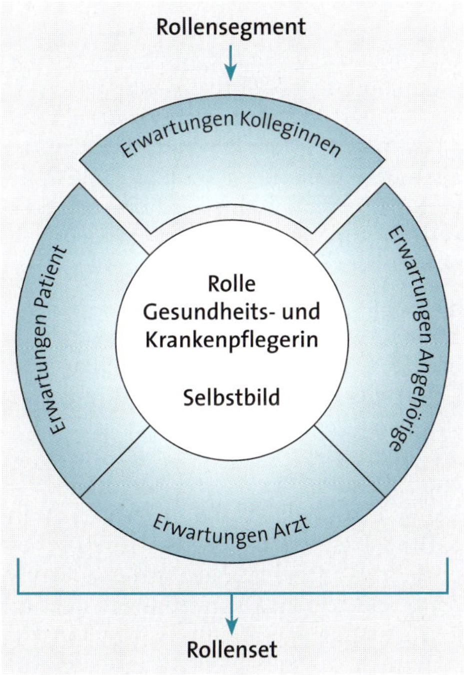

Abb. 14.3: Rollenselbstbild – Rollenset – Rollensegment.

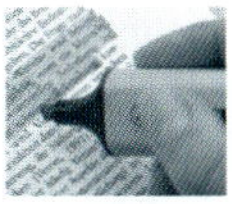

Ob Gesundheits- und Krankenpflegerinnen und Gesundheits- und Krankenpfleger sich als Berufsgruppe sehen, die die Pflege als eigenständige Aufgabe definiert oder ob sie sich als ausführende Gehilfinnen und Gehilfen der Ärzte verstehen, bestimmt langfristig, welches Bild sich andere von einer Pflegeperson machen. Allgemeiner gesagt: Der Inhaber einer Position bestimmt die mit dieser Position verbundenen Rollenerwartungen und damit die Rolle zu einem erheblichen Teil selbst mit. Dieses „emanzipatorische Moment" gibt dem Rollenträger die Möglichkeit, seine Rolle selbst zu definieren, umso mehr als auch der Rollenträger die Praxis, in der die Rolle ausgeübt wird, in der Regel am besten kennt.

14.1.4 Abfolgen verschiedener Rollen

Ein Mensch erfüllt in seinem Leben verschiedene Rollen, die zueinander in einer zeitlichen Beziehung stehen. Die Abfolge gewisser Rollen innerhalb einer Entwicklungsreihe nennt man **Rollensequenz.** Im Laufe seines Lebens hat ein Mensch verschiedene Auftritte auf der „Weltbühne". Er erscheint zunächst als Kind, dann als Jugendlicher und Erwachsener, um zum Schluss als alter Mensch aufzutreten. Diese Phasen, die ein Mensch in seinem Leben durchläuft, bezeichnet man als **Altersrollensequenz** (➛ Abb. 14.4).

Eine Abfolge verschiedener Rollen zeigt sich beispielsweise auch im Verlauf einer beruflichen Entwicklung. Im Rahmen eines beruflichen Ausbildungs- und Karriereprozesses durchläuft ein Mensch verschiedene Rollen, die mit einer Zunahme des Prestiges und Ranges innerhalb einer beruflichen Hierarchie verbunden sind. Für den Pflegeberuf lässt sich eine berufliche **Rangrollensequenz** feststellen, die von der lernenden Gesundheits- und Krankenpflegerin, der diplomierten Gesundheits-

Kind → Jugendlicher → Erwachsener → Betagter Mensch

Abb. 14.4: Altersrollensequenz.

Lernende Gesundheits- und Krankenpflegerin → Diplomierte Gesundheits- und Krankenpflegerin → Stationsleiterin → Pflegedienst-leiterin

Abb. 14.5: Rangrollensequenz.

und Krankenpflegerin und der Stationsleiterin zur Pflegedienstleiterin führen kann (➛ Abb. 14.5).

14.2 Wie können Pflegende ihre Rolle in Verhalten umsetzen?

14.2.1 Rollenkommunikation

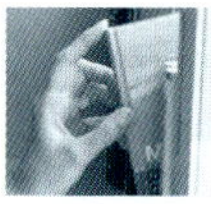

Rollenkommunikation

Verständigungsprozess über den Inhalt und die Ausführung einer Rolle zwischen Rollenträger und Rollensender.

Das Verhalten eines Rollenträgers ist nicht immer identisch mit den Erwartungen, die an ihn gerichtet werden. Um die Erwartungen in Verhalten umsetzen zu können, muss er sie verstehen und richtig deuten.

Zwischen den Rollensendern und dem Rollenträger entwickelt sich ein Verständigungsprozess über den Inhalt und die Ausführungsregeln der jeweiligen Rolle, eine **Rollenkommunikation.** Sie dient der Klärung und Definition einer Rolle.

Das Umsetzen der Erwartungen in Verhalten und die dabei stattfindende Kommunikation kann in verschiedenen Phasen dargestellt werden. Im Fallbeispiel „Kommunikation über eine Rolle“ wird eine einzelne Rollenerwartung an das Verhalten von Sonja Berlinger verdeutlicht.

Sonja Berlinger hätte auch ohne offene Kommunikation über ihre Fähigkeiten als lernende Gesundheits- und Krankenpflegerin die Erwartungen des Arztes an ihre Rolle beeinflussen können: Sie hätte Dr. Müller häufig bei weniger schwerwiegenden Problemen rufen können. Bei Wiederholung ähnlicher Situationen hätte sich Dr. Müller im Laufe der Zeit darauf eingestellt, dass Sonja Berlinger ihn häufiger als andere Gesundheits- und Krankenpflegerinnen nachts rufen wird und seine Erwartung an das selbständige Handeln Sonja Berlingers verändert.

So direkt wie in diesem Beispiel werden Rollenerwartungen selten geäußert. Oft bestehen aus einem traditionellen oder kulturellen Verständnis heraus unausgesprochene Erwartungen an eine Rolle. Um die unausgesprochenen Erwartungen zu entschlüsseln, kann der Rollenträger das Verhalten und die Reaktion des Rollensenders beobachten. In der Regel interpretiert er diese Wahrnehmungen und macht sich dann seine eigenen Vorstellungen über die Erwartungen an seine Rolle. Um Missverständnisse zu vermeiden, kann der Rollenträger mit dem Rollensender über die vermuteten Erwartungen und sein Rollen-

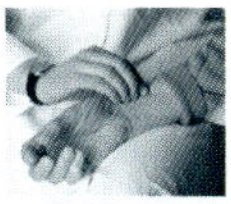

Kommunikation über eine Rolle

Senden von Rollenerwartungen	Sonja Berlinger hat Nachtwache. Sie hat einen Patienten mit Magenblutungen zu überwachen. Bevor der diensttuende Arzt, Dr. B. Müller, schlafen geht, gibt er ihr genaue Anweisungen, wie häufig sie die Kontrollen durchführen soll und was sie in welcher Situation zu tun hat.
Wahrnehmung der Rollenerwartung	Aus der Art, wie der Arzt Sonja Berlinger Anweisungen gibt, schließt sie, dass er ganz bestimmte Erwartungen an sie hat:
Interpretation der Rollenerwartung	Sie vermutet, dass er nur in einem ausgesprochenen Notfall gestört werden will und dass sie selbst die Verantwortung für den Patienten zu übernehmen hat.
Überprüfung der Wahrnehmung	Sonja Berlinger fragt Dr. B. Müller, ob ihre Vermutung stimmt, dass er nur in einem Notfall geweckt werden möchte. Dr. Müller bejaht ihre Frage.
Vergleich der Erwartung mit dem Rollenselbstbild und der Situation	Sonja Berlinger glaubt, der Arzt könne von einer lernenden Gesundheits- und Krankenpflegerin nicht erwarten, dass sie diesen Patienten selbständig überwacht. Sie betrachtet dies als ein unnötiges Risiko für den Patienten.
Entscheiden, ob und wie den Erwartungen entsprochen werden soll	Sie entschließt sich, dem Arzt mitzuteilen, dass sie selbst lernende Gesundheits- und Krankenpflegerin ist und dass sie noch nicht in jeder Situation in eigener Verantwortung entscheiden kann und teilt ihm das mit.
Handeln in der Rolle	Dr. B. Müller ist überrascht. Er wusste nicht, dass Sonja Berlinger eine lernende Gesundheits- und Krankenpflegerin ist. Er bedankt sich für die klare Mitteilung.
Reaktion der Sender von Rollenerwartungen auf das Handeln	Dieses Erlebnis gibt Sonja Berlinger Mut, auch in Zukunft bei Unklarheiten nachzufragen und zu ihren eigenen Meinungen und Grenzen zu stehen.

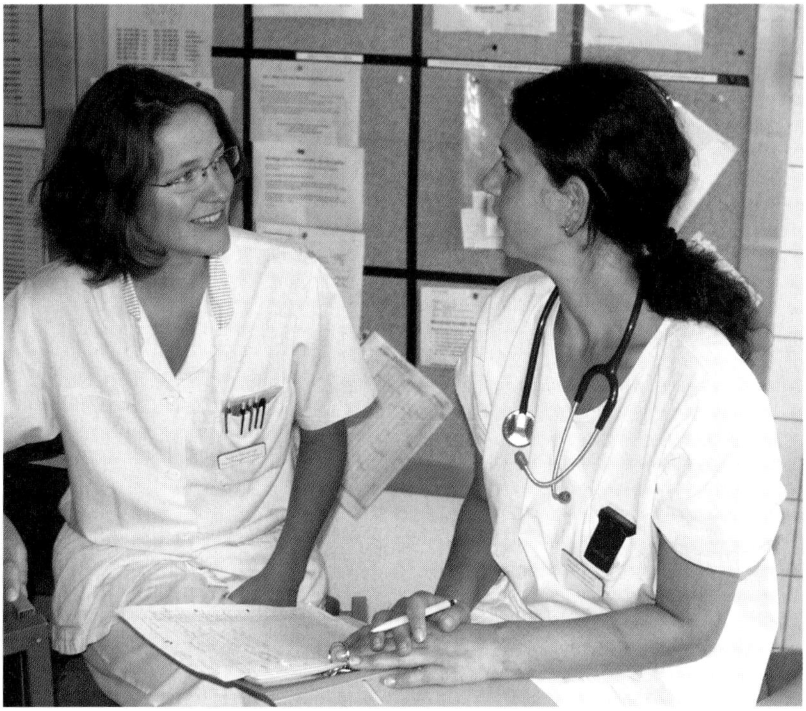

Eine offene Kommunikation kann den Prozess der Interpretation und Definition einer Rolle erleichtern.

selbstbild kommunizieren, wie er das im Beispiel Sonja Berlinger getan hat. Damit kann vermieden werden, dass ein Rollenträger unangenehme und unzumutbare Erwartungen meint erfüllen zu müssen.

Entscheidet ein Rollenträger, den Rollenerwartungen nicht zu entsprechen, kann er diesen Entschluss und seine eigenen Vorstellungen von der Rolle anderen mitteilen oder nicht. In beiden Fällen prägt er die Erwartungen an seine Rolle und hat so die Möglichkeit, diese Rolle zu verändern.

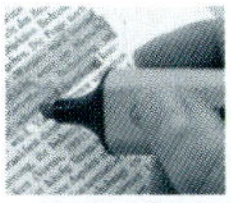

Je vielfältiger und unterschiedlicher die Erwartungen an eine Rolle sind, umso schwerer wird es für den Rolleninhaber, diese wahrzunehmen, zu deuten und sich entsprechend zu verhalten. Eine offene Kommunikation kann den Prozess der Interpretation und Definition einer Rolle erleichtern.

14.2.2 Unterschiedliches Verhalten in einer Rolle

Rituale

Rollen können auch zu sozialen Verhaltensgewohnheiten, zu so genannten *Ritualen* führen. Dies ist der Fall, wenn die mit einer Rolle verbundenen Regeln immer wieder befolgt werden. Ein Beispiel dafür ist die morgendliche Begrüßung am Krankenbett: „Guten Morgen Herr Meier, haben Sie gut geschlafen? Ich möchte gerne den Verband wechseln." Die Begrüßung wird dann zum Ritual, wenn die Pflegeperson automatisch fragt und gar nicht bereit ist, auf die Antwort des Patienten, z. B. „Nein, ich habe schlecht geschlafen" einzugehen oder nur eine ritualisierte Gegenantwort gibt, wie: „Dann geben wir Ihnen heute eine stärkere Schlaftablette". Rituale können dem Rollenträger Sicherheit vermitteln, sie bergen aber auch die Gefahr eines ausschließlich routinehaften, nicht mehr auf den Patienten als Individuum ausgerichteten Handelns in sich.

Rollendistanz

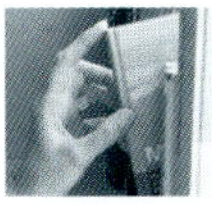

Rollendistanz

Der Rolleninhaber spielt zwar seine Rolle, macht aber gleichzeitig durch Signale deutlich, dass er sich von seinem eigenen Rollenverhalten innerlich distanziert, zum Beispiel durch Humor oder Selbstironie.

Es gibt Situationen, in denen ein Mensch seine Rolle spielen muss, obwohl ihm überhaupt nicht danach zumute ist und er es eigentlich nicht möchte. In solchen Situationen hat der Rolleninhaber die Möglichkeit, sein Unbehagen und seine geringe Verbundenheit mit seinem eigenen Verhalten durch ein inneres Distanzieren, eine *Rollendistanz,* zum Ausdruck zu bringen.

Ein Beispiel: Eine Gesundheits- und Krankenpflegerin muss bei einer Untersuchung dabei sein, bei der sie sich unwohl fühlt und eigentlich überflüssig vorkommt. Die Gesundheits- und Krankenpflegerin kann, während sie äußerlich das vom Arzt erwartete Verhalten zeigt, durch eine ironische oder humorvolle Bemerkung ihre innere Distanz zu ihrem augenblicklichen Verhalten ausdrücken. Durch diese demonstrative Geste macht sie deutlich, dass sie sich mit ihrem Rollenverhalten innerlich nicht identifiziert, sie zeigt Rollendistanz.

Rollentransfer

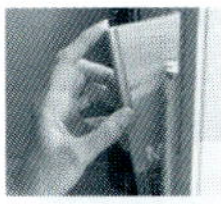

Interner Rollentransfer

Der Rolleninhaber überträgt Handlungsweisen, die sich in der Ausübung seiner Rolle bewährt haben, in eine andere Rolle.

Externer Rollentransfer

Andere Personen schließen von einer Rolle, die ein Mensch einnimmt, wie sich derselbe Mensch in einer anderen Rolle zu verhalten hat.

- **Interner Rollentransfer.** Ein Mensch trägt zumeist verschiedene Rollen, zum Beispiel im Beruf, in der Familie, im Sportclub. So kommt es nicht selten vor, dass er ungewollt die Handlungsweisen, die sich in der Ausübung einer Rolle bewährt haben, auch in einer anderen Rolle einsetzt *(interner Rollentransfer)*. Dies geschieht z.B., wenn eine Gesundheits- und Krankenpflegerin, die im beruflichen Alltag den Patienten fürsorglich hilft, dieses Verhalten auf die Beziehung zu ihrem Partner überträgt.
- **Externer Rollentransfer.** Nicht selten kommt es vor, dass andere von einer Rolle, die ein Mensch einnimmt, darauf schließen, wie sich dieser in einer anderen Rolle zu verhalten hat *(externer Rollentransfer)*. Beispiel: Eine betagte Wohnungsvermieterin bevorzugt eine Gesundheits- und Krankenpflegerin in der Hoffnung, von ihrem pflegerischen Können profitieren zu können.

14.3 Wie lässt sich verhindern, dass jemand aus der Rolle fällt?

14.3.1 Sanktionen – ein Versuch rollenkonformes Verhalten zu erreichen

Das Einhalten der Rollenerwartungen, der mit einer Rolle verbundenen Handlungsregeln, wird durch **Sanktionen** versucht sicherzustellen.

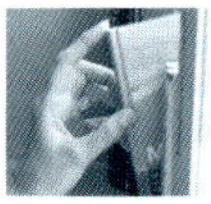

Sanktion

Auf ein bestimmtes Verhalten eines Individuums oder einer Gruppe erfolgende Reaktion der Umwelt, mit der dieses Verhalten belohnt oder bestraft wird.

Eine Sanktion kann in einer *positiven* oder *negativen* Form erfolgen. Sie kann intern, das heißt vom Handelnden selbst ausgelöst werden (*interne Sanktionen*) oder aber von außen durch andere erfolgen (*externe Sanktionen*):

- **Eine positive interne Sanktion** ist zum Beispiel das Gefühl von Zufriedenheit und Stolz, wenn man seine Rolle gut gespielt hat.
- Ein Beispiel für **eine negative interne Sanktion** ist das Schuldgefühl oder schlechte Gewissen, das jemand hat, wenn er den Erwartungen der sozialen Umwelt nicht nachgekommen ist. Ein schlechtes Gewissen oder Stolz sind keineswegs von den Erwartungen der sozialen Umwelt unabhängige Reaktionen. Zumeist sind diese Empfindungen Widerspiegelungen der Normen und Werte, die einem Individuum im Laufe seiner Sozialisation vermittelt wurden.
- **Positiv externe Sanktionen** sind zum Beispiel Lob oder Belohnungen.
- **Negativ externe Sanktionen** können Missbilligungen, Verweise oder Kündigungen sein.

Das Spielen der Rolle nach vorgegebenem Drehbuch *(Rollenkonformität)* wird in der Regel belohnt, zumindest aber nicht bestraft. Abweichungen vom vorgeschriebenen Rollenverhalten *(Rollenabweichung)* werden bestraft (➛ Kap. 14.3.2).

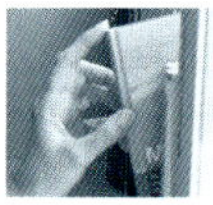

Rollentoleranz

Verhaltensspielraum eines Rolleninhabers, den seine Umwelt sanktionslos akzeptiert.

Rollentoleranz. Das Verhalten des Rollenträgers wird erst dann sanktioniert, wenn es außerhalb bestimmter, häufig unklar definierter Toleranzgrenzen liegt *(Rollentoleranz)* (➛ Kap. 14.3.2). Die Stärke der Sanktion richtet sich nach dem Grad der Verbindlichkeit der Handlungsregeln, die an eine soziale Rolle gerichtet werden.

Das Fallbeispiel von Anja Anderson und der Stationsleiterin zeigt, wie abweichendes Rollenverhalten sanktioniert werden kann.

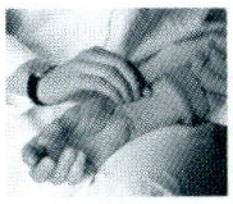

Bestrafung von abweichendem Rollenverhalten und abweichender Rollenerscheinung

Anja Anderson wollte nicht allen Erwartungen an ihre Erscheinung als Gesundheits- und Krankenpflegerin entsprechen. Dass man auf dieser Abteilung eine weiße Schürze trug, konnte sie akzeptieren. Dass man ihr aber ihre Haartracht vorschreiben wollte, ging ihr zu weit. Sie trug ihre Haare weiterhin schulterlang offen. Ruth Schneider, der das nicht gefiel – sie fand es unhygienisch und unordentlich – wies Anja Anderson vergeblich an, ihre Haare hochzustecken. Die Stationsleiterin Ruth Schneider ärgerte sich über diese eigenwillige „Ausländerschwester".

Auch in ihrem Verhalten entsprach Anja Anderson nicht den Vorstellungen der Stationsleiterin. Anja Anderson verhielt sich schon zu Beginn sehr selbstsicher. Gegenüber ihren Mitarbeitern und den Patienten zeigte sich Anja Anderson sehr kollegial. Durch ihre spontane und aufgeschlossene Art war sie sowohl bei den lernenden Gesundheits- und Krankenpflegerinnen als auch bei Patienten sehr beliebt. Das direkte und selbstsichere Auftreten Anja Andersons missfiel der Stationsleiterin. Nach ihren Vorstellungen sollte eine Gesundheits- und Krankenpflegerin zurückhaltender sein. Sie versuchte ihr Missfallen Anja Anderson auf eine indirekte Weise mitzuteilen und dieses Abweichen von den Rollenerwartungen zu bestrafen, indem sie Anja Anderson zurückhaltend, distanziert und abweisend begegnete. Anja Anderson verstand dies jedoch nicht.

14.3.2 Muss-, Soll- und Kann-Erwartungen

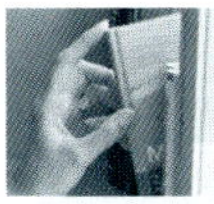

Muss-, Soll- und Kann-Erwartungen

Verschiedene Erwartungsintensitäten an einen Rolleninhaber, an Verhaltensweisen, die ein Rolleninhaber erbringen muss, erbringen soll oder erbringen kann.

Nicht alle Erwartungen an einen Rolleninhaber sind gleichermaßen zwingend. Es gibt verschiedene Intensitäten von Erwartungen an das Verhalten eines Rollenträgers, solche die er erfüllen *muss*, solche die er erfüllen *soll* und solche, die er erfüllen *kann*.

- Auf das Nichteinhalten von **Muss- und Sollerwartungen** folgen in der Regel negative Sanktionen. Das korrekte Verabreichen der Medikamente an die Patienten gehört zu den Musserwartungen an die Rolle der Pflegenden. Ein Nichtbefolgen dieser Erwartungen kann in extremen Fällen einen Verlust der Stelle und strafrechtliche Konsequenzen nach sich ziehen.
- Kollegialität gegenüber den Mitarbeitern kann als eine **Soll-Erwartung** bezeichnet werden. Wer dieser Erwartung nicht nachkommt, muss möglicherweise mit einer Ablehnung durch die Kolleginnen rechnen.
- Das Einhalten von **Kann-Erwartungen** wird nicht durch negative Sanktionen bewirkt; wer ihnen nachkommt, darf mit Wertschätzung und Sympathie rechnen.
  Das Gespräch mit den Angehörigen von Patienten über persönliche Probleme wird der Pflegeperson Wertschätzung und Sympathie der Angehörigen verschaffen. Negative Sanktionen sind an das Nichteinhalten dieser Kann-Erwartung kaum geheftet (➛ Tab. 14.8).

Art der Erwartung	Art der Sanktion		Rollenverhalten
	positiv bei Einhalten	negativ bei Nichteinhalten	
Muss-Erwartungen		Tadel, Stellenverlust, strafrechtliche Konsequenzen	Korrektes Verabreichen der Medikamente an die Patienten
Soll-Erwartungen	Sympathie	Soziale Ablehnung	Kollegialität gegenüber Mitarbeitern
Kann-Erwartungen	Wertschätzung, Sympathie	Antipathie	Gespräch mit Angehörigen über persönliche Probleme

Tab. 14.8: Rollenerwartungen und Sanktionen.

15 Rollenkonflikte in der Pflege

15.1 Unklarheiten in der Rolle

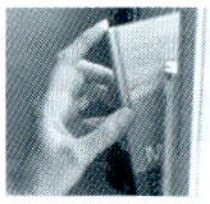

Rollenambiguität

Die Rollenerwartungen sind nicht deutlich formuliert, es gibt keine klaren Abgrenzungen gegenüber ähnlichen Rollen.

Verhalten in sozialen Rollen verläuft nicht immer konfliktfrei. Schwierig wird es für den Inhaber einer Rolle, wenn keine deutlich formulierten Erwartungen an sein Verhalten vorhanden sind, wenn Zuständigkeitsbereiche und Verantwortlichkeiten nicht klar definiert sind und es zu keiner klaren Abgrenzung gegenüber ähnlichen Rollen kommt. Man spricht in einem solchen Fall von **Rollenambiguität**. Unklarheiten in der Rolle kann ein Arbeitsverhältnis belasten und zu Stress führen. Rollenambiguität lässt sich zumeist relativ leicht dadurch lösen, dass genaue Regeln festgelegt werden, die das Verhalten des jeweiligen Rolleninhabers beschreiben. Dies ist dann der Fall, wenn etwa in der Stellenbeschreibung der stellvertretenden Stationsleiterin deutlich formuliert ist, was zu ihren Aufgaben, Rechten und Pflichten bei Anwesenheit und bei Abwesenheit der Stationsleiterin gehört.

15.2 Rollenkonflikte

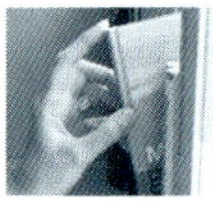

Rollenkonflikt

Eine Person ist widersprüchlichen Rollenerwartungen ausgesetzt.

Eine Pflegende hat eine Reihe verschiedener Rollen zu spielen: Die Rolle Mutter, Gesundheits- und Krankenpflegerin, Freundin, Vereinsmitglied. Diese verschiedenen Rollen sind zumeist räumlich und zeitlich getrennt, so dass das Verhalten in einer Situation jeweils von der dort gültigen Rolle bestimmt wird: Im Beruf die Rolle Gesundheits- und Krankenpflegerin, zu Hause mit den Kindern die Rolle Mutter, im Verein die Rolle Vereinsmitglied. In einigen Situationen kann es jedoch zu einer Überschneidung bzw. einem Konflikt zwischen verschiedenen Rollen kommen.

Rollenkonflikte lassen sich unterscheiden in *Inter-* und *Intrarollenkonflikte*. Im Folgenden werden diese Konfliktarten anhand von Beispielen erläutert.

Innerhalb dieser allgemeinen Differenzierung lassen sich eine Reihe verschiedener Konfliktarten unterscheiden (Israel, 1976, S. 101 ff.; Lofink, 1994, S. 186).

15.2.1 Interrollenkonflikte: Zwei oder mehrere verschiedene Rollen konkurrieren miteinander

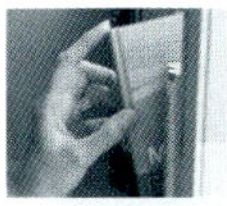

Interrollenkonflikt

Konflikt zwischen unterschiedlichen Rollen einer Person.

Interrollenkonflikte entstehen, wenn bestimmte Erwartungen an zwei oder mehrere Rollen, die ein Mensch innehat, miteinander konkurrieren bzw. unvereinbar sind, z. B. wenn Erwartungen an die Berufsrolle mit Erwartungen an die Privatrolle Ehefrau, Mutter oder Tochter sich widersprechen. Das folgende Fallbeispiel zeigt einen Interrollenkonflikt zwischen Berufs- und Privatrolle.

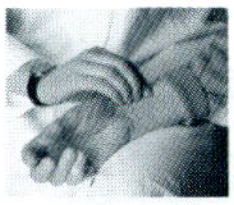

Konflikt zwischen Berufs- und Privatrolle

Es ist kurz nach 19 Uhr. Christa Schmid schickt sich gerade an, die Abteilung zu verlassen und nach Hause zu gehen. Da wird sie von Dr. R. Burkard, dem Abteilungsarzt, angesprochen, der bei dem gestern aufgenommenen Patienten B. noch eine aufwändige diagnostische Abklärung vornehmen möchte. Er bittet Christa Schmid, ihm dabei behilflich zu sein. Christa Schmid weiß, dass dies für sie zu-

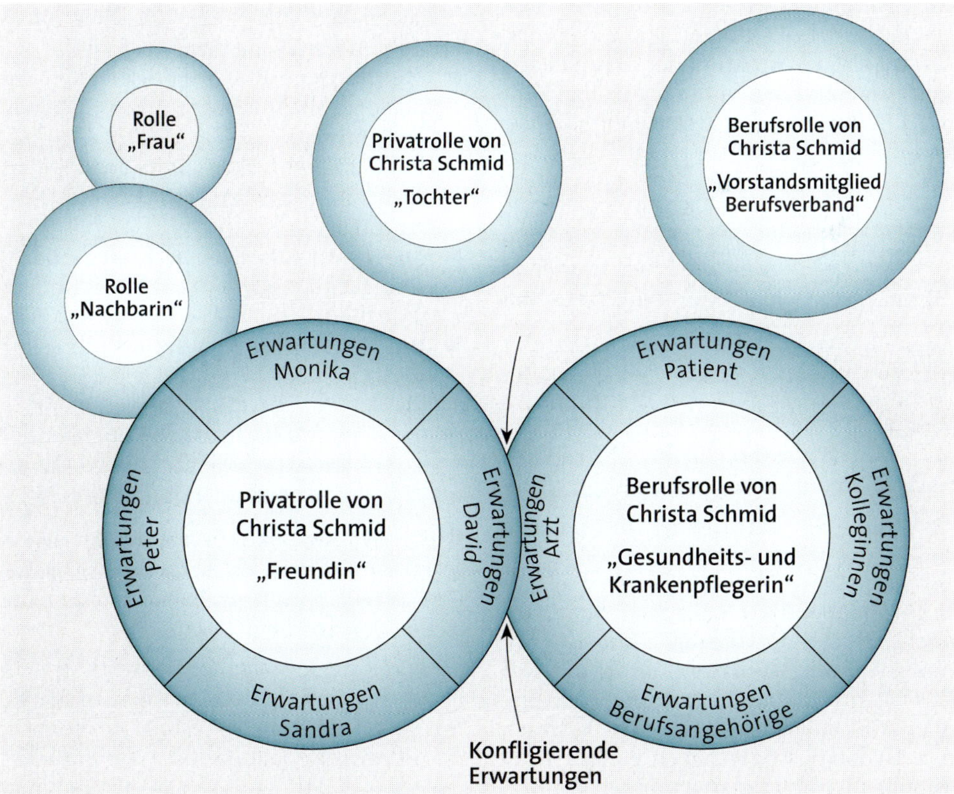

Abb. 15.1: Interrollenkonflikt – Verschiedene Rollen konkurrieren miteinander.

mindest eine Stunde zusätzliche Arbeitszeit bedeuten würde und dass sie dann die Verabredung mit ihrem Freund nicht würde einhalten können. Dies ist für sie besonders wichtig, da sie bereits letzte Woche einmal eine Verabredung nicht einhalten konnte. Andererseits weiß sie aber, wie wichtig es für Dr. Burkard ist, noch heute Abend die Abklärung vorzunehmen.

Im obigen Beispiel konkurrieren die Erwartungen, die an die Berufsrolle gestellt werden, mit den Erwartungen an die Privatrolle. In ihrer Rolle als Gesundheits- und Krankenpflegerin sollte Christa Schmid auf die Erwartungen des Abteilungsarztes eingehen, in ihrer Privatrolle als Freundin sollte sie sich an den Erwartungen ihres Freundes orientieren (➛ Abb. 15.1).

Dieser Konflikt zwischen Beruf und Privatleben ist in besonderem Maße charakteristisch für die Situation der berufstätigen verheirateten Frau, in der die Rollen Mutter, Ehefrau und Berufsrolle miteinander konkurrieren können.

15.2.2 Intrarollenkonflikte: Zwei oder mehrere Erwartungen an eine Rolle sind unvereinbar

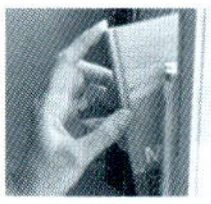

Intrarollenkonflikt

Widersprüchliche Erwartungen an ein und dieselbe Rolle einer Person

Intrarollenkonflikte entstehen durch unterschiedliche Erwartungen an ein und dieselbe Rolle, z.B. werden an die Rollenträgerin „Gesundheits- und Krankenpflegerin" von verschiedenen Personen und Gruppen Erwartungen gerichtet, die miteinander konfligieren können (➛ Abb. 15.2).

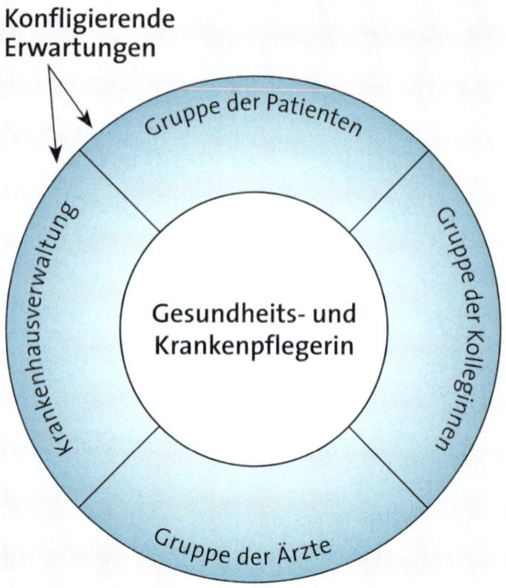

Abb. 15.2: Intrarollenkonflikt – Konfligierende Erwartungen an ein und dieselbe Rolle.

Es lassen sich vier Arten von Interrollenkonflikten unterscheiden:

- Verschiedene Rollensender stellen widersprüchliche Erwartungen an einen Rollenträger
- Ein einzelner Rollensender stellt widersprüchliche Erwartungen an einen Rollenträger
- Die Erwartungen eines Rollensenders sind nicht vereinbar mit dem Rollenselbstbild
- Ein Rolleninhaber stellt an sich selbst widersprüchliche Erwartungen

Verschiedene Rollensender stellen widersprüchliche Erwartungen an einen Rollenträger

Diese Art Rollenkonflikt entsteht, wenn *zwei oder mehrere Rollensender* Erwartungen an einen Rolleninhaber richten, die sich widersprechen.

So kann die Krankenhausverwaltung von einer Stationsleiterin erwarten, dass sie mit möglichst wenig Personal auskommt, die Pflegenden jedoch, dass die Stationsleiterin sich dafür einsetzt, den Stellenplan zu erweitern.

Ein einzelner Rollensender stellt widersprüchliche Erwartungen an einen Rollenträger

Diese Form des Intrarollenkonfliktes entsteht dann, wenn von *einem Rollensender* widersprüchliche Erwartungen ausgehen, bzw. wenn er zu einem Zeitpunkt erwartet, dass sich der Rolleninhaber in einer bestimmten Weise verhält, während zu einem anderen Zeitpunkt ein gänzlich anderes Verhalten erwartet wird.

So ist es zum Beispiel möglich, dass ein Patient an manchen Tagen von einer Gesundheits- und Krankenpflegerin erwartet, dass sie sehr intensiv auf seine persönlichen Probleme eingeht. An anderen Tagen dagegen reagiert er recht unwillig und gereizt auf das Ansprechen seiner persönlichen Situation.

Die Gesundheits- und Krankenpflegerin wird durch dieses widersprüchliche Verhalten in ihrem Umgang mit diesem Patienten verunsichert.

Die Erwartungen der Rollensender sind nicht vereinbar mit dem Rollenselbstbild

Jeder Rolleninhaber hat im Normalfall eine Vorstellung, wie er seine Rolle ausführen will, was zu seinen Rollenpflichten und seinen Rechten gehört *(Rollenselbstbild)*. Diese Vorstellungen des Rolleninhabers selbst müssen nicht immer mit den Erwartungen des *Rollensenders* übereinstimmen, so dass er gezwungen sein kann, nach seiner Meinung unberechtigte Rollenansprüche zurückzuweisen.

Ein Konflikt dieser Art liegt vor, wenn der Arzt *(Rollensender)* von einer Pflegenden *(Rolleninhaberin)* erwartet, dass seine Anweisungen unbedingt ausgeführt werden, während die Pflegende meint, ihre Rolle erlaube es *(Rollenselbstbild)*, gewisse Anweisungen in Frage zu stellen und darüber zu diskutieren. In diesem Fall sind Konflikte unvermeidlich.

Der Rolleninhaber stellt an sich selbst und seine Rolle unvereinbare Erwartungen

Ein Rolleninhaber kann von sich selbst ein Verhalten erwarten, das er realistischerweise gar nicht erbringen kann. So kann eine Krankenpflegeperson von sich selbst erwarten, dass sie mit allen Patienten eingehend über deren Befinden und persönliche Situation sprechen kann. In der Praxis wird der Anspruch aus zeitlichen Gründen in dieser Form nicht einlösbar sein, so dass die Krankenpflegeperson vor der Alternative stehen wird, entweder mit allen Patienten nur relativ oberflächlich zu sprechen oder mit nur wenigen Patienten einen intensiven Kontakt zu suchen.

Ein anderes Beispiel ist die Gesundheits- und Krankenpflegerin, die annimmt, sie habe den Wünsche und Anordnungen der Stationsleiterin zu entsprechen, andererseits aber von sich erwartet, dass sie als selbstbewusste Kranken- und Gesundheitspflegerin vermehrt „nein“ sagen sollte.

16 Rollenkonflikte bewältigen

Konflikte sind nicht immer auflösbar oder aufhebbar. Deshalb muss es für den einzelnen Menschen neben der Suche nach Konfliktlösungen auch darum gehen zu lernen, wie er am besten vorhandene Konflikte aushalten und mit ihnen umgehen kann.

16.1 Vier Möglichkeiten, Konflikte zu bewältigen

Konflikte können bewältigt werden durch:

- Kommunikation
- Innerpsychische Veränderung
- Soziale Veränderung
- Inanspruchnahme von Fremdhilfe.

16.1.1 Konfliktbearbeitung durch Kommunikation

Oft sind Konflikte bereits durch ein einfaches Gespräch der am Konflikt Beteiligten zu lösen oder zumindest zu vermindern.

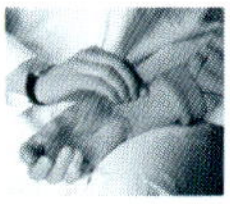

Konfliktlösung durch Kommunikation

Im letzen Fallbeispiel bat der Abteilungsarzt Christa Schmid kurz vor ihrem Feierabend, ihm bei der diagnostischen Abklärung zu helfen. Christa Schmid erlebte durch diese Bitte einen Konflikt zwischen ihrer Berufsrolle und ihrer Privatrolle als Freundin, weil sie mit ihrem Freund eine Verabredung hatte, die sie so nicht einhalten konnte. Christa Schmid stellte sich vor, wie ihr Freund vergeblich am abgemachten Ort auf sie warten würde und wie sie ihn durch ihr Fernbleiben enttäuschen und verärgern würde. Sie verspürte, dass sie das auf keinen Fall wollte und erklärte dem Abteilungsarzt ihren Konflikt. Sie teilte ihm auch mit, dass sie ihm sehr gerne helfen würde, dass das jedoch an diesem Abend nicht möglich sei, weil ihr die gute Beziehung zu ihrem Freund sehr wichtig ist. Im Gespräch stellte sich heraus, dass es möglich war, die Untersuchung auf den nächsten Tag zu verschieben.

Christa Schmid hat durch ihre offene Kommunikation und das Erklären ihres Konfliktes beim Abteilungsarzt für ihre Situation Verständnis geweckt und damit erreicht, dass eine Lösung des Konfliktes zwischen ihrer Berufs- und Privatrolle möglich wurde.

Ohne offene Kommunikation über ihren Rollenkonflikt hätte Christa Schmid zwischen den Alternativen, ihren Freund oder den Abteilungsarzt zu enttäuschen wählen können. Sie hätte auch bei den Kolleginnen nachfragen können, ob jemand bereit ist, stellvertretend für sie bei der Untersuchung zu assistieren.

Auch bei Konflikten innerhalb einer Rolle durch *widersprüchliche Rollenerwartungen* können Gespräche über die unterschiedlichen Rollenerwartungen zur Klärung, gegenseitigen Verständigung, zu Einigungen oder Kompromisslösungen führen.

16.1.2 Konfliktbearbeitung durch innerpsychische Veränderungen

Mit innerpsychischen Veränderungen sind diejenigen Konfliktlösungswege gemeint, die keine Veränderung der äußeren Situation anstreben. Die Veränderung findet vielmehr ausschließlich im einzelnen Menschen selbst statt, in seinen Einstellungen, seinen Werthaltungen und in seinem Verhalten. Solche Veränderungen sind beispielsweise:

- **Ritualisieren.** Den Arbeitstag zu ritualisieren kann heißen, dass die Gesundheits- und Krankenpflegerin jeden Tag wie den vorangehenden gestaltt, um möglichst wenig emotional beteiligt ihre Berufsrolle auszuüben. Durch das geringe Berufsengagement vermindert sie auch gleichzeitig die Belastung und den Druck, dem sie durch Rollenkonflikte ausgesetzt ist. Ritualisieren kann aber auch bedeuten, wiederkehrende Abläufe in der Arbeitsorganisation zu haben, über die man nicht jeden Tag auf's Neue nachdenken muss. Z. B. wenn eine Stationsleiterin, bevor sie mit ihrer Arbeit im Büro beginnt, erst einmal jede Mitarbeiterin begrüßt und nach deren Befinden fragt.
- **Distanzieren.** Eine wichtige Voraussetzung für den Umgang mit Rollenkonflikten ist die Fähigkeit, sich von einer oder mehreren eigenen Rollen zu distanzieren *(Rollendistanz)* und diese sozusagen von außen zu betrachten. Durch diese Art der Betrachtung können Ideen für den Umgang mit der Rolle und Lösungsmöglichkeiten gewonnen werden.
- **Kompromiss herstellen.** Ein Individuum, das einem Intrarollenkonflikt ausgesetzt ist, kann versuchen, einen Kom-

promiss zwischen verschiedenen Rollenanforderungen zu finden oder bei einem Interrollenkonflikt einen Kompromiss zwischen verschiedenen Rollen herzustellen.

- **Prioritätensetzung.** Ein Rollenträger versucht den Konflikt dadurch zu lösen, dass er einer Rollenerwartung bzw. einer Rolle den Vorrang einräumt. In diesem Fall wird der Konflikt durch eine Prioritätensetzung der Rolleninhaberin aufgehoben.

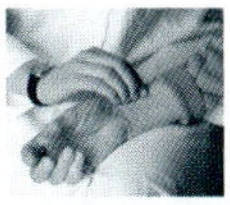

Christa Schmid setzt sich mit einem bevorstehenden Rollenkonflikt auseinander

Christa Schmid, die stellvertretende Stationsleiterin, beabsichtigt, im kommenden Frühjahr zu heiraten.

Bereits mehrfach hat sie von verheirateten Kolleginnen gehört, wie viele Schwierigkeiten für eine Gesundheits- und Krankenpflegerin entstehen, wenn sie nach ihrer Heirat teil- oder vollzeitig berufstätig bleiben will.

Weil Christa Schmid auch nach ihrer Heirat Nacht- und Sonntagsdienste übernehmen muss, will sie während einer zweimonatigen Probezeit wie bisher weiterarbeiten. Dabei will sie bewusst darauf achten, wie viel der gemeinsamen Freizeit mit ihrem Mann durch die Berufsausübung verloren geht. Falls die Belastung für beide zu groß würde, will sich Christa Schmid eine Stelle suchen, an der sie nur Tagesdienste zu leisten hat, oder – falls dies nicht möglich ist – eher einen Berufswechsel vornehmen, als die Patienten und den Ehemann mit ihrem Rollenkonflikt zu belasten.

Christa Schmid wird also nach ihrer Heirat versuchen, eine beobachtende, *distanzierte* Haltung zu ihrer Berufsrolle einzunehmen, um kritisch entscheiden zu können, ob diese mit ihrer künftigen Rolle als Ehepartnerin vereinbar ist – einer Rolle, die sich gerade heute in ständigem Wandel befindet. Sollten sich die beiden Rollen nicht verbinden lassen, wird Christa Schmid ihrer Familienrolle den Vorzug geben, also eine eindeutige *Priorität* zugunsten ihrer privaten Familienrolle setzen.

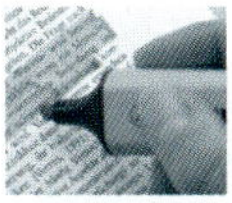

Menschen haben ihre eigene persönliche Rangfolge der Werte, nach denen sie zwischen verschiedenen Rollenerwartungen entscheiden. Diese Werthierarchien hängen von den Bedürfnissen und Einstellungen des jeweiligen Menschen ab. In einer Situation wird die private Rolle eine höhere Wertigkeit als die Berufsrolle haben, in einer anderen Situationen mag dies umgekehrt sein.

16.1.3 Konfliktbearbeitung durch soziale Veränderungen

Häufig wird erst nach dem Scheitern von individuellen Konfliktlösungsversuchen eine Lösung des Konfliktes durch Veränderungen der sozialen Situation angestrebt. Konfliktlösung durch soziale Veränderung bedeutet, dass durch Änderung der äußeren Umstände Bedingungen des Rollenkonfliktes aufgehoben werden.

- **Delegieren.** Eine Möglichkeit besteht darin, Aufgaben, die mit einem Rollenkonflikt verbunden sind, zu delegieren, so dass der Rollenträger nichts mehr damit zu tun hat.
  Beispiel: Bei vielen Patienten wird vor der Arztvisite eine Blutdruckmessung durchgeführt. Durch den Kontakt angeregt, möchten einige der Patienten ein Gespräch mit der Pflegeperson beginnen, was aber wegen der Arbeitsbelastung der Pflegepersonen zu diesem Zeitpunkt nicht möglich ist. Um dieser Konfliktsituation auszuweichen, wird diese Tätigkeit an eine lernende Gesundheits- und Krankenpflegerin delegiert.

- **Rollentrennung.** Durch Rollentrennung kann verhindert werden, dass Menschen in Situationen gelangen, in denen es zu einem Rollenkonflikt kommen kann.
  Dazu zwei Beispiele: Ein Rollenkonflikt kann bei einer Stationsleiterin entstehen, wenn sie ein wichtiges Thema in der Abteilungsleiterinnenkonferenz vertreten will und gleichzeitig die Führung der Konferenz übernehmen sollte. Die Stationsleiterin kann in diesem Fall die Rolle der Gesprächsleiterin für den Tagesordnungspunkt in dem sie ihr wichtiges Thema vertreten will, einer anderen Stationsleiterin übertragen. Ein Arzt, der an seinen eigenen Patienten wissenschaftliche Forschung betreibt, kann einen Konflikt zwischen der Rolle des Forschers und der Rolle des Therapeuten erleben. Diesen Konflikt kann er verhindern, indem er die *Rolle Therapeu*t oder die *Rolle Forscher* jeweils einer anderen Person überträgt. Innerhalb einer Abteilung kann er einen Kranken medizinisch betreuen, während ein anderer Arzt ihn im Rahmen des Forschungsprojektes untersucht oder umgekehrt.
- **Verlassen der Konfliktsituation.** Ein Rollenträger kann durch temporäres Verlassen der Konfliktsituation, das so genannte „aus-dem-Felde-gehen“, etwa durch Krankheitstage oder durch eine längere Reise, eine vorübergehende Konfliktlösung anstreben. Oft wird auch ein Berufs- und damit Rollenwechsel vollzogen als Konsequenz der Frustration, keine Veränderung erreichen zu können. Hier handelt es sich nicht um eine Veränderung der konfliktauslösenden Bedingungen, sondern der einzelne Mensch schafft lediglich für sich selbst durch das Ausscheiden aus dieser Situation neue Umweltbedingungen bzw. im konkreten Fall neue Arbeitsbedingungen.

16.1.4 Konfliktbearbeitung durch die Inanspruchnahme von Fremdhilfe

Die Möglichkeit, bei Schwierigkeiten in der Berufsausübung die Hilfe anderer zu beanspruchen, wird gerade in helfenden Berufen nicht immer in ausreichendem Maße wahrgenommen. Es gibt verschiedene Möglichkeiten, Hilfe zu beanspruchen:

- **Supervision** (auch als Praxisberatung bezeichnet), ein Instrument zur Unterstützung und Beratung bei beruflichen Problemen. Zielgruppen sind Menschen in Berufen mit hohen psychischen Belastungen, z. B. Sozialarbeiter, Sozialpädagogen, Lehrer, Pflegepersonen. Die Person, die Supervision erteilt, hat eine entsprechende Ausbildung und ist mit der Struktur und den Prozessen der jeweiligen Organisation vertraut.
  Ziel der Supervision ist die Bewältigung von Belastungen und die Klärung von Beziehungen im Zusammenhang mit dem beruflichen Alltag und die Professionalisierung des beruflichen Handelns. Neben dem Training professionellen Verhaltens geht es auch um Persönlichkeitsentwicklung, z. B. die Findung und Akzeptanz der eigenen Rolle, die Entwicklung eigener Stärke und Durchsetzungskraft oder die Bearbeitung von überhöhten Ansprüchen (Schlee & Mutzeck, 1996).
- **Balint-Gruppen** wurden vom ungarischen Psychoanalytiker Michael Balint in die ärztliche Aus- und Weiterbildung eingeführt. Sie werden seit einiger Zeit auch vermehrt für Krankenpflegepersonen angeboten. In Balint-Gruppen werden das Wahrnehmen und Überdenken der eigenen Einstellungen, Gefühle und Werte, die in der Beziehung zu Patienten bedeutsam sind, angestrebt. In der Gruppe werden diejenigen Beziehun-

gen zu Patienten mitgeteilt und diskutiert, die vom berichtenden Gruppenmitglied als unbefriedigend und schwierig erlebt werden.

- **Selbsthilfegruppen**, in denen sich einzelne Personen mit ähnlichen Problemen, z. B. mit dem Rollenkonflikt der verheirateten, berufstätigen Gesundheits- und Krankenpflegerin zusammenfinden, um ihre Erfahrungen auszutauschen und gemeinsam nach Lösungen zu suchen.
- **Einzel- oder Gruppentherapie** außerhalb des Abteilungsteams, um sich mit den eigenen Konflikten auseinanderzusetzen und Konfliktstrategien zu erlernen, die eigene Aktivitäten im Hinblick auf eine Veränderung ermöglichen.

Supervision, Selbsthilfegruppen und Therapie werden in Kap. 29.3 eingehender behandelt.

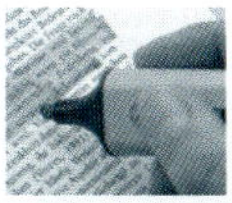

Bei Rollenkonflikten sind in der Regel immer mehrere Personen beteiligt. Häufig belasten diese Konflikte die Beteiligten erheblich und können die Gesundheit gefährden. Deshalb ist es wichtig, dass die Beteiligten ihre eigenen Möglichkeiten zur Gestaltung ihrer Rollen wahrnehmen und sich Kompetenzen zur Klärung und Kommunikation der Rollen und zum Umgang mit Rollenkonflikten aneignen.

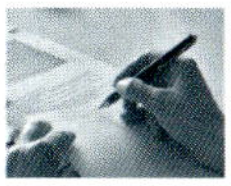

Fragen zur Wissensprüfung

- Welche Kriterien müssen erfüllt sein, damit ein Beruf als Profession gelten kann? Welche Kriterien sind beim Beruf der Pflegeperson erfüllt?
- Was hat der Begriff der sozialen Rolle mit dem Begriff der Rolle im Theater gemeinsam?
- Welche Beziehung besteht zwischen den Begriffen soziale Position und soziale Rolle?
- Was versteht man unter einem Rollenset?
- Erklären Sie den Begriff Rollensequenz an einem Beispiel.
- Nennen Sie ein Beispiel für eine Muss-, Soll- und Kannerwartung an eine soziale Rolle.
- Definieren Sie die Begriffe Normen, Werte und Werthierarchie.
- In welcher Form können Sanktionen auftreten? Geben Sie ein Beispiel.
- Was versteht man unter Rollentoleranz?
- Worin unterscheidet sich der Intrarollenkonflikt vom Interrollenkonflikt? Erklären Sie den Unterschied an einem Beispiel.
- Nennen Sie Möglichkeiten der Bewältigung von Rollenkonflikten (Inter- und Intrarollenkonflikte)

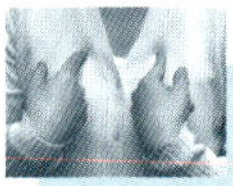

Fragen zu persönlichen Einstellungen und Erfahrungen

- Welche historisch gewachsenen Einstellungen und Erwartungen beeinflussen nach meiner Meinung die Rolle der Pflegenden? Wie äußert sich das in der Praxis? Kenne ich dazu Beispiele?
- Welches Bild habe ich selbst von der Rolle der Gesundheits- und Krankenpflegerin/des Krankenpflegers? Wo stimmt mein Bild mit der allgemeinen Vorstellung überein, und wo stimmt es nicht überein?
- Was verstehe ich unter einer „guten“ Pflegeperson und was unter einer „schlechten“?
- Welche Personen und Personengruppen senden an meine Berufsrolle welche Erwartungen?
- Welches Gefühl bewirkt bei mir die Vorstellung, „die Rolle Gesundheits- und Krankenpflegerin bzw. -pfleger zu spielen“?
- Fühle ich mich in meiner Berufskleidung wohl? Gibt es Vorschriften an die Erscheinung und Kleidung einer Pflegeperson, die mich stören?
- Ist es für mich wichtig, dass ich den Erwartungen anderer Menschen an mein Verhalten entspreche? Warum ist das so, bzw. warum ist es nicht so?
- Welche Gefühle habe ich, wenn ich vom vorgeschriebenen Rollenverhalten abweiche?
- Ist es mir angenehm oder unangenehm, wenn die Personen, mit denen ich in meiner Freizeit zu tun habe, wissen, welchen Beruf ich ausübe bzw. erlerne? Warum ist das so?
- Welche Rollenkonflikte kenne ich aus meinem Berufsalltag? Woran erkennen ich sie?
- An welchen persönlichen Konflikt (Rollenkonflikt) kann ich mich noch gut erinnern? Was habe ich dabei empfunden?
- Wie reagiere ich auf Konflikte? Wie gehe ich in der Regel mit Konflikten um?

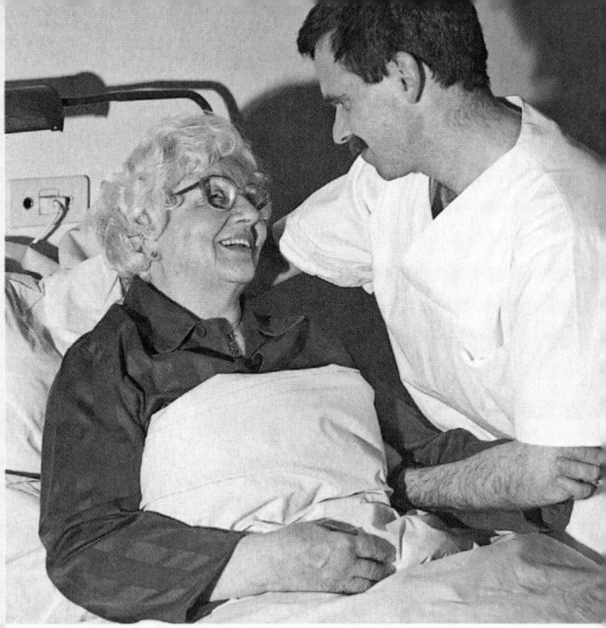

Teil VI

Beziehungen in der Pflege

Die Art und Weise, wie Pflegende mit ihren Patienten in Beziehung treten, bestimmt in erheblichem Maße die Atmosphäre auf einer Krankenhausstation und das Wohlbefinden der Patienten. Die Fähigkeit, mit anderen Menschen erfolgreich zu interagieren und Beziehungen zu gestalten, wird als *soziale Kompetenz* bezeichnet. Das Aneignen sozialer Kompetenzen gehört heute zum beruflichen Werdegang jeder Gesundheits- und Krankenpflegerin. Dieses Kapitel soll helfen, Wissen und theoretisches Rüstzeug zur Aneignung sozialer und kommunikativer Kompetenzen zu erwerben. Zu Beginn des Teils VI wird der Frage nachgegangen, wie Wahrnehmungen den Umgang mit anderen Menschen beeinflussen und welche Auswirkungen Vorurteile haben. Danach geht es darum, wie sich Beziehungen zwischen Menschen entwickeln, wie Beziehungen definiert werden und wie sich Beziehungen gegenseitig beeinflussen. Es werden verschiedene Formen der Kommunikation vorgestellt und ein Kommunikationsmodell wird an Beispielen erläutert. Die Auseinandersetzung mit diesen Themen trägt dazu bei, Kommunikation wirkungsvoll einzusetzen und Störungen in verschiedenen Pflegebeziehungen besser zu erkennen und zu beheben.

17 Der Einfluss von Wahrnehmung und Einstellungen auf Pflegebeziehungen

Beziehungen zwischen Menschen werden in starkem Maße durch die gegenseitigen Wahrnehmungen der jeweiligen Interaktionspartner beeinflusst. Jeder Mensch nimmt den anderen in einer bestimmten Art und Weise wahr und versucht, sich ein Bild von seinem Gegenüber zu machen. Dieses Bild wiederum hat Einfluss darauf, wie er mit seinem Gegenüber Kontakt aufnimmt und die Beziehung zu ihm zu gestalten sucht.

Um Beziehungen erfolgreich gestalten zu können, braucht es die Fähigkeit, Mitmenschen und ihre Mitteilungen unverfälscht wahrzunehmen. Doch sind Menschen überhaupt in der Lage, ihre Mitmenschen objektiv wahrzunehmen?

17.1 Wahrnehmung

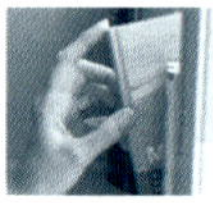

Wahrnehmung

Prozess der Informationsaufnahme über die Sinne und die Verarbeitung dieser Informationen zu bedeutsamen Sachverhalten unter Berücksichtigung aller Vorerfahrungen und des Vorwissens.

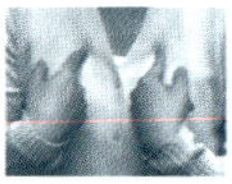

Ein kleines Wahrnehmungsexperiment

Betrachten Sie den Ort, an dem Sie sich im Moment befinden. Welche Dinge nehmen Sie wahr? Wie benennen Sie die Dinge? Wählen Sie anschließend einen Gegenstand aus, z. B. dieses Buch, und fragen Sie sich, woher Sie wissen, dass es sich dabei wirklich um ein Buch handelt. Vermutlich werden Sie darauf „aus Erfahrung“ antworten. Das bedeutet, dass Sie den wahrgenommenen Gegenstand mit bereits bekannten, ähnlichen oder identischen Dingen in Verbindung bringen und danach wissen, um was es sich dabei handelt. Vielleicht sehen Sie dabei innere Bilder oder Sie hören den entsprechenden Begriff. Das Gleiche gilt auch für das, was Sie akustisch wahrnehmen.

Wahrnehmung ist mehr als nur der Gebrauch der Sinne wie z. B. sehen, hören, fühlen, riechen oder schmecken. Sie beinhaltet sowohl die *Aufnahme* von Informationen über die Sinne als auch die *Verarbeitung* dieser Informationen:

- **Aufnahme von Informationen.** Der Mensch bezieht Informationen aus der Umwelt und über seinen eigenen Körper. Die für ihn bedeutsamen Informationen aus der Umwelt nimmt er über seine fünf Sinnesorgane (Augen, Ohren, Nase, Zunge, Haut) auf, die Informationen des eigenen Körpers über Rezeptoren in Muskeln, Gelenken und inneren Organen. Welche Informationen ein Mensch aufnimmt, hängt von seiner *Bereitschaft (Einstellung, Neigung, Prädisposition)* ab, bestimmte Merkmale eines Reizes wahrzunehmen und andere zu ignorieren. Erwartet eine Pflegende bei einer Patientin zum Beispiel postoperative Komplikationen, wird sie sich beim Betreten des Zimmers auf das Aussehen der Patientin und ggf. auftretende Symptome konzentrieren und nicht darauf, ob ein Bild an der Wand gerade hängt. Die Wahrnehmungsbereitschaft wird unter anderem beeinflusst von der persönlichen Lerngeschichte des Menschen, seinen Gefühlen, Zielen, Erwartungen und seinem Kontext (➛ auch soziale Wahrnehmung und Kap. 17.2–17.4).
- **Verarbeitung der Informationen.** Erst wenn die aufgenommenen Informationen mit Erfahrungen in der Vergangenheit und gelerntem Wissen verglichen und entsprechend interpretiert worden sind, ist ein Wahrnehmungsvorgang beendet. So wird die Pflegende die Symptome der Patientin, zum Beispiel gerötete Wangen und raschen Puls, mit früheren Informationen derselben Patientin vergleichen und interpretieren. Ob sie diese Informationen bewusst wahrnimmt, hängt von ihrer Einstellung, Reize wahrzunehmen, und ihrem Verarbeitungsprozess ab, beispielsweise welche Vergleichsmöglichkeiten sie hat und was sie als wichtig erachtet. So kann es sein, dass eine Pflegende, die eine Patientin das erste Mal sieht, bestimmte Symptome anders interpretiert als eine Pflegende, die die Patientin schon über längere Zeit betreut.

Soziale Wahrnehmung

Soziale Wahrnehmung

Wahrnehmung von Sozialem, Einfluss sozialer Faktoren auf die Wahrnehmung.

Der Begriff der **sozialen Wahrnehmung** beschreibt zum einen die Wahrnehmung von Sozialem, zum anderen die Wahrnehmungen, die durch psychische und soziale Faktoren mitbedingt sind:

- **Wahrnehmung von Sozialem,** etwa die Wahrnehmung von einzelnen Personen und Gruppen. In diesem Fall setzt sich die soziale Wahrnehmung mit folgenden Fragen auseinander: Was ist wichtig, wenn sich ein Mensch einen Eindruck von anderen verschafft? Wie beeinflusst die äußere Erscheinung eines Menschen die Eindrucksbildung? Wie bilden sich Urteile über andere Menschen?
- **Durch psychische und soziale Faktoren mitbedingte Wahrnehmungen,** etwa durch vorangegangene Erfahrungen des Beobachters, seine Bedürfnisse und Wertvorstellungen, seine Motive und seine augenblicklichen Gefühle (➛ oben, Wahrnehmungsbereitschaft/Verarbeitung von Informationen und Kap. 17.2–17.4).

Personenwahrnehmung

Personenwahrnehmung

Teil der sozialen Wahrnehmung. Sie bezieht sich auf die Wahrnehmung von Personen aus dem Umfeld.

Während der Mensch bei Objekten oder Gegenständen vorwiegend äußerlich sichtbare Merkmale wie Größe, Form, Farbe, Gewicht, Struktur und Oberflächenbeschaffenheit wahrnimmt, sind die Kriterien bei der **Wahrnehmung von Personen** nicht so leicht zu erkennen und zugänglich – sie müssen zuerst erschlossen werden. Von Bedeutung ist das unter anderem dann, wenn es um die Einstellung oder Glaubwürdigkeit eines Menschen geht. Diese Art der Wahrnehmung ist wesentlich komplexer als diejenige von Objekten.

17.2 Wahrnehmungsprozesse

Wahrnehmungsprozesse finden in allen Beziehungen statt. Sie helfen Menschen, sich in ihrer Umwelt zu orientieren und mit den vorhandenen Informationen umzugehen.

Selektion

Der menschliche Organismus ist aufgrund seiner beschränkten Aufnahmekapazität nicht in der Lage, alle ihm zur Verfügung stehenden Informationen aufzunehmen und zu verarbeiten. Er ist deshalb gezwungen, aus der Fülle des Wahrnehmungsmaterials auszuwählen, zu selektieren. Diese Auswahl erfolgt nicht zufällig. So nimmt der Mensch einerseits primär diejenigen Informationen wahr, die für ihn aufgrund früherer Erfahrungen wichtig sind oder die ihn besonders interessieren. Andererseits tilgt oder meidet er unerwünschte Informationen, die er für bedrohlich, beschämend oder tabuisiert hält.

Der Prozess der **Selektion** hat einen großen Vorteil: Er schützt vor Reizüberflutungen und hilft, Informationen gezielt wahrzunehmen bzw. einem Menschen die volle Aufmerksamkeit zu widmen. Pflegende nehmen z.B. dann selektiv wahr, wenn sie die Vitalfunktionen von Patienten kontrollieren und sich durch nichts ablenken lassen. Der Prozess der Selektion hat aber auch Nachteile, zum Beispiel wenn die Pflegenden nur die Vitalzeichen wahrnehmen, nicht aber die Ängste und Sorgen des Patienten, oder wenn Fachärzte nur auf die für sie interessanten Krankheitssymptome achten und dabei andere wichtige Symptome vernachlässigen. Auch im Rahmen der Kommunikation kann selektiv wahrgenommen werden, beispielsweise dann, wenn sich die Gesprächspartner zu stark auf den Inhalt des Gesagten konzentrieren, also auf die verbale Mitteilung, und dabei die nonverbalen Zeichen wie Mimik, Gestik oder den Klang der Stimme ausblenden. Das kann leicht zu Missverständnissen oder Konflikten führen.

Ergänzen

Ergänzen bedeutet, dass der Beobachter den tatsächlich vorhandenen Informationen neue hinzufügt. Er zieht Schlüsse und macht Annahmen, die allein aufgrund der zur Verfügung stehenden Informationen nicht möglich sind. Er ergänzt Informationen dann, wenn ihm Informationen fehlen oder sie ihn an frühere Erfahrungen erinnern. In der Kommunikation ergänzt der Zuhörende häufig den Inhalt der mitgeteilten Nachricht um seine eigenen Interpretationen. Auch das kann zu Missverständnissen führen. Dazu ein Beispiel: Eine Patientin teilt der Pflegenden mit, sie habe keine gute Nacht gehabt. Die Pflegende nimmt an, die Patientin habe einfach so nicht schlafen können, ohne weiter nachzufragen. Entsprechend bemüht sie sich um ein Schlafmittel für die Patientin. Grund für die schlechte Nacht könnte aber auch gewesen sein, dass die Patientin unter Schmerzen, einem starken Juckreiz oder Angstzuständen litt, sodass eine juckreizstillende Salbe oder die Gesprächsbereitschaft der Pflegenden eine deutlich bessere Hilfe dargestellt hätte.

Strukturieren

Strukturieren heißt, dass die wahrgenommenen Elemente zu einem Ganzen zusammengefügt werden. Der Wahrnehmende strebt ein einheitliches, zusammenhän-

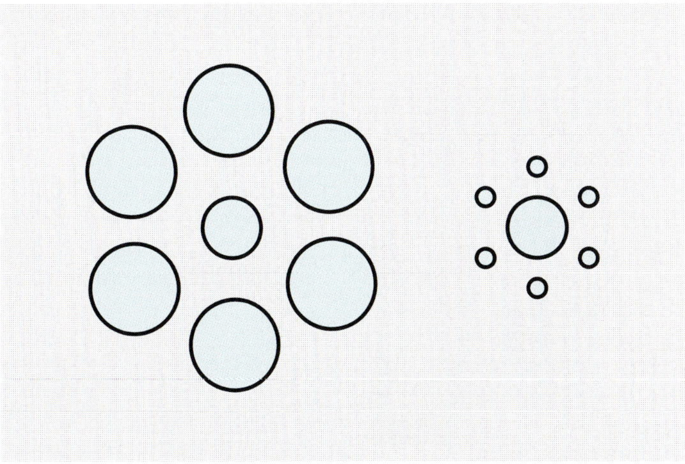

Abb. 17.1: Das Umfeld hat Auswirkungen auf die Wahrnehmung. So werden zwei gleich große Kreise, die von kleinen oder großen Kreisen umgeben sind, als unterschiedlich groß wahrgenommen (Kreistäuschung nach Ebbinghaus) (Banyard et al., 1995, S. 65).

gendes Bild an. Er möchte seine Wahrnehmung als in sich stimmig und einheitlich erleben. Menschen strukturieren und gestalten, indem sie das Wahrgenommene mit Erfahrungen, die sie im Gedächtnis gespeichert haben, vergleichen.

Die Gestaltpsychologie formulierte u. a. folgende zwei Prinzipien, nach denen Wahrnehmung gestaltet wird:

- **Viele Einzelheiten werden als Ganzheit wahrgenommen.** Auch wenn der Mensch mehrere offene oder unvollständige Einzelheiten einer Information erhält, nimmt er sie oft trotzdem als geschlossen bzw. vollständig wahr. Die Psychologen sprechen dann von einer *geschlossenen Gestalt*. Dieses Prinzip wird in der sozialen Wahrnehmung sichtbar, wenn jemand sich aufgrund weniger Merkmale einer Person ein Gesamtbild dieses Menschen macht, er etwa aufgrund eines bestimmten Auftretens und einer klaren Stimme Rückschlüsse auf die Intelligenz dieser Person zieht.
- **Das Umfeld, in dem sich Personen oder Gegenstände befinden, hat eine spezifische Wirkung auf die Wahrnehmung.** So werden z. B. zwei gleich große Kreise, die von kleinen oder großen Kreisen umgeben sind, als unterschiedlich groß wahrgenommen (➤ Abb. 17.1).

Das folgende sozialpsychologische Experiment zeigt, wie Wahrnehmung durch das soziale Umfeld, durch soziale und individuelle Faktoren mitbestimmt wird (Bruner & Goodman, 1947): *Kinder hatten die Aufgabe, (mit Hilfe variabler Lichtkreise) die Größe von vorgelegten Münzen zu schätzen. Eine Gruppe bestand aus armen Kindern, die Kinder der zweiten Gruppe kamen aus wohlhabenden Elternhäusern. Die Ergebnisse zeigten, dass die Größe der Geldstücke von den armen Kindern weit mehr überschätzt wurde als von den reichen Kindern. Die Forscher geben hierfür folgende Erklärung: Der besondere Wert von Objekten und das starke Bedürfnis danach beeinflusst die Wahrnehmung im Sinne einer Überschätzung. Für arme Kinder besitzen Geldstücke einen höheren Wert als für reiche. Der Wert der Münzen steht in einem Zusammenhang mit dem Bedürfnis, Geld zu haben. Der Wert der Geldstücke und das Bedürfnis nach ihnen haben in diesem Fall die Wahrnehmung in Richtung einer Überschätzung beeinflusst.*

Kategorisieren

Das Zuordnen von Objekten aus der Umwelt in Kategorien hilft, sie leichter identifizieren zu können, z. B. welche Lebewesen Tiere und welche Pflanzen sind. Innerhalb dieser Kategorien gibt es Unterkategorien wie Bäume und Sträucher. Menschen können u. a. nach Hautfarbe, Nationalität, Geschlecht oder Alter eingeteilt werden. Kategorien können als eine Art inneres Ablage- oder Sortiersystem betrachtet werden, in das die wahrgenommene Information eingeordnet wird. In der Wahrnehmung von Menschen spielt die **Kategorisierung** eine wichtige Rolle. So gibt es:

- **Soziale und kulturelle Kategorien,** nach denen eine Zuordnung vorgenommen wird, etwa welche Menschen mit welchen Eigenschaften als intelligent oder freundlich eingestuft werden und welche als z. B. selbstsicher oder böse.
- **Individuelle Kategorien.** Sie entsprechen den individuellen und persönlichen Werten einer Person, z. B. „mag mich“ oder „mag mich nicht“, „ist sympathisch“ oder „ist unsympathisch“, „versteht mich“, „ist interessant“. Auch hier hat jeder Mensch klare Vorstellungen davon, welche Merkmale etwa „mag mich“ oder „ist interessant“ bedeuten. Vielleicht ist es eine bestimmte Stimmlage, die Art zu sprechen oder der Gesichtsausdruck, der zur Einordnung in eine bestimmte Kategorie beiträgt.

Aus den oben genannten Kategorisierungen entwickelt der Mensch eigene Persönlichkeitstheorien oder Urteile sozialer Situationen und Gegebenheiten. Wird die Kategorisierung stark vereinfacht, entstehen *Klischees* und *Stereotypisierungen* (➛ Kap. 17.4.2).

Generalisieren

Die **Generalisierung** hat gewisse Ähnlichkeiten mit der Kategorisierung (➛ oben). Dabei entwickelt der Mensch aufgrund einzelner oder mehrerer Erfahrungen Regeln, die zu einem späteren Zeitpunkt losgelöst von der ursprünglichen Erfahrung auf andere Erfahrungen, Personen oder Situationen übertragen werden. So erfuhr die lernende Gesundheits- und Krankenpflegerin Sonja Berlinger in der Berufsschule für Krankenpflege, welche Merkmale zu einem Schockzustand gehören. Kurz darauf erlebte sie auf ihrer Station einen Patienten mit den Zeichen eines Schocks. Bei einem Zwischenexamen zu diesem Thema stand ihr immer dieser Patient vor Augen. Erst im Laufe der Zeit und mit zunehmender Erfahrung konnte Sonja Berlinger unabhängig von diesem Patienten an die Merkmale eines Schocks denken; sie hatte gelernt, was ein Schockzustand ist.

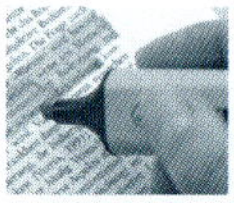

Wahrnehmungsprozesse helfen einerseits, die Menge an Informationen zu ordnen und zu sortieren, die auf den Menschen einströmen. Andererseits können sie aber auch zu Fehlwahrnehmungen oder Wahrnehmungsverzerrungen führen.

17.3 Verzerrte Wahrnehmungen, Wahrnehmungsfehler

Jede Wahrnehmung ist eng mit der Person des Wahrnehmenden verknüpft und unterliegt verzerrenden und verfälschenden Einflüssen. Wie eine Pflegeperson einen Patienten wahrnimmt und beurteilt, hängt sowohl von in ihr selbst liegenden Faktoren als auch von äußeren Umständen ab:

- **Einflüsse, die in der Wahrnehmenden selbst liegen,** können frühere Erfahrungen, Werthaltungen oder die aktuelle Befindlichkeit sein. Ist die Pflegende beispielsweise ausgeruht und zufrieden, wird sie eine herausfordernde Situation anders wahrnehmen und beurteilen, als wenn sie überarbeitet und gereizt ist.
- **Äußere Umstände** beeinflussen Inhalt und Genauigkeit der Wahrnehmung. Begegnet eine Pflegende einem Patienten beispielsweise zum ersten Mal im Rahmen einer regulären Krankenhausaufnahme und sieht ihn in seinen All-

tagskleidern, bekommt sie ein anderes Bild von ihm, als wenn sie ihn zum ersten Mal nach einer schweren Operation im OP-Hemd sehen würde. Ebenso wird sie von Einschätzungen ihrer Kolleginnen beeinflusst.

Der erste Eindruck

Bereits bei der ersten Begegnung bekommen Menschen einen **ersten Eindruck** von ihrem Gegenüber. Begegnet eine Pflegeperson einem Patienten zum ersten Mal, nimmt sie sofort einzelne Eigenschaften von ihm wahr, die zu einer ersten Einschätzung führen. Dies geschieht in der Regel unbewusst und völlig beiläufig. Die äußere Erscheinung des Patienten, seine Stimme, Körperhaltung, Mimik und Gestik geben ihr Hinweise auf seine Persönlichkeit. Die Art und Weise, wie der Patient auf körperliche Untersuchungen reagiert, wie er über frühere Krankheiten und seine jetzige Lebenssituation spricht, tragen zum Gesamtbild bei, das sich die Pflegeperson von ihm macht. Die Problematik des ersten Eindrucks liegt darin, dass er für die weitere Wahrnehmung und Beziehung zu einem Menschen sehr bestimmend ist, obwohl er unter ganz spezifischen Umständen entstanden ist und nicht unbedingt der Realität entspricht. Er lässt sich oft nur schwer korrigieren, da der Mensch dazu neigt, einmal gemachte Bilder von anderen Menschen beizubehalten. Der Wahrnehmende bildet sich mit dem ersten Eindruck einen Bezugsrahmen, in den er alle späteren Informationen auch auf die Gefahr einer Verfälschung hin einpasst.

Der Halo-Effekt

Der **Halo-Effekt** ist eine der wichtigsten Fehlerquellen in der Wahrnehmung. Unter *Halo* versteht man den Strahlenhof um eine Lichtquelle bzw. den Heiligenschein. Der Wahrnehmende hat die Tendenz, sich bei der Beurteilung einer Person von einer hervorstechenden Eigenschaft leiten zu lassen, beispielsweise Güte und Liebe bei Mutter Theresa. Alles, was diese Person sagt oder tut, wird unter dem Eindruck dieser als positiv oder negativ bewerteten Eigenschaft gesehen. Dazu ein Beispiel: Eine Gesundheits- und Krankenpflegerin legt Wert auf selbstdiszipliniertes, nicht klagendes Verhalten beim Patienten und stellt fest, dass ein Patient eine langwierige, schmerzhafte Untersuchung ohne Klagen über sich ergehen lässt. Sie ist dann geneigt, aufgrund dieses allgemeinen positiven Eindrucks dem Patienten auch andere positive Eigenschaften zuzuschreiben.

Der logische Fehler

Dem Halo-Effekt ähnlich ist der so genannte **logische Fehler.** Jeder Beobachter verfügt nicht zuletzt aufgrund persönlicher Erfahrungen über eine individuelle Persönlichkeitstheorie, das heißt, er hat genaue Vorstellungen davon, welche Persönlichkeitseigenschaften zusammengehören. Aufgrund dieser Persönlichkeitstheorie nimmt er an, dass bestimmte Persönlichkeitsmerkmale immer kombiniert auftreten. Eine Pflegeperson kann beispielsweise annehmen, dass Aggressivität und Unzufriedenheit bei Patienten immer gemeinsam auftreten. Nimmt sie eine dieser beiden Eigenschaften bei einem Patienten wahr, wird sie daraus schließen, dass auch die andere vorhanden ist.

Kontrastfehler

Werden mehrere Personen nacheinander wahrgenommen und beurteilt, so geschieht dies nicht unabhängig voneinander. Die ersten Beurteilungen bilden einen Vergleichsmaßstab für die folgenden Urteile. Hat eine Gesundheits- und Krankenpflegerin z. B. erst einige leicht pflegebedürftige Patienten betreut und kommt dann zu einem pflegeintensiveren Patienten, wird sie dessen Pflegebedürftigkeit aufgrund des Kontrastes wahrscheinlich überschätzen.

Ein Vergleichsmaßstab kann auch in der Person des Beobachters selbst liegen. Handelt es sich bei ihm z. B. um eine passive, eher inaktive Person, wird er aktives Verhalten an anderen Menschen überdeutlich registrieren.

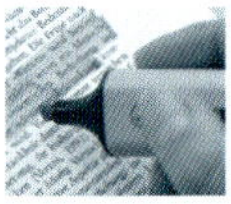

Das Wissen um Wahrnehmungsfehler hilft, die eigene Wahrnehmung zu überprüfen und die Umwelt und Mitmenschen bewusster und präziser wahrzunehmen.

Übertragung

Übertragung ist ein aus der psychoanalytischen Theorie stammender Begriff (➛ auch Kap. 6.2.1). Dabei werden durch ein aktuelles Ereignis oder einen Reiz Erinnerungen an frühere Erfahrungen wachgerufen und auf die aktuelle Situation übertragen. Solche Reize können Äußerlichkeiten sein wie Gesichtszüge, Frisuren, Körperhaltungen oder Bewegungen, Gerüche, Sprechweise oder Tonfall, aber auch Wesenszüge einer Person, ihre soziale Position oder die Situation selbst. Die Fehlwahrnehmung liegt darin, dass die wahrnehmende Person auf einer unbewussten Ebene auf die innere Erfahrung und nicht auf die äußere Begebenheit reagiert. Ein Patient sieht dann beispielsweise vor seinem inneren Auge nicht die Gesundheits- und Krankenpflegerin, sondern seine Mutter, dies ist ihm jedoch nicht bewusst. Oder die Gesundheits- und Krankenpflegerin reagiert gefühlsmäßig auf eine kritische Frage der Stationsleiterin entsprechend rebellisch wie ein pubertierendes Mädchen gegenüber ihren Eltern.

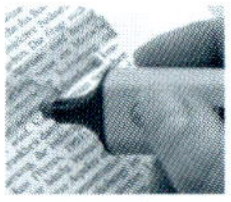

Übertragungen können erkannt werden an übermäßigen, nicht situationsangemessenen Gefühlen oder Reaktionen.

17.4 Einstellung, Stereotyp und Vorurteil

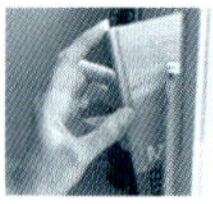

Einstellung *(Attitüde)*
Relativ stabile Verhaltensbereitschaft, bestimmte Objekte, Subjekte oder Situationen in einer bestimmten Art und Weise wahrzunehmen und auf sie zu reagieren.

17.4.1 Einstellung

Menschen haben gegenüber ihrer sozialen Umwelt bestimmte **Einstellungen,** die ihr Handeln beeinflussen und ihnen die Interpretation der Umwelt und die Orientierung erleichtern sollen. Ein verwandter Begriff ist der Begriff der **Meinung.** Eine Meinung kann als eine sprachliche Stellungnahme zu einer konkreten Frage betrachtet werden, ohne dass damit ein persönliches Engagement verbunden ist („Ich meine, wir sollten heute einen anderen Weg zum Personalrestaurant nehmen"). Eine Einstellung ist im Gegensatz zu einer Meinung tiefer in die Persönlichkeit eingebettet.

Jede Einstellung beinhaltet einen kognitiven, affektiven und einen Verhaltensaspekt, die stark miteinander verwoben sind, sodass eine Auftrennung im Einzelfall oft schwierig ist.

- **Kognitiver Aspekt** *(Denken):* Eine Einstellung ist mit gedanklichen Vorstellungen über das jeweilige Objekt oder Subjekt verbunden. Ist diese Vorstellung übermäßig vereinfacht und starr – umgangssprachlich wird dann davon gesprochen, dass jemand in Klischees oder Schablonen denkt –, spricht man von einem *Stereotyp* (➛ Kap. 17.4.2).
- **Affektiver Aspekt** *(Fühlen):* Eine Einstellung ist mit Gefühlen dem Objekt oder Subjekt gegenüber verbunden, z. B. Gefühlen der Sympathie oder Ablehnung.

- **Verhaltensaspekt:** Eine Einstellung ist mit einer bestimmten Handlungsbereitschaft dem Objekt bzw. Subjekt gegenüber verbunden.

17.4.2 Stereotyp

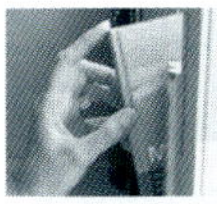

Stereotyp

Übervereinfachende und übergeneralisierende Vorstellung darüber, wie Angehörige einer bestimmten sozialen Kategorie sind oder sein sollen. Einem bestimmten Geschlecht zugeschriebene Eigenschaften und Verhaltensweisen werden als Geschlechtsstereotyp bezeichnet.

Geschlechtsstereotypen basieren auf gesellschaftlich geprägten Vorstellungen darüber, welche Aufgaben Männer und welche Aufgaben Frauen in der Gesellschaft zu erfüllen haben. Die Tätigkeit des Pflegens wird z. B. als ausgesprochen weibliche Verhaltensweise betrachtet und deshalb in unserer Gesellschaft auch vorwiegend mit Personen weiblichen Geschlechts verbunden. Dieses Geschlechtsstereotyp erklärt zum großen Teil auch den hohen Anteil weiblicher Personen in Pflegeberufen.

Die Problematik jedes Stereotyps liegt darin, dass in einer übervereinfachenden und übergeneralisierenden Weise Angehörigen einer bestimmten sozialen Kategorie gleichartige Eigenschaften zugeschrieben werden: Männer sind dominant und aggressiv; Frauen hilfsbereit; Fremdarbeiter faul und Ärzte arrogant. Bei der Stereotypisierung wird also aufgrund der Zugehörigkeit zu einer bestimmten Personenkategorie auf bestimmte Merkmale und Eigenschaften geschlossen. Es wird unterschieden zwischen dem **Autostereotyp** *(Selbstbild)* und dem **Heterostereotyp** *(Fremdbild)*. Der Begriff Autostereotyp bezieht sich auf das Bild, das eine Gruppe von sich selbst hat, der Begriff Heterostereotyp auf das Bild, welches eine Gruppe von einer anderen hat.

17.4.3 Vorurteil

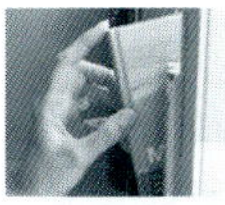

Vorurteil

In der Regel „negative oder ablehnende Einstellungen einem Menschen oder einer Menschengruppe gegenüber, wobei dieser Gruppe infolge stereotyper Vorstellungen bestimmte Eigenschaften von vornherein zugeschrieben werden, die sich aufgrund von Starrheit und gefühlsmäßiger Ladung, selbst bei widersprechender Erfahrung schwer korrigieren lassen." (Davis, 1969, S. 53). Je nach Vorurteilsverständnis gibt es aber auch positive Vorurteile.

Vorurteile sind Einstellungen, die auch durch widersprechende Erfahrungen oder gar Fakten schwer korrigierbar sind. So werden Vorurteile auch dann beibehalten, wenn die Erfahrung ihnen widerspricht. Häufig wird die Erfahrung so uminterpretiert, dass sie in das vorhandene Vorurteil passt, etwa: Alle Patienten mit Leberzirrhose sind Alkoholiker – Herr Maier ist eine Ausnahme, bei ihm liegt eine Virushepatitis vor.

Vom Vorurteil abzugrenzen ist das so genannte **Vorausurteil** *(vorläufiges Urteil)*. Dabei handelt es sich um ein Urteil, das gefällt wird, bevor man sich mit dem/den betroffenen Menschen auseinander setzen und eigene Erfahrungen sammeln konnte. Im Gegensatz zum Vorurteil ist das Vorausurteil leicht zu beeinflussen und veränderbar durch Erfahrungen. Weiterhin abzugrenzen ist die **Verallgemeinerung.** Der entscheidende Unterschied zwischen ihr und dem Vorurteil liegt im Grad ihrer Starrheit, denn Verallgemeinerungen lassen sich – im Gegensatz zum Vorurteil – im Normalfall durch gegensätzliche Erfahrungen verändern.

Vorurteile sind möglich gegenüber Personen und Personengruppen und zum Teil auch gegenüber Gegenständen. Bei Gegenständen wie zum Beispiel Speisen spricht man aber eher von *Abneigung* oder *Aversion*.

Merkmale von Vorurteilen

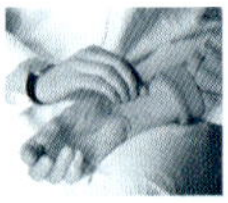

„Männer sind schlechte Krankenpfleger“

Herr L., ein 66-jähriger Patient, seit fünf Tagen auf der Station B, möchte nicht von Felix Müller, dem Krankenpfleger in Ausbildung, betreut werden. Hinter dieser ablehnenden Haltung von Herrn L. steht keine persönliche Abneigung oder Antipathie gegenüber Felix Müller. Seine Vorbehalte sind eher grundsätzlicher Natur: Herr L. glaubt, dass Pflegen keine Männersache sei und männliche Pfleger deshalb auch schlechte Krankenpfleger sein müssen.

Die Einstellung von Herrn L. dem lernenden Krankenpfleger Felix Müller gegenüber umfasst einen kognitiven, affektiven und einen Verhaltensaspekt (Stroebe, Jonas & Hewstone, 2002) (➛ auch Kap. 17.4.1).

- **Kognitiver Aspekt:** Herr L. hat gewisse Vorstellungen darüber, was Angehörige der sozialen Kategorie „Mann“ oder „männliches Geschlecht“ tun beziehungsweise nicht tun sollten. Die Pflegetätigkeit am Krankenbett ist für Herrn L. mit der Tatsache, ein Mann zu sein, nicht vereinbar. Er hat eine stark vereinfachende Vorstellung darüber, was Personen männlichen Geschlechts tun können beziehungsweise tun sollten (*Geschlechtsstereotyp* ➛ oben).
- **Affektiver Aspekt:** Die Einstellung von Herrn L. gegenüber Felix Müller ist mit dem negativen Gefühl der Ablehnung verbunden. Dieses Gefühl ist an der Erregung ablesbar (Stimme, Gestik), als er der Stationsleiterin mitteilt, dass er nicht von Felix Müller gepflegt werden möchte.
- **Verhaltensaspekt:** Herr L. spricht mit der Stationsleiterin und hat ihr seine Ablehnung mitgeteilt; bei Nichtbeachten seines Wunsches würde er sich sicherlich beschweren.

Zusammenfassend lässt sich sagen: Die Einstellung von Herrn L. gegenüber Felix Müller trägt alle **Merkmale eines Vorurteils.** Herr L. macht sich:

- Eine übervereinfachende Vorstellung von einem Mitglied einer sozialen Kategorie („Männer sind schlechte Krankenpfleger“)
- Lehnt diesen Menschen deshalb ab
- Ist nicht bereit, sich durch persönliche Erfahrungen in seiner ablehnenden Haltung korrigieren zu lassen.

Funktion von Vorurteilen

Vorurteile erleichtern das Urteilen und helfen dem Menschen, sich in seiner sozialen Umgebung besser orientieren zu können. Sie bilden gleichsam vorgegebene Schubladen, in die man andere Menschen einordnen kann, ohne sich immer fragen zu müssen, um was für einen Menschen es sich handelt. Vorurteile haben somit eine **Orientierungsfunktion.**

Die Starrheit von Vorurteilen deutet darauf hin, dass es starke psychische Kräfte im Menschen selbst geben muss, die sich einer Veränderung widersetzen. Das heißt, die Beibehaltung eines Vorurteils muss dem Menschen einen **psychischen Gewinn** bringen, muss ihm etwas geben, was er ohne das Vorurteil nur schwer erreichen könnte. Ein solcher psychischer Gewinn durch das Vorurteil besteht darin, dass es beim Betreffenden (unbewusste) Unsicherheiten und Ängste bindet bzw. neutralisiert. Herr L. hat möglicherweise während seiner frühkindlichen Erziehung ein bestimmtes Bild von Männlichkeit vermittelt bekommen, das besagt, dass es typische weibliche Aufgaben gibt, die ein Mann nicht ausführt. Entsprechend stellt jeder Mann, der von dem Bild abweicht, eine Bedrohung seines Männlichkeitsverständnisses dar und verunsichert ihn. Eine solche Bedrohung möchte Herr L. abwehren, indem er sich dieser, seinem Bild von Männlichkeit widersprechenden Erfahrung, nicht aussetzt.

Eine weitere Funktion von Vorurteilen besteht in der *Erhöhung des eigenen Selbstwertes*. Dadurch, dass andere Gruppen abgewertet werden, steigt die Bedeutung der eigenen Gruppe und damit auch der eigenen Person. Man ist Angehöriger eines bestimmten Volkes oder einer bestimmten Berufsgruppe. Das allein kann ausreichen, um die eigene Höherwertigkeit begründen zu können.

Wenn das Vorurteil sich selbst bestätigt

Vorurteile können zu **sich selbsterfüllenden Prophezeiungen** (*self-fulfilling prophecies*) werden. Dieser Begriff wurde von dem Soziologen *Robert Merton* geprägt und bedeutet, dass die falsche Definition einer Situation diese so verändern kann, dass die Definition schließlich zutrifft. Die folgende Untersuchung zeigt deutlich den Prozess einer sich selbsterfüllenden Prophezeiung:

Grundschullehrern wurde mitgeteilt, dass die Testwerte von Schülern (die in Wirklichkeit zufällig ausgewählt worden waren) im kommenden Jahr verbesserte Schulleistungen erwarten lassen. Am Ende des Jahres wurden dann Intelligenz-Tests bei den Kindern durchgeführt. Diejenigen Kinder, die zufällig ausgewählt worden waren, hatten gegenüber den anderen Kindern 10 IQ-Punkte mehr im Intelligenztest erreicht. Es wird angenommen, dass die Information der Versuchsleiter bei den Lehrern eine besondere Erwartungshaltung und eine positive Einstellung gegenüber den ausgewählten Kindern bewirkt hatte. Diese positive Haltung der Lehrer führte dazu, dass sie den Kindern mehr Aufmerksamkeit schenkten, was dann die Leistungssteigerung bewirkte (Rosenthal & Jacobson, 1968).

Wie lässt sich der Mechanismus der sich selbst verwirklichenden Vorhersage auf das oben genannte Fallbeispiel „Männer sind schlechte Krankenpfleger“ übertragen? Sollten viele männliche Patienten dem Beispiel von Herrn L. folgen und den lernenden Krankenpfleger Felix Müller ablehnen, wird er keine Sicherheit im Umgang mit ihnen erwerben können. Das kann dazu führen, dass er – sollte er in dringenden Situationen einmal einspringen und Herrn L. pflegen müssen – die Pflegeverrichtungen dann wirklich nicht so gut ausführt wie er es eigentlich könnte. Das Vorurteil von Herrn L. hätte sich dann selbst bestätigt: Er wird von einer männlichen Pflegeperson tatsächlich schlechter gepflegt.

Die sich selbsterfüllende Prophezeiung kann aber auch positive Auswirkungen haben. Achten die Pflegenden bei betagten kranken Menschen vermehrt auf die Ressourcen der Patienten, trauen ihnen viel zu und lassen sie das, was sie können, selbständig erledigen, kann dies das Selbstvertrauen der Patienten so stärken, dass sie vieles auf einmal wirklich (wieder) selbständig erledigen können und damit sich selbst und die Pflegenden überraschen.

18

Beziehungen im Pflegeberuf

Beziehungen können Menschen glücklich machen, sie unterstützen und damit auch wesentlich zu einer befriedigenden Bewältigung der Herausforderungen des Lebens beitragen. Sie können sie aber auch einschränken, unglücklich, unzufrieden oder krank machen. Im Laufe des Lebens verbringen Menschen einen großen Teil ihrer Zeit in unterschiedlichen sozialen Beziehungen wie Verwandtschaftsbeziehungen, Liebesbeziehungen, Freundschaften, Arbeitsbeziehungen oder Kameradschaften. Das Wissen um deren Prozesse und Gesetzmäßigkeiten kann Pflegenden bei der

Gestaltung ihrer privaten und beruflichen Beziehungen helfen.

18.1 Arten von Beziehungen

Es gibt zwei grundsätzlich unterschiedliche **Arten von Beziehungen,** die *symmetrische* und die *komplementäre Beziehung*.

- **Symmetrische Beziehungen:** Eine Beziehung ist dann symmetrisch, wenn sie auf Gleichheit beruht, wenn die Partner das gleiche Verhalten zeigen können, beispielsweise einander Vorschläge machen, sich persönliche Dinge erzählen, sich kritisieren oder Ratschläge geben können. Symmetrische Beziehungen zeichnen sich aus durch Streben nach Gleichheit und Vermindern von Unterschieden.
- **Komplementäre Beziehungen:** Komplementär ist eine Beziehung, wenn sie auf Unterschiedlichkeit beruht. Die Beziehungspartner zeigen Verhaltensweisen, die sich gegenseitig ergänzen oder aufeinander zugeschnitten sind. Dies ist z.B. der Fall, wenn der eine lehrt und der andere lernt, der eine Weisungen erteilt und der andere sie ausführt, der eine hilft und der andere die Hilfe annimmt. Beide Beziehungspartner verhalten sich also auf eine Art und Weise, die ein komplementäres Verhalten des anderen voraussetzt. So kann ein Führer nicht führen, wenn er keine Partner hat, die sich führen lassen. Bei Arzt-Pa-

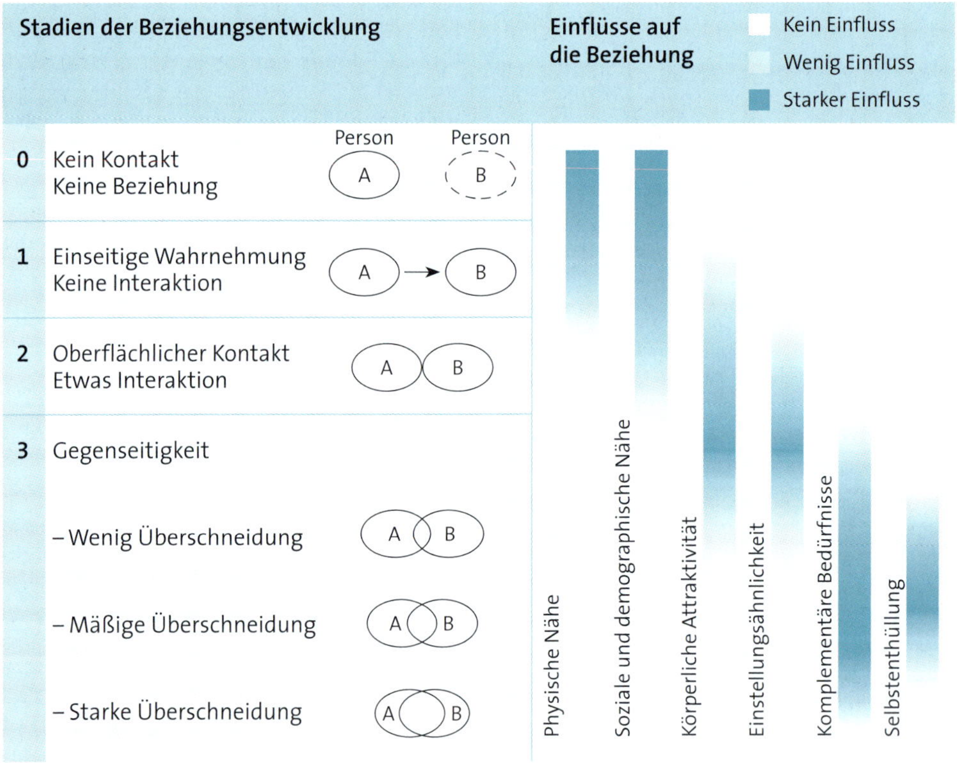

Abb. 18.1: Modell der Beziehungsentwicklung (leicht abgeändert nach Levinger & Snock, 1972, in Forgas, 1994, S. 102). Es geht davon aus, dass sich alle Beziehungen zwischen den Polen „kein Kontakt" und „maximale Wechselseitigkeit" bewegen. Auf diesem Kontinuum lassen sich mehrere Stadien unterscheiden. Die farbigen Balken zeigen an, in welchem Stadium der Beziehungsentwicklung welche Einflussfaktoren den Fortgang der Beziehung bestimmen.

tient- und Pflegende-Patient-Beziehungen handelt es sich z. B. um komplementäre Beziehungen.

Beide Arten von Beziehungen können abwechslungsweise innerhalb einer Beziehung auftreten.

18.2 Entwicklung von Beziehungen

Beziehungen verändern sich im Laufe der Zeit. Sie haben eine Geschichte und können unter dem Aspekt von Verlaufsphasen betrachtet werden. Eine große Hilfe ist dabei das nachfolgend beschriebene **Modell der Beziehungsentwicklung.**

18.2.1 Modell der Beziehungsentwicklung

Das **Modell der Beziehungsentwicklung** wurde von George Levinger und J. P. Snock (1972) entwickelt. Es kann helfen, Phasen im Verlauf von Beziehungen und Einflüsse auf die Gestaltung der Beziehungen zu beachten. Beide Psychologen gehen davon aus, dass sich alle Beziehungen zwischen den folgenden zwei extremen Polen bewegen: *Kein Kontakt* und *vollkommene Wechselseitigkeit* oder *Identität der Partner*. Auf diesem Kontinuum lassen sich mehrere Stadien unterscheiden (➤ Abb. 18.1).

Die folgenden Faktoren sind für die Entwicklung und den Fortgang der Beziehung je nach Stadium und in unterschiedlichem Ausmaß von Bedeutung:

- **Körperliche Nähe** – etwa zur selben Zeit am selben Ort zu sein, in der Nähe zu wohnen oder im gleichen Betrieb zu arbeiten.
- **Soziale oder demografische Nähe** – etwa eine ähnliche Herkunft zu haben, der gleichen Religion anzugehören, den gleichen Beruf auszuüben oder über den gleichen Status bzw. ähnliche finanzielle Möglichkeiten zu verfügen.
- **Körperliche Attraktivität** – sie ist abhängig von Alter, Schicht, Status, geografischer Herkunft und Schönheitsidealen der einzelnen Person sowie Schönheitsidealen einer Gesellschaft.
- **Einstellungsähnlichkeit** – etwa gleiche Ansichten, Meinungen und Werte zu haben.
- **Komplementäre Bedürfnisse und Eigenschaften** – etwa einen Menschen als Ergänzung zur eigenen Person zu suchen (➤ Kap. 18.1).
- **Selbstenthüllung** – sich selbst öffnen, sich zeigen, von sich erzählen zu können (➤ unten, Stadium 3).

Stadium 1: Einseitige Wahrnehmung

Dieses Beziehungsstadium ist gekennzeichnet durch einen minimalen Kontakt. Es ist sich nur ein Partner des anderen bewusst, und es findet keine wirkliche Interaktion statt. Beispiele: Jemand nimmt Passanten auf der Straße wahr, beobachtet das Paar am Nebentisch im Restaurant, betrachtet einen Film mit dem Lieblingsschauspieler am Fernsehgerät oder bewundert einen Popstar. Dabei nimmt eine Person eine andere wahr und reagiert auf sie zum Beispiel mit Sympathie, Bewunderung, Billigung oder Missbilligung, ohne dass die andere Person etwas davon mitbekommt. Fast jede Beziehung beginnt auf dieser Ebene.

Stadium 2: Oberflächlicher Kontakt

Beziehungen in diesem Stadium beinhalten ein gewisses Maß an Interaktion, der Kontakt ist jedoch oberflächlich und unpersönlich. Häufig begegnen sich Menschen dabei im Rahmen vorgeschriebener Rollen, zum Beispiel in der Rolle als Verkäuferin, als Portier im Krankenhaus, als Taxifahrer oder Rettungsassistent beziehungsweise als Gesundheits- und Krankenpflegerin in der Poliklinik. In diesem Stadium bestimmen verschiedene Merkmale eines Menschen darüber, ob die Beziehung fortgeführt wird oder nicht, zum Beispiel die körperliche Attraktivität einschließlich Kleidung oder verbale und nonverbale Signale wie Augenkontakt, Lächeln, Gesten oder die Art des Sprechens. Eine anziehende äußere Erscheinung und körperliche Attraktivität haben in diesem Stadium besonderen Einfluss auf Beziehungen. In Berufen, in denen vorwiegend Beziehungen dieser Art gepflegt werden, wird der äußeren Erscheinung und dem freundlichen Auftreten entsprechend große Bedeutung beigemessen. Auch die räumliche, soziale und demografische Nähe beeinflusst den Fortgang einer Beziehung. Sind sich Menschen räumlich nahe, indem sie etwa in einer Hausgemeinschaft miteinander leben, oder sind sie sich in Herkunft, Religion Beruf oder Status ähnlich, steigt die Wahrscheinlichkeit, dass sich eine Beziehung von einem oberflächlichen Kontakt zu einer Beziehung der Gegenseitigkeit weiterentwickelt.

Stadium 3: Gegenseitigkeit

In diesem Stadium besteht ein gewisses Maß an persönlichem, emotionalem Engagement und Vertrautheit zwischen den Partnern. Sie sehen den anderen als einzigartiges Individuum und schätzen sich. Sprechen Menschen von Beziehungen, meinen sie in der Regel Beziehungen im Stadium der Gegenseitigkeit. Von Bedeutung sind zudem auch die Ähnlichkeit der Einstellungen und Werte, Selbstenthüllungen und komplementäre Bedürfnisse und Eigenschaften. Die körperliche Attraktivität verliert an Bedeutung. Beziehungen zwischen Arbeitskollegen, Freunden und Ehe-/Lebenspartnern gehören in dieses Stadium. Oft können auch Pflegebeziehungen dem Stadium der Gegenseitigkeit zugeordnet werden. Pflegende und Patienten weisen komplementäre Bedürfnisse auf (➛ Kap. 18.1). Häufig entsteht durch die Intimität der Pflege und den sich entwickelnden Gesprächen ein erhebliches Maß an Selbstenthüllung seitens des Patienten.

Herausforderung des Stadiums der Gegenseitigkeit: Selbstenthüllung

Die **Selbstenthüllung** ist eine der heikelsten und komplexesten Aufgaben in der Entwicklung von Beziehungen. Die Beziehungspartner beginnen häufig mit belanglosen Dingen, z. B. Einstellungen über öffentliche Themen, Geschmacksfragen, Interessen, Hobbys. Erst im Laufe der Zeit geben sie persönliche Informationen preis, etwa über ihre Beziehungen, ihre Sorgen und Ängste, ihren körperlichen Zustand oder die Sexualität.

Häufig übernehmen ein oder beide Partner die Kontrolle über das Ausmaß der Selbstenthüllung. In dem Maße, wie sich die Beziehungspartner öffnen, entwickelt sich die Beziehung weiter. Ein Zuviel an Selbstenthüllung kann jedoch auch das Gegenteil bewirken. Gibt jemand zu schnell persönliche Dinge von sich preis, kann dies beim Partner ein Zurückschrecken vor zu viel Nähe und Intimität auslösen bzw. Angst, dass von ihm dasselbe verlangt werden könnte.

Den Zusammenhang zwischen Selbstenthüllung und Sympathie zeigen Resultate einer Studie, in der die Auswirkung von sehr geringer, mittlerer und sehr intimer Selbstenthüllung auf die Sympathie untersucht wurde (Forgas, 1994): *Den Untersuchungspersonen wurden Tonbandaufzeichnungen mit derselben Stimme, jedoch mit geringer, mittlerer bis zu sehr intimer Selbstenthüllung vorgespielt. Die Resultate dieser Studie zeigten: Am meisten Sympathien erhielten die Aufzeichnungen mit einem mittleren Grad an Selbstenthüllung. Ein Zuwenig an Selbstenthüllung wird ebenso negativ bewertet wie ein Zuviel.*

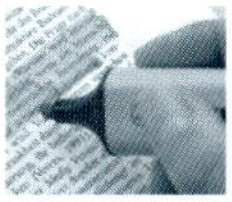

Patienten müssen in der Regel viel Intimes von sich preisgeben. Diese situationsbedingte einseitige Selbstenthüllung des Patienten fordert von den Pflegenden sehr viel Einfühlungsvermögen und Respekt, damit eine vertrauensvolle Pflegebeziehung entstehen und erhalten werden kann und sich die Patienten nicht verschließen.

18.3 Definition von Beziehungen

In jedem Stadium der Beziehungsentwicklung versuchen die Beziehungspartner festzulegen, wie die Beziehung zu sein hat, was erlaubt ist und was nicht und wie sie sich weiter entwickeln soll. Es geht also um die Frage, wie sie ihre Beziehung definieren wollen. Fragt eine Gesundheits- und Krankenpflegerin ihre Kollegin beispielsweise zum ersten Mal, ob sie mit ihr ins Kino kommt, definiert sie die Beziehung im Sinne „ich möchte mit dir auch eine private Beziehung“. Die Kollegin kann diesen Vorschlag nun annehmen und damit der Definition zustimmen, sie kann ihn aber auch ablehnen. *Jay Haley* (1978) unterscheidet vier Möglichkeiten des Empfängers, auf Beziehungsdefinitionen des Senders zu reagieren:

- **Akzeptieren.** Erlebt ein Beziehungspartner die Verhaltensweise des anderen als stimmig, wird er sich zustimmend verhalten. Das kann eine entsprechende Antwort, ein Lachen oder ein Kopfnicken sein.
- **Durchgehen lassen.** Hier stimmt der Beziehungspartner der Definition nicht zu, wendet sich aber auch nicht offensichtlich dagegen. Beispiel: Eine Gesundheits- und Krankenpflegerin antwortet auf eine anzügliche Bemerkung eines Patienten freundlich und sachlich „ich möchte jetzt Ihren Blutdruck messen“.
- **Zurückweisen.** Mit Zurückweisen einer Beziehungsdefinition zeigt der Partner klar, dass er mit der Beziehungsdefinition nicht einverstanden ist. Eine Zurückweisung wäre, wenn die Gesundheits- und Krankenpflegerin auf die anzügliche Bemerkung antworten würde „bitte unterlassen Sie in Zukunft solche Bemerkungen“ oder die Kollegin, die ins Kino eingeladen wurde, gibt zur Antwort „nein danke, ich ziehe es vor, private und berufliche Beziehungen zu trennen“.
- **Ignorieren** *(entwerten).* Mit Ignorieren ist die Verweigerung des Beziehungspartners gemeint, auf die Beziehungsdefinition des Senders zu reagieren, etwa wenn ein Gruß, eine Frage oder Aufforderung ohne Reaktion bleibt. Dies hinterlässt fast immer einen Eindruck von Entwertung beim anderen Beziehungspartner.

Manchmal weichen Menschen der Frage der Beziehungsdefinition auch aus und versuchen, sie zu **umgehen** oder zu **vermeiden,** beispielsweise dann, wenn sie Angst vor zunehmender Nähe in einer Beziehung haben oder wenn sie sich beruflich so stark emotional engagieren, dass ihr Beziehungsbedürfnis durch die berufliche Tätigkeit gedeckt ist, etwa bei Gesundheits- und Krankenpflegerinnen, Ärzten oder Therapeuten. Fehlt es jedoch an der Übung, Beziehungen selbst zu definieren, kann Unsicherheit oder gar Hilflosigkeit entstehen, wenn dies einmal unumgänglich sein sollte. Ein weiteres Beispiel für die Vermeidung einer Beziehungsdefinition kann das Verhalten einer Vorgesetzten sein, die kein Vorgesetztenverhalten zeigt und sich damit der Definition Vorgesetzten-Mitarbeiterbeziehung entzieht.

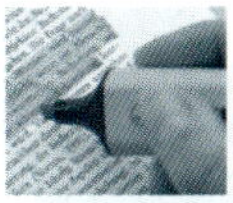

Beziehungsdefinitionen sind keine einmaligen Angelegenheiten in einer Beziehung. Jede Kommunikation und jedes Verhalten kann ein Versuch sein, die Beziehung im jeweiligen Moment neu zu definieren.

18.4 Interaktionen im Pflegealltag

Häufig schreiben Beziehungspartner das Gelingen oder Misslingen von Beziehungen den Eigenschaften und Verhaltensweisen des anderen Beziehungspartners zu, etwa „meine Kollegin ist zu dominant, mit ihr kann ich nicht zusammenarbeiten“ oder „sie ist so ungeschickt, ich muss ihr immer alles erklären“ oder die Stationsleiterin klagt „meine Mitarbeiterinnen übernehmen keine Verantwortung, ich muss an alles denken“. Diese Betrachtungsweise ist Ausdruck einer sehr einseitigen Bewertung, man spricht auch von **individualisierender Betrachtungsweise.** Diese Sicht kann dem Beteiligten vielleicht kurzfristig gut tun, ihn entlasten oder ihm helfen, seinen Ärger über Beziehungsschwierigkeiten los zu werden, sie sagt jedoch nichts darüber aus, was zwischen den Partnern geschieht und wie die Beziehung verändert werden kann. Um Beziehungen gestalten und verändern zu können, sollte die Aufmerksamkeit stets auf die (sozialen) Interaktionen in der Beziehung gerichtet werden (➛ unten).

18.4.1 Soziale Interaktion: Das Wechselspiel von Aktion und Reaktion

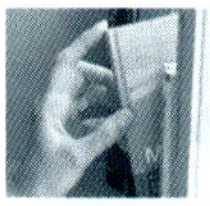

Soziale Interaktion

Wechselwirkung oder Wechselseitige Beeinflussung zwischen Menschen und sozialen Gebilden (Gruppen, Organisationen, Nationen).

Soziale Interaktion ist kein einzelnes Ereignis, sondern ein fortlaufender Prozess der gegenseitigen Beeinflussung. Das Verhalten innerhalb des Prozesses wird bestimmt durch das Verhalten der beteiligten Partner. Dazu ein Beispiel: Stationsleiterin Ruth Schneider beklagt sich über Krankenpfleger Felix Müller, er übernehme keine Verantwortung. Möchte ein Außenstehender den Prozess der gegenseitigen Beeinflussung in dieser Beziehung aufdecken, wird er sich fragen „Mit welchem Verhalten bewirkt die Stationsleiterin, dass Felix Müller keine Verantwortung übernimmt? Und wie verhält sich Felix Müller, damit Stationsleiterin Ruth so viel Verantwortung übernimmt?“ Die Interaktion zwischen Stationsleiterin Ruth Schneider und Felix Müller könnte wie in Abbildung 18.2 dargestellt ablaufen.

Aus diesen Interaktionen lassen sich konkrete Lösungsansätze herausfiltern. So scheint Stationsleiterin Ruth Schneider durch ihr Verhalten das Verhalten von Felix Müller zu provozieren. Für die Lösung des geschilderten Problems könnte die Beantwortung folgender Frage hilfreich sein: „Welches Verhalten der Stationsleiterin

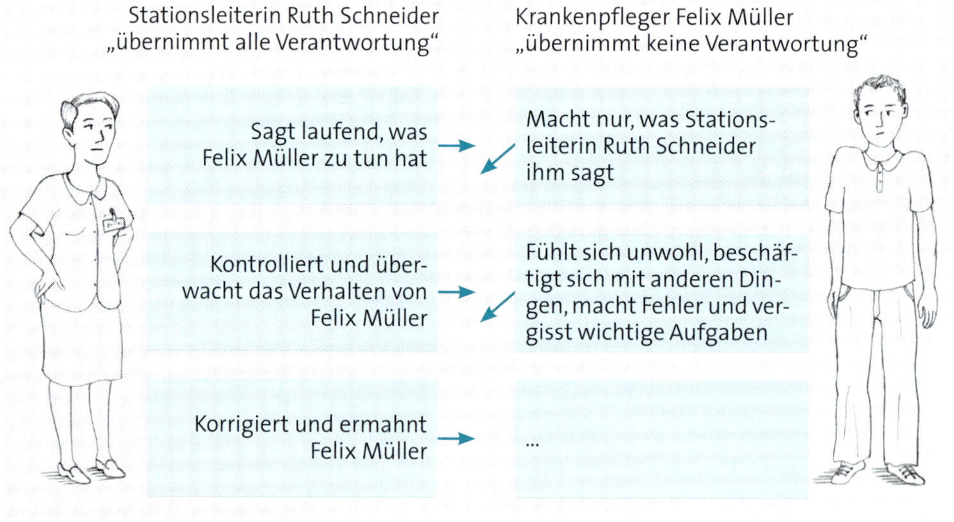

Abb. 18.2: Wechselseitige Beeinflussung zwischen einer Stationsleiterin und einem Gesundheits- und Krankenpfleger.

kann Felix Müller dazu bringen, für seine Aufgaben selbst die Verantwortung zu übernehmen?" Sicher müsste die Stationsleiterin dann darauf verzichten, Felix Müller laufend zu sagen, was er zu tun hat.

18.4.2 Interpunktion: Wer hat angefangen?

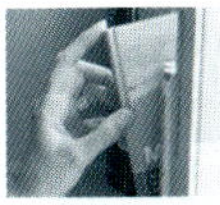

Interpunktion

Interpretation des Interaktionsgeschehens durch die Beziehungspartner aus ihrer persönlichen Sicht, z. B. als Ursache oder als Folge eines Verhaltens.

Oft entstehen Schwierigkeiten in einer Beziehung dadurch, dass der eine Beziehungspartner dem anderen die Schuld für die Entstehung eines Problems zuschreibt. Die Beziehungspartner stellen sich dann die Frage, „Wer hat angefangen?" oder „Wer ist schuld?". Das Fallbeispiel „Wer hat angefangen" zeigt einen **Prozess der Interpunktion** auf.

In dem Fallbeispiel „Wer hat angefangen?" interpretiert bzw. interpunktiert jeder das Interaktionsgeschehen aus seiner Sicht und glaubt, sein eigenes Verhalten wäre nur die Reaktion auf das Verhalten des anderen.

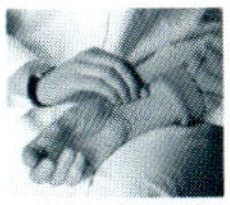

Wer hat angefangen?

Gesundheits- und Krankenpflegerin Anja Anderson versucht, wann immer es möglich ist, nicht in das Zimmer von Herrn C. zu gehen. Sie glaubt auch zu wissen, warum. Herr C. hat immer etwas zu kritisieren und zu nörgeln. Herr C. hat bemerkt, dass Gesundheits- und Krankenpflegerin Anja Anderson nur selten in sein Zimmer kommt. Er ist nach seiner Meinung deshalb unzufrieden und nörgelt, weil er sich durch die seltenen Besuche der Gesundheits- und Krankenpflegerin vernachlässigt fühlt.

- *Patient C. meint: „Ich nörgle nur, weil Sie so selten in mein Zimmer kommen und sich nicht um mich kümmern".*
- *Gesundheits- und Krankenpflegerin Anja Anderson erwidert: „Nein umgekehrt, ich komme deshalb so wenig und so ungern zu Ihnen, weil Sie immer so mürrisch sind und an allem herumnörgeln."*

Die Diskussion nach dem „Wer hat angefangen" bzw. „Wer ist schuld" hilft aber nicht weiter. Eine Lösung des Problems setzt voraus, dass eine Person bereit ist, auf ihre eigene Wahrnehmung und Inter-

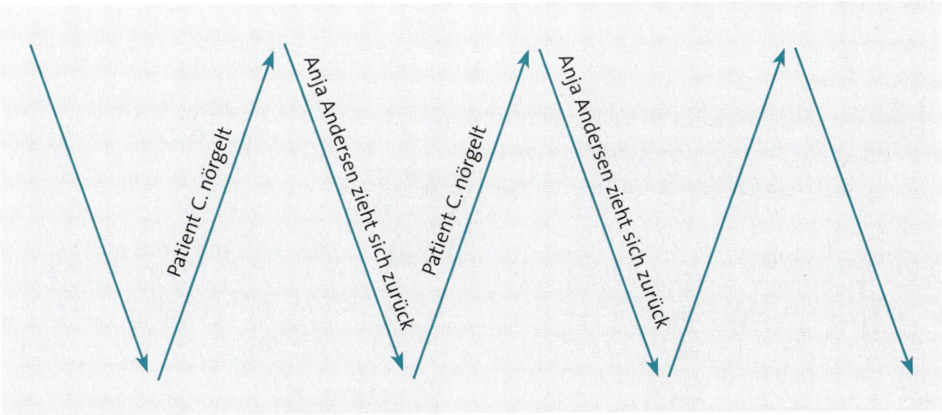

Abb. 18.3: Interpunktion: Wer hat angefangen?

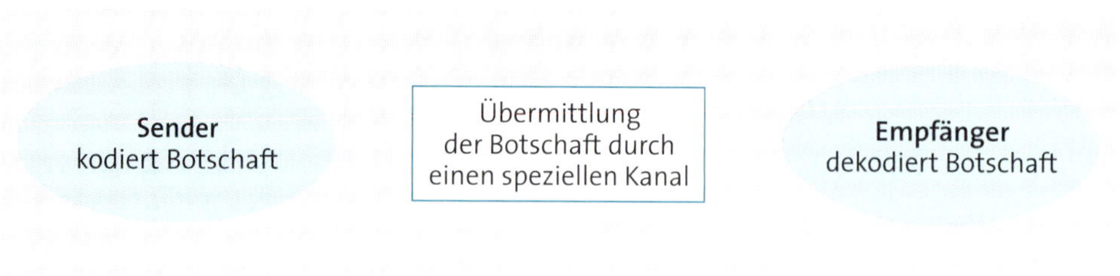

Abb. 19.1: Der Kommunikationsprozess.

pretation der Situation zu verzichten und auf den anderen einzugehen.

Hinter dem Konflikt zwischen Gesundheits- und Krankenpflegerin Anja Anderson und Herrn C. steht eine typische Beziehungsproblematik im Krankenhaus. Der Patient entwickelt in seiner eingeschränkten Lebenssituation eine gesteigerte Erwartungshaltung und Aufmerksamkeit gegenüber Dingen, die um ihn herum geschehen. Er sieht diese Vorgänge vorwiegend unter dem Gesichtspunkt des Einzigartigen, nur ihn Betreffenden (*egozentrische [ichbezogene] Wahrnehmung*). Die Pflegeperson auf der anderen Seite hat in der Regel mehrere Patienten zu betreuen und kann nicht immer auf die (hohen) Erwartungen einzelner Patienten eingehen. Die Vielzahl der sich oft in einer ähnlichen Situation befindenden Patienten und der ausgefüllte Arbeitsplan lassen beim Pflegepersonal zudem eine gewisse Routine in ihrer Arbeit entstehen. So ist ein Konflikt vorprogrammiert, dem nur durch Aufklärung, also das Suchen von Gesprächen, vorgebeugt werden kann.

19 Kommunikation in der Pflege

Kommunikation ist eine der Grundvoraussetzungen, um Beziehungen zu gestalten. Sie ist in vielen Bereichen der Pflege von Bedeutung, z. B. wenn es darum geht, Mitteilungen eines Patienten zu verstehen oder Patienten zu informieren, in der Zusammenarbeit mit Kolleginnen, wenn Verordnungen von Ärzten entgegengenommen werden oder in einem gewöhnlichen Kaffeepausengespräch.

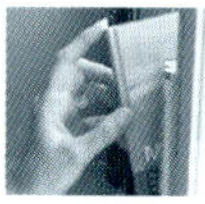

Kommunikation

Austausch von Informationen *(Botschaften)* zwischen einem Sender und einem Empfänger.

Der Sozialpsychologe Joseph P. Forgas definiert Kommunikation als einen Prozess, „in dessen Verlauf Information von einem Sender an einen Empfänger übermittelt wird. Daraus folgt, dass an jeder Kommunikation folgende drei Elemente beteiligt sind:

- Ein Sender oder eine Quelle, der oder die
- eine Botschaft kodiert, die dann
- über einen Kanal an einen Empfänger übermittelt wird, der seinerseits die Botschaft dekodiert“ (Forgas, 1994, S. 106, ➛ auch Abb. 19.1).

19.1 Wege der Kommunikation

19.1.1 Verbale Kommunikation

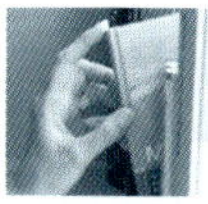

Verbale Kommunikation
(sprachliche Kommunikation)

Die Nachricht, die ein Sender durch die Sprache – in gesprochener oder schriftlicher Form – mitteilt. Das wichtigste Mittel menschlicher Kommunikation.

Jede verbale Mitteilung wird mit Ausnahme der geschriebenen Sprache durch nonverbale Signale begleitet.

19.1.2 Nonverbale Kommunikation

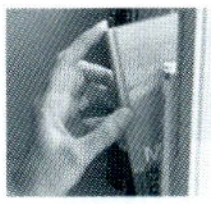

Nonverbale Kommunikation *(nicht sprachliche Kommunikation)*

Der Teil menschlicher Kommunikation, der nicht durch Sprache ausgedrückt wird, sondern durch Mimik, Gestik, Körperhaltung oder Tonfall.

Die nonverbale Kommunikation ist ebenso wichtig wie die verbale und sie macht einen weit größeren Anteil an der zwischenmenschlichen Verständigung aus als der Inhalt der Worte. Ein großer Teil der nonverbalen Kommunikation ist unbewusst und sehr direkt und daher oft auch aussagekräftiger als die verbale Kommunikation.

Nonverbal kommuniziert der Mensch zum einen über *Signale des Körpers,* zum anderen aber auch über *Objekte* wie Kleidung und Schmuckstücke oder den *Raum,* etwa die räumliche Distanz, die er zu einem anderen Menschen einnimmt (➤ unten und Abb. 19.2).

Kommunikation über Signale des Körpers

Zu den unzähligen körperlichen Signalen, über die Emotionen, Einstellungen und Zuneigungen ausgedrückt werden und mit denen die verbale Kommunikation unterstützt und verstärkt wird, gehören sehr direkte, unmittelbare, oft unbewusste Äußerungen, die zur Verständlichkeit einer Mitteilung gehören. Der nonverbale Ausdruck ändert sich in der Regel entsprechend dem Inhalt des verbalen Ausdrucks. Berichtet eine Patientin z. B. von einem freudigen Ereignis, sendet sie üblicherwei-

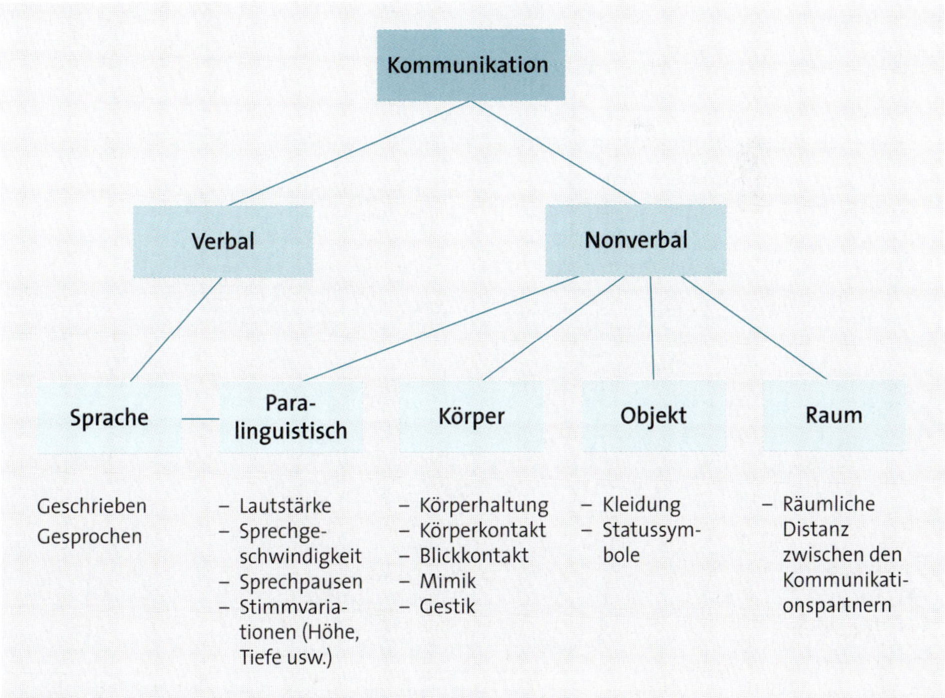

Abb. 19.2: Verbale und nonverbale Kommunikationswege.

se passende nonverbale Signale, vielleicht glänzen ihre Augen, ihre Haut ist rosig, die Lippen sind voll und ihre Mimik und Gestik ist lebhaft. Eine sachliche Mitteilung wird sie in der Regel ohne große Mimik und Gestik weitergeben.

Körperkontakt

Körperlicher Kontakt ist eine der ersten und ursprünglichsten Formen sozialer Kommunikation. Die Beziehung des Säuglings zu seiner Mutter und zu anderen Menschen geschieht am Anfang ausschließlich über Körperkontakt. Erst mit zunehmendem Alter wird der Kontakt auch über optisch wahrnehmbare Reize wie Mimik, Gestik und später durch die Sprache gesteuert.

Das Ausmaß körperlichen Kontaktes als Kommunikationsmittel variiert von Kultur zu Kultur und von Gesellschaft zu Gesellschaft. So hat eine Untersuchung gezeigt, dass sich Paare im Gespräch in Cafés verschiedener Städte mit unterschiedlicher Häufigkeit berührten. Pro Stunde wurden folgende Berührungshäufigkeiten gezählt (Argyle, 1972, S. 92):

- San Juan (Puerto Rico) 180 Berührungen
- Paris 110 Berührungen
- Gainesville (Florida) 2 Berührungen
- London 0 Berührungen.

Aber auch innerhalb ein und derselben Gesellschaft variiert das Ausmaß körperlichen Kontaktes zwischen Menschen beträchtlich. Intensiver körperlicher Kontakt zwischen Menschen bedeutet zumeist eine enge, vertraute Beziehung, z. B. zwischen Mutter und Kind oder zwei verliebten Personen.

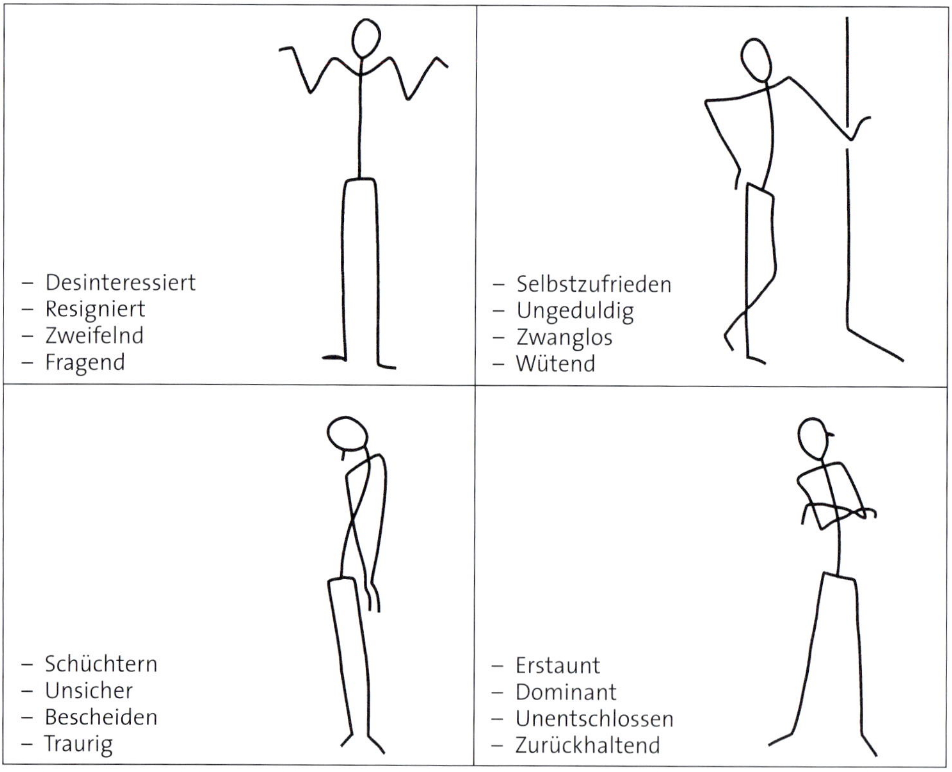

Abb. 19.3: Ausdruck emotionaler Zustände durch die Körperhaltung (nach Sarbin & Hardyck, 1953, in Argyle, 1972, S. 137).

Körperhaltung

Die **Körperhaltung** gibt oft Hinweise darauf, wie zwei Personen zueinander stehen, wer etwa die höhere Position und wer die untergeordnete Position innehat. Sie kann weiter Aufschlüsse darüber geben, in welcher emotionalen Situation sich ein Mensch befindet, ob er niedergeschlagen und traurig bzw. ob er angespannt oder ängstlich ist. Umgekehrt kann aber auch die Körperhaltung den Gefühlszustand des Menschen beeinflussen. Abbildung 19.3 zeigt vier Körperhaltungen, die bestimmten emotionalen Zuständen zugeordnet werden.

Mimik und Gestik

Bei der Kommunikation spielt die **Mimik** *(Gesichtsausdruck)* eine zentrale Rolle, denn oft werden sprachliche Aussagen erst in Verbindung mit ihr eindeutig interpretierbar. So erkennt der Empfänger einer Botschaft oft am Schmunzeln des Senders, dass es sich um eine scherzhaft gemeinte Aussage handelt. Häufig vermittelt die Mimik allein, also losgelöst von der Körperhaltung, welche Empfindungen ein Mensch hat. Mit der **Gestik** *(Bewegungen der Arme und Hände)* wird der sprachliche Ausdruck begleitet, betont und manchmal auch ersetzt. Emotionale Botschaften werden oft mit einer lebhaften Gestik übermittelt.

Blickkontakt und Blickrichtung

Ein **Blick** sagt sehr viel aus. So kann eine Kommunikation durch ihn in Gang gebracht beziehungsweise durch ihn begleitet und reguliert werden. Zudem kann er Hinweise auf die Art einer Beziehung geben. So wird eine dominante Person vielleicht versuchen, den Partner mit den Augen zu fixieren, und der niedergeschlagene Blick eines anderen Menschen signalisiert unter Umständen Unterwürfigkeit oder Schuldbewusstsein. Durch den Blick können auch Emotionen ausgedrückt werden wie Zuneigung oder Liebe. Des Weiteren entnimmt ein Mensch dem Blick, ob jemand ihn aufmerksam wahrnimmt oder ob jemand „in Gedanken versunken“ ist. Und nicht zuletzt kann ein Blick auch Hinweise auf innere Prozesse geben, zum Beispiel ob jemand innere Zwiesprache hält oder sich an etwas zu erinnern versucht.

Kommunikation durch Objekte

Objekte können ebenso wie bestimmte Symbole kommunikative Bedeutungen haben, indem sie beispielsweise etwas über die Stellung eines Menschen innerhalb einer Gesellschaft beziehungsweise Institution oder Gruppe aussagen. So signalisiert die Berufskleidung eine bestimmte Gruppenzugehörigkeit oder geben die Namensschilder mit den Funktionsbezeichnungen des Krankenhauspersonals an, wer welche Stellung innerhalb der Krankenhaushierarchie einnimmt. Objekte können die Kommunikation erleichtern, sie können sie aber auch erschweren, indem sie Abgrenzung und Distanz zu anderen Gruppen markieren.

Kommunikation durch räumliche Distanz

Das Ausmaß der **räumlichen Distanz** zwischen Menschen hängt von der jeweiligen Situation ab und lässt Rückschlüsse auf die Art einer Beziehung zu. Es werden vier **Distanzzonen** unterschieden (Graumann, 1972, S. 1221): Eine Intimdistanz, eine persönliche, soziale und öffentliche Distanz.

- **Intimdistanz:** 0–ca. 60 cm. Sie ist in der Regel nur bei absolut engen Beziehungen angebracht, wenn die Beziehungspartner einverstanden sind, z. B. in der Sexualität und beim körperlichen Kampf.
- **Persönliche Distanz**: Ca. 60–120 cm. Sie entspricht in ihrer räumlichen Ausdehnung etwa einer Armlänge und markiert die Schutzsphäre, die Menschen normalerweise um sich aufrichten, um sich wohl zu fühlen.

- **Soziale Distanz:** Ca. 120–330 cm. Sie schließt körperliche Berührungen aus. Diese Zone ist charakteristisch für die Erledigung unpersönlicher Angelegenheiten und Geschäfte.
- **Öffentliche Distanz:** Etwa 4 m und mehr. Sie ist noch formeller als die soziale Distanz und kennzeichnet beispielsweise die Entfernung eines Vortragenden zu seinen Zuhörern.

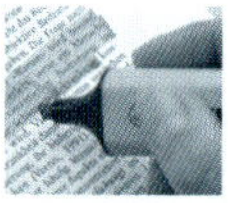

Pflegende überschreiten berufsbedingt oft die persönliche und die Intimdistanz. Diese Grenzüberschreitungen können sie abmildern, indem sie die Patienten vorab über ihr Tun informieren und professionell vorgehen.

Paralinguistische Kommunikation

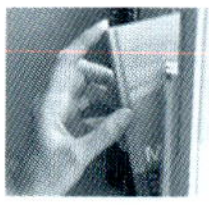

Paralinguistische Kommunikation

Nonverbale Kommunikation, bei der während des Sprechens z. B. über Lautstärke, Sprechpausen und Sprechgeschwindigkeit nonverbale Botschaften vermittelt werden.

Wird eine Nachricht mit klarer, deutlicher Stimme oder mit einer unsicheren, leisen und zögernden Stimme übermittelt, ist die Stimme melodiös oder monoton, hart oder weich, schaltet der Sprecher viele Pausen ein? Diese Begleitumstände vermitteln neben dem Inhalt des Gesprochenen zusätzliche nonverbale Informationen.

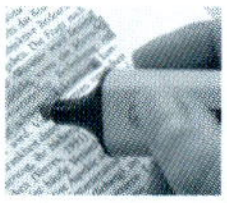

Ein Empfänger kann das, was ihm jemand mitteilen will, nur dann richtig verstehen, wenn er die Gesamtheit der verbalen und nonverbalen Signale berücksichtigt. Die feinen nonverbalen Mitteilungen können wichtige Rückschlüsse auf das Erleben des Kommunikationspartners ermöglichen.

19.2 Senden und Empfangen von Nachrichten

Die verschiedenen Kommunikationswege machen deutlich, dass Kommunikation ein sehr komplexer Vorgang ist. Die Botschaften werden gleichzeitig über viele verschiedene Kanäle gesendet, was für den Empfänger zahlreiche Interpretationsmöglichkeiten offen lässt. Um hier Hilfen anzubieten, haben zahlreiche Psychologen Kommunikationsmodelle entwickelt. Weit verbreitet ist das **Kommunikationsmodell** des Psychologen *Friedemann Schulz von Thun* (1997), das die Vielfalt der gesendeten Nachricht und die Vieldeutigkeit der Entschlüsselung von Botschaften aufzeigt.

Kommunikationsmodell nach Schulz von Thun

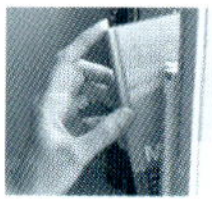

Nachricht

Gesendete Informationen mit ihren verbalen und nonverbalen Anteilen (➛ Kap. 19.1 und 19.2). Eine Nachricht enthält viele Botschaften gleichzeitig (Schulz von Thun 2004, S. 33).

Die vier Seiten einer Nachricht

Nach Friedemann Schulz von Thun (1997) enthält jede Nachricht folgende vier Seiten:

- **Sachinhalt**
- **Selbstoffenbarung** über den Sender
- **Botschaft über die Beziehung** zwischen Sender und Empfänger
- **Appell** an den Empfänger.

Man spricht deshalb auch vom *Vier-Seiten-Modell der Kommunikation* bzw. vom *Kommunikationsquadrat.*

19.2.1 Senden einer Nachricht

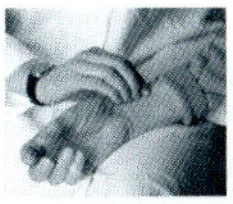

Drainagewechsel

Es ist 16.00 Uhr. Gesundheits- und Krankenpflegerin Christa Schmid will sich von der Stationsleiterin verabschieden. Diese fragt in einem etwas gereizten Ton „Haben Sie die Flasche bei der Drainage von Frau S. gewechselt?“ „Selbstverständlich“ antwortet Christa Schmid und geht mit einem unguten Gefühl nach Hause. Sie fragt sich, ob die Stationsleiterin ihr immer noch übel nehme, dass sie gestern vergessen hatte, die Flasche zu wechseln.

Diese kurze Begebenheit zwischen der Gesundheits- und Krankenpflegerin Christa Schmid und der Stationsleiterin lässt verschiedene Interpretationsmöglichkeiten zu. An diesem Beispiel wird das Modell der Kommunikation von Schulz von Thun dargestellt, das sowohl die gesendete Nachricht als auch die Empfangsgewohnheiten zu analysieren versucht.

Der Sachinhalt

Der **Sachinhalt** ist die vordergründig gesendete Information. Im Fallbeispiel geht es um eine Frage mit dem Sachinhalt, ob die Drainagenflasche bei Frau S. gewechselt worden ist.

Die Selbstoffenbarung

Bei jeder Kommunikation wird nicht nur ein Sachverhalt weitergegeben, immer gibt der Sender auch etwas über seine Person preis, er offenbart etwas über sich selbst. Im Fallbeispiel hat die Stationsleiterin ihre Frage in einem leicht gereizten Ton gestellt. Damit teilt sie etwas über ihre momentane psychische Verfassung mit. Diese Mitteilung könnte heißen „ich bin überlastet“ oder „mir geht es momentan nicht gut“. Ob sie will oder nicht, sie sendet neben der sachlichen Information auch Botschaften über sich selbst. Diese Information kann gewollt in Form einer beabsichtigten Selbstdarstellung erfolgen, sie kann aber auch unbeabsichtigt und unfreiwillig als eine Art Selbstenthüllung geschehen (➤ Kap. 18.2). Angst vor **Selbstoffenbarung** kann dazu führen, dass vom Sender verschleiernde und beschönigende Kommunikationstechniken eingesetzt werden, so genannte *Fassaden-* und *Imponiertechniken*.

Die Beziehungsbotschaft

Mit der **Beziehungsbotschaft** bringt der Sender zum Ausdruck, wie er zum Emp-

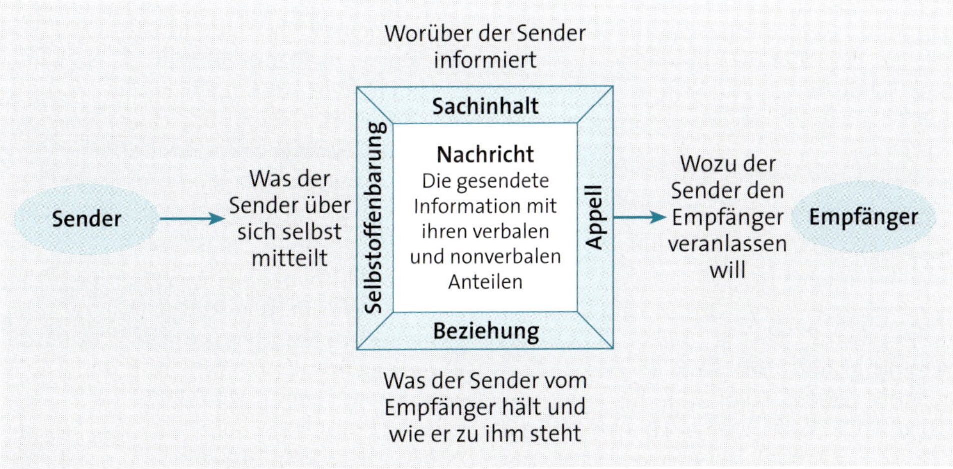

Abb. 19.4: Vier-Seiten-Modell der Kommunikation nach Schulz von Thun (1997).

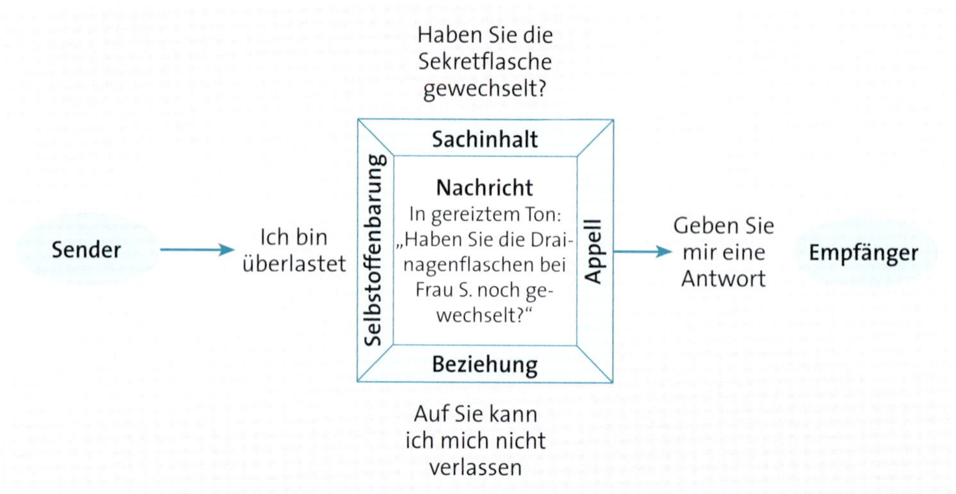

Abb. 19.5: Die vier Botschaften der Nachricht im Fallbeispiel „Drainagewechsel".

fänger steht. Darin teilt er oft auf subtilen nonverbalen Kanälen wie Mimik oder Tonfall mit, was er vom Empfänger hält, ob er ihn mag oder ablehnt.

Die Stationsleiterin Ruth Schneider könnte mit ihrer Frage verschiedene Botschaften über ihre Beziehung zu Christa Schmid mitgeteilt haben, z. B.: „Ich bin nicht zufrieden mit Ihnen" oder „Ich bin Ihre Vorgesetzte und will wissen, wie Sie Ihre Arbeit erledigt haben" oder „Auf Sie kann ich mich nicht voll verlassen, ich muss nachfragen" oder „Sie haben es schön, Sie können schon nach Hause gehen, während ich noch arbeiten muss". Für diese Seite der Nachricht hat ein Empfänger oft eine ausgeprägte Sensibilität, er zieht daraus Schlüsse. Christa Schmid hat im obigen Beispiel auf der Beziehungsebene reagiert.

Der Appell

Nachrichten sollen beim Empfänger immer irgendeine Reaktion bzw. Wirkung hervorzurufen, etwa was er tun oder unterlassen soll. Im Beispiel von Christa Schmid könnte der Appell ganz einfach gelautet haben „Geben Sie mir eine Antwort" oder „Gehen Sie noch nicht, wir haben so viel Arbeit". Im zweiten Falle wäre der Appell sehr verschlüsselt und indirekt gesendet worden. Solche indirekten Appelle können manipulativ wirken und ungute Gefühle beim Empfänger hinterlassen. Abbildung 19.5 zeigt die vier möglichen Botschaften der Nachricht von Stationsleiterin Ruth Schneider.

19.2.2 Empfangen einer Nachricht

Der Empfänger kann wählen, auf welche Nachricht er reagieren möchte. Im obigen Fallbeispiel hätte Christa Schmid wie folgt reagieren können:

- **Auf den Sachinhalt:** „Ja, die Flasche ist gewechselt".
- **Auf die Selbstoffenbarung:** „Sie haben noch viel zu tun, nicht wahr".
- **Auf die Beziehungsbotschaft:** „Sie trauen mir wohl nicht mehr, weil ich es gestern vergessen habe".
- **Auf die Appellseite:** „O. K., ich bleibe noch und helfe weiter mit".

Mit ihrer Antwort „selbstverständlich" hat sie einerseits auf den *Appell* „Gib mir eine Antwort" und andererseits auf die mögliche *Beziehungsbotschaft* „Auf Sie ist kein Verlass" reagiert. Abbildung 19.6 zeigt, wie ein Empfänger quasi mit vier „Ohren" Nachrichten empfangen und mit welchen Fragen dies verbunden sein kann.

Hätte Christa Schmid auf alle vier Seiten der Nachricht reagiert, hätte sie vielleicht geantwortet: „Ja, ich habe die Flasche gewechselt. Ich habe den Eindruck, Sie sind nicht zufrieden, trauen Sie mir nicht, weil ich gestern vergessen habe, die Flasche zu wechseln?“

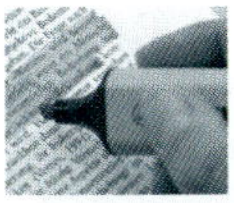

Die Kunst der Kommunikation besteht darin, als Sender verständliche und eindeutige Botschaften zu senden und als Empfänger mit allen vier Ohren zu empfangen und die vollständig gesendete Botschaft wahrzunehmen.

19.3 Störungen in der Kommunikation

Störungen in der Kommunikation können ihre Ursachen sowohl beim Sender als auch beim Empfänger haben oder bei beiden. Unabhängig davon, wo die Ursache der Kommunikationsstörung liegt, hinterlässt sie häufig ungute Gefühle, etwa den Eindruck, aneinander vorbeigeredet zu haben, nicht verstanden worden zu sein oder nicht verstehen zu können. Kommunikationsstörungen können Ausdruck von Schwierigkeiten in der Beziehung oder von ungelösten innerpsychischen Problemen sein. Umgekehrt können sie Beziehungen oder das psychische Wohlbefinden aber auch erheblich belasten.

Kommunikationsmodell nach Watzlawick

Der Psychiater und Psychotherapeut Paul Watzlawick sowie seine Mitarbeiter Jeanet H. Beauvin und Don D. Jackson (1969) haben fünf **Axiome** *(Grundannahmen)* der zwischenmenschlichen Kommunikation postuliert. Insbesondere die ersten beiden Axiome sind für das Verständnis der widersprüchlichen Kommunikation (➛ Kap. 19.3.1) von wesentlicher Bedeutung, weshalb im Folgenden näher auf sie eingegangen werden soll.

Axiom 1: Man kann nicht nicht kommunizieren

Jedes zwischenmenschliche Verhalten – egal ob Handeln oder Nichthandeln, Reden oder Schweigen – hat Mitteilungscharakter. Der Mann im überfüllten Wartesaal beispielsweise, der auf den Boden schaut oder mit geschlossenen Augen dasitzt, teilt den anderen mit, dass er nicht angespro-

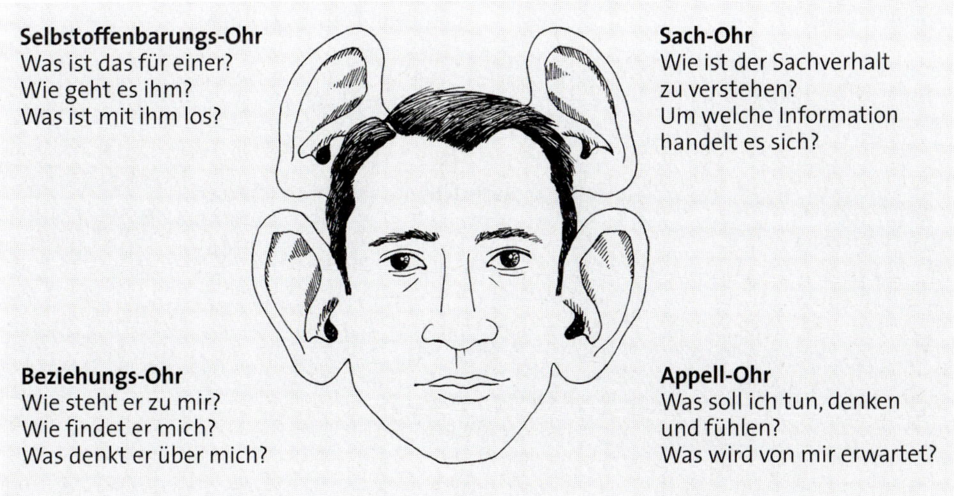

Abb. 19.6: Mit vier Ohren empfangen (Schulz von Thun, 1997).

chen werden möchte. Die Stationsleiterin, die durch den Korridor des Krankenhauses eilt, vermittelt, dass sie keine Zeit für Gespräche hat. Gewöhnlich werden diese Verhaltensweisen auch von den anderen so verstanden. Dabei handelt es sich genauso um Kommunikation wie ein Gespräch. Wie diese unausgesprochenen Botschaften unter der Lupe des Kommunikationsmodells zu verstehen sind, zeigt Abbildung 19.7.

Axiom 2: Jede Kommunikation hat einen Inhalts- und einen Beziehungsaspekt

Der **Inhaltsaspekt** einer Kommunikation bezieht sich auf die Informationen, die ausgetauscht werden; der **Beziehungsaspekt** sagt etwas darüber aus, wie ein Kommunikationspartner seine Beziehung zum anderen Kommunikationspartner sieht. Durch die Art und Weise einer Aussage, beispielsweise Gestik, Mimik und Tonfall, bringt ein Kommunikationspartner zum Ausdruck, wie der mitgeteilte Sachverhalt für den anderen zu verstehen ist.

19.3.1 Kommunikationsstörungen beim Sender

Folgende Ursachen können für eine Kommunikationsstörung beim Sender verantwortlich sein:

- Eine inkongruente Kommunikation
- Eine unklare, unverständliche Sprache.

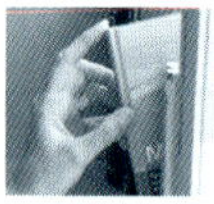

Inkongruente Kommunikation
Widersprüchliche (paradoxe) Kommunikation, bei der nonverbale und verbale Botschaften oder verschiedene nonverbale Signale nicht übereinstimmen.

Kongruente Kommunikation
Eindeutige Kommunikation, bei der alle verbalen und nonverbalen Signale übereinstimmen.

Inkongruente Kommunikation

Unklar und nicht eindeutig wird die Kommunikation dann,

- wenn Inhalts- und Beziehungsaspekte widersprüchlich sind oder ausgesprochene und unausgesprochene Botschaften nicht übereinstimmen (Watzlawick)
- wenn die vier Seiten einer Nachricht nicht übereinstimmen (Schulz von Thun).

Man spricht in einem solchen Fall auch von **Inkongruenz.** Inkongruenz liegt z. B. dann vor, wenn eine Patientin mit traurigem Blick und zaghafter Stimme äußert:

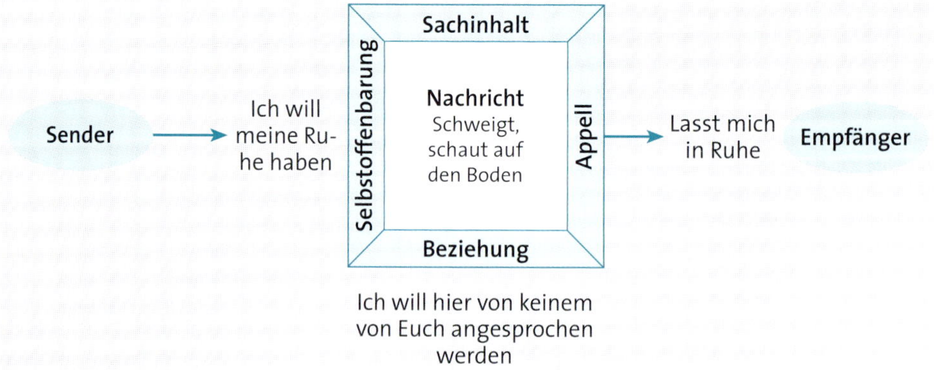

Abb. 19.7: Man kann nicht nicht kommunizieren.

„Mir geht es prima“. Im Gegensatz dazu ist eine Nachricht **kongruent,** wenn alle nonverbalen und verbalen Signale in sich stimmig sind, etwa wenn jemand mit lauter Stimme und bestimmtem Blick sagt „Lass mich in Ruhe“.

Folge einer inkongruenten Kommunikation: Das ungute Gefühl

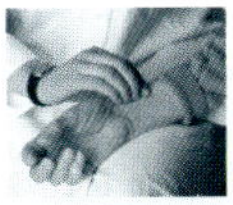

Herr M. hat ein ungutes Gefühl

Herr M., ein Patient der Station B, fühlt sich medizinisch gut betreut, die Gesundheits- und Krankenpflegerinnen gehen auch auf seine Bedürfnisse und Wünsche ein. Aber irgendwie hat er ein ungutes Gefühl. Gerade gestern, als er der Gesundheits- und Krankenpflegerin Christa Schmid von seinen Kopfschmerzen erzählte, hatte er wieder dieses unangenehme Gefühl. Zwar hatte ihm Frau Schmid aufmerksam zugehört und ihm auch freundlich versprochen, dass er eine Kopfschmerztablette erhalten werde, aber irgendetwas an ihrem Verhalten hat nicht zu ihrer Freundlichkeit gepasst. War es ihre Körperhaltung, ihr Gesichtsausdruck, der Tonfall ihrer Stimme, der nicht zum freundlichen Inhalt der Sprache passen wollte? Herr M. ist unsicher und leicht verwirrt.

Warum hat Herr M. in dem Fallbeispiel ein ungutes Gefühl? Vermutlich, weil eine Inkongruenz zwischen dem freundlichen und aufmerksamen Zuhören von Christa Schmid und anderen nonverbalen Signalen besteht. Herrn M. wird auf der sprachlichen Ebene mitgeteilt, dass sie an seinem Wohlergehen interessiert ist und gern auf seine Wünsche eingeht (Inhaltsebene). Auf der Beziehungsebene – vermittelt durch den Gesichtsausdruck von Christa Schmid – glaubt Herr M. etwas zu lesen, das dem Inhaltsaspekt widerspricht. Er ist jedoch nicht sicher, ob er sich möglicherweise getäuscht hat.

Solche inkongruenten Botschaften sind dem Sender häufig nicht bewusst. Oft kommen unbewusste, nicht eingestandene Wünsche, Ziele oder Bedürfnisse durch die nonverbalen Kanäle zum Ausdruck. Es ist, als ob verschiedene Persönlichkeitsanteile gleichzeitig unterschiedliche Ziele verfolgen. Im erwähnten Beispiel hörte der Anteil der Gesundheits- und Krankenpflegerin Christa Schmid, der gern einfühlsam und freundlich ist, Herrn M. zu. Der andere Anteil von Christa Schmid, der gern zügig weiterarbeiten möchte, um zur vorgesehenen Zeit die Arbeit abschließen zu können, äußerte sich durch nonverbale Signale.

Folge einer inkongruenten Kommunikation: Doppelbindungen

Inkongruenzen bringen den Empfänger in eine Zwickmühle. Er weiß nicht, auf welche Signale er reagieren soll. *Paul Watzlawick* beschreibt dieses Phänomen unter dem Begriff der **Doppelbindung.** Teilt ein Patient z. B. verbal mit „Mir geht es gut“ und nonverbal „Mir geht es schlecht“, ist der Empfänger durch die widersprüchlichen Mitteilungen doppelt „gefangen“ und weiß nicht, auf welche Botschaft er reagieren soll. Unabhängig davon, wie die Pflegende reagiert, läuft sie Gefahr, von dem Patienten „bestraft“ zu werden. Reagiert sie auf die nonverbale Botschaft, könnte der Patient verwundert sein: „Ich habe doch gesagt, mir geht es prima“. Reagiert sie auf seine verbale Mitteilung, kann es sein, dass der Patient ihr vorwirft „Sie haben nicht einmal bemerkt, wie schlecht es mir geht“.

Und noch ein weiteres Beispiel für eine Doppelbindungssituation (Bateson et al., zit. nach Wolff & Hartung, 1972, S. 34):

„Ein junger Mann, der sich von einem akuten schizophrenen Schub ziemlich gut erholt hatte, erhielt im Hospital Besuch von seiner Mutter. Er freute sich, sie zu sehen, und legte ihr impulsiv seinen Arm um die Schulter, worauf sie erstarrte. Er zog seinen Arm zurück, und sie fragte: Liebst Du mich nicht mehr? Er wurde rot, und sie sagte:

Lieber, Du musst nicht so leicht verlegen werden und Angst vor Deinen Gefühlen haben. Der Patient war danach nicht in der Lage, länger als ein paar Minuten mit ihr zu verbringen, und nachdem sie weggegangen war, griff er einen Assistenten an und wurde ins Bad gesteckt."

Der Sohn erhält von der Mutter zwei widersprüchliche Mitteilungen. Als er seine Mutter umarmen will, erstarrt sie und zeigt körperliche Zurückhaltung bzw. Zurückweisung. Sie gibt ihm nonverbal auf der Beziehungsebene zu verstehen, dass sie dieses Verhalten nicht mag. Als der Sohn daraufhin seinen Arm zurückzieht, ist es auch nicht richtig. Der Sohn wird diesen Widerspruch nicht auflösen können, wird es seiner Mutter also auf keinen Fall recht machen können.

Die kommunikationstheoretische und soziologische Schizophrenieforschung hat versucht, die Schizophrenie als das Ergebnis einer jahrelangen, zumeist in der Kindheit erlebten, Doppelbindungssituation zu erklären. Es konnten auch in Familien von Schizophrenen Kommunikationsmuster festgestellt werden, die der Situation der Doppelbindung entsprechen. Eine eindeutige Erklärung für die Entstehung schizophrener Erkrankungen konnte damit allerdings nicht gegeben werden.

Unklare, unverständliche Sprache

Kommunikation ist immer ein Ausdruck des inneren Erlebens. Oft drücken sich Menschen besonders dann unklar und vage aus, wenn sie stark mit eigenen Problemen beschäftigt sind. Die Begründer des *Neurologischen Programmierens*, Richard Bandler und John Grinder (2001), haben sich damit auseinander gesetzt und festgestellt, wie Menschen in der Sprache

- ihre Art des Denkens und
- ihre inneren Modelle, Bilder und Vorstellungen, die sie sich von der Welt gemacht haben,

ausdrücken. Jeder Mensch hat eigene Vorstellungen darüber, was er für wahr, richtig oder falsch hält. Bandler und Grinder nannten diese inneren Modellbildungsprozesse *universelle Gestaltungsprozesse*, nach denen ein Mensch wahrgenommene Informationen

- **generalisiert** (*verallgemeinert*),
- **tilgt** (*weglässt*) oder
- **verzerrt** (*verändert*). Verzerrungen ermöglichen Menschen, ihre Erfahrungen umzugestalten. Fantasien, Zielsetzungen und Kreativität basieren auf Verzerrungen (➛ auch Kap. 17.2).

Diese inneren Modellbildungsprozesse helfen Menschen einerseits, sich in der Welt zurechtzufinden, andererseits schränkt es aber auch ein, wenn die innere Wirklichkeit für die Wirklichkeit selbst gehalten wird. Solche Einschränkungen drücken sich in *Sprachmustern* aus (➛ unten).

Beispiele und Folgen einer unklaren, unverständlichen Sprache

- **Beispiele für Generalisierungen:** Die Gesundheits- und Krankenpflegerin Anja Anderson teilt beim Pflegerapport mit, „Herr S. nörgelt immer". Hier verallgemeinert sie eine ein- oder mehrmalige Erfahrung. Oder die lernende Gesundheits- und Krankenpflegerin Sonja Berlinger klagt nach einem Qualifikationsgespräch „Ich mache immer alles falsch". Auch hier wird aufgrund von spezifischen Rückmeldungen verallgemeinert, ohne zu differenzieren.
- **Beispiele für Tilgungen:** Die lernende Gesundheits- und Krankenpflegerin Sonja Berlinger erklärt der Pflegeassistentin Anna Azato, worauf sie beim Waschen von Frau F. achten soll. Diese hört aufmerksam zu und äußert „Ich verstehe einfach nicht". Hier ist getilgt, *was* sie nicht versteht. Gerda Sommer äußert über ihre Kollegin Sonja Berlinger „Sie macht es viel besser". Hier ist getilgt, *was* sie besser macht und mit *wem* sie vergleicht.
- **Beispiel für Verzerrungen:** Die Stationsleiterin korrigiert die lernende Gesundheits- und Krankenpflegerin Gerda Sommer und zeigt ihr, wie sie die gelähmte Patientin korrekt lagern soll.

Anschließend äußert sich Gerda Sommer gegenüber Christa Schmid „Die Stationsleiterin hält mich für unfähig". Gerda Sommer verzerrt die sachbezogene Korrektur und unterstellt der Stationsleiterin ein negatives Urteil über sich selbst als Person. Sie verzerrt die Wirklichkeit auch, indem sie annimmt, sie wisse, was die Stationsleiterin von ihr hält.

In der Kommunikation führen unklare, vage und unvollständige Äußerungen dann zu Schwierigkeiten, wenn der Empfänger nicht nachfragt, sondern die Botschaft nach seinen eigenen Vermutungen interpretiert. In der Aussage von Gerda Sommer war unklar, aufgrund welcher Umstände sie annimmt, die Stationsleiterin betrachte sie als unfähig. Solche unvollständigen oder unklaren Informationen des Senders sind Einladungen an den Empfänger, die vagen Äußerungen mit den eigenen Vorstellungen und Vermutungen zu ergänzen. Dieser kann sich dann quasi seine eigenen inneren Filme schaffen, deren Inhalte von ihm als die Aussagen des Senders angenommen werden. In unserem Beispiel wäre das der Fall gewesen, wenn Christa Schmid fälschlicherweise angenommen hätte, die Stationsleiterin habe Gerda Sommer gesagt, sie betrachte sie als unfähig und sich vorgestellt hätte, wie die Stationsleiterin Gerda Sommer gerügt hat.

➛ *Richard Bandler und John Grinder (2001) haben eine Fragetechnik entwickelt, die hilft, die Gedankenwelt der Gesprächspartner besser zu verstehen. Sie wird im Kapitel 19.4.2 vorgestellt.*

19.3.2 Kommunikationsstörungen beim Empfänger

Kommunikationsstörungen auf Seiten des Empfängers können sein:

- Einseitige Empfangsgewohnheiten
- Fehlende Empfangsbereitschaft und Dekodierungsprobleme.

Einseitige Empfangsgewohnheiten

Friedemann Schulz von Thun (1997) beschreibt in seinem Kommunikationsmodell, wie **einseitige Empfangsgewohnheiten** zu Kommunikationsproblemen führen können. Der Empfänger hört auf einem Ohr übermäßig stark und ist dadurch unter Umständen nicht in der Lage, die vom Sender beabsichtigte Botschaft zu empfangen.

Das übermäßig ausgebildete Sach-Ohr

Menschen, die vorwiegend mit dem Sach-Ohr hören, gehen unabhängig von den nonverbalen Botschaften auch vorwiegend nur auf den Sachinhalt ein. Ein Beispiel: Einer Patientin steht eine Operation bevor. Sie äußert sich gegenüber der Gesundheits- und Krankenpflegerin in einem sehr sorgenvollen Ton und mit ängstlichem Blick: „Wird das morgen wohl gut gehen?" Die Gesundheits- und Krankenpflegerin erklärt ihr: „Wissen Sie, diese Operation wird bei uns täglich gemacht, die Ärzte sind routiniert und beherrschen die Operationstechnik". In diesem Beispiel ist die Pflegende auf den Sachinhalt eingegangen, ohne jedoch auf die versteckte Selbstoffenbarung „Ich habe Angst und mache mir Sorgen" oder den möglichen Appell „Bleiben Sie noch ein wenig bei mir und hören Sie mir zu" einzugehen. Entsprechend wird sich die Patientin durch diese gut gemeinte Antwort nicht sonderlich verstanden fühlen. Solche Empfangsgewohnheiten können entstehen, wenn sich Menschen überfordert fühlen, auf emotionale Äußerungen einzugehen. Oft wird auch auf der Sachebene argumentiert, wenn zwischenmenschliche Konflikte im Vordergrund stehen, z. B. wenn es auf der Beziehungsebene eigentlich darum geht, wer Recht hat, der Konflikt jedoch auf der Sachebene ausgetragen wird.

Das extrem ausgebildete Selbstoffenbarungs-Ohr

Personen, die mit dem Selbstoffenbarungs-Ohr zuhören, entschlüsseln die Nachricht unter dem Aspekt „Was sagt der Gesprächspartner über sich selbst aus?" Dazu ein Beispiel: Die Stationsleiterin rügt eine Mitarbeiterin, die zu spät kommt, mit ärgerlicher, etwas lauter Stimme: „Nun sind Sie schon wieder zu spät gekommen, achten Sie in Zukunft darauf, dass Sie pünktlich erscheinen!" Die Mitarbeiterin sagt anschließend zu ihrer Kollegin: „Die hat heute einen schlechten Tag".

Einseitige Empfangsgewohnheiten mit dem Selbstoffenbarungs-Ohr können dann negative Folgen haben, wenn der Empfänger den Sender oder seine Nachricht negativ bewertet, etwa "Das sagst du nur, weil du unfähig bist ..." Solche negativen Bewertungen können Beziehungen zerstören. Mit dem Selbstoffenbarungs-Ohr zuhören zu können, kann eine erstrebenswerte Kommunikationsfähigkeit sein, sofern sie gezielt und nicht ausschließlich eingesetzt wird. Sie ist unter dem Begriff des *aktiven Zuhörens* bekannt. Einseitige Empfangsgewohnheiten mit dem Selbstoffenbarungs-Ohr können Beziehungen aber auch blockieren, wenn die Gefahr besteht, dass ein Beziehungspartner nur auf den anderen achtet und dadurch als eigene Persönlichkeit nicht mehr fassbar ist.

Das extrem ausgebildete Beziehungs-Ohr

Ist bei einer Person das Beziehungs-Ohr übermäßig empfindlich, bezieht sie alles auf sich, auch Dinge, die nichts mit ihr zu tun haben. Dazu einige Beispiele: Eine Patientin bittet die Gesundheits- und Krankenpflegerin: „Können Sie mir bitte helfen, aufzustehen, ich schaffe es heute nicht allein." Die Gesundheits- und Krankenpflegerin antwortet: „Entschuldigen Sie bitte, ich wollte es eigentlich gleich tun, ich bin noch nicht dazu gekommen". Hier bezieht sie die Frage der Patientin auf sich. Sie geht davon aus, dass die Patientin auf sie gewartet hat und ihr indirekt einen Vorwurf macht, dass sie noch nicht gekommen ist. Ein anderes Beispiel: Die Gesundheits- und Krankenpflegerin ist etwas ruhiger und ernster als sonst. Die Patientin fragt sich „Ist sie wohl böse auf mich?" Häufig beziehen selbstunsichere Menschen übermäßig viel gesendete Informationen auf sich.

Das übermäßig ausgebildete Appell-Ohr

Menschen, die übermäßig mit dem Appell-Ohr hören, sind in der Regel stets auf dem Sprung und äußerst hilfsbereit. Dazu einige Beispiele: Der Arzt sucht nach dem Röntgenbefund einer Patientin und sagt „Wo ist der Röntgenbefund von Frau F.?". Die Gesundheits- und Krankenpflegerin, die gerade eine Infusion vorbereitet, unterbricht ihre Tätigkeit und antwortet „Einen Moment, ich hole ihn gleich". Oder: Beim Pflegerapport wird der Pflegeplan von Frau S. besprochen. Eine Gesundheits- und Krankenpflegerin äußert dabei: „Ich weiß gar nicht, wie lange Frau S. schon bei uns ist". Die zuständige Gesundheits- und Krankenpflegerin unterbricht ihren Satz und antwortet „Ich werde schnell nachschauen". Sie beginnt in den Akten zu suchen, während ihre Kolleginnen auf sie warten. Menschen mit einem einseitig ausgebildeten Appell-Ohr sind übermäßig darum bemüht, die Erwartungen ihrer Mitmenschen zu erfüllen, auch wenn das nicht von ihnen gewünscht wird.

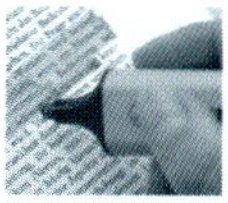

Einseitige Empfangsgewohnheiten können zu Missverständnissen und Konflikten in der Kommunikation führen, wenn die gesendete Botschaft nicht mit der Empfangsgewohnheit übereinstimmt. Sie sind andererseits auch Ausdruck von zwischenmenschlichen Konflikten und inneren Problemen, z. B. von geringem Selbstwertgefühl, Unsicherheit oder Wahrnehmungsverzerrungen.

Fehlende Empfangsbereitschaft und Dekodierungsprobleme

Kommunikationsschwierigkeiten können auch auftreten, wenn der Empfänger nicht auf Empfang eingestellt ist, wenn er etwa in Gedanken versunken ist und nur mit „halbem Ohr“ hinhört, sodass er wichtige Botschaften überhört oder übersieht. Missverständnisse entstehen insbesondere auch dann, wenn sich der Sender vage ausdrückt, der Empfänger aber fälschlicherweise annimmt, die Nachricht verstanden zu haben und sie nach seinem eigenen Dekodierungsschlüssel interpretiert oder sich die Botschaft mit seiner eigenen Fantasie ausschmückt. Oft unterscheidet der Empfänger dann nicht zwischen der Mitteilung des Senders und seiner eigenen Interpretation (➛ Kap. 19.3.1). Dazu ein Beispiel: Eine Patientin teilt der Gesundheits- und Krankenpflegerin mit „Ich kann bald nach Hause“. Ohne nachzufragen nimmt die Pflegende an, der Arzt habe der Patientin mitgeteilt, sie werde am Wochenende entlassen. In Wirklichkeit hat der Arzt nicht mit ihr gesprochen, sondern es war lediglich eine Meinung der Patientin, die sich so gut fühlte, dass nach ihrem Empfinden einer Entlassung nichts mehr im Wege stand.

Auch nonverbale Botschaften werden häufig falsch interpretiert, da diese einen großen Interpretationsspielraum lassen. Zudem entstehen Dekodierungsprobleme, wenn der Empfänger die gesendete Nachricht sofort in Bezug zum eigenen Erleben stellt, in seine eigene Gedankenwelt ableitet und annimmt, der Gesprächspartner erlebe auf die gleiche Art wie er. Dabei bleibt er bei seinem eigenen inneren Erleben hängen. Er ist dann nicht in der Lage, die Botschaft richtig zu entschlüsseln.

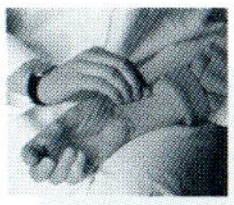

Anja Anderson schweift ab

Eine junge Patientin, die an Magenbeschwerden leidet, erzählt Gesundheits- und Krankenpflegerin Anja Anderson, dass sie im Moment eine ausgesprochene Pechsträhne hätte. Einerseits seien diese Magenschmerzen stets präsent, und dann habe ihr Freund sie erst kürzlich ohne erkennbaren Grund verlassen. Sie könne das nicht verstehen, sie liebe ihn doch so sehr ... Plötzlich bemerkt sie, dass Anja Anderson ihr nicht zuhört, sondern geistesabwesend in die Ferne schaut. Dann beginnt Anja Anderson über die Männer, auf die kein Verlass sei, zu schimpfen. Die Patientin fühlt sich unverstanden.

Anja Anderson ist durch die Äußerungen der Patientin im Beispiel „Anja Anderson schweift ab“ an ihre eigene gescheiterte Beziehung erinnert worden und ist dementsprechend nicht auf die Aussagen der Patientin eingegangen, sondern hat auf ihr eigenes Erlebnis emotional reagiert.

19.3.3 Kommunikationsstörungen durch Behinderungen der Kommunikationskanäle

Krankenpflegepersonal wird beruflich häufig mit Situationen konfrontiert, in denen Patienten wegen Krankheit oder Behinderung nicht in der Lage sind, ihre Anliegen und Bedürfnisse mitzuteilen oder auf Fragen zu antworten. Solche Situationen fordern von den Pflegenden spezielles Fachwissen zum jeweiligen Stand der Krankheit beziehungsweise Behinderung. In solchen Situationen spielt die nonverbale Kommunikation und das Einfühlungsvermögen der Pflegepersonen eine zentrale Rolle. Häufig werden auch Kommunikationshilfen eingesetzt, die Verständigung ermöglichen, zum Beispiel leicht verständliche Broschüren, Hörtexte oder Videos in Gebärdensprache.

19.4 Gelungene Kommunikation

Was braucht es, damit Kommunikation gelingt und sich die Kommunikationspartner verstehen? Das Ziel von Kommunikationskursen ist in der Regel die Erhöhung der *kommunikativen Kompetenz*. Was ist darunter zu verstehen?

19.4.1 Kommunikative Kompetenz

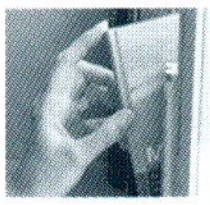

Kommunikative Kompetenz
Fähigkeit der Kommunikationspartner, soziales Wissen und soziale Fertigkeiten angemessen anzuwenden, sodass eine Beziehung in ihrer gewünschten Definition erhalten bleibt, neu definiert oder zur Zufriedenheit der Beteiligten abgeschlossen werden kann.

Nach den Kommunikationswissenschaftlern *John Wiemann* und *Howard Giles* (1997) sind drei Merkmale maßgebend für eine gelungene Kommunikation:

- **Ein dem Kontext angemessenes Verhalten.** Das bedeutet, dass kompetentes Kommunikationsverhalten in einer Pflegerin-Patient-Beziehung völlig anders aussehen kann als kompetentes Kommunikationsverhalten zwischen zwei Pflegepersonen. Ebenso ist kompetentes Kommunikationsverhalten in einer Supervisionssitzung etwas anderes als während eines Übergaberapportes.
- **Wissen über Regeln in der Kommunikation** und die **Fähigkeit, dieses Wissen anzuwenden.**
- **Akzeptanz, dass nicht das Individuum, sondern die Beziehung wesentlich ist.** Entsprechend kann sich kommunikative Kompetenz nur auf alle Beziehungspartner zusammen und nicht auf die einzelne Person beziehen. Ein Individuum gilt allenfalls als „sozial geschickt". Das bedeutet, dass sich eine in Kommunikation sehr geübte Person in der Regel klar und verständlich ausdrücken kann und auch gut verstanden wird (sie erlebt kompetente Kommunikation). Es gibt jedoch andere Menschen, gegenüber denen es ihr nicht gelingt, sich verständlich auszudrücken und die ihre Mitteilungen nicht verstehen (sie erlebt inkompetente Kommunikation).

Es gilt also, in einer Kommunikation nicht Perfektion zu erreichen, sondern Beziehungen in der von den Partnern gewünschten Art zu erhalten, sodass eine Übereinstimmung zwischen den Partnern möglich ist. Damit ist aber nicht gemeint, dass ein einzelner Kommunikationspartner nichts zu einer kompetenten Kommunikation beitragen kann, er kann sehr wohl durch Veränderung seines eigenen Verhaltens oder durch Neudefinition der Beziehung die Art der Kommunikation beeinflussen. Es sind ihm dabei jedoch Grenzen gesetzt. Das erklärt beispielsweise auch, weshalb es lange dauern kann, bis sich die Art der Kommunikation zwischen Arzt und Patient ändert, da die öffentlichen Bilder und Vorstellungen, *die soziale Repräsentation* (➛ Kap. 3.1), über die Arzt-Patient-Beziehung die individuelle Arzt-Patient-Kommunikation wesentlich beeinflussen.

19.4.2 Maßnahmen für eine gelungene Kommunikation

Im Folgenden werden Möglichkeiten aufgezeigt, wie der Einzelne zum Gelingen der Kommunikation beitragen kann.

Sich über die gewünschte Beziehungsdefinition klar sein oder klar werden

Viele Missverständnisse und Konflikte können vermieden werden, wenn sich die Partner bewusst sind, was sie voneinander wollen und wie sie die Beziehung gestalten möchten. Fragestellungen, um sich darüber klar zu werden, können sein: „Was ist mir wichtig in dieser Beziehung? Wie möchte ich diese Beziehung jetzt im Augenblick gestalten und wie später? Was möchte ich mit der Kommunikation erreichen?"

Die Gesamtsituation im Auge behalten

Damit Kommunikation gelingen kann, ist es wichtig, die gesamte Situation, die Gesprächspartner und das Umfeld, in dem

Kommunikation stattfindet, zu berücksichtigen und das Verhalten der jeweiligen Situation anzupassen (➛ auch Kap. 19.4.1). Das kann bedeuten, tiefer gehende Gespräche zu verschieben, weil der Zeitpunkt ungünstig ist oder beim Feedback geben ein Umfeld zu wählen, das die Integrität der betreffenden Person schützt. Es bedeutet auch, sich seiner Rolle in der jeweiligen Situation bewusst zu sein und entsprechend zu handeln: Sprechen die Pflegenden zum Beispiel als beratende Gesundheits- und Krankenpflegerinnen oder teilen sie ihre Meinung als mitfühlende Menschen mit?

Übereinstimmung mit dem Kommunikationspartner herstellen

Kommunikation kann dann als gelungen bezeichnet werden, wenn die Beziehung entsprechend der gewünschten Definition gestaltet werden kann. Dazu ist es notwendig, dass die Partner in der Lage sind, sich aufeinander einzustimmen und eine positive Beziehung herzustellen. **Übereinstimmung** auf der Beziehungsebene ist natürlicherweise vorhanden, wenn Menschen sich verstehen. In der Umgangssprache spricht man dann von „gleicher Wellenlänge“, „gutem Draht“ oder den „richtigen Ton finden“.

Über die Körpersprache drücken Menschen aus, wie gut die Übereinstimmung zwischen ihnen und ihren Kommunikationspartnern ist. Man kann feststellen, dass Menschen, die eine gute Übereinstimmung haben, sich gegenseitig **spiegeln**, das heißt, sie tendieren dazu, die gleiche Körperhaltung einzunehmen, die Gestik und Mimik und den Augenkontakt einander anzugleichen. Sie gleichen sich auch an in der Art und Weise, wie sie sprechen. Wenn jemand zu einer Veranstaltung oder einem Fest geht oder zu einem Bewerbungsgespräch, passt er sich in der Regel auch in der Kleidung an.

Menschen, die in der Kommunikation erfolgreich sind, besitzen die Fähigkeit, auf natürliche Art Übereinstimmung herzustellen.

Bewusstes Angleichen

Nicht immer ist die Beziehung zwischen Kommunikationspartnern so, dass automatisch ein guter Einklang besteht. Richard Bandler und John Grinder (2002) raten dazu, sich in therapeutischen Beziehungen und zur Erreichung einer guten Kommunikation bewusst dem Verhalten des Partners anzupassen, um sich besser in die Welt des anderen einfühlen zu können und so eine bessere Verständigung zu erreichen. Damit wird es leichter, Übereinstimmung herzustellen. Sie betrachten die Fähigkeit des **bewussten Angleichens** auch als Voraussetzung, um andere Menschen führen zu können (➛ unten). Das bewusste Anpassen oder Angleichen nennen sie **pacing,** was soviel bedeutet wie *Schritt halten* oder *Mitgehen*, etwa so, als wenn jemand bei einem Spaziergang mit seinem Partner Schritt hält. Es ist auch unter der Bezeichnung des *nonverbalen Spiegelns* bekannt.

Beruflich ist es von großem Vorteil, Übereinstimmung bewusst herstellen zu können. Pflegende können durch inneres Einstimmen auf Patientinnen und Patienten sowie durch einfühlsames und respektvolles Anpassen an ihre Körpersprache und die gesprochene Sprache Übereinstimmung herstellen. Es ist auch möglich, sich auf verschiedenen Ebenen den Partnern anzugleichen, z. B. in der Körperhaltung, den Körperbewegungen, dem Rhythmus, der Mimik und der Sprache (Inhalt des Gesagten und der Ausdrucksweise). Das könnte bedeuten, sich bei einem Gespräch mit einem im Bett liegenden Patienten hinzusetzen oder in die Hocke zu gehen, um mit ihm auf gleicher Augenhöhe zu sein. Oder es könnte bedeuten, sein eigenes Tempo zu verlangsamen, wenn ein Patient eben am Aufwachen ist.

Beim Angleichen ist darauf zu achten, keine ungünstigen oder verkrampften Verhaltensweisen zu übernehmen. In einer solchen Situation ist es ratsam, sich nur teilweise anzugleichen. Pflegende benötigen auch die Fähigkeit, sich wieder aus der

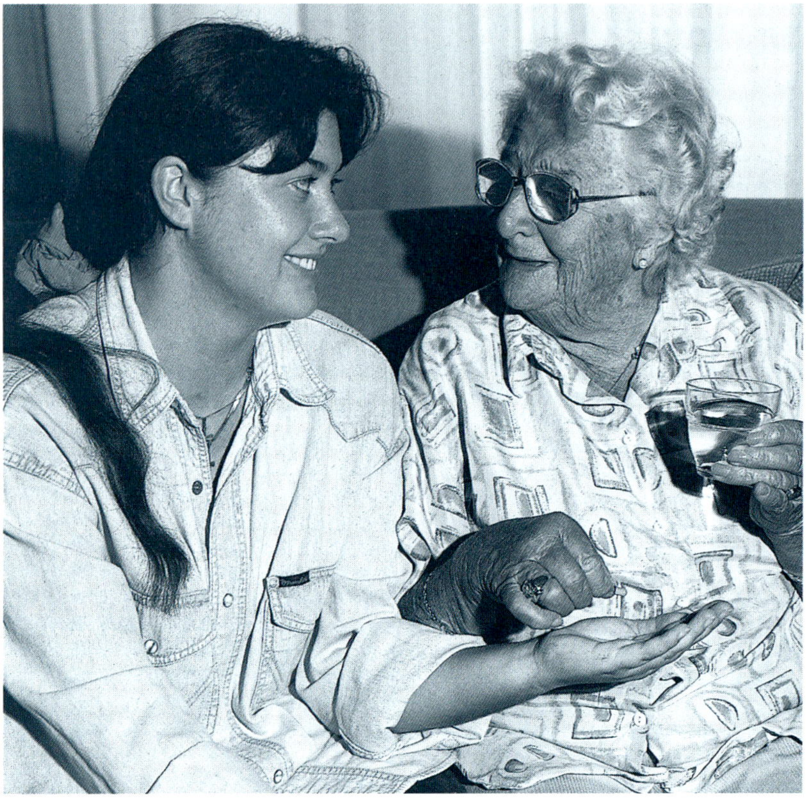

Pflegende können durch inneres Einstimmen auf Patientinnen und Patienten sowie durch einfühlsames und respektvolles Anpassen an ihre Körpersprache und die gesprochene Sprache Übereinstimmung herstellen.

Übereinstimmung lösen zu können, um eine Beziehung zu beenden, etwa indem sie die Stimme oder ihre Körpersprache verändern, z. B. sich aufrichten oder auf die Uhr schauen, und verbal ihre Absicht ausdrücken

Angleichen ist immer verbunden mit der Bereitschaft, sich auf die Gefühls- und Gedankenwelt der Partner einzulassen, ansonsten besteht die Gefahr, dass das bewusste Anpassen als Nachäffen oder als Farce empfunden wird. Damit würde jedoch das Gegenteil des Beabsichtigten erreicht werden.

Vom Angleichen zum Führen

Richard Bandler und John Grinder (2002) betrachten das Angleichen als Voraussetzung zum Führen (leading) und das geschickte **pacing** und **leading** als eine der Grundfertigkeiten menschlicher Kommunikation. Ohne vorherige Übereinstimmung lässt sich ein Mensch kaum führen. In symmetrischen Beziehungen wechseln die Rollen des sich Anpassens und Führens laufend. Einmal führt die eine Person, dann die andere. In einer professionell helfenden Beziehung ist das Führen Aufgabe der Berufsperson und daher sollte sie auch in der Lage sein, bewusst Übereinstimmung herzustellen.

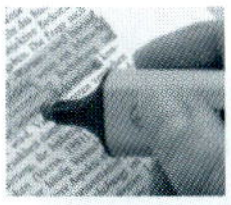

Übereinstimmung herzustellen und beizubehalten, ist ein Prozess, der wie beim Tanzen ein ständiges aufeinander Bezogensein voraussetzt. Übereinstimmung kann in einigen Sekunden oder Minuten vorhanden sein, es kann aber auch Tage oder Wochen dauern.

Kongruente Botschaften senden

Mit dem **Senden kongruenter Botschaften** ist u. a. gemeint, Selbstoffenbarungs-, Beziehungs- und Appellbotschaften direkt und nicht versteckt zu senden und klare, verständliche Sachinhalte zu vermitteln. Das bedeutet, ganz deutlich zu sagen, was gemeint ist. *Sich selbst zu offenbaren* oder mitzuteilen, setzt voraus, die eigene Gefühls- oder Stimmungslage wahrzunehmen. Das bedeutet auch, eigene Bedürfnisse wahrzunehmen und diese mitzuteilen. Eine Voraussetzung, um *klare Beziehungsbotschaften* senden zu können, ist, sich bewusst zu werden, wie eine Beziehung erlebt wird. *Klare Appelle* senden zu können setzt voraus, dass der Betreffende weiß, was er vom Partner will.

Mit kongruent kommunizieren ist jedoch nicht gemeint, *alles* mitzuteilen, was man denkt, fühlt und wünscht. Die Psychoanalytikerin *Ruth Cohn* prägte den Begriff der **selektiven** (ausgewählten) **Authentizität.** Sie umschreibt ihn wie folgt (Cohn, 1979, S. 3, zit. nach Schulz von Thun, 1997, S. 120):

„Zur Authentizität gehört – erst einmal – zweierlei: Das eine ist, mir möglichst klar zu werden über meine eigenen Gefühle, Motivationen und Gedanken, mir also sozusagen nichts vorzumachen. Das andere ist, das, was ich sagen will ganz klar auszusprechen. Zur Klarheit gehört, dass ich es so sage, dass es beim anderen ankommen kann. Der andere hat ja ein „Empfangsgerät", das möglicherweise nicht auf mich eingestellt ist, auf das was ich „sende" und wie ich es „sende". Ich muss also versuchen, mir vorzustellen, wie das, was in mir vorgeht, vom anderen gehört wird. Ich habe einmal formuliert „Nicht alles, was echt ist, will ich sagen, doch was ich sage, soll echt sein …".

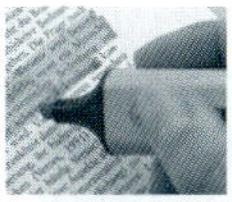

Gelingt es einem Kommunizierenden als Sender, Botschaften klar, authentisch und kongruent zu senden, das heißt, Gefühle, Bedürfnisse, Wünsche und Erwartungen direkt und der Situation angemessen zu äußern, ist ein erster Schritt in Richtung kompetenter Kommunikation getan.

Unklare oder vage Aussagen	Nachfragen, um Informationen zu gewinnen
Ich verstehe nicht.	*Was* verstehen Sie nicht?
Ich habe Angst.	Vor *wem* fürchten Sie sich oder *was* fürchten Sie?
Man hört nicht auf mich.	*Wer* genau hört nicht auf Sie?
Die andern sind auch dagegen.	*Wer* genau ist gegen *was?*
Alle sind gegen mich.	*Alle? Wer* genau ist gegen Sie?
Ich brauche Hilfe.	*Wie* soll Ihnen geholfen werden?
Ich kann nie schlafen.	*Nie? Wann* haben Sie nicht schlafen können?
Ich habe keine Hoffnung mehr.	*Worauf* haben Sie aufgehört zu hoffen?

Tab. 19.9: Unklarheiten klären durch Nachfragen.

Unklarheiten klären

Um unklare und vage Botschaften zu verstehen, ist es hilfreich, präzise nachzufragen. Richard Bandler und John Grinder (2001) entwickelten dafür eine spezielle Fragetechnik und nannten sie das **Metamodell der Sprache** (➔ auch Kap. 19.3.1). Auf diese Art und Weise erhält der Fragende detaillierte Antworten und kann sich so ein Bild von den konkreten Erfahrungen seines Gegenübers machen, die ja in jede Kommunikation mit einfließen. Im Gegensatz zu den häufig gestellten Warum- oder Wozu-Fragen, die auf eine abstrakte Ebene führen, geht es hier vor allem um die *Wie-, Wer-, Wen-, Was-* oder *Woher-Fragen.* Äußert jemand Verallgemeinerungen wie „alle", „immer" oder „nie" werden diese Begriffe mit fragendem Ton speziell betont. Dazu einige Beispiele in Tabelle 19.9.

Diese Art des Nachfragens bringt den Gesprächspartner näher an seine Erfahrungen heran und beugt Missverständnissen vor. Oft werden auch Erlebnisse, die dem Bewusstsein nicht mehr zugänglich waren, wieder bewusst. Besteht jedoch kein Vertrauensklima zwischen den Gesprächspartnern, kann sich die befragte Person bedrängt fühlen. Deshalb sind diese Fragen immer mit Respekt und Achtung zu stellen.

Feedback geben

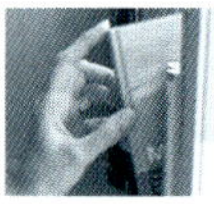

Feedback

Die Rückmeldung eines Kommunikationspartners an den anderen, wie seine Botschaft verstanden worden ist oder wie er wahrgenommen, verstanden und erlebt wurde. Feedback kann verbal und nonverbal, bewusst und unbewusst gegeben werden.

Feedback zur gegenseitigen Verständigung

Um sicherzustellen, dass eine Nachricht beim Empfänger auch so angekommen ist wie es vom Sender beabsichtigt war, kann der Empfänger eine **Rückmeldung geben.** Dieser sagt dem Sender dann mit eigenen Worten, wie er die Nachricht verstanden hat. Diese Art der Rückmeldung ist auch unter dem Begriff *verbal spiegeln* bekannt. Der Sender, der nun zum Empfänger der Rückmeldung geworden ist, kann jetzt die Wahrnehmung und Interpretation bestätigen oder präzisieren und korrigieren.

In der Gesprächspsychotherapie wurden Methoden entwickelt, wie sich Empfänger in die Gedanken- und Gefühlswelt der Sender einfühlen können, ohne zu wer-

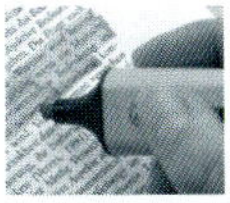

Mit Hilfe von Rückmeldungen können Kommunikationsmissverständnisse vermieden und das Kommunikationsverhalten deutlich verbessert werden. Der Sender fühlt sich verstanden und erhält Gelegenheit, sich mit dem, was ihn beschäftigt, besser auseinanderzusetzen.

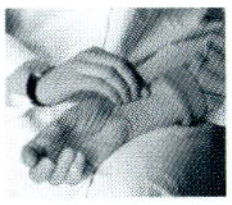

Anja Anderson meldet zurück, was sie verstanden hat

Gesundheits- und Krankenpflegerin Anja Anderson fragt Frau F. nach ihrem Befinden und ob sie sich heute selbst waschen kann. Diese antwortet mit schwacher, etwas zaghafter Stimme: „Es geht schon, Frau Anderson, ich kann mich selbst waschen".

Rückmeldung von Anja Anderson: „Sie sagen mir, Sie können sich selbst waschen, aber irgendwie habe ich den Eindruck, dass Sie sich heute zu schwach fühlen".

Frau F.: „Ja schon, aber das dauert doch so lange und Sie haben so viel zu tun".

Rückmeldung von Anja Anderson: „Heißt das, Sie möchten auf uns Rücksicht nehmen, weil wir so viel Arbeit haben, obwohl Sie sich eigentlich sehr schwach fühlen?"

ten – eine davon ist das **aktive Zuhören.** Dabei ist es wichtig, dass der Empfänger nicht nur mit dem Selbstoffenbarungs-Ohr hört, wie es in der Praxis gern geschieht, sondern mit allen Empfangskanälen, damit der Sender durch das Feedback eine umfassende Rückmeldung erhält.

Im Beispiel „Anja Anderson meldet zurück, was sie verstanden hat" sendet Frau F. eine inkongruente Nachricht. Sie teilt *verbal* mit, sie könne sich selbst waschen, *nonverbal* vermittelt sie jedoch, dass sie zu schwach dazu ist. Durch das Zurückmelden der verbalen Botschaft *„Sie sagen mir, Sie können sich selbst waschen"* und der nonverbalen Botschaft *„aber irgendwie habe ich den Eindruck, dass Sie sich heute zu schwach fühlen"* kann Verständigung hergestellt werden. In der zweiten Sequenz wird die empfangene Beziehungsbotschaft „Ich möchte Sie nicht belasten" zurückgemeldet (➛ Abb. 19.10).

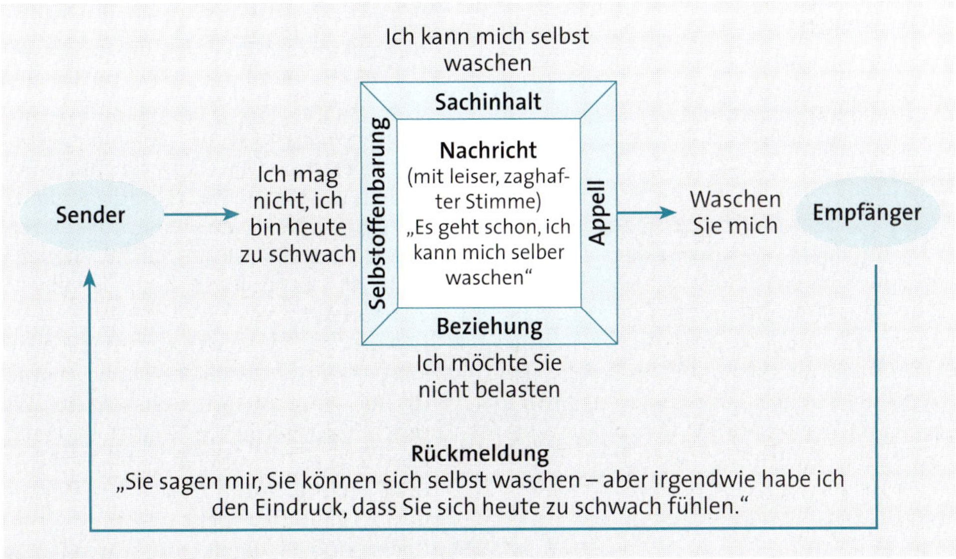

Abb. 19.10: Rückmeldung: Wie ist eine Nachricht angekommen?

Feedback zur Beziehungsklärung

Eine spezielle Art der Rückmeldung ist das Feedback, das der Beziehungsklärung dient: Die Kommunikationspsychologen *Bernd Fittkau, Hans-Martin Müller-Wolf* und *Friedemann Schulz von Thun* (in Fittkau et al., 1994, S. 345) unterscheiden dabei drei Möglichkeiten des Feedbacks:

- **Eigenrückmeldung.** Der eine Beziehungspartner teilt dem anderen mit, wie er sich selbst wahrnimmt und fühlt.
- **Rückmeldung für andere.** Der eine Beziehungspartner teilt dem anderen mit, wie er ihn sieht und erlebt.
- **Gegenseitige Rückmeldung.** Die Beziehungspartner teilen sich gegenseitig mit, was sie über sich selbst und über die anderen denken und fühlen.

Ein Beispiel: „Du hast mich eben mit einem fragenden Blick angeschaut, ich weiß nicht, was du mir sagen willst und was ich damit anfangen soll." Der erste Teil dieser Rückmeldung „Du hast mich eben mit einem fragenden Blick angeschaut" ist eine Rückmeldung über das Verhalten der betreffenden Person *(Rückmeldung für andere)* und der zweite Teil „Ich weiß nicht, was du mir sagen willst und was ich damit anfangen soll" eine Rückmeldung über die Wirkung des Verhaltens *(Eigenrückmeldung)*.

Viele Probleme und Unklarheiten in Beziehungen könnten vermieden werden, wenn die Beziehungspartner in der Lage wären, sich auf eine konstruktive Art Feedback zu geben und Feedback zu empfangen.

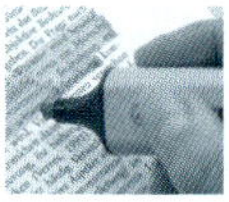

Beim Feedback geben geht es nicht darum, dem anderen mitzuteilen, was er falsch gemacht oder mit seiner Kommunikation angerichtet hat, sondern darum, die Kommunikation und die Beziehung zu verbessern und dem Partner Gelegenheit zu geben, Verhaltensweisen, die die Kommunikation behindern, zu verändern. Feedback ist nur wirksam, wenn sie von der betroffenen Person angenommen werden kann.

Regeln für das Geben von Feedback

Viele Menschen praktizieren destruktive Formen von Feedback und negativer Kritik, sodass sich die andere Person abgewertet vorkommt und mit dem Feedback nichts anfangen kann. Die Folge davon ist, dass sich viele Menschen vor Feedback fürchten und sehr sensibel auf die Art und Weise des Feedbacks reagieren. Feedback hingegen, das auf eine konstruktive Art vermittelt wird, kann für den Empfänger und den Geber des Feedbacks sehr hilfreich sein. Um konstruktives Feedback zu lernen, wurden für Kommunikationstrainings Regeln für das Geben und Empfangen von Feedback entwickelt.

Anbei einige Regeln zum **Geben von Feedback** (Fittkau et al. 1994, S. 346–347). Damit Feedback hilfreich ist, sollte es:

- *Beschreibend, klar und genau formuliert* und *nicht bewertend* sein. Eine Beschreibung kann besser angenommen werden als eine Bewertung.
- Auf ein *konkretes Verhalten* bezogen und *sachlich richtig* sein.
- *Angemessen* sein und auch die Bedürfnisse der anderen Personen berücksichtigen.
- *Brauchbar sein* und sich möglichst auf Verhaltensweisen beziehen, die die andere Person ändern kann, sodass das Feedback ihr hilft und sie sich als Person akzeptiert fühlt. Unbrauchbar und zudem auch bewertend wäre folgende Aussage: „Ich finde deine hohe Stimme irritierend". Eine solche Aussage kann den Empfänger eines Feedbacks entmutigen.
- *Erwünscht,* nicht aufgezwungen sein. Den Kommunikationspartner vorab darüber informieren und fragen „Ich möchte dir gerne ein Feedback geben, ist das o. k.?" Diese Regel ist besonders wichtig, wenn es sich um störendes Verhalten handelt.
- *Rechtzeitig* erfolgen, am besten nicht zu lange nach einem Ereignis und so,

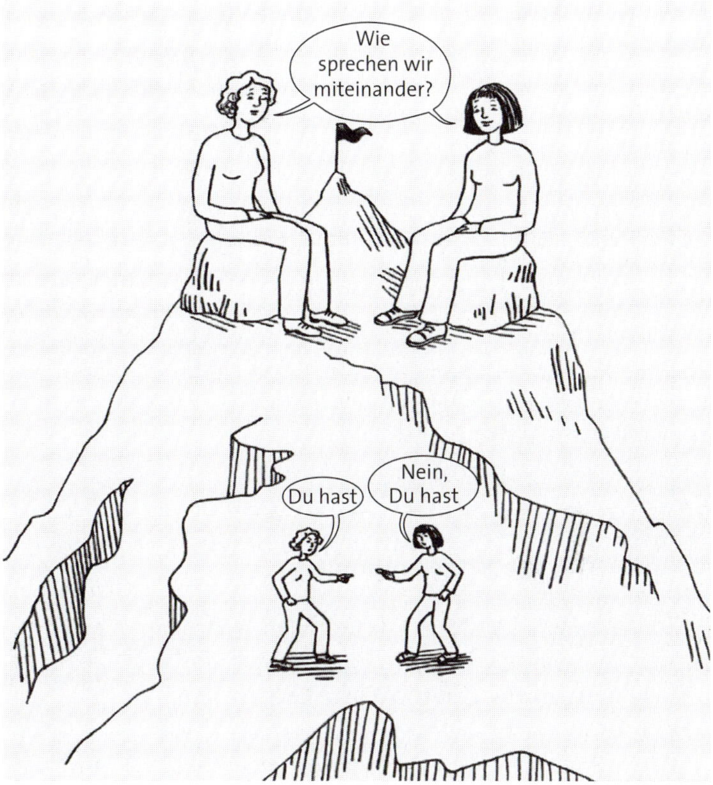

Abb. 19.11: Metakommunikation. Wie sprechen wir miteinander?

dass sich die Person noch an den Vorfall erinnern kann.

Ratschläge für das Empfangen von Feedback

Hilfreich beim Empfangen von Feedbacks ist:

- Bewusst zuzuhören und wenn nötig nachzufragen, was wie gemeint ist, ohne sich zu rechtfertigen oder zu erklären.
- Sich innerlich von der Situation zu distanzieren und sie von außen zu betrachten, etwa so, als ob man auf einen Fernsehapparat schauen würde, dabei aber bewusst hinzuhören.
- Über das Feedback nachzudenken und in einem nächsten Schritt zu entscheiden, was von der erhaltenen Information gerechtfertigt ist und was nicht und ggf. Konsequenzen zu ziehen.

Metakommunikation

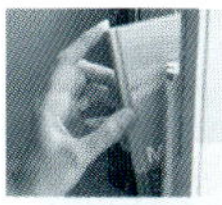

Metakommunikation

Kommunikation über die Kommunikation, das heißt darüber zu reden, wie man miteinander kommuniziert.

Eine weitere Möglichkeit, Beziehungen in der Kommunikation zu klären, ist die **Metakommunikation.** Die Beziehungspartner reden darüber, wie sie miteinander kommunizieren. Um zu erklären, was Metakommunikation ist, wird oft ein Bild gebraucht: Die Kommunikationspartner sitzen zusammen auf einem Berg und betrachten, wie sie am Fuße des Berges miteinander kommunizieren (→ Abb. 19.11). Sie betrachten sich, wie auch beim Empfangen von Feedback empfohlen wurde, von außen. Dies schafft innere Distanz und hilft, klarer zu sehen und zu verstehen, was abgelaufen ist.

Solch ein Gespräch kann folgendermaßen beginnen: Sonja Berlinger: „Eben sind wir ziemlich aneinander geraten. Ich habe den Eindruck, wir haben uns beide missverstanden." Felix Müller: „Stimmt, mir geht es auch so, ich bin unzufrieden über den Gesprächsverlauf". Sonja Berlinger: „..." usw.

Auch bei der Metakommunikation geben sich die Gesprächspartner Feedback, wie das Gespräch auf sie gewirkt hat.

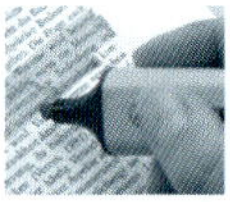

Beides, das Geben und Empfangen von Feedback und die Metakommunikation fordern und fördern Bereitschaft und Fähigkeit, sich selbst, die eigenen Gefühle und Bedürfnisse wahrzunehmen und zu unterscheiden zwischen inneren Prozessen und Zuständen und äußerem eigenem und fremdem Verhalten. Das bedeutet, die eigene Wahrnehmung zu schulen und zu differenzieren zwischen sich selbst und den Mitmenschen.

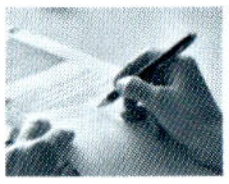

Fragen zur Wissensprüfung

- Erläutern Sie den Begriff der sozialen Wahrnehmung.
- Wenn wir unsere Umwelt und Mitmenschen wahrnehmen, finden komplexe Wahrnehmungsprozesse statt. Welche kennen Sie? Nennen Sie einige Beispiele dazu.
- Bei der ersten Begegnung mit einem Menschen erhalten wir einen ersten unmittelbaren Eindruck. Weshalb ist dieser erste Eindruck problematisch für den weiteren Umgang mit diesem Menschen?
- Nennen Sie Einflüsse, die unsere Wahrnehmung verzerren und verfälschen. Was versteht man unter dem Halo-Effekt, dem logischen Fehler, dem Kontrastfehler?
- Was versteht man unter einem Vorurteil? Welche Funktion können Vorurteile haben?
- Erläutern Sie die Begriffe: Geschlechtsstereotyp, Autostereotyp, Heterostereotyp.
- Was ist eine sich selbsterfüllende Prophezeiung? Geben Sie Beispiele.
- Welche Stadien in der Entwicklung von Beziehungen wurden in diesem Teil beschrieben? Welchem Stadium sind intensive Pflegebeziehungen zuzuordnen?
- Welche Bedeutung hat die Selbstenthüllung in Beziehungen? Welche Probleme zeigen sich im Zusammenhang mit der Selbstenthüllung in Beziehungen?
- Was versteht man unter Beziehungsdefinition? Wie kann ein Empfänger auf Beziehungsdefinitionen reagieren?
- Erklären Sie, was man unter Interaktion versteht und was dieses Verständnis für die Gestaltung von Beziehungen bedeuten kann.
- Was versteht man unter nonverbaler Kommunikation? Geben Sie Beispiele.
- Es wurden vier Aspekte einer Nachricht unterschieden. Um welche Aspekte handelt es sich? Erläutern Sie sie an einem Beispiel.

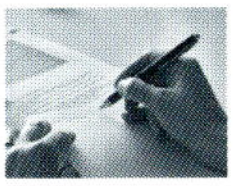

Fragen zur Wissensprüfung

- Wo können in einem Kommunikationsprozess Störungen auftreten? Nennen Sie einige Beispiele von Kommunikationsstörungen.
- Wann kann man von kommunikativer Kompetenz sprechen?
- Was kann ein Sender zum Gelingen der Kommunikation beitragen, was ein Empfänger?
- Was versteht man unter Übereinstimmung in Beziehungen? Wie kann sie hergestellt werden?
- Erklären Sie, was man unter inkongruenten Botschaften versteht und was sie bewirken.
- Was bedeutet Feedback geben? Weshalb ist dies für menschliche Beziehungen wichtig? Welche Regeln sollten beim Geben von Feedback berücksichtigt werden?
- Was versteht man unter Metakommunikation?

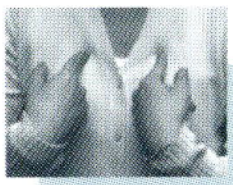

Fragen zu persönlichen Einstellungen und Erfahrungen

- Was fällt mir an einem Patienten in der Regel zuerst auf?
- Worauf achte ich bei einem Patienten am meisten?
- Kenne ich Situationen, in denen ich ganz bewusst selektiv wahrnehme? Wann war die selektive Wahrnehmung sinnvoll? Gab es auch Situationen, in denen die selektive Wahrnehmung einschränkend wirkte?
- Welche individuellen Kategorien der Wahrnehmung habe ich entwickelt, um festzustellen, wie eine Person sein sollte, die mir sympathisch ist? Welche Merkmale muss ein Mensch zeigen, damit ich sagen kann „Er mag mich" oder „Sie versteht mich"?
- Gibt es einen typischen Wahrnehmungsfehler, dem ich oft unterliege?
- Bin ich bestimmten Patienten gegenüber voreingenommen? Weshalb? Und bestätigen sich meine Annahmen in der Regel?
- Welches Bild habe ich von mir selbst? Als Pflegeperson, als Freund/Freundin, als Kollege/Kollegin? Und wie sehen mich wohl die anderen?
- Gibt es nach meiner Meinung Unterschiede zwischen männlichen und weiblichen Pflegepersonen? Welche?
- Gibt es Menschen oder Situationen, bei denen ich den Eindruck habe, es finden Übertragungen statt? Wie reagiere ich in diesen Situationen? Was von diesen Personen oder Situationen erinnert mich an welche Begebenheit?

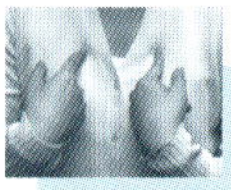

Fragen zu persönlichen Einstellungen und Erfahrungen

- Wie leicht fällt es mir, in einer Beziehung etwas von mir zu zeigen und mitzuteilen? Welche Voraussetzungen müssen erfüllt sein, damit ich etwas von mir preisgebe? In welchen Beziehungen könnte ich mehr von mir zeigen? Wo wäre es sinnvoll, weniger von mir zu zeigen?
- Wenn ich an meine Beziehungen denke, welche sind symmetrisch, welche komplementär? Bin ich damit zufrieden?
- Welche Tendenz einseitiger Empfangsgewohnheiten habe ich? Welches Empfangs-Ohr habe ich speziell ausgebildet? Wie äußert sich das in der Praxis?
- Wie reagiere ich, wenn ich eine Mitteilung nicht verstehe? Frage ich zurück oder male ich mir Fantasien aus, was mein Partner wohl gemeint hat?
- Was bedeutet Kleidung ganz allgemein für mich persönlich? Möchte ich damit meiner Umgebung etwas über mich mitteilen? Und was bedeutet meine Berufskleidung für mich?
- Welche charakteristischen Körperhaltungen (Mimik, Gestik) habe ich bei Freude, Schmerz, Überraschung, Enttäuschung?
- Bei welcher räumlichen Distanz zu einem Kommunikationspartner fühle ich mich am wohlsten? Wie reagiere ich auf Menschen, die meine persönliche Distanz nicht respektieren und mir zu nahe kommen?
- Fällt mir Metakommunikation, also darüber zu reden, wie ich mit anderen Menschen kommuniziere, leicht? Weshalb ist das so oder weshalb ist das nicht so?
- Wenn ich versuche, mich an das letzte Kommunikationsmissverständnis zu erinnern: Wie war das damals?
- Gebe ich anderen Menschen in der Regel Feedback? Weshalb fällt es mir leicht oder schwer bzw. was hindert mich daran?
- Wie reagiere ich auf Feedback, das mir gegeben wird?

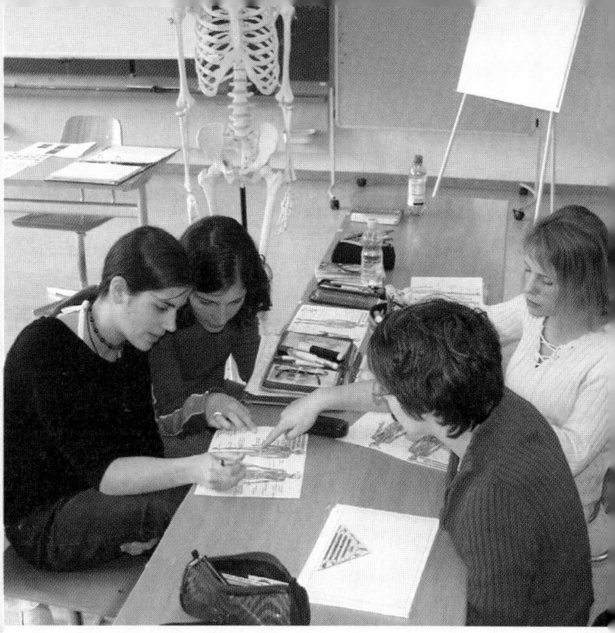

Teil VII

Pflegende in Arbeitsgruppen, Teams und Institution

Pflegende in einem Krankenhaus arbeiten nie allein. Immer sind andere Personen an der Betreuung von Patienten mitbeteiligt, auch dann, wenn eine Gesundheits- und Krankenpflegerin für die pflegerische Betreuung von Patienten, die in verschiedenen Zimmern untergebracht sind, allein verantwortlich ist. So sorgt etwa die Putzequipe für eine saubere Umgebung des Patienten, die Pflegeassistentin beispielsweise verteilt das Essen, hilft bei der Körperpflege und beim Betten machen. Die Laborantin untersucht Blut und Ausscheidungen der Patienten und hilft so mit, die Krankheit und deren Verlauf zu diagnostizieren. Der Arzt trägt die Verantwortung für die medizinische Versorgung der Patienten, und die Physiotherapeutin leistet einen wesentlichen Beitrag zur Heilung und Rehabilitation. Bei dieser Art des Miteinander spricht man von „interdisziplinärer Zusammenarbeit“ oder auch vom „therapeutischen Team“.

Innerhalb der Pflege gibt es verschiedene Organisationsformen. Es gibt die Bereichspflege, die Zimmerpflege oder die Gruppenpflege, die Funktionspflege oder die Bezugspflege und viele Mischformen. Das Gemeinsame daran ist, dass sich mehrere Personen die Aufgaben der Pflege teilen und in Gruppen zusammenarbeiten.

Dieses Miteinander kann Bedürfnisse nach Kontakt und Gemeinsamkeit befriedigen, es kann aber auch Ursache von Problemen und Konflikten sein. Gruppen können gute Leistungen erbringen, sie können sich aber auch selbst blockieren und einzelne Mitglieder unter Druck setzen.

Teil VII befasst sich mit den Phänomenen und Gesetzmäßigkeiten des Miteinanders in der Institution Krankenhaus. Das Kennen und Verstehen dieser Vorgänge und Zusammenhänge soll helfen, Schwierigkeiten in der Zusammenarbeit besser zu bewältigen beziehungsweise ihre Entstehung zu verhindern.

20 Gruppen einer Krankenhausstation

20.1 Was sind Gruppen?

Das Wort „Gruppe“ geht auf das althochdeutsche Wort „Kropf“ zurück und meint damit einen „Knoten“ (ital: Groppo). Der Psychologe Peter R. Hofstätter (1957, S. 192) meint dazu: *„Wo sich die Lebens- oder Erlebenslinien mehrerer Wesen miteinander mehr oder weniger dauerhaft verknoten, haben wir eine Gruppe vor uns.“*

Der Gruppenbegriff im alltäglichen Sprachgebrauch

Im alltäglichen Sprachgebrauch wird der Begriff „Gruppe“ sehr vielfältig verwendet. Spricht jemand von Berufsgruppen, so meint er damit die Vertreter eines Berufes, mit Arbeitsgruppen meint er eine Gruppe innerhalb einer Organisation, die eine gemeinsame Aufgabe bearbeitet und mit einer Gruppe von Zuschauern bei einem Unfall ist eine Ansammlung von zufällig anwesenden Personen gemeint. Der Begriff Gruppe kann also recht Unterschiedliches bedeuten. Die drei Beispiele haben etwas gemeinsam: Unter Gruppe wird eine *Anzahl Personen* verstanden, die *eine Gemeinsamkeit* aufweisen. Die beiden Merkmale genügen jedoch noch nicht, um das, was das Charakteristische einer Gruppe im sozialpsychologischen Sinne ausmacht, zu beschreiben.

Das sozialpsychologische Verständnis von Gruppen

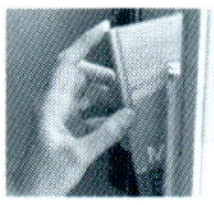

Gruppe

Eine begrenzte Anzahl von Personen (mindestens drei), die:

- Über einen bestimmten Zeitraum in wechselseitiger Beziehung zueinander stehen

- Ein gemeinsames Ziel verfolgen oder eine gemeinsame Aufgabe erfüllen und die voneinander abhängig sind, um dieses Ziel zu erreichen
- Durch Rollen, gemeinsame Normen und ein Wir-Gefühl gekennzeichnet sind.

Was unterscheidet eine Arbeitsgruppe oder Pflegegruppe von einer Gruppe von Zuschauern oder von Berufsgruppen, z. B. den Gesundheits- und Krankenpflegerinnen? Welche Hauptmerkmale weist eine Gruppe auf, damit sie aus der Sicht der Sozialpsychologie als **Gruppe** bezeichnet werden kann? In der Gruppenforschung ist man sich einig, dass eine Gruppe durch folgende Merkmale charakterisiert ist:

- **Sie besteht aus mehreren Personen.** Die Anzahl Personen ist nach unten und oben begrenzt. Als Untergrenze werden drei Personen angenommen. Eine zahlenmäßige Begrenzung nach oben erfolgt selten (Schneider 1975). Die Obergrenze ist abhängig davon, wie lange die Gruppe besteht und welche Interaktionsmöglichkeiten sie besitzt. So wird eine grosse Gruppe von dreissig Personen (z. B. Mitglieder eines Vereins), die sich nur einmal jährlich für vier Stunden trifft, wenig Interaktionsmöglichkeiten haben und daher vielleicht mehrere Jahre benötigen, um eine Gruppenidentität zu entwickeln. Eine Gruppe mit derselben Mitgliederzahl hingegen, die jährlich zwei Wochen Ferien gemeinsam verbringt, wird zahlreiche Gelegenheiten zur Interaktion und zur Bildung einer Gruppenidentität haben.
- **Die Mitglieder einer Gruppe interagieren über eine bestimmte Zeitspanne miteinander**, d. h. sie sind aufeinander bezogen und treten miteinander verbal oder nonverbal in Kontakt. Je kleiner eine Gruppe ist und je häufiger sie sich trifft, umso mehr Interaktionsmöglichkeiten haben die Gruppenmitglieder.
- **Eine Gruppe hat ein gemeinsames Ziel**, einen gemeinsamen Zweck oder eine gemeinsame Aufgabe und die Mitglieder sind **voneinander abhängig**, um diese Aufgabe zu erfüllen. So hat beispielsweise eine Pflegegruppe einer Dialysestation die Aufgabe, während ihrer Dienstzeit eine bestimmte Anzahl zugewiesener Patienten zu dialysieren (gemeinsames Ziel). Damit die Pflegegruppe ihre Aufgabe erfüllen kann, ist sie auf die Mitarbeit aller Mitglieder angewiesen (gegenseitige Abhängigkeit).
- **Die Teilnehmer einer Gruppe entwickeln ein Wir-Gefühl**, d. h. ein Gefühl der Zusammengehörigkeit, der Gruppenidentität. Das äußert sich etwa in Aussagen wie „unser Team".
- **Eine Gruppe entwickelt gemeinsame Normen** und die Mitglieder übernehmen **unterschiedliche Rollen** (*Rollendifferenzierung*) (➛ Kap. 23.2.1).

Nach diesen Kriterien kann eine Gruppe von Zuschauern nicht als Gruppe im sozialpsychologischen Sinn bezeichnet werden, vielmehr als eine *Ansammlung von Personen*. Auch bei einer Berufsgruppe handelt es sich nicht um eine Gruppe, sondern um eine *soziale Kategorie*.

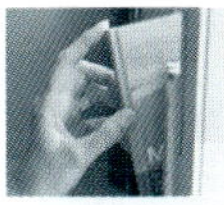

Soziale Kategorie

Gedachte oder vorgestellte Zusammengehörigkeit von Menschen, aufgrund bestimmter gleicher Merkmale wie Alter, Geschlecht, Beruf oder Freizeitaktivitäten (z. B. die Radfahrer, die Radiohörer, die Frauen).

Bei einer Berufsgruppe ist das gemeinsame Merkmal die gleiche Berufszugehörigkeit vieler Personen.

Verwendung des Gruppenbegriffs in der Organisation der Pflege

In Organisationen, auch in einem Krankenhaus, wird der Begriff „Gruppe" nicht immer korrekt verwendet. Die Gruppen-

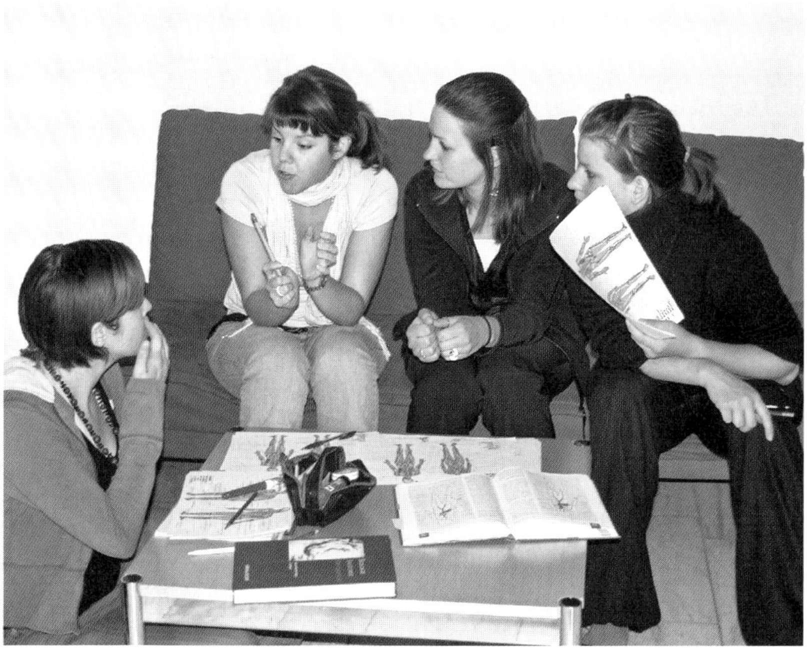

Mehrere Personen, die gemeinsam an einem Projekt arbeiten, oder mehrere Lernende, die regelmäßig zusammen lernen, können als Gruppe bezeichnet werden.

pflege etwa ist eine Methode, bei der einer Gruppe von Pflegenden eine Gruppe von Patienten zugeteilt wird. Die *Gruppe der Pflegenden* ist dann eine Gruppe im beschriebenen Sinn, wenn ihr die Verantwortung für die Pflege der Patienten als Gruppenaufgabe übertragen wird und die Mitglieder der Pflegegruppe für eine bestimmte Zeit zusammen sind und nicht immer wechseln. Bei der *Patientengruppe* hingegen handelt es sich nicht um eine Gruppe, sondern um eine nach bestimmten Kriterien ausgewählte Kategorie von Patienten, z. B. frischoperierte chirurgische oder geriatrische Patienten.

Eine *Arbeitsgruppe*, die gemeinsam an einem Projekt arbeitet, oder eine *Gruppe von Lernenden*, die regelmäßig zusammen lernt, kann als Gruppe bezeichnet werden.

Wenn in den folgenden Kapiteln der Begriff Gruppe ohne zusätzliche Charakterisierung verwendet wird, gilt er als Überbegriff im sozialpsychologischen Sinne, es sind damit sowohl Arbeitsteams als auch Arbeits- oder Freizeitgruppen gemeint.

20.2 Arten von Gruppen

20.2.1 Formelle und informelle Gruppen

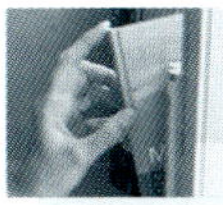

Formelle (formale) Gruppen

sind in der Regel aus der Betriebsorganisation entstanden und dienen einem bestimmten betrieblichen Ziel. Sie haben eher unpersönlichen Charakter, vorgegebene Regeln und Rollenverteilungen.

Informelle (informale) Gruppen

entstehen innerhalb formaler Organisationen auf spontane, natürliche Weise aus dem Bedürfnis nach sozialem Kontakt oder aufgrund eines gemeinsamen Interesses. Es sind Gruppen ohne formal festgelegte Struktur.

Unterscheidet man Gruppen innerhalb eines Betriebs oder einer Organisation nach ihren offiziellen und inoffiziellen Zielsetzungen, so spricht man von formellen und informellen Gruppen.

- **Formelle (formale) Gruppen** werden von der Organisation bestimmt, um gewisse Aufgaben zu erfüllen, sie können temporär oder permanent eingesetzt werden. Sie heißen etwa „Arbeitsgruppen“, „Team“, „Kommissionen“ oder „Ausschüsse“. Im Pflegebereich z. B. sind formelle Gruppen Pflegegruppen einer Krankenhausabteilung, die Teams einer Intensivstation oder die Stationsleiterinnengruppe, die sich regelmäßig trifft.
- **Informelle (informale) Gruppen** können innerhalb formaler Organisation spontan entstehen, z. B. durch Gruppierungen von Personen, die sich häufig sehen, die miteinander befreundet sind oder bestimmte Interessen vertreten wollen. Beispiele informeller Gruppen sind Freundes- und Kameradschaftsgruppen, Interessengruppen oder Cliquen.

Informelle Gruppen können auch innerhalb von formalen Gruppen entstehen und manchmal den Zielen der formalen Gruppe entgegenwirken. Eine Abweichung vom ursprünglichen Ziel einer Pflegegruppe zeigt sich im Fallbeispiel „Eine Freundesgruppe auf Station B“.

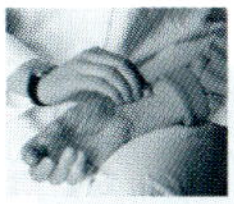

Eine Freundesgruppe auf der Station B

Anja Anderson und Gerda Sommer betten die Patientin Frau L. Während der ganzen Zeit unterhalten sich die beiden über ihre bevorstehenden gemeinsamen Ferien. Mit Frau L. wird nur das Allernötigste gesprochen, z. B. „Drehen Sie sich bitte zur Seite“ oder „Liegen Sie gut?“ Bevor die beiden mit der Betreuung von Frau L. fertig sind, kommt Sonja Berlinger: „Kommt ihr endlich zum Kaffee oder kann ich euch noch behilflich sein?" Frau L. wagt nicht mehr zu sagen, wie sehr sie der Verband drückt und dass sie ihn gerne gewechselt haben möchte.

Die persönlichen Ziele der Freundesgruppe widersprechen in diesem Beispiel den Zielen der Pflegegruppe, die gesundheitsfördernde und professionelle Pflegende-Patient-Beziehungen anstrebt. Dieselbe Freundschaftsgruppe könnte sich auch für eine offene, zwischenmenschliche Beziehung zwischen Patienten und Pflegepersonal einsetzen und so die Ziele der formellen Pflegegruppe unterstützen. Informelle Gruppen können zu formellen werden, etwa dann, wenn sich eine Arbeitsgruppe selbst bildet, sich eigene Ziele setzt, die Mitglieder selbst auswählt und sich hierfür das Einverständnis der Organisation einholt.

Informelle Gruppen können Anzeichen von Konflikten oder Mängeln in Organisationen sein.

20.2.2 Arbeitsteams – eine besondere Art von Gruppen

Die Verwendung des Begriffs Team

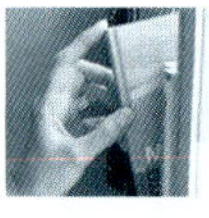

Team

Eine Gruppe, deren Mitglieder sich ergänzende Fähigkeiten besitzen und die sich zur Lösung einer bestimmten Aufgabe oder zur Erreichung eines gemeinsamen Zieles zusammengeschlossen haben.

Im Zusammenhang mit einer Pflegegruppe wird häufig der Ausdruck **Team** verwendet. Man spricht von Pflegeteam, Teamarbeit oder Teamfähigkeit. Was ist jedoch mit einem Team oder mit Teamarbeit gemeint? Der Begriff Team stammt aus dem Englischen und meint „Gespann", eine Mannschaft oder eine Arbeitsgruppe. Häufig wird unter Team eine nicht hierarchisch gegliederte Arbeitsgruppe verstanden.

Die Begriffe *Team* und *Gruppe* werden oft synonym verwendet. Gruppen und Teams sind jedoch nicht dasselbe. Ein Team ist eine Gruppe, nicht jede Gruppe hingegen ist ein Team. Ein Team zeichnet sich durch folgende Merkmale aus:

- Ein Team ist in der Regel eine eher kleine Gruppe (nicht mehr als 10 Mitglieder), bei der die Mitglieder miteinander unmittelbar in Kontakt treten.
- Die Mitglieder eines Teams haben ergänzende *(komplementäre)* Fähigkeiten.
- Die Teammitglieder tragen gemeinsam die Verantwortung für das Erreichen der gemeinsamen Aufgabe bzw. des Ziels.
- Ein Team entwickelt einen Teamgeist und einen starken Gruppenzusammenhalt *(Kohäsion)*.

Pflegeteam: Als *Pflegeteam* wird in der Regel eine Gruppe von Pflegenden einer Station bezeichnet, die gemeinsam die ihnen zugewiesenen Patienten betreuen. Nicht alle mit dem Begriff Pflegeteam bezeichneten Gruppen entsprechen dem, was unter Team verstanden wird. Wenn mit Pflegeteam alle Pflegenden einer Station gemeint sind, die jedoch immer wieder in einer anderen Zusammensetzung zusammen arbeiten, kann man nicht von Team sprechen. Hingegen handelt es sich um ein Team, wenn eine Gruppe von Pflegenden mit sich ergänzenden Qualifikationen gemeinsam die Verantwortung für die Betreuung von ihnen zugewiesenen Patienten übernimmt.

Therapeutisches Team: Auch die Bezeichnung *therapeutisches Team* wird häufig verwendet. Damit sind die verschiedenen Berufsangehörigen, die an der Betreuung und Behandlung von Patienten beteiligt sind, gemeint. Der Begriff „therapeutisches Team" ist dann gerechtfertigt, wenn eine kleine Anzahl der beteiligten Berufsgruppen im oben beschriebenen Sinne gemeinsam die Verantwortung für die the-

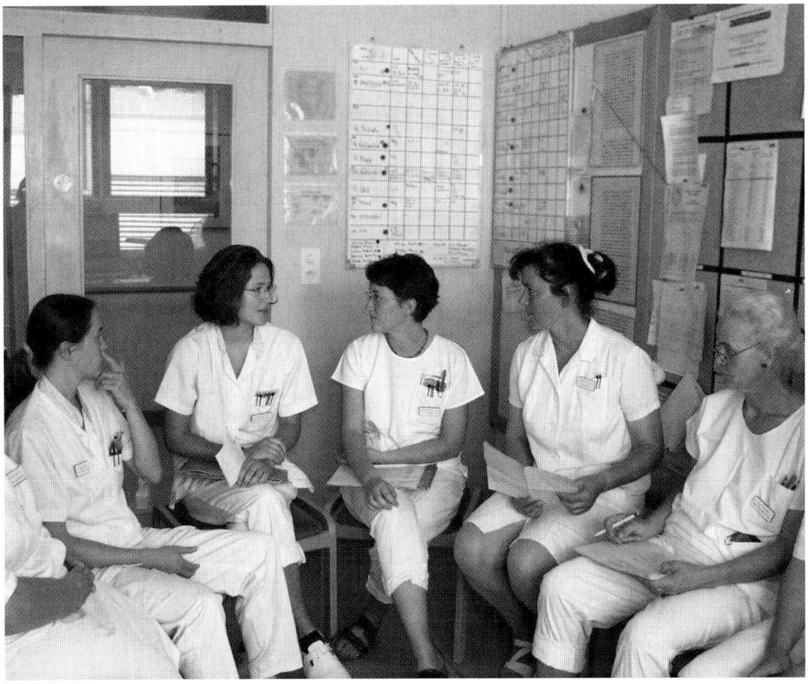

Als Pflegeteam wird in der Regel eine Gruppe von Pflegenden einer Station bezeichnet, die gemeinsam die ihnen zugewiesenen Patienten betreuen.

rapeutische Aufgabe übernimmt. Sind hingegen mit der Bezeichnung „therapeutisches Team" die verschiedenen Dienste (der Pflegedienst, der ärztliche Dienst, die Physiotherapie usw.) einer Klinik gemeint, die die Patienten betreuen, ist die Bezeichnung „interdisziplinäre Zusammenarbeit" passender.

Weitere Teams sind z. B. Projektteams, die gemeinsam ein Projekt erarbeiten, wie Forschungsgruppen, Architekturteams oder Planungsgruppen. Bekannt sind auch Sportteams oder Unterhaltungsteams.

Teamfähigkeit

Der Wirtschaftspädagoge Winfried Bachmann und die Kommunikationstrainerin Fiona Bachmann (1997, S. 62) definieren Team als einen Zusammenschluss mehrerer Personen, „die eine Tätigkeit verrichten, die Hand in Hand und besonders harmonisch erfolgt". Wie diese Definition zeigt, sind mit den Bezeichnungen „Team" oder „Teamarbeit" qualitative Merkmale verbunden. So wird in der Regel bei der Zusammensetzung eines Teams auf die Teamfähigkeiten der Mitglieder geachtet. Der Betriebswirtschaftler Helmut Schneider (1996, S. 103 ff., zit. n. Bachmann & Bachmann, 1997, S. 62) beschreibt folgende Merkmale, die teamfördernd sind:

- **Integrationsfähigkeit, Interaktionsfähigkeit**
  „... Bereitschaft und Fähigkeit zur freiwilligen Integration in eine Gruppe; dazu zählen auch Beiträge zur aktiven Gestaltung der Arbeitsatmosphäre und zur Unterordnung der eigenen Ziele unter das gemeinsame Teamziel"
- **Kooperationsfähigkeit, Partizipationsfähigkeit**
  „... die Bereitschaft mit anderen Teammitgliedern Kompromisse auszuhandeln, mit ihnen das komplexe Arbeitsgebiet in sinnvolle Einheiten aufzuteilen und andere bei ihren Teilaufgaben zu unterstützen"
- **Konsensfähigkeit**
  „... die Bereitschaft und Fähigkeit, eine Übereinstimmung mit Teammitgliedern anzustreben, ohne auf das eigene Urteil zu verzichten"
- **Kommunikationsbereitschaft, Kritikbereitschaft**
  „... die Bereitschaft, präzise, umfassend und vorbehaltlos das eigene Mehrwissen und die eigenen Erfahrungen mit anderen zu teilen und selbst auch Informationen und Anregungen – auch sachlich begründete Kritik von anderen aufzunehmen"
- **Dialogfähigkeit**
  „... Toleranz und geistige Aufgeschlossenheit gegenüber den Eigenarten, Meinungen und Beiträgen anderer Teammitglieder und die Fähigkeit, sich sachlich damit zu beschäftigen"
- **Soziale Flexibilität, Kreativität, Innovationsbereitschaft**
  „ein Verzicht auf starres Festhalten an alten Vorstellungen und eine geistige Offenheit für ungewöhnliche Ideen und innovative Problemlösungen"
- **Frustrationstoleranz, Durchhaltevermögen**
  „... die Fähigkeit, sich auch in schwierigen, mehrdeutigen Situationen durchzubeißen und Widerstände und Rückschläge zu überwinden."

Diese Eignungsmerkmale zeigen ein Teamverständnis, mit dem sehr hohe Qualitätserwartungen verbunden sind, die Kommunikationsfähigkeit der Mitglieder und arbeitsfähige Gruppen voraussetzen. Häufig sind in einem Krankenhaus die personellen und strukturellen Voraussetzungen zur Erfüllung solcher Qualitätserwartungen nicht gegeben, z. B. wechselt die Zusammensetzung der Arbeitsteams bedingt durch Schichtarbeit, Frei- und Ferienabwesenheiten. Auch die hierarchische Struktur der Krankenhäuser erschwert die Entwicklung eines Teams.

Entwicklung von Teamqualitäten

Die Entwicklung von Teamqualitäten erfordert Zeit und Übung. In einem Pflegeteam können folgende Bedingungen die Teamarbeit unterstützen und fördern:

- **Auswahl der Mitglieder:** Die Mitglieder eines Teams werden so ausgewählt, dass sie zusammenpassen und sich gegenseitig ergänzen.
- **Konstante Gruppen:** Bei der Dienstaufteilung wird darauf geachtet, dass, sofern möglich, die selben Personen zusammen arbeiten, damit sich Teams formieren können.
- **Eindeutige und klare Aufgaben und Ziele:** Die Aufgaben und Ziele der Teammitglieder werden eindeutig festgelegt und entsprechen ihren Fähigkeiten.
- **Kollektive Verantwortung:** Die Teammitglieder werden in die Zielsetzung, Arbeitsplanung und Entscheidungsfindung einbezogen.
- **Klarheit und Transparenz:** Es besteht eine offene Informationspolitik, und es werden Spielregeln für die Zusammenarbeit vereinbart.
- **Gegenseitige Vertrauensbasis:** Vertrauen basiert auf Qualitäten wie Ehrlichkeit, Aufrichtigkeit, Loyalität, Zuverlässigkeit und Berechenbarkeit.
- **Freiräume zur Konfliktbewältigung:** Es werden Freiräume zur Besprechung und Klärung von Problemen und Konflikten geschaffen.
- **Feedbackkultur:** Es besteht ein Feedbacksystem nach innen und außen, das es ermöglicht zu überprüfen, inwieweit die Ziele des Teams erreicht werden können, z. B. in Form von Auswertungs- und Qualifikationsgesprächen.

20.2.3 Arbeitsgruppen

Klassische Arbeitsgruppen: Eine *Arbeitsgruppe im klassischen Sinn* unterscheidet sich deutlich von einem Arbeitsteam. Eine klassische Arbeitsgruppe meint eine Gruppe von Mitarbeitern, die eine gemeinsame Aufgabe mit eindeutiger Aufgabenteilung bearbeiten. Die Mitarbeiter wurden durch die Organisationsführung ernannt und werden durch das Management strukturiert und kontrolliert.

Autonome Arbeitsgruppen: Einen Gegensatz zu traditionellen Arbeitsgruppen bilden *autonome Arbeitsgruppen*. Autonome Arbeitsgruppen können durch eine Organisation ernannt sein oder ihre Mitglieder selbst wählen. Sie nehmen jedoch sowohl die Führungsaufgaben (Planen, Organisieren, Kontrolle und Entscheiden) als auch die Produktionsaufgaben oder Dienstleistungsaufgaben selbst wahr. Autonome Arbeitsgruppen dienen der Verbesserung der Produktivität und Qualität des Arbeitslebens und der Selbstbestimmung der Mitarbeiter. Sie haben daher eine positive Wirkung auf die Arbeitsmotivation und Zufriedenheit der Mitarbeiter und die Arbeitsleistung. Autonome Arbeitsgruppen werden häufig auch als „Arbeitsteam“ bezeichnet.

Arbeitsgruppen in einem Krankenhaus können sowohl den Charakter von klassischen als auch von teilautonomen bis zu autonomen Arbeitsgruppen besitzen.

21 Die Bedeutung von Gruppen für ein Individuum

21.1 Kleingruppen – Primärgruppen

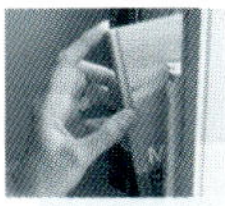

Primärgruppe

Gruppen mit einer kleinen Mitgliederzahl, in denen sich die Mitglieder persönlich kennen und die durch regelmäßigen gegenseitigen Kontakt ein starkes Zusammengehörigkeitsgefühl entwickeln.

Die Gruppen, die einem Menschen in der Regel am meisten bedeuten, sind kleine Gruppen, in denen sich die Gruppenmitglieder gegenseitig kennen. Die erste dieser kleinen Gruppen, die ein Mensch in seinem Leben kennen lernt, ist die Familie. Man nennt solche kleinen Gruppen

Primärgruppen. Eine primäre Gruppe ist charakterisiert durch das enge Zusammenleben und den unmittelbaren Kontakt der Mitglieder. Dadurch entsteht ein starkes Gefühl der Zusammengehörigkeit, ein **Wir-Gefühl.** Primärgruppen können den Mitgliedern ein Gefühl der Geborgenheit vermitteln. Sie wirken prägend und nach ihnen orientieren sich die Mitglieder in ihren Interessen, Einstellungen, Normen und Wertvorstellungen. Dadurch können sie einen nachhaltigen Einfluss auf die Sozialisierung ihrer Mitglieder ausüben.

Primärgruppenbindungen ändern sich im Laufe eines Lebens häufig. Neben der Familie sind es Spielgruppen, Freundesgruppen, Interessengruppen, Sportteams, Clubs usw.

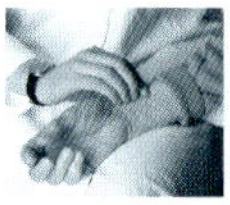

Gesundheits- und Krankenpflegerin Anja Anderson und ihre Primärgruppe

Gesundheits- und Krankenpflegerin Anja Anderson wohnt mit zwei Freundinnen, einer Lehrerin und einer Physiotherapeutin zusammen. Diese Wohngemeinschaft bedeutet ihr viel. Wenn sie berufliche Schwierigkeiten hat, holt sie sich dort Rat und Unterstützung. Anja Anderson hat das Gefühl, in ihrer Wohngemeinschaft könne sie sich so geben und zeigen, wie es ihr gerade zumute ist. Besonders in der Anfangszeit gab ihr diese Gruppe die Kraft, die Anpassungsschwierigkeiten besser zu bewältigen.

21.2 Größere, organisierte Gruppen – Sekundärgruppen

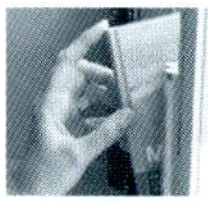

Sekundärgruppen

Größere Gruppen, deren Mitgliederzahl keinen engen persönlichen Kontakt aller Mitglieder erlaubt.

Sekundärgruppen werden zur Erreichung eines bestimmten Ziels gebildet. Die Gruppenmitglieder sind miteinander weniger gefühlsmäßig als durch festgelegte Regeln verbunden. Beispiele von Sekundärgruppen sind Jugendorganisationen, Berufsinteressengruppen, Orchestervereine oder Fußballmannschaften.

Die Beeinflussung der Mitglieder durch die Gruppe ist weniger stark und bedeutungsvoll als bei Primärgruppen, da die einzelnen Mitglieder einander weniger nahe stehen. Trotzdem kann die Zugehörigkeit zu solchen Gruppen für einzelne Gruppenmitglieder wichtig und entscheidend sein, besonders auch für das Verhältnis zu anderen Gruppen.

21.3 Bezugsgruppen – Gruppen, an denen sich Menschen orientieren

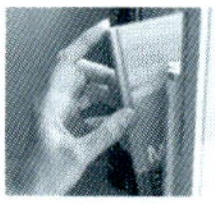

Bezugsgruppen *(Referenzgruppen)*

Gruppen, an denen Menschen ihr Verhalten orientieren, unabhängig davon, ob sie ihnen angehören.

Nicht alle Gruppen, denen ein Mensch angehört, beeinflussen seine Einstellungen und sein Verhalten. Andererseits aber können Gruppen, denen jemand nicht angehört oder denen er früher angehörte, einen starken Einfluss auf das Verhalten eines Menschen ausüben. Solche Gruppen nennt man **Bezugsgruppen** oder *Referenzgruppen*. Bezugsgruppen dienen einem Individuum als Vergleichsmaßstab und als Quelle von Normen.

- **Bezugsgruppen als Vergleichsmaßstab**
  Hat eine Bezugsgruppe eine Vergleichsfunktion für ein Individuum, so heißt das, es zieht Vergleiche mit sich selbst und der jeweiligen Gruppe oder mit den Mitgliedern der Gruppe. Das Resultat dieses Vergleichs beeinflusst das

Selbstwertgefühl und die Zufriedenheit eines Individuums. Vergleicht Anja Anderson ihre wirtschaftliche Lage als Gesundheits- und Krankenpflegerin mit der Lage der Kolleginnen ihrer Freundinnen, den Lehrerinnen und Physiotherapeutinnen, so wird sie recht unzufrieden sein. Sie hat dann das Gefühl, sie müsse viel mehr leisten als diese, obwohl sie ein geringeres Gehalt bezieht. Vergleicht sie sich aber mit den befreundeten Studentinnen, die nur sehr wenig verdienen, wird sie zufrieden sein.

- **Bezugsgruppen als Quelle von Werten und Normen**
  In ihrer normativen Funktion ist die Bezugsgruppe Quelle der Wertvorstellungen und Einstellungen eines Menschen. Je nachdem wie stark sich ein Individuum mit einer Gruppe identifiziert, beeinflusst sie sein Verhalten und seine Erwartungen an andere. Oft werden von einzelnen Personen Normen aus einer Gruppe in eine andere Gruppe übertragen, z. B. Normen, die bestimmen, wie man sich kleidet, wie man miteinander spricht, ob man sich du sagt oder nicht, ob man über Gefühle spricht oder nicht, ob man offen sagt, was man denkt, oder ob man über eine andere Person hinter ihrem Rücken spricht. Die Übertragung solcher Normen wird für ein Gruppenmitglied zu einem Konflikt, wenn sie den Normen der anderen Gruppe widersprechen.

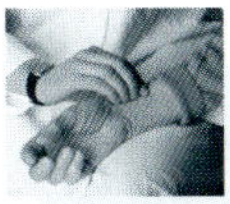

Das Team der Lehrerinnen als Bezugsgruppe

Sonja Berlinger und einige ihrer Klassenkameradinnen sind sehr beeindruckt von ihren Berufsschullehrerinnen. Die Art und Weise, wie diese auf die lernenden Gesundheits- und Krankenpflegerinnen eingehen, ihre Einstellung zum Beruf, zu den Patienten und zur Pflege scheinen ihnen nachahmenswert. Deshalb versucht Sonja Berlinger auf der Abteilung nach den vermittelten Grundsätzen zu arbeiten. Sie nimmt sich viel Zeit für Gespräche mit Patienten und geht auf ihre Bedürfnisse ein und riskiert gleichzeitig damit, mit ihrer Arbeit nicht fertig zu werden und auf der Abteilung als „langsame angehende Gesundheits- und Krankenpflegerin" zu gelten. Sonja Berlinger fühlt sich unglücklich und unverstanden auf dieser Abteilung.

Sonja Berlinger hat in diesem Beispiel die Wertvorstellungen und Verhaltensweisen ihrer Lehrerinnen übernommen und richtet sich danach, unabhängig von der konkreten Situation auf der Abteilung, die ein zeitintensives Eingehen auf den Patienten nicht zulässt. Sie bringt sich damit in einen Konflikt und wird unzufrieden.

21.4 Die Wahrnehmung und Beurteilung eigener und fremder Gruppen

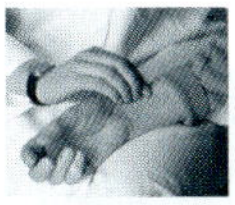

Ich will auf unserer Abteilung bleiben

Auf der Abteilung B gibt es zur Zeit wenig zu tun. Die während solcher Phasen üblichen Reinigungs- und Aufräumarbeiten sind ebenfalls schon erledigt. Die Stationsleiterin Ruth Schneider vernimmt beim Pflegerapport, dass auf der Abteilung A eine Gesundheits- und Krankenpflegerin erkrankt ist und dringend ersetzt werden sollte. Nach dem Rapport ruft sie Christa Schmid zu sich und bittet sie, einige Tage auf der Abteilung A zu arbeiten und die kranke Kollegin zu ersetzen. Christa Schmid ist mit diesem Vorschlag jedoch nicht einverstanden und wehrt sich heftig: „Weshalb soll ich auf diese Abteilung gehen? Ich kenne sie überhaupt nicht. Die Gesundheits- und Krankenpflegerinnen dort sind ohnehin sehr arrogant. Jetzt sollen sie auch selbst sehen, wie sie zurecht kommen. Sie sollen besser organisieren. Uns hilft auch niemand, wenn jemand krank ist. Ich will auf unserer Abteilung bleiben."

Was ist hier geschehen? Die Stationsleiterin wollte Christa Schmid vorübergehend in eine für sie fremde Gruppe versetzen und stößt dabei auf erheblichen Widerstand und auf Vorurteile gegenüber der fremden Gruppe.

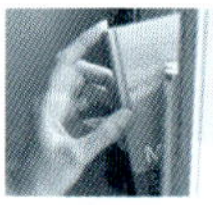

Eigengruppen *(Wir-Gruppen)*

Gruppen, denen ein Mensch angehört und denen er sich zugehörig fühlt.

Fremdgruppen

Gruppen, denen ein Mensch nicht angehört.

- **Eigengruppen:** Menschen haben die Tendenz, gegenüber Gruppen, deren Mitglied sie sind, ein so genanntes „Wir-Gefühl" zu entwickeln, d. h. sich ihnen zugehörig zu fühlen und die Gruppe als einen Lebensbereich wahrzunehmen und anzuerkennen. Solche Gruppen bezeichnet die Sozialpsychologie als Eigengruppen (*Wir-Gruppen*).
- Gruppen, denen Menschen selbst angehören, werden in der Regel anders beurteilt als Gruppen, denen sie nicht angehören. Die Eigengruppe wird in den Mittelpunkt gestellt und gilt als Maßstab für andere Gruppen. Da das Bekannte Sicherheit und Geborgenheit vermittelt, werden die Eigenschaften der eigenen Gruppen vom Einzelnen überschätzt.
- **Fremdgruppen:** Fremdgruppen, Gruppen, denen ein Mensch nicht angehört, sind ihm unbekannt, fremd. Sie haben andere Werte, Normen und Lebensgewohnheiten. Dieses Fremdsein bedeutet Unsicherheit und Angst. Es schafft Distanz und ist häufig die Quelle von Vorurteilen und Stereotypen. Je ähnlicher Einstellungen, Werte und Gewohnheiten einer Fremdgruppe der eigenen Gruppe sind, umso positiver wird sie beurteilt und je unterschiedlicher sie sind, desto ungünstiger fällt das Urteil aus.

Eine Anzahl Experimente zeigt, wie die Wahrnehmung eigener und fremder Gruppen zugunsten der eigenen Gruppe verzerrt wird. Dazu ein Beispiel (Rabbie, 1981, zit. n. Zimbardo, 1995, S. 729): Versuchspersonen wurden zufällig in eine „blaue" und in eine „grüne" Gruppe eingeteilt. Die Mitglieder erhielten blaue oder grüne Kugelschreiber und schrieben auf blaues und grünes Papier. Außerdem wurden die Gruppen jeweils als „blaue Gruppe" bzw. „grüne Gruppe" angesprochen. Diese zufällige Zuordnung der Mitglieder zu einer blauen bzw. grünen Gruppe genügte, um die eigene Gruppe günstiger zu beurteilen als die fremde Gruppe. Dieses Experiment zeigt: allein die Tatsache, einer Gruppe anzugehören, genügt, um die eigene Gruppe günstiger als die fremde zu beurteilen, unabhängig von der Eigenschaft und Leistung der Gruppe.

Welches Ausmaß die unterschiedliche Bewertung von Eigen- und Fremdgruppen annehmen kann, zeigt eine weitere Studie (Simpson & Yinger, 1965, zit. n. Schneider, 1975, S. 285). Die Autoren erstellten eine Rangordnung der sozialen Distanz von 13 Nationen nach dem Urteil von Weißen, Schwarzen und Juden in den USA. Auch diese Arbeit zeigt die positive Beurteilung der eigenen Gruppe und die weniger positive Beurteilung fremder Gruppen. Bei der Beurteilung dieser Resultate muss die damalige weltpolitische Lage mitberücksichtigt werden.

Die Zuordnung von positiven Eigenschaften zu Gruppen, denen man angehört, führt oft zu Gegensätzen und so genannten Gegengruppen wie: Deutsche – Ausländer, Schweizer – Ausländer, Weiße – Schwarze, Frauen – Männer. Das Ver-

Rangordnung der Weißen	Rangordnung der Schwarzen	Rangordnung der Juden
1. Engländer	1. Schwarze	1. Juden
2. Franzosen	2. Franzosen	2. Engländer
3. Deutsche	3. Spanier	3. Franzosen
4. Spanier	4. Engländer	4. Deutsche
5. Italiener	5. Mexikaner	5. Spanier
6. Juden	6. Inder	6. Italiener
7. Griechen	7. Japaner	7. Mexikaner
8. Mexikaner	8. Deutsche	8. Japaner
9. Chinesen	9. Italiener	9. Türken
10. Japaner	10. Chinesen	10. Griechen
11. Schwarze	11. Juden	11. Chinesen
12. Inder	12. Griechen	12. Inder
13. Türken	13. Türken	13. Schwarze

Tab. 21.1: Rangordnung von 13 Nationalitäten nach dem Urteil von Weißen, Schwarzen und Juden in den USA (Simpson & Yinger, 1965).

halten gegenüber Fremdgruppen kann von Anziehung, Nichtbeachtung bis zu Krieg reichen. In Betrieben wird dem Phänomen des Feindbildes von Fremdgruppen entgegengewirkt, indem Kontakte zwischen den Gruppen bewusst gefördert werden durch betriebsinterne Veranstaltungen, z. B. Betriebsfeste, Ausflüge, gemeinsame Pausen oder Informationsveranstaltungen.

22 Entstehung und Entwicklung von Gruppen

22.1 Motive für Gruppenbildungen

Der Mensch ist ein soziales Wesen. Er wird in eine *Gruppe* – die Familie (*Primärgruppe*) – hineingeboren. Sie ist sein Lebensraum. Er lernt dort, seine Bedürfnisse zu befriedigen. Ebenfalls lernt er, wie man sich in Gruppen zu verhalten hat. Diese Erfahrungen prägen später seine Motivation, sich mit anderen Menschen in Gruppen zusammen zu tun.

Was jedoch bewegt Menschen außerdem, sich in Gruppen zusammenzuschließen, ihre Ziele gemeinsam mit anderen zu erreichen und dafür diese und nicht andere Menschen auszuwählen?

22.1.1 Gemeinsame Ziele

Menschen bilden Gruppen, um gemeinsame Ziele zu erreichen. Sie verfolgen damit sowohl **sozial-emotionale** als auch **leistungsorientierte Ziele.** Sozial-emotionale Ziele dienen der Befriedigung von Bedürfnissen nach Kontakt, Abwechslung, Zuneigung, Anerkennung, Macht, Geltung und Führerschaft. Leistungsorientierte Ziele werden z. B. durch Bedürfnisse nach Information, einer sachgerechten Lösung, Gewinn oder Arbeitserleichterung befriedigt.

In der Realität sind die Ziele der beiden Kategorien miteinander verknüpft und werden in bestimmten Situationen von einzelnen Mitgliedern unterschiedlich vertreten. So kann das wirkliche Ziel von Mitgliedern eines Fremdsprachenkurses die Befriedigung des Kontaktbedürfnisses und nicht die Befriedigung des Bedürfnisses nach Information sein. Ein Mensch mit einem sozial-emotionalen Bedürfnis wird der gegenseitigen Beziehung zwischen den Gruppenmitgliedern große Bedeutung beimessen.

Das gemeinsame Ziel, das zur Gruppenbildung Anlass gibt, kann **kurzfristig** durch ein äußeres Ereignis entstehen, etwa wenn sich Mieter zusammenschließen, um sich gegen die angekündigte Erhöhung der Wohnungsmieten zu wehren. Es kann sich aber auch **langsam** entwickeln wie z. B. bei Elterngruppen, die sich in Erziehungsfragen gegenseitig unterstützen wollen. Das Gruppenziel kann auch von außen vorgegeben sein, wie dies bei Lerngruppen einer Schulklasse oder der Pflegegruppe eines Krankenhauses der Fall ist.

Wovon hängt es ab, mit wem ein Mensch eine nähere Beziehung sucht, mit welchen Personen er freiwillig eine Gruppe bildet? Was zieht ein Mensch an anderen Menschen an?

22.1.2 Körperliche Attraktivität

Erfahrungen im alltäglichen Leben lassen vermuten, dass für die gegenseitige Anziehung von Menschen das *körperliche Aussehen* eine wesentliche Rolle spielt. Diese Alltagsmeinung wurde durch ein Experiment von Walster, Aronson, Abraham und Rottmann (1966) anlässlich eines Balles bei Studenten bestätigt. Es zeigte sich, dass gut aussehende Personen mehr geschätzt wurden, und dass man mit ihnen eher wieder in Kontakt treten wollte und sich auch eher wieder mit ihnen traf. Es zeigte sich auch, dass Männer stärker an körperlicher Attraktivität interessiert waren als Frauen. Frauen wünschten sich eher Partner, die einen hohen Status, die gleiche Hautfarbe und Religion hatten und intelligent waren.

22.1.3 Ähnlichkeit

Ein Auswahlkriterium für Gruppenmitglieder ist *Ähnlichkeit*. Dies sagt schon das Sprichwort „Gleich und gleich gesellt sich gern“ Der Mensch sucht sich Partner, die ihm ähnlich sind etwa hinsichtlich Einstellungen, Schulbildung, Intelligenz, der sozialen Stellung und des Alters. Die Suche nach Partnern, die uns in gewisser Hinsicht ähnlich sind, lässt sich erklären durch das Bedürfnis, Sicherheit zu haben, ob die eigenen Meinungen richtig sind. Da Ansichten und Meinungen nicht objektiv gesichert werden können, sucht der Mensch sie in seiner sozialen Umgebung zu bestätigen. Er findet sie am ehesten bei Menschen bestätigt, die ihm ähnlich sind. Die Bedeutung der Ähnlichkeit für gegenseitige Anziehung wurde in zahlreichen Untersuchungen nachgewiesen.

22.1.4 Gegenseitige Ergänzung

Im Gegensatz zum Sprichwort „Gleich und Gleich gesellt sich gern“, ist auch der Ausspruch „Gegensätze ziehen sich an“ bekannt. Worin jedoch bestehen die *Gegensätze*, die anziehend wirken sollen? In verschiedenen Untersuchungen mit Ehe- und Freundespaaren wurde festgestellt, dass sich die Persönlichkeitseigenschaften der einzelnen Partner wesentlich voneinander unterschieden, zum Teil sogar gegensätzlich waren und sich so gegenseitig ergänzten. Bestimmt auftretende Personen wählten z. B. eher zurückhaltende Partner. Auch im Alltag kann beobachtet werden, dass sich Personen mit gegensätzlichen Eigenschaften, verschiedenen Stärken und Schwächen zusammentun und sich dadurch wirkungsvoll gegenseitig ergänzen.

22.1.5 Sympathie

Sympathie ist eine wichtige Voraussetzung dafür, dass Menschen sich zusammentun, um gemeinsam etwas zu unternehmen. Alltagserfahrungen zeigen, dass ein Mensch sich zu Menschen hingezogen fühlt, die ihn schätzen und von denen er weiß, dass er ihnen sympathisch ist. Diese gegenseitige Sympathie ist abhängig davon, wie ein Mensch sich selbst beurteilt. Lehnt jemand Eigenschaften an sich selbst ab, kann es sein, dass er Menschen, die diese Verhaltensweisen und Eigenschaften zeigen, ebenfalls ablehnt und unsympathisch findet.

Eine wichtige Bedingung für die Erhaltung der Sympathie ist die Häufigkeit der Kontakte. Wenn Personen häufig miteinander in Kontakt treten, steigt die gegenseitige Sympathie. So kann ein sich selbst verstärkender Prozess entstehen: Gruppenmitglieder, die sich gegenseitig sympathisch sind, treffen sich häufiger. Durch diese häufigen Kontakte wiederum steigt die gegenseitige Sympathie. Die Gruppenmitglieder haben dann noch stärker den Wunsch, gemeinsam etwas zu unternehmen.

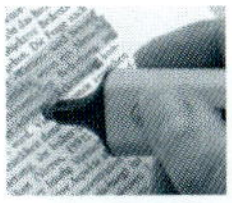

Gemeinsame Ziele, attraktive äußere Erscheinung, Ähnlichkeit, gegenseitige Ergänzung und Sympathie sind wichtige Bedingungen für gegenseitige Anziehung und Gesellung. Wenn nicht zumindest eine dieser Bedingungen erfüllt ist, werden sich Menschen kaum zusammenschließen. Eine Ausnahme ist dann gegeben, wenn sie durch äußere Umstände dazu veranlasst werden, wie das beispielsweise in Arbeitsgruppen der Fall sein kann (➛ Kap. 18.2).

22.2 Phasen in der Entwicklung von Gruppen

Bilden Personen eine Gruppe, um gemeinsam ein Ziel zu erreichen, so lassen sich bestimmte Entwicklungsphasen beobachten. Das folgende Vier-Phasen-Modell wurde anhand von Beobachtungen in so genannten Trainings-Gruppen entwickelt (Tuckmann,1965):

- **Formierungsphase (forming).** Die unvertraute neue Situation bewirkt Unsicherheit und Angst bei den einzelnen Gruppenmitgliedern. Es findet ein gegenseitiges Abtasten statt: Welche Verhaltensmuster werden von der Gruppe akzeptiert, welche werden abgelehnt? Die Gruppenmitglieder tendieren dazu, sich an einen möglichen Führer bzw. an schon bestehende Normen anzulehnen. Daneben versuchen sie, sich an einem Gruppenziel zu orientieren.
- **Konfliktphase (storming).** In dieser Phase entwickeln sich Konflikte zwischen den Gruppenmitgliedern. Es entstehen Untergruppen. Einzelne Mitglieder widersetzen sich den bestehenden Normen, lehnen ihre Partner und mögliche Leiter ab. Es entwickeln sich Widerstände gegen das Gruppenziel und die gestellte Aufgabe. Die Verpflichtung zur Erfüllung der Gruppenaufgabe wird als Einschränkung der persönlichen Freiheit empfunden.
- **Normierungsphase (norming).** In der dritten Phase entwickelt sich der Gruppenzusammenhalt (*Gruppenkohäsion*). Die Mitglieder akzeptieren sich gegenseitig. Zwischenmenschliche Probleme werden gelöst, und es entsteht ein so genanntes „Wir-Gefühl". Die Gruppe stellt eigene Normen auf. Zur Lösung der Gruppenaufgabe erfolgt ein offener Informationsaustausch zwischen den Gruppenmitgliedern. Jedes Mitglied stellt der Gruppe seine individuellen Ressourcen zur Verfügung.
- **Leistungsphase (performing).** In dieser letzten Phase konzentriert sich die Gruppe auf ihre Aufgabe. Die Rollenbeziehungen werden akzeptiert, gefestigt und im Sinne der Aufgabe genutzt. Dadurch wird die Erreichung des Gruppenziels und die Lösung von Gruppenproblemen möglich.

Dieses Phasenmodell beschreibt keinen zwangsläufig ablaufenden Prozess innerhalb von Gruppen, es ist vielmehr ein häufig zu beobachtender Verlauf der Entstehung und Entwicklung von Gruppen. Die zeitliche Dauer der einzelnen Phasen wird beeinflusst durch die Häufigkeit und Art der Beziehungen der Mitglieder und durch die Umgebung. Das Verharren in einer bestimmten Phase kann die Gruppe hindern, zur Arbeitsphase vorzudringen und die Gruppenaufgabe zu lösen.

Neue Aufgaben, neue Gruppenmitglieder oder eine geringe Kontaktintensität können bewirken, dass eine Gruppe die verschiedenen Phasen erneut durchläuft. So kann ein Personalwechsel auf einer Abteilung ein Pflegeteam in erhebliche Schwierigkeiten bringen, weil es sich als Gruppe wieder neu konstituieren muss.

23 Die Gruppe – ein System

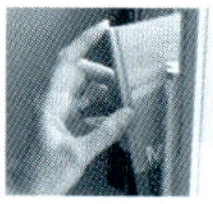

System

Aggregat von einzelnen Elementen, die zusammen ein organisiertes einheitliches Ganzes bilden und miteinander in wechselseitiger Beziehung stehen und sich gegenseitig beeinflussen. Ein System als Ganzes ist mehr als die Summe seiner Teile.

Gruppen können als Systeme verstanden werden. Diese eher unübliche Betrachtungsweise sieht eine Gruppe als Ganzheit, in der sich die einzelnen Teile wechselseitig beeinflussen.

Heute wird der Begriff System sehr unterschiedlich verwendet. Man spricht von biologischen, technischen, sozialen Systemen, aber auch von Wertsystemen, Klassifikationssystemen usw. Im Bereich der Medizin kennt man Organsysteme, z. B. das Kreislauf-, Nerven- oder Verdauungssystem und in der Pflege den Begriff Pflegesystem.

Menschen, Gruppen, Organisationen können als komplexe lebendige Systeme verstanden werden. Die Anwendung des Systemgedankens auf soziale Systeme, Gruppen, Familien und Institutionen ist bekannt aus der Familientherapie und Organisationsentwicklung (Buddeberg, 2004).

23.1 Merkmale und Eigenschaften von Systemen

Ein System steht immer in einem bestimmten Verhältnis zu seinem Umfeld. Das Verhältnis eines Systems zum Umfeld wird durch den Grad seiner Durchlässigkeit bestimmt. Findet zwischen einem System und seinem Umfeld kein Austausch statt (die Grenzen sind undurchlässig), spricht man von **geschlossenen** Systemen Im Gegensatz dazu sind Systeme **offen**, wenn zwischen ihnen und dem Umfeld ein Austausch stattfindet (die Grenzen sind durchlässig). Lebendige Systeme sind immer offene Systeme, die mit ihrer Umwelt in Verbindung stehen. Sie können aber mehr oder weniger starre Grenzen haben und eher geschlossen oder offen sein. Durch ihre Beziehung zur Umwelt werden soziale Systeme beeinflusst und sie verändern sich.

Systeme funktionieren nach bestimmten Regeln und Prinzipien, von denen hier einige dargestellt werden.

Ganzheit und gegenseitige Abhängigkeit mehrerer Teile

Systeme bestehen aus mehreren miteinander verbundenen Teilen *(Elementen)*, die eine Ganzheit bilden. Jeder Teil sorgt auf seine spezielle Art für das Funktionieren des Gesamtsystems. Die Teile sind voneinander abhängig und beeinflussen sich gegenseitig. Eine Änderung in einem Teil des Systems verursacht auch Änderungen in anderen Teilen.

Feedbacksystem und Regelmechanismen

- **Das Feedbacksystem:** Damit das System funktionieren kann, wird das Verhalten durch Feedback zwischen den einzelnen Teilen gesteuert. Das Feedbacksystem reguliert das Zusammenspiel der einzelnen Teile und hilft, Einflüsse des Umfeldes aufzufangen oder zurückzuweisen. Dadurch soll das innere Gleichgewicht erhalten bleiben. Ist das innere Gleichgewicht vorhanden, ist ein System stabil. Nimmt ein System die Einflüsse des Umfeldes auf, wird es instabil und verändert sich.

- **Regelmechanismen:** Spezielle Regelmechanismen sorgen bei Einflüssen von außen dafür, dass das Prinzip des Systems erhalten bleibt. Systeme müssen in der Lage sein, mit Unterschieden umzugehen und auf Veränderungen von außen sinnvoll zu reagieren. Beispiel eines solchen Regelmechanismus aus der Physiologie ist das Prinzip der Regulation des Blutzuckergehaltes im Blut, der trotz Nahrungsaufnahme im Normalfall konstant bleibt. Ein System kann versuchen, Verschiedenheiten abzuschwächen oder sie aufzunehmen. Der Psychiater Claus Buddeberg (2004) weist darauf hin, dass lebendige Systeme sowohl die Fähigkeit zur Aufrechterhaltung ihrer Grundstruktur haben müssen, als auch die Fähigkeit zur Änderung der Struktur, zum Strukturwandel.

Feedbacksystem und Regelmechanismen arbeiten eng zusammen.

23.2 Das Systemhafte an Gruppen

Das, was das Systemhafte von Gruppen ausmacht, sind nicht ihre einzelnen Mitglieder mit ihren Eigenschaften, sondern Prozesse, die in einer bestimmten Art und Weise ablaufen. Diese Prozesse machen das aus, was man als den „Charakter" einer Gruppe bezeichnen könnte. Will man diese Prozesse verstehen, geht es weniger um die Frage nach dem „*Warum*" als um die Frage „*Wie* funktioniert das System?".

Die Beantwortung dieser Frage setzt eine Auseinandersetzung mit dem Begriff System voraus.

Ganzheit und gegenseitige Abhängigkeit mehrerer Teile

Einzelne Bestandteile oder Elemente einer Gruppe, die sich gegenseitig beeinflussen, sind beispielsweise:

- Gruppennormen und der Prozess des Aushandelns von Gruppennormen
- Die Rollenstruktur und der Prozess der Rollendifferenzierung
- Kommunikation
- Machtstruktur und Prozesse der Machtausübung
- Gefühle und emotionale Beziehungen.

Diese Elemente beeinflussen sich gegenseitig und sind voneinander abhängig. Eine Veränderung der Rollen der Gruppenmitglieder ist beispielsweise nicht denkbar ohne Auswirkungen auf die Kommunikation innerhalb der Gruppe. Das Beispiel „Der Einfluss der Rollenverteilung auf die Kommunikation" soll diese gegenseitige Beeinflussung veranschaulichen.

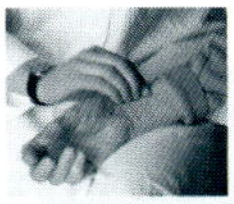

Der Einfluss der Rollenverteilung auf die Kommunikation

Die wöchentliche Teamsitzung verlief auf der Abteilung B zumeist nach dem gleichen Schema: Die Stationsleiterin Ruth Schneider teilte die zu behandelnden Themen mit. Christa Schmid und Anja Anderson äußerten ihre Meinung dazu, die andern saßen schweigend da, nickten ab und zu oder warfen sich einen vielsagenden Blick zu. Nach etwa einer Stunde beendete Ruth Schneider die Besprechung und alle liefen mehr oder weniger gelangweilt auseinander. Christa Schmid gefiel diese Art des Gruppengesprächs zunehmend weniger. Sie schlug deshalb an einer Sitzung vor, die Gruppenzusammenkünfte anders zu gestalten: Jedes Mitglied sollte abwechslungsweise die Leitung der Gruppe übernehmen. Am Anfang jeder Sitzung sollten gemeinsam die zu behandelnden Themen bestimmt werden. Nach einigen Anfangsschwierigkeiten entwickelten sich nach dieser Änderung die Gruppensitzungen zu lebhaften Diskussionen.

In diesem Beispiel wurden durch die wechselnde Gesprächsleitung die gewohnten

Rollen in der Gruppe – Leiter, Mitsprecher, Schweiger und Zuhörer – geändert. Dies beeinflusste die Art der Kommunikation. Es beteiligten sich mehr Mitglieder als früher am Gespräch, so dass eine wirkliche Diskussion entstand. An diesem Beispiel zeigt sich die Eigenschaft der **Ganzheit** und wechselseitigen Beeinflussung einer Gruppe.

Regelmechanismen

Regelmechanismen halten gewisse Zustände in einer Gruppe konstant oder passen sie veränderten Umweltbedingungen an. Sie regeln die jeweilige Funktionsweise einer Gruppe und halten so die Eigenart einer Gruppe konstant. Das folgende Beispiel soll dies veranschaulichen.

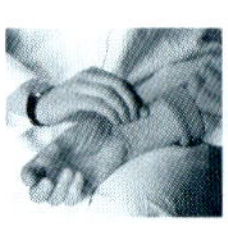

Stationsleiterin Ruth Schneider darf nicht kritisiert werden

An den erwähnten Gruppenrapporten laufen unabhängig vom behandelten Thema immer die gleichen Prozesse ab. Ruth Schneider als Stationsleiterin hat oft ein ungutes Gefühl gegenüber den anderen Kolleginnen, ohne dieses jedoch erklären zu können. Sie erhält von den anderen Gruppenmitgliedern nur wenig Rückmeldung. Gleichzeitig befürchtet sie aber, man könne ihr Verhalten negativ bewerten. Diese Angst und Unsicherheit versucht sie zu überdecken, indem sie bestimmt und entschlossen auftritt. Die anderen Gesundheits- und Krankenpflegerinnen wiederum glauben, man sollte einer Stationsleiterin mit einem so entschlossenen Auftreten möglichst nicht widersprechen. Sie ärgern sich jedoch über gewisse Dinge, die Ruth Schneider anordnet oder vorschlägt. Jedes Mal, wenn sie versuchen den Vorschlägen von Ruth Schneider zu widersprechen, werden sie durch ihre bestimmt vorgebrachten Begründungen entmutigt. Oft drücken dann nach den Besprechungen die Gruppenmitglieder in kleinen Gruppen ohne Beisein ihrer Stationsleiterin ihren unterdrückten Ärger über sie aus.

Ruth Schneiders Angst, kritisiert zu werden und die Scheu der Gruppenmitglieder, sie zu kritisieren, regeln in diesem Beispiel den Grad der Offenheit in der Gruppe. Dieser Regelmechanismus bewirkt, dass immer wieder die gleichen Prozesse ablaufen. Sie drücken sich aus in der Norm „Unsere Stationsleiterin darf nicht kritisiert werden“.

23.2.1 Elemente von Gruppensystemen

Wie Gruppennormen das Verhalten der Gruppenmitglieder beeinflussen

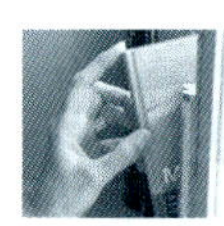

Normen

Normen sind von der Mehrzahl der Gruppen- bzw. Gesellschaftsmitglieder geteilte Vorstellungen darüber, welches Verhalten einer bestimmten Situation angemessen ist.

Jede Gruppe bildet im Laufe ihrer Entwicklung Regeln, so genannte **Normen.** Normen legen fest, wie man sich als Mitglied der jeweiligen Gruppe zu verhalten hat. Meistens sind diese Regeln nicht ausformuliert, vielfach sind sie den Mitgliedern auch nicht bewusst und doch bestimmen sie das Verhalten der einzelnen Mitglieder. Oft werden Normen den Mitgliedern von der Gruppe aufgezwungen. Im Verlauf der Zeit eignen sich unter Umständen die Mitglieder die Normen an und machen sie zu ihren eigenen. So kann jemand, der dazu neigt, immer zu spät zu kommen, von einer Gruppe zur Pünktlichkeit gezwungen werden. Im Laufe der Zeit vertritt er dann selbst die Meinung, Unpünktlichkeit sei eine Zumutung an die Mitmenschen.

Normen regeln

- **Das Verhalten der Gruppenmitglieder untereinander.** In einer Gruppe bestimmen sie,
  - welche Leistungen zu erbringen sind
  - welche Art der Kommunikation erlaubt und erwünscht ist
  - worüber gesprochen werden darf
  - welche Gefühle gezeigt werden dürfen usw.
- **Ausnahmen.** Z. B., wer sich anders verhalten darf als die übrigen Gruppenmitglieder und zu wem sich Gruppenmitglieder anders verhalten dürfen und sollen. Eine Gruppe kann tolerieren, dass ein bestimmtes Mitglied von allen anderen angegriffen wird, z. B. beim Mobbing, ein anderes Gruppenmitglied hingegen nie kritisiert werden darf, wie das im obigen Fallbeispiel der Stationsleiterin Ruth Schneider dargestellt wurde.
- **Das Verhalten der Gruppenmitglieder nach außen.** Sie legen fest, was die Mitglieder über das Gruppengeschehen Außenstehenden mitteilen dürfen, oder wie sie sich als Gruppenmitglied in der Öffentlichkeit zu verhalten haben.

Der Druck auf das einzelne Gruppenmitglied, den Normen der Gruppe zu entsprechen, kann von der Gruppe selbst kommen, indem sie durch Sanktionen das Einhalten der Normen zu gewährleisten versucht. Er kann aber auch aus den Bedürfnissen der einzelnen Mitglieder entstehen, wie etwa dem Bedürfnis dazuzugehören, dem Bedürfnis nach Akzeptanz oder Unterwerfung. Das Befolgen der Gruppennormen wird dann durch die Befriedigung dieser Bedürfnisse belohnt: Das Mitglied erhält das Gefühl der Anerkennung und Geborgenheit durch die Gruppe.

Vielfach werden Normen eingehalten und als gültig angesehen, obwohl kein Gruppenmitglied diese Normen befürwortet. Es haben sich so genannte *Gewohnheitsnormen* entwickelt, an denen die Gruppenmitglieder ihr Verhalten ausrichten, die jedoch – was man bei näherer Überprüfung feststellen kann – von den meisten Gruppenmitgliedern abgelehnt werden. Eine solche Gewohnheitsnorm kann sein „Wir sind immer alle liebenswürdig zueinander“. Diese Norm kann die Offenheit und Echtheit der Gruppenmitglieder untereinander ungewollt wesentlich beeinträchtigen. Eine Diskussion unter dem Motto „Gibt es Normen in unserer Gruppe, die mich stören?“ kann solche unerwünschten Gewohnheitsnormen aufdecken.

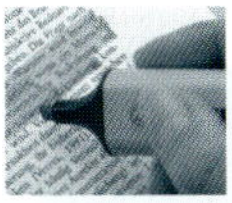

Die Eigenart einer Gruppe kann durch Überprüfen und Verändern der Normen gesteuert und beeinflusst werden. So kann die getroffene Vereinbarung, die Rolle des Leiters abwechslungsweise verschiedenen Mitgliedern zu übergeben, die Aktivität und das Verantwortungsbewusstsein der Teilnehmer wesentlich beeinflussen. Ebenfalls können Regeln zum Entscheidungsverhalten in der Gruppe ungeordnete und unangenehme Diskussionen vermeiden helfen.

Wie Rollen verteilt werden und wie sie sich gegenseitig beeinflussen

Je nach Art der Gruppe unterscheiden sich die Rollen der Mitglieder. In einer formalen Arbeitsgruppe eines Betriebes entsprechen die Rollen den vorgegebenen Aufgaben. Sie können als **aufgabenorientierte** Rollen bezeichnet werden. In unstrukturierten, vorwiegend informellen Gruppen stehen **situative** Rollen im Vordergrund.

Aufgabenorientierte Rollen

Aufgabenorientierte Rollen sind in Pflegeteams anzutreffen. Sie widerspiegeln die Art der Aufgabenteilung. In der Funktions-Gruppenpflege teilen die Gesundheits- und Krankenpflegerinnen verschiedene pflegerische Aufgaben untereinander auf, z. B.: Die *Administratorin* erledigt die Schreibarbeiten, die *Pflegerin* führt die Grundpflege aus, die *Assistentin des Arztes* ist verantwortlich für das Verabreichen der Medikamente, die Behandlungspflege und die diagnostischen Maßnahmen. Diese Art der Rollenverteilung erschwert es dem Patienten, eine Bezugsperson zu finden. Ebenfalls erschwert sie, die Aufgabe des Pflegeteams in seiner Ganzheit zu erfassen.

Es besteht auch die Möglichkeit, dass in Pflegeteams *die Rolle der Gesundheits- und Krankenpflegerin in ihrer Gesamtheit* erhalten bleibt (z. B. bei einer Kombination von Bezugs- und Gruppenpflege) und lediglich zusätzliche Aufgaben aufgeteilt werden. In solchen Fällen wird einzelnen Gruppenmitgliedern die Verantwortung für die Betreuung einer bestimmten Anzahl Patienten zugeschrieben. Die Rollen, die der Erfüllung der zusätzlichen Aufgaben dienen, sind oft formal geregelt. Ruth Schneider ist die *Leitungs- und Koordinationsrolle* übertragen, Christa Schmid ist *die Verantwortliche für das Pflegematerial* usw.

Es ist nicht einfach, eingeschliffene, aufgabenorientierte Rollen in einer Gruppe zu verändern, da sie eng mit persönlichem Ansehen und der Möglichkeit, Macht auszuüben, verknüpft sind. Eine Veränderung der Rollenstruktur einer Gruppe hat unweigerlich Auswirkungen auf das Prestige der einzelnen Mitglieder, auf die Macht- und Kommunikationsstruktur und die gefühlsmäßige Beziehung der Gruppenmitglieder zueinander.

Situative Rollen

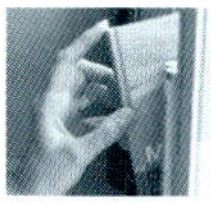

Situative (verhaltensorientierte) Rollen

Charakteristische Verhaltensweisen einer Person, die stark an die jeweilige Situation gebunden sind und Rollencharakter haben.

Situative Rollen sind häufig in Gruppen mit informellem Charakter anzutreffen. Sie können durch gewohnheitsmäßiges Verhalten einzelner Mitglieder in bestimmten Situationen entstehen, indem z. B. ein bestimmtes Gruppenmitglied das Gespräch eröffnet und die Initiative zum Beginn der Gruppenaktivität übernimmt. Durch mehrmaliges Wiederholen erhält solches Verhalten mit der Zeit Rollencharakter und das Verhalten wird von der entsprechenden Person erwartet. Oft entsprechen verhaltensorientierte Rollen auch gewissen Persönlichkeitsmerkmalen der Gruppenmitglieder, etwa eine eher ruhige Person übernimmt die *Rolle der schweigenden Zuhörerin*.

Beispiele solcher situativer Rollen sind: Die *Initiantin*, die *Mitläuferin*, die *Sprecherin*, die *Schweigerin*, die *Kritikerin*, die *Realistin*, der *Sündenbock* usw. Diese Rollen können in verschiedenen Situationen von verschiedenen Personen wahrgenommen werden. Manchmal werden Personen ungewollt in solche Rollen gedrängt, z. B. dann, wenn schwelende Konflikte verdrängt werden und für die Schwierigkeiten in der Gruppe ein *Sündenbock* gesucht wird.

Gewisse Rollen bedingen und stützen sich gegenseitig. So ist die Rolle der *Helferin* nicht denkbar ohne die der *Hilflosen*, die der *Führerin* nicht ohne die der *Geführten* oder die einer *Initiantin* nicht ohne die der *Mitläuferin*. Ein unerwartet verändertes Verhalten eines sich gegenseitig beeinflussenden Rollenpaares kann den anderen Partner sehr stark verunsichern. Beispiel: Eine Gruppe von *Mitläufern* wird heftig reagieren, wenn ihre *Initiantin* plötzlich kein initiatives Verhalten mehr zeigt, oder eine *Helferin* weiß nicht mehr, wie sie handeln soll, wenn die *Hilflosen* unerwartet selbständig werden.

Die selben situativen Rollen können in unterschiedlichen Situationen von verschiedenen Gruppenmitgliedern wahrgenommen werden. Verlässt ein Gruppenmitglied, das eine situative Rolle eingenommen hatte, z. B. die der Kritikerin, die Gruppe, kann es sein, dass ein anderes Gruppenmitglied diese Rolle einnimmt. So wird oft unbewusst veranlasst, dass der Charakter der Gruppe erhalten bleibt. Aus der Systemperspektive handelt es sich dann um einen Regelmechanismus.

Situative Rollen können sich auch verfestigen, so dass sie scheinbar zu Persönlichkeitseigenschaften werden. Solche Rollenverfestigungen wirken sich dann ungünstig auf das Gruppenklima aus, wenn sie von den Mitgliedern abgelehnt oder wenn unangenehme oder angenehme Rollen immer von denselben Personen wahrgenommen werden, etwa wenn immer die selben Personen schweigen oder die Initiative ergreifen.

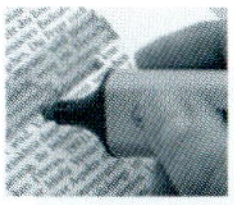

Die Art, wie eine Gruppe ihre Rollen ausgestaltet und differenziert, beeinflusst erheblich den Charakter einer Gruppe.

Wie Machtbeziehungen entstehen

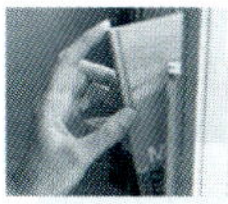

Macht

Fähigkeit eines Gruppenmitglieds, andere zu beeinflussen.

Überprüft man in einer Gruppe, wie und in welchem Ausmaß die Mitglieder das Gruppengeschehen beeinflussen, kann man erhebliche Unterschiede im Verhalten der Mitglieder beobachten. Oft beeinflussen eine oder nur wenige Personen das Denken und Handeln der übrigen Mitglieder. Es ist aber auch möglich, dass je nach Situation abwechselnd verschiedene Mitglieder Einfluss auf Gruppenentscheide und das Gruppengeschehen ausüben.

Man spricht von **Macht** in sozialen Beziehungen dann, wenn eine oder mehrere Personen das Verhalten und Denken anderer Personen – auch gegen Widerstreben – beeinflussen oder in der Lage sind, es zu beeinflussen. Macht ist demnach eine wechselseitige Beziehung zwischen Menschen (Schneider, 1985).

Ein Mensch kann auf andere nur dann Einfluss ausüben, wenn diese sich diesem Einfluss aussetzen und bewusst oder unbewusst bereit sind, die Machtausübung des Mächtigeren zu akzeptieren. Ausnahmen der gegenseitigen Abhängigkeit zwischen den Machtausübenden und den Personen, über die Macht ausgeübt wird, zeigen sich dann, wenn körperliche Gewalt angewendet wird, und ein Mensch sich dieser Gewalt nicht entziehen kann, wenn z. B. einem erregten psychisch Kranken gewaltsam eine Beruhigungsspritze verabreicht wird.

Im Zusammenhang mit dem Thema Macht werden bei einigen Menschen unverarbeitete persönliche Erfahrungen mit Macht und Gewalt aktualisiert. Dies zeigt sich dann z. B. in übermäßig starken Machtbedürfnissen oder in emotionalen inadäquaten Reaktionen auf die Ausübung von Macht oder in einer Ablehnung von Macht.

Machtgrundlagen

Ob eine Person über eine andere Macht ausüben kann, hängt von den zur Verfügung stehenden **Machtgrundlagen** oder Hilfsquellen des Machtausübenden ab. Macht kann begründet sein durch: *Legitimation, Sachverstand, Information oder die Möglichkeit, Belohnung und Bestrafung zu erteilen*. Die Möglichkeit, Macht auszuüben, ist auch abhängig davon, dass eine oder mehrere Personen diese Machtgrundlagen der Machtausübenden akzeptieren (Schneider, 1985).

- **Macht durch Legitimation** beruht darauf, dass einer Person das Recht zugeschrieben wird, Forderungen zu stellen. Machterteilung durch Legitimation erfolgt, wenn in einem Pflegeteam einer Gesundheits- und Krankenpflegerin die Rolle der Stationsleiterin zugeschrieben wird. Durch diese Rolle wird sie legitimiert, Weisungen an die anderen Pflegepersonen zu erteilen und Aufgaben zu delegieren. Die Stationsleiterin besitzt aber nur dann Macht über ihre Mitarbeiterinnen, wenn diese die bestehenden Normen akzeptieren und Werte hinsichtlich des Verhaltens gegenüber Autoritätspersonen internalisiert haben.

- **Macht durch persönliche Ausstrahlung** und durch persönliche Autorität ist eine weitere Machtgrundlage. Sie ist dann möglich, wenn ein Mensch über diese Eigenschaften und über hohe Selbstwirksamkeit, Kongruenz und Kompetenz verfügt. Besitzt ein Gruppenmitglied persönliche Autorität und Ausstrahlung, sind in der Regel die anderen Gruppenmitgliedern eher bereit, dieser Person Macht zuzuschreiben, als wenn diese Eigenschaften fehlen.
- **Macht durch Sachverstand** liegt dann vor, wenn eine Person auf einem Gebiet besondere Kenntnisse besitzt, also Experte ist. Bedeutend sind dabei weniger die tatsächlichen Kenntnisse eines Experten als die von den anderen angenommenen. Z. B. ist ein Patient in der Regel bereit, risikoreiche Therapievorschläge seines Arztes zu akzeptieren und zu befolgen, ohne Gegenvorschläge von anderen Ärzten anzuhören und die tatsächliche Sachverständigkeit seines Arztes zu überprüfen. Oft finden auch Übertragungen auf sachfremde Gebiete statt. So lässt sich erklären, dass einem Professor der Medizin oder einer fachlich ausgewiesenen Gesundheits- und Krankenpflegerin auch Kompetenz für die eher berufsfremde Aufgabe der Klinikleitung zugeschrieben wird.
- **Informationsmacht** hat eine Person dann, wenn sie Zugang zu Informationsquellen besitzt und die Weitergabe der Information an andere gezielt einsetzen kann. Ein Gruppenmitglied, das sich vor einer Teambesprechung eingehend informiert und vorbereitet hat, ist gegenüber den unvorbereiteten Mitgliedern hinsichtlich seines Einflusses auf das Gruppengeschehen im Vorteil.
- **Sanktionsmacht** beruht auf der Möglichkeit, das Verhalten anderer zu belohnen oder zu bestrafen. Auch in diesem Fall ist es wesentlich, ob einer Person diese Möglichkeit zugebilligt wird. Ob ein Mensch diese Gelegenheit tatsächlich hat oder wahrzunehmen gedenkt, wird selten überprüft. Deshalb lassen sich Menschen durch Drohungen oder Versprechungen zu Handlungen bewegen, die sie bei einer Hinterfragung der tatsächlichen Sanktionsmöglichkeiten wohl kaum durchführen würden.
  Beispiele von befürchteter Sanktionsmacht lassen sich häufig in Pflegegruppen beobachten, wenn ein Pflegeteam die Folgen von Unzulänglichkeiten einer nicht kompetenten Vorgesetzten akzeptiert, aus Furcht ein offenes Ansprechen der Mängel könnte durch die Vorgesetzte sanktioniert werden.

Machtmittel

Mit welchem Erfolg eine Person Macht ausüben kann, hängt neben den zur Verfügung stehenden Machtgrundlagen auch davon ab, welche Mittel oder Taktiken sie einsetzt. Häufig verwendete **Machtmittel** sind z. B.

- **Informationsbeschaffung und Informationskontrolle:** Sich gut informieren und vorbereiten. Informationsfilterung, gezielte Kontaktpflege, um Informationsquellen zu erschließen und sich unentbehrlich zu machen
- **Kontrolle von Regeln und Normen:** Einfluss nehmen auf die Formulierung von Kriterien und Richtlinien
- **Beziehungspflege:** Wichtige Beziehungen pflegen, Verbündete gewinnen (Koalitionen oder Netzwerke bilden)
- **Selbstdarstellung:** sich vorteilhaft präsentieren
- **Chancen nutzen:** Gelegenheiten nutzen, einen günstigen Zeitpunkt abwarten

- **Überzeugen** durch kompetenten Auftritt und Argumentation
- **Überreden, drohen.**

Weniger offensichtliche Mittel sind
- Schweigen
- zaghaftes oder
- schüchternes Verhalten.

Dadurch kann eine Gruppe gezwungen werden, bestimmten Mitgliedern in besonderem Maße Aufmerksamkeit zu schenken.

Welche Machtmittel Gruppenmitglieder benutzen, um Macht ausüben zu können, ist eine Frage der Werte und Normen und der Ethik der Gruppe und ihrer Mitglieder. Macht kann auf eine konstruktive oder destruktive Art ausgeübt werden.

Reaktionen auf Machtausübung

Die Beeinflussungsversuche von Macht ausübenden Personen können von den Gruppenmitgliedern **unkritisch akzeptiert** werden. Vielfach werden Beeinflussungsversuche von den Betroffenen nicht bewusst wahrgenommen. Oft lässt sich in einer Gruppe beobachten, dass bestimmt geäußerte Meinungen eines angesehenen Gruppenmitgliedes als Gruppenbeschluss übernommen werden, ohne dass darüber in der Gruppe diskutiert wurde.

Die Beeinflussung kann auch **berechnend angenommen oder abgelehnt** werden. In diesem Fall werden Vor- und Nachteile, ob und wie man sich dem Einfluss des Machtausübenden aussetzen will, gegeneinander abgewogen. Das Resultat einer solchen Bilanz kann sein, dass ein Gruppenmitglied einen Mehrheitsentscheid einer Gruppe, der seinen Überzeugungen widerspricht, akzeptiert, um nicht als Außenseiter zu gelten.

Eine Gruppe kann unerwünschten Formen der Machtausübung entgegenwirken, indem sie festlegt, welche Machtgrundlagen und -mittel sie akzeptieren will. Sie kann auch regeln, wie die Macht innerhalb der Gruppe verteilt werden soll, in welchen Fragen wer entscheidet und welche Kriterien hierfür gelten sollen.

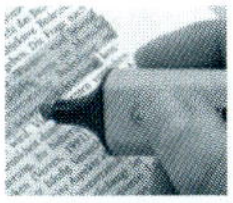

Machtfragen manifestieren menschliche Konflikte zwischen einem allgemein gesellschaftlich anerkannten Wert der Gleichheit und Gerechtigkeit und den individuellen Bedürfnissen, andere zu beherrschen oder sich nicht beherrschen zu lassen. Sie weisen auf gegensätzliche Interessen und Bedürfnisse von Personen oder Parteien hin und können in der Regel kaum ohne emotionale Beteiligung gelöst werden. Es kann für das Gruppenklima und die Gruppenleistung nützlich sein, Fragen der Machtausübung anzusprechen und zu regeln.

Für eine Gesundheits- und Krankenpflegerin kann es sinnvoll sein, wenn sie weiß, wie sie selbst auf eine konstruktive Art Macht ausüben kann und wie sie sich unerwünschten Machtpraktiken entziehen kann.

24 Führung von Gruppen und Teams

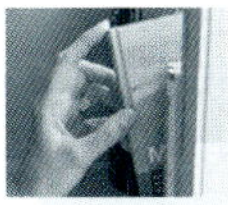

Führung

Versuch, Einfluss zu nehmen, um Gruppenmitglieder zu einer Leistung und damit zum Erreichen von Gruppen- und Organisationszielen zu bewegen.

Führungsfragen werden für eine Gruppe besonders dann wichtig, wenn es um die Erfüllung der Gruppenaufgabe geht. In formalen Gruppen wird das Problem in der Regel durch die Ernennung eines Führers oder Leiters geregelt. Im Krankenhaus z. B. ist einer Stationsleiterin die Aufgabe der Abteilungsleitung zugeteilt oder einer

Gruppenleiterin die Leitung eines kleinen Pflegeteams.

In informalen oder anderen kleinen Gruppen wird der Leiter in der Regel entweder von der Gruppe bestimmt oder er übernimmt die Führung von selbst und wird dann von der Gruppe akzeptiert oder abgelehnt. Ob eine Gruppe zu einem informalen Leiter kommt und wer diese Rolle übernimmt, hängt vorwiegend von der Beantwortung folgender Fragen ab: Benötigt die Gruppe einen Leiter? Gibt es eine für die Leiterrolle geeignete Person? Hat diese Person die Neigung oder den Willen zu dominieren oder nicht?

24.1 Zur Definition von Führung

Was ist unter Führung zu verstehen? Welche Personen sind geeignet, bestimmte Führungsaufgaben zu übernehmen? Welche Art der Gruppenführung wirkt sich positiv auf die Gruppenleistung aus? Diese Fragen haben das Interesse zahlreicher Wissenschaftler angeregt, die eine Vielzahl von Führungstheorien und Modellen entwickelten (➛ Kap. 24.2).

24.1.1 Führung – ein Interaktionsgeschehen

Führung kann verstanden werden als ein Prozess von vielfältigen wechselseitig sich beeinflussenden und voneinander abhängigen Beziehungen, als ein Interaktionsgeschehen (Lukaszyk, 1960, S. 186; Weinert, 2004, S. 459). Vier wichtige Komponenten im Führungsgeschehen sind:

- Die Führungsperson mit ihren angeborenen Fähigkeiten und Begabungen und ihren individuellen Erfahrungen
- Die Geführten mit ihren individuellen Einstellungen, Erwartungen und Bedürfnissen in Bezug auf den Führer und die Situation
- Die Struktur und Funktion der Gruppe als Ganzes, Rollenbeziehungen und Normen
- Die spezifische Situation, in der sich die Gruppe befindet, z. B. die Art der zu bewältigenden Aufgaben, das Gruppenziel und andere äußere Bedingungen.

Die Führungsperson

Die Persönlichkeit des Führers mit ihren *Fähigkeiten* prägt in besonderer Weise das Führungsgeschehen, etwa die Fähigkeit, die Gruppe zu inspirieren, zu motivieren und zu fördern. Nicht zu unterschätzen ist auch das *Führungsfachwissen und die -fachkompetenz*, die sich eine Führungsperson angeeignet hat. Auch ihr *Engagement* für das Gruppenziel beeinflusst sowohl die Geführten als auch die Gruppe als Ganzes und die Situation. *Erfahrungen mit früheren Gruppen*, z. B. mit der Familie, mit Arbeits- oder Freundesgruppen, die Vorbildcharakter haben, können das Verhalten und die Erwartungen an die übrigen Gruppenmitglieder beeinflussen. So können Erfahrungen mit kooperativ geführten Gruppen kooperatives Führungsverhalten bewirken.

Die Geführten

Auch die Geführten beeinflussen den Führungsprozess. Ihre Fähigkeiten, ihre *Werte und Normen* und ihre Gruppenerfahrungen beeinflussen ihre Vorstellungen einer idealen Gruppe, ihr *Verhalten* und ihre *Erwartungen* an die Führungsperson. Diese Vorstellungen und Erwartungen unterscheiden sich von Gruppe zu Gruppe und variieren je nach Situation. Es ist beispielsweise möglich, dass ein Pflegeteam in schwierigen Situationen von der Leitenden deutliche Weisungen und Anleitungen benötigt, während ein anderes Team in der gleichen Situation lediglich Beistand, Rat oder Motivation braucht. Ein anderes Pflegeteam, deren Mitglieder von der Leiterin erwarten, dass sie bei der Pflege aktiv mithilft, wird unzufrieden sein, wenn diese nur koordinierende und administrative Aufgaben wahrnimmt. Auch kann eine bestimmte Gruppe durch eine initiative, dominante Leiterin zu eigener Initiative angeregt werden, während eine

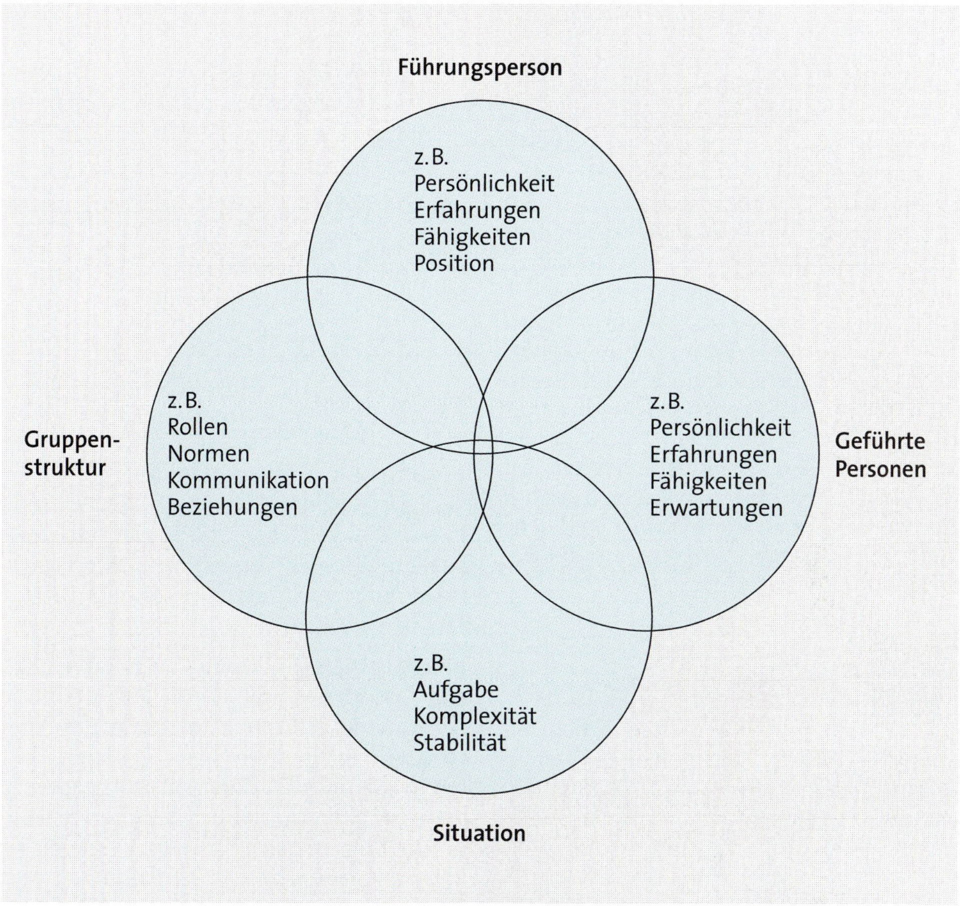

Abb. 24.1: Vier wichtige Interaktionen im Führungsgeschehen (modifiziert nach Lukaszyk, 1960 und Weinert, 2004).

andere dadurch in ihrer Aktivität gehindert wird.

Die Struktur und Funktion der Gruppe

Normen der Gesamtgruppe oder einzelner Mitglieder, etwa Normen bezüglich Arbeitsqualität und der Zusammenarbeit, prägen die Erwartungen und das Verhalten von Führer und Geführten. Wenn beispielsweise kooperatives Verhalten von der Gruppe als Norm anerkannt wird, wird der Gruppenleiter bei einem autoritären Auftreten mit Gegenreaktionen der Gruppenmitglieder rechnen müssen. Auch die Art der Kommunikation in der Gruppe beeinflusst das Führungsverhalten. Ein Pflegeteam, in dem offene Kommunikation herrscht, wird anders zu führen sein als ein Team, deren Mitglieder sich wenig äußern. Welche Rollen in einer Gruppe wahrgenommen werden, in welcher Beziehung sie zueinander stehen und wie sie von den Mitgliedern bewertet werden, beeinflusst die Führung der Gruppe. So kann eine mit der Gruppenleiterin konkurrierende Gesundheits- und Krankenpflegerin, die im Team ein hohes Ansehen genießt und eine Rolle als informelle Führerin einnimmt, der Leiterin die Ausübung ihrer Führungsaufgabe erheblich erschweren oder gar unmöglich machen.

Die Situation

Einen erheblichen Einfluss auf den Führungsprozess hat die *Situation,* in der sich Führer und Geführte befinden. So werden komplexe, sich verändernde Situationen andere Führungsmaßnahmen fordern als einfache stabile Situationen. Dies lässt sich an einer Notfallsituation beschreiben. Wenn ein Patient einen Herzstillstand erleidet und eine Reanimation angezeigt ist, wird eine kooperative Leiterin im Interesse des Patienten ihren Führungsstil ändern müssen. Sie wird ihren Teammitgliedern klare Anweisungen erteilen und auf Begründungen verzichten. Auch werden klar strukturierte Routinetätigkeiten wie die tägliche Pflege von Patienten andere Anforderungen an die Führung stellen als neue Aufgaben, wie beispielsweise die Reorganisation einer Abteilung.

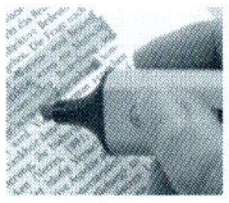

Die Kunst der Führung nach dem Interaktionsansatz besteht darin, alle diese Aspekte, Persönlichkeit des Führers, Persönlichkeiten der Geführten, Struktur und Funktion der Gruppe und die Situation im Führungsgeschehen zu berücksichtigen und mit diesen wechselseitigen Beeinflussungen geschickt umzugehen.

24.2 Führungsverhalten und Führungsstile

Welches Führungsverhalten ist in welcher Situation angebracht? Das ist eine Frage nach dem **Führungsstil**, die insbesondere im Zusammenhang mit Führungsschulung diskutiert wird. In der Organisationspsychologie werden Zusammenhänge von Führungsstil und Arbeitsleistung einerseits und Arbeitszufriedenheit andererseits erforscht und in Modellen dargestellt. Dabei werden unter anderem polare Haltungen und Stile diskutiert:

- Autoritär gegenüber kooperativ bzw. demokratisch
- Aufgabenorientiert gegenüber mitarbeiterorientiert
- Einfluss der Situation gegenüber Einfluss der Personen auf den Erfolg von unterschiedlichen Führungsstilen.

Neuere Führungstheorien befassen sich mit der Wirkung von veränderungsorientierter Führung, z. B. mit

- Transformationsführung
- Charismatischer Führung.

24.2.1 Autoritärer gegenüber demokratischem Führungsstil

Ergebnisse von Forschungsarbeiten haben gezeigt (Rosenstiel et al., 1995, S. 306): Ein **demokratischer Stil** fördert die Zufriedenheit von Mitarbeitern, ein **autoritärer** hingegen führt kurzfristig zu höherer Arbeitsleistung.

Langfristig gesehen, auch im Hinblick auf die Gesunderhaltung von Mitarbeitern (➛ Kap. 4.1.1) ist ein **kooperativer Führungsstil** einem autoritären überlegen. Bei der Wahl eines Führungsstils sollte jedoch auch die Situation und die Persönlichkeit der Geführten berücksichtigt werden: Es hat sich gezeigt, dass Personen mit autoritärer und unselbständiger Persönlichkeitsstruktur, die durch Elternhaus und Schule an hierarchische Strukturen angepasst wurden, durch zuviel geforderte Autonomie frustriert werden können (Rosenstiel et al., 1995, S. 279).

24.2.2 Mitarbeiter- gegenüber leistungsorientiertem Führungsstil

Ein in Führungsschulungen häufig verwendetes Konzept des Führungsstils (Blake R. & Mounton J., 1968, zit. n. Rosenstiel et al., 1995, S. 283–286) ist bekannt unter dem Namen Grid-Führungsmodell oder Verhaltensgitter. In diesem Führungsmodell wird das Führungsverhalten in zwei Dimensionen in Form einer Matrix dargestellt:

- Führungsverhalten, das sich an den **Bedürfnissen der Mitarbeitern** orientiert,
- Führungsverhalten, das sich an der **Arbeitsleistung** und den **Aufgaben** orientiert.

Das Modell soll helfen, das eigene oder beobachtetes Verhalten einzuordnen und einzuschätzen. Die Kombination dieser zwei Dimensionen des Führungsstils werden auf die jeweilige Situation und die jeweiligen Personen abgestimmt (➛ Abb. 24.2).

Stil 1: Laisser-faire-Führungsstil (➛ Abb. 24.2 und 24.3). Bei diesem Stil nimmt eine Führungsperson kaum Einfluss auf das Erreichen der Arbeitsleistung und die Zufriedenheit der Mitarbeiter. Sie verlässt sich auf bestehende Reglemente und Vorschriften bei der Wahl eines Führungsstils (Kälin, 1998, S. 28). Bei diesem Stil kann man streng genommen nicht von Führung sprechen. Bei sehr autonomen und leistungsorientierten Gruppen oder Mitarbeitern, die sich selbst führen, kann dieser Stil angebracht sein.

Stil 2: Mitarbeiterorientierter Führungsstil (➛ Abb. 24.2 und 24.3). Führungspersonen, die diesen Stil praktizieren, achten vor allem auf die Befriedigung der Bedürfnisse der Mitarbeiter oder Gruppenmitglieder. Sie sind wohlwollend und freundlich und lassen den Mitarbeitern große Freiräume. Dieser Stil kann in einer Situation, in der die Mitarbeiter eine hohe Fachkompetenz besitzen, jedoch wenig motiviert sind, angebracht sein. Das könnte bedeuten, dass eine Stationsleiterin viel Zeit verwendet, um herauszufinden, wo die Gründe für die geringe Motivation liegen, und neue Anreize schafft, die die Zufriedenheit der Mitarbeiter fördern.

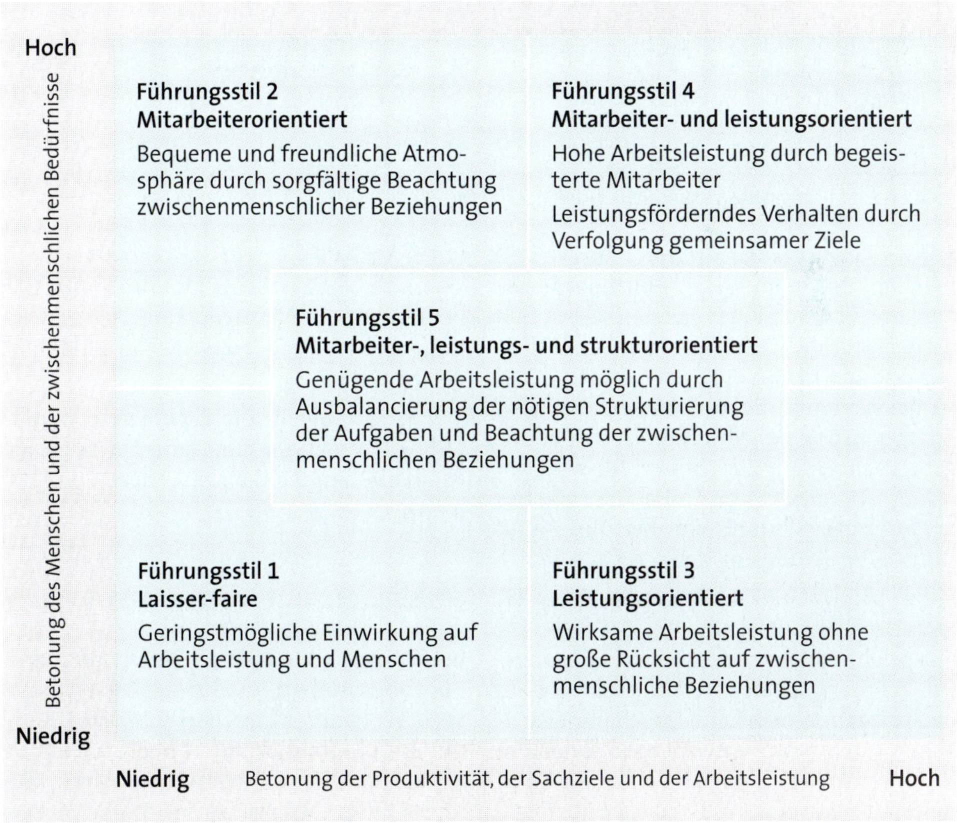

Abb. 24.2: Das Grid-Führungsmodell (leicht abgeändert nach Rosenstiel et al., 1995, S. 284).

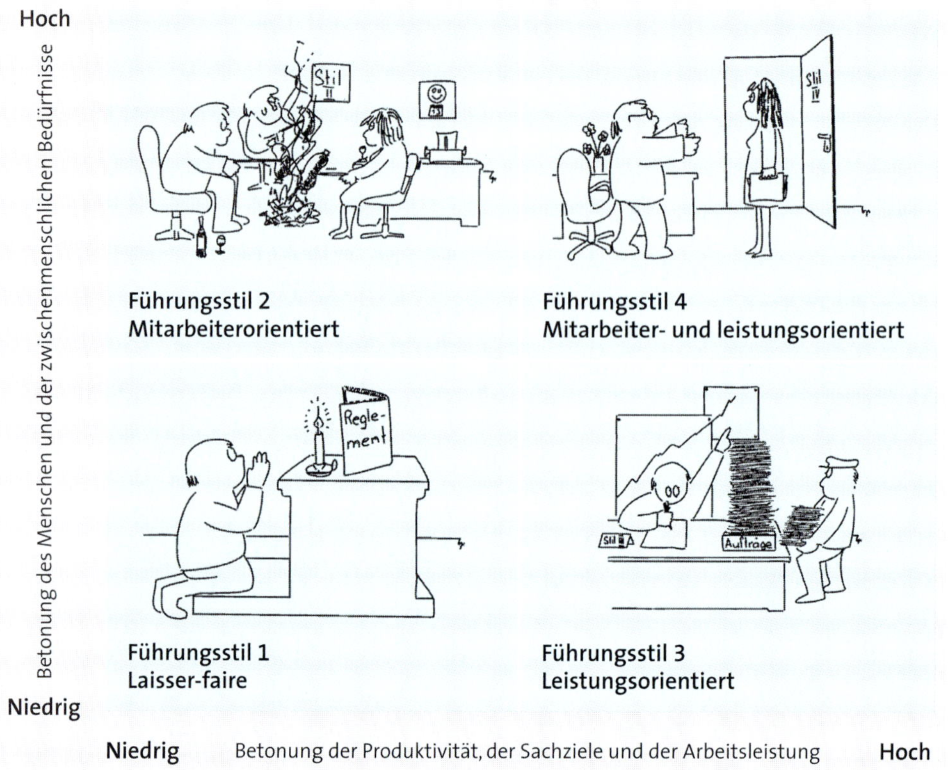

Abb. 24.3: Führungsstile (zusammengestellt nach Peyer, in Kälin, S. 28–31).

Stil 3: Leistungsorientierter Führungsstil (➛ Abb. 24.2 und 24.3). Führungspersonen, die diesen Stil bevorzugen, setzen sich möglichst hohe Ziele. Sie achten auf Effizienz und die Erreichung der Sachziele und berücksichtigen die Bedürfnisse der Mitarbeiter kaum. Bei Mitarbeitern mit geringem Fachwissen und hoher Motivation, etwa beim Einsatz von Laienhelfern, kann ein Führungsstil mit hoher Leistungs- und Aufgabenorientierung angebracht sein.

Stil 4: Mitarbeiter- und leistungsorientierter Stil (➛ Abb. 24.2 und 24.3). Dieser Stil entspricht einem kooperativen Führungsstil. Führungspersonen befassen sich je nach Situation mehr mit zwischenmenschlichen oder leistungsbezogenen Themen. Er führt zu hoher Arbeitsleistung und motivierten Mitarbeitern. In vielen Führungsschulungen wird dieser Stil empfohlen.

Stil 5: Ausbalancierter Führungsstil (➛ Abb. 24.2). Bei diesem Stil achtet die Führungsperson auf eine befriedigende Arbeitsleistung und eine angemessene Zufriedenheit der Mitarbeiter.

Der Psychologe Bruno Peyer (zit. n. Kälin, 1998) hat die vier Dimensionen der Führungsstile anschaulich illustriert (➛ Abb. 24.3).

24.2.3 Transformationsführung

In der heutigen Führungsforschung sind Führungsmodelle in der Diskussion, die geeignet sind, Menschen und Organisationen im Hinblick auf „höhere Ziele" zu verändern. Die Transformationsführung ist ein Führungsansatz, der solche Veränderungen bewirkt. Sie zeichnet sich nach

Ansfried B. Weinert, Organisations- und Personalpsychologe (2004, S. 513) aus durch folgende Merkmale:

- *„**Charisma:** Vermittelt eine Vision und das Gefühl einer Mission; gibt Stolz, Respekt und Vertrauen.*
- ***Inspiration:** Kommuniziert hohe Erwartungen effektiv; wird Bemühungen fokussieren; kann sich im Hinblick auf wichtige Ziele sehr verständlich ausdrücken.*
- ***Intellektuelle Stimulierung:** Fördert intelligentes, rationales und sorgfältig überdachtes Problemlösen.*
- ***Individuelle Hinwendung:** Spendet individuelle Aufmerksamkeit; behandelt jeden Mitarbeiter als Individuum; entwickelt starke emotionale Bindungen; ist Coach und leitet an."*

Eine Transformations-Führungsperson achtet auf die Entwicklungsbedürfnisse und -möglichkeiten ihrer Geführten. Sie zeigt individuelle Zuneigung und Rücksichtnahme. Sie ermutigt die Geführten, neue Lösungsstrategien zu entwickeln und selbständig zu arbeiten, und sie kann die Geführten begeistern und inspirieren, über eigene Interessen hinauszugehen.

Transformationsführung führt zu hoher Produktivität und Arbeitszufriedenheit. Transformationsführung wird beispielsweise auch im Institut für Pflegewissenschaften der Universität Basel gelehrt. Durch die Einführung der Transformationsführung im Pflegebereich erwartet man Verbesserungen der Führung und damit Verbesserungen der Leistungen der Pflegenden und erhöhte Zufriedenheit des Personals und der Patienten.

24.2.4 Charismatische Führung

Bei der charismatischen Führung spielt die Persönlichkeit des Führers und seine Beziehung zu den Geführten eine bedeutende Rolle. Eine charismatische Persönlichkeit zeichnet sich aus durch Merkmale wie:

- Hohes Selbstvertrauen und Vertrauen in die Leistung der Geführten
- Dominanz
- Entschlossenheit
- Bedürfnis, andere zu beeinflussen
- Überzeugungskraft
- Glauben an die eigenen Werte
- Vermittlung einer Vision, die eine bessere Zukunft verspricht.

Charisma hat jedoch nicht nur mit der Persönlichkeit des Führenden zu tun. Nach Ansfried B. Weinert (2004, S. 509 ff.) sagt Charisma etwas aus über die starken emotionalen Reaktionen der Geführten auf die Führungsperson und der Identifikation mit ihr. Die Geführten sind bereit, sich dem Führer zu unterwerfen und sie fühlen sich durch den Führer stärker und mächtiger und erwarten mehr von sich selbst.

Charismatische Führungspersönlichkeiten aus Politik, Wirtschaft und Religion sind z. B. Konrad Adenauer, John F. Kennedy, Mahatma Ghandi, Bill Gates, Dalai Lama oder Martin Luther. Viele positive und auch negative Veränderungen sind durch charismatische Führer entstanden. Ob charismatische Persönlichkeiten positive oder negative Veränderungen bewirken, ist eine Frage der Ethik und der Visionen und Ziele, nach denen sie streben.

Charismatische Führer werden häufig eingesetzt in Krisensituationen oder wenn Veränderungen gewünscht werden. Es besteht jedoch die Gefahr, dass zu hohe Erwartungen an die Persönlichkeit gerichtet werden und den Einflussfaktoren des Umfeldes zu wenig Bedeutung beigemessen werden.

24.2.5 Führungsaufgaben

Führungsaufgaben lassen sich in zwei Gruppen von Grundaufgaben einteilen (Irle, 1961; Lukasczyk, 1960):

- **Lokomotionsfunktionen**, das heißt *„solche Funktionen, die der Lösung der jeweiligen Aufgabe der Gruppe, der Annäherung an das gegebene Gruppenziel* *oder der Bewältigung der äußeren Situation dienen“*

- **Kohäsionsfunktionen**, das heißt *„solche Funktionen, die dem Zusammenhalt, dem inneren Beistand der Gruppe sowie der Aufrechterhaltung von Ordnung und Aktionsfähigkeit dienen“*.

Vereinfacht kann gesagt werden, dass ein Leiter zwei Aufgaben hat: Die Gruppe zum Ziel zu führen und die Gruppe zusammenzuhalten.

Wie die verschiedenen Führungsaufgaben wahrgenommen werden, welche als relevant gelten und wieweit sich eine Gruppe daran beteiligt und wie sie einbezogen wird, ist eine Frage der Auffassung von Führung und des Führungsstils.

Zielorientierte Führungsaufgaben – Lokomotion

Aufgaben- oder zielorientierte Führungsaufgaben (*Lokomotion*) können sein:

- Visionen und Ziele entwickeln
- Für die Zielerreichung und Gruppenaufgabe motivieren
- Zugang zu Ressourcen ermöglichen
- Probleme erfassen
- Planen und Organisieren
- Entscheidungen treffen oder ermöglichen
- Den Informationsfluss gewährleisten
- Koordinieren und Aufteilen einzelner Aufgaben
- Kontrolle und Korrekturen garantieren.

Es kann beispielsweise die Aufgabe der Stationsleiterin sein, die Teammitglieder zu motivieren und sicherzustellen, dass genügend Ressourcen vorhanden sind, wie materielle Ressourcen, Zeit, Personal usw. Weiter geht es auch darum festzustellen, welche pflegerischen Probleme anstehen, wer an der Lösung der Probleme beteiligt werden soll und nach welchen Kriterien die Aufgaben unter den Mitarbeitern aufgeteilt werden sollen.

Führungsaufgaben, die den Gruppenzusammenhalt gewährleisten – Kohäsion

Der Gruppenzusammenhalt (*Kohäsion*) kann unter anderem gewährleistet werden durch das Einwirken auf

- Gruppengröße und -zusammensetzung: Je kleiner die Gruppe ist, desto häufiger sind Kontakte möglich und desto stärker wird der Zusammenhalt
- Ein positives Gruppenklima und eine offene Kommunikation
- Art und Intensität der Kontakte innerhalb der Gruppe: Häufige Kontakte fördern die Sympathie und den Zusammenhalt
- Die Beziehung der Führungsperson zu den Gruppenmitgliedern: Individuelle Zuwendung, Unterstützung und Ermutigung
- Einen konstruktiven und angstfreien Umgang mit Konflikten.

Eine Stationsleiterin hat die Aufgabe, auch auf diese Faktoren in einem günstigen Sinne einzuwirken, da Störungen des Gruppenklimas sich auch störend auf die Erfüllung der Gruppenaufgabe auswirken.

Vernachlässigung von Führungsaufgaben

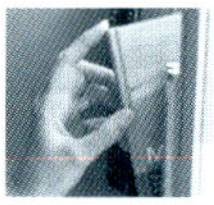

Formeller Führer

Führungsperson, die durch die Organisation eingesetzt ist.

Informeller Führer

Person, die Führungsfunktionen übernimmt, ohne formal Führer zu sein.

Vernachlässigt ein **formeller Führer** eine der beiden Grundaufgaben *Lokomotion und Kohäsion*, muss er damit rechnen, dass ein **informeller Führer** diese Aufgaben wahrnimmt und mit ihm konkurriert. In der Praxis lässt sich oft beobachten, dass die beiden Führungsaufgaben, Lokomotion und Kohäsion, von zwei verschiedenen Personen wahrgenommen werden: Eine Person bemüht sich um das Gruppenklima, eine andere um die Gruppenleistung. Das kann dann zu Schwierigkeiten führen, wenn die Beteiligten sich gegenseitig die Führungskompetenzen absprechen und sich nicht akzeptieren.

25 Konflikte in Gruppen, Arbeitsteams und Organisationen

Wenn Menschen zusammenleben und gemeinsam eine Aufgabe erfüllen, ergeben sich zwangsläufig Konflikte. Konflikte in Gruppen und Arbeitsteams sind Erscheinungen, die die Mitglieder häufig fürchten und zu vermeiden versuchen. Oft werden sie als etwas, was nicht sein soll und darf oder als persönliche Niederlage angesehen. Konflikte sind jedoch unausweichlich und gehören zum Leben. Sie sind Ausdruck von unterschiedlichen Bedürfnissen, Interessen, Meinungen, Zielen und Werten. Konfliktfreiheit würde bedeuten, dass alle Menschen gleich sind und dass immer ein Zustand von Harmonie herrschen würde. Dort jedoch, wo Leben und Wachstum vorhanden ist, gibt es Wechsel und Rhythmen zwischen Harmonie und Disharmonie, zwischen Ruhe und Spannung.

Dieses Kapitel befasst sich mit Konflikten in Gruppen (Intragruppen-Konflikte) und Arbeitsteam.

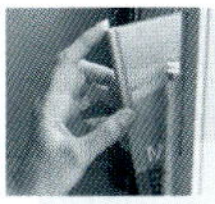

Soziale Konflikte

Spannungen oder Unvereinbarkeiten von Bedürfnissen, Interessen, Meinungen, Zielen und Werten zwischen Sozialpartnern. Das können Personen, Gruppen, Organisationen, Länder oder Nationen sein.

25.1 Anzeichen von Konflikten

Die Schwierigkeit im Umgang mit Konflikten liegt in der Regel nicht beim Konflikt selbst, sondern in der Einstellung zum Konflikt und in der Art, wie mit Konflikten umgegangen wird (➛ Kap. 27.1.3 und 29.4). Besteht eine Unvereinbarkeit zwischen den Bedürfnissen oder Zielen zweier Personen, so ist es möglich, diese auf eine konstruktive Art zu klären und nach Lösungen zu suchen. Probleme gibt es erst, wenn die Konfliktpartner die Unterschiede nicht respektieren und nicht bereit sind, die andere Seite zu verstehen oder übermäßig emotional reagieren (➛ Fallbeispiel „Ein Missverständnis wird zu einem Konflikt").

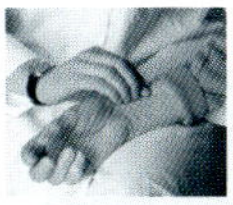

Ein Missverständnis wird zu einem Konflikt

Die lernende Gesundheits- und Krankenpflegerin Sonja Berlinger hat eine betagte Patientin für die Mahlzeit vorbereitet. Sie hat sie zusammen mit der Pflegeassistentin aufgesetzt und den Patiententisch hingestellt. Nachdem Sonja Berlinger das Zimmer verlassen hat, rutscht die Patientin wieder nach unten. In diesem Moment kommt die pflegende Gesundheits- und Krankenpflegerin Christa Schmid ins Zimmer und sieht, wie die Patientin unbequem im Bett vor ihrem Esstisch sitzt. Bei einer nächsten Begegnung stellt sie die lernende Gesundheits- und Krankenpflegerin zur Rede. Sie erklärt ihr, wie wichtig es ist, dass Patienten während der Mahlzeit bequem im Bett sitzen können. Sonja Berlinger fühlt sich durch diese Äußerung ihrer diplomierten Kollegin ungerecht behandelt. Sie reagiert ärgerlich und aufbrausend „Dir mache ich nie etwas recht, immer hast du etwas auszusetzen" Sie läuft davon und spricht den ganzen Tag nur noch das Allernötigste.

In diesem Beispiel liegt ein Missverständnis und fehlende Information der pflegenden Gesundheits- und Krankenpflegerin vor, wie es im Pflegealltag häufig vorkommt. Ihr Anliegen (Ziel) ist es, eine gute Pflegequalität zu gewährleisten. Das Bedürfnis der Lernenden ist, von ihrer diplomierten Kollegin anerkannt zu werden. Diese beiden Anliegen schließen sich primär nicht aus. Die Schwierigkeit entsteht erst durch die Art, wie beide mit der Situation umgehen. Wenn es den beiden nicht gelingt, die Situation zu klären, kann daraus ein länger dauernder Konflikt entstehen.

Konflikte äußern sich häufig in Auseinandersetzungen, emotionsgeladenen Argumentationen, Anklagen, Verteidigungen, mangelnder Bereitschaft zuzuhören und aufeinander einzugehen, Schikanen und Intrigen. Oft sind es Verhaltensmuster, die Menschen im Laufe ihrer Lebensgeschichte erworben haben und die den konstruktiven Umgang mit Konflikten erschweren. Auch Fehlzeiten durch Krankheit und Kündigungen sind häufig Zeichen von Konflikten in einer Organisation.

25.2 Ursachen von Konflikten

Ein wichtiger Schritt zur Klärung und Bewältigung von Konflikten ist, den Ursachen auf die Spur zu kommen. In den seltensten Fällen sind Konfliktursachen den Beteiligten oder Beobachtern eines Konfliktes offen zugänglich. In der Regel sind sie verborgen und können erst durch sorgfältige Analyse des Konfliktgeschehens aufgedeckt werden. Konfliktursachen von Arbeitsteams und Gruppen können auf verschiedenen Ebenen liegen (Krüger, 1974, S. 57 ff.):

Generelle Ursachen für Konflikte in Institutionen sind:

- Das Spannungsverhältnis von Zielen und Mitteln
- Die Komplexität des Systems
- Die Umweltverbundenheit der Unternehmung
- Die Unvollkommenheit der Information.

Spezifische Ursachen für Konflikte in Gruppen sind:

- Die Art der Aufgabe, die ein Team oder eine Gruppe zu bewältigen hat.
- Die Mitglieder der Gruppe mit ihrer Problemlösungsfähigkeit, ihrer Risikofreudigkeit und ihrem Selbstvertrauen.
- Die Gruppensituation, etwa der Organisierungsgrad der Gruppe.
- Die Kommunikationsfähigkeit der Gruppe.

25.2.1 Generelle Konfliktursachen in Institutionen – Das Spannungsverhältnis von Zielen und Mitteln

Ausgangspunkt von Konflikten ist oft eine **Diskrepanz zwischen Zielen und Mitteln,** d. h. in der Regel stehen nur begrenzte Mittel zur Zielerreichung zur Verfügung. In Gruppen äußern sich solche Unterschiede häufig in Überschneidungen der Ansprüche der Mitglieder. Das können z. B. Konflikte bezüglich unterschiedlicher Gehälter, Frei- oder Ferienwünsche sein oder Uneinigkeit über bestimmte Pflegemethoden.

Die Komplexität des Systems

Je mehr Menschen an einer Aufgabe beteiligt sind und *je komplexer* ein System ist, *umso anfälliger* ist es für Konflikte. Konflikte, die aus der Komplexität eines Systems hervorgehen, sind z. B. Konflikte über Kompetenzabgrenzungen, Machtverteilung, Unklarheiten über Arbeitsabläufe. Dazu ein Beispiel: In einem Krankenhaus wird eine neue Stelle einer Kliniklehrerin geschaffen, die für die Betreuung der Lernenden zuständig ist. Dabei sind die Unterstellungsverhältnisse der Kliniklehrerin noch nicht klar geregelt. Diese neue Situation schafft Konflikte mit den Stationsleiterinnen, die sich teilweise übergangen fühlen.

Die Umweltverbundenheit der Unternehmung

Hier sind Ursachen gemeint, die durch die *Verbindung eines Systems mit der Umwelt* hervorgehen, etwa durch die aktuelle Wirtschaftslage, die Konkurrenzsituation und Beeinflussungsversuche durch die Öffentlichkeit. Je abhängiger ein System von der Umwelt ist, umso größer ist dieses Konfliktpotential. So können beispielsweise angekündigte Sparmaßnahmen, verbunden mit Stellenabbau, das Konfliktpotential in Pflegeteams erheblich vergrößern.

Die Unvollkommenheit der Information

In Betrieben, Arbeitsteams und Gruppen sind nie alle Beteiligten gleichermaßen über Sachverhalte, Entscheidungen, Ziele und Maßnahmen informiert. Dies kann zu Missverständnissen, Verunsicherungen und Konflikten führen. Im eingangs erwähnten Fallbeispiel der lernenden Gesundheits- und Krankenpflegerin ist ein Konflikt bedingt durch *unvollständige Information*.

25.2.2 Ursachen für Konflikte in Gruppen und Teams

Konfliktursachen in der Art der Aufgabe

Konflikte in Gruppen können durch die Art der Aufgabe, die eine Gruppe oder ein Team zu lösen hat, entstehen. Neue, sehr komplexe oder in kurzer Zeit zu lösende Aufgaben oder Aufgaben, die einen hohen Koordinationsbedarf besitzen, erhöhen die Wahrscheinlichkeit für das Auftreten von Konflikten. Solche *Gruppenaufgaben* bewirken, dass die Gruppenmitglieder häufig unterschiedliche Meinungen bezüglich der „richtigen" Lösung haben. So können etwa verschiedene Auffassungen über Pflegestandards Konflikte auslösen.

Konfliktursachen bei den Gruppenmitgliedern

Die *Persönlichkeit der Gruppenmitglieder* mit ihren Eigenarten und Fähigkeiten spielt eine wichtige Rolle bei der Entstehung von Konflikten. Persönlichkeitseigenschaften wie Problemlösungsfähigkeit, die Bereitschaft, sich auf Neues einzulassen, Machtansprüche, das Selbstvertrauen, die gegenseitige Wertschätzung und die Reife der Persönlichkeit beeinflussen die Entstehung von Konflikten.

Dazu ein Beispiel: Eine Pflegende mit einem geringen Selbstvertrauen wird mehrmals kritisiert. Diese Kritik verunsichert sie noch mehr. Bei jeder Kritik verteidigt sie sich heftig und läuft davon. Dieses Verhalten ärgert ihre Kolleginnen. Sie meiden den Kontakt und sprechen nur das Nötigste mit ihr. Ihren Ärger äußern sie nur in ihrer Abwesenheit und dies bei jeder Gelegenheit. Dieses Beispiel zeigt, wie Selbstunsicherheit und mangelnde Wertschätzung zu Konflikten führen kann.

Konfliktursachen in der Gruppenorganisation

Je weniger eine Gruppe organisiert ist, je mehr sie für einen Einzelfall Regeln und Normen festlegen muss, umso größer ist die Gefahr für die Entstehung von Konflikten, weil in jedem Einzelfall verschiedene Auffassungen möglich sind. Auch die Entwicklungsphase, in der sich die Gruppe befindet (Konfliktphase) (➛ Kap. 22.2), beeinflusst die Entstehung von Konflikten.

Beispiel: Ein Pflegeteam, in dem sich die Mitglieder noch nicht gegenseitig kennen, arbeitet auf einer neu eröffneten Station. Nach einer gewissen Zeit erlebt es eine Konfliktphase. Es ist unklar, wer für was zuständig ist und wie gewisse Aufgaben erledigt werden sollen. Die Rollen sind noch nicht geklärt und festgelegt. Es entstehen Missverständnisse, Verunsicherungen und Spannungen.

Konfliktursachen in der Kommunikationsfähigkeit der Gruppe

Die Entstehung von Konflikten wird beeinflusst durch die Intensität oder Offenheit und Klarheit der *Kommunikation*. Werden vage Andeutungen gemacht und Unklarheiten nicht geklärt, besteht ein Konfliktrisiko. Je schlechter der Informationsaustausch ist, umso häufiger entstehen Konflikte. Auch wenn Informationen zurück behalten werden oder nur an bestimmte Gruppenmitglieder weiter gegeben werden, entstehen häufiger Missverständnisse, die zu Konflikten führen.

Ein Beispiel für Konflikte, die durch Zurückhaltung von Information entstehen können: Eine Stationsleiterin teilt ihren Mitarbeiterinnen mit, dass für das neue Jahr auf der Abteilung Änderungen geplant sind. Sie sagt jedoch nichts aus über die Art der Änderungen und die Gründe. Die Mitarbeiterinnen sind beunruhigt, fragen jedoch nicht nach, weil sie annehmen, dass die Stationsleiterin noch nichts Näheres sagen kann. Die Stellvertreterin der Stationsleiterin teilt den Kolleginnen mit, sie wisse etwas über die geplante Änderung, dürfe jedoch nichts sagen. Die Mitarbeiterinnen tauschen ihre Vermutungen untereinander aus und stellen sich vor, was alles geschehen könnte, z. B. könnten Stellen abgebaut werden oder es könnten interne Versetzungen vorgenommen werden. Im Laufe der Zeit entstehen Spannungen und das Klima auf der Abteilung verschlechtert sich erheblich.

25.3 Wie Einstellungen zum Konflikt den Konfliktverlauf beeinflussen

Der Verlauf eines Konfliktes wird in starkem Maß durch die von den Konfliktpartnern angenommenen Lösungsmöglichkeiten beeinflusst. Es können grundsätzlich zwei unterschiedliche Arten des Denkens unterschieden werden: Das *Sieg-Niederlage-Denken* und die *kooperative Einstellung zum Konflikt*.

Das Sieg-Niederlage-Denken

Mit dem *Sieg-Niederlage-Denken* ist gemeint, dass die an einem Konflikt Beteiligten annehmen, das Resultat eines Konfliktes bestehe aus Gewinnern einerseits und Verlierern andererseits. Der Psychologe Hans Bernhard (1998, S. 161 ff.) sieht die Gefahr dieses Gewinn-Verlust-Denkens darin, dass diese Einstellung als Grundhaltung in eine Beziehung einfließt und eine konstruktive Konfliktlösung auch dort verunmöglicht, wo nur scheinbar Widersprüchlichkeiten vorliegen. Es werden dadurch im Konfliktfall zwangsläufig negative Gefühle ausgelöst, die zu Abwehrreaktionen führen können wie Kampf und Einsatz von Machtstrategien, Flucht (Ausweichen, Ablenken, Krankheit oder Kündigung) oder Resignation. Durch diese Art des Denkens können Misstrauen und Feindseligkeit gefördert und Beziehungen zerstört werden, so dass schließlich alle Parteien zu Verlierern werden.

Beispiele für Sieg-Niederlage Konfliktlösungsstrategien sind Abstimmungen, bei denen die Mehrheit gewinnt und die Minderheit verliert. Obwohl diese Strategie häufig praktiziert wird, ist sie für Konflikte in Arbeitsteams keine befriedigende Lösung. Bei einem Kompromiss gibt es in jeder Partei sowohl Gewinner als auch Verlierer.

Die kooperative Einstellung zum Konflikt: ich gewinne – du gewinnst

Bei einer kooperativen Einstellung zum Konflikt wird davon ausgegangen, dass es Lösungsmöglichkeiten gibt, die die Anliegen aller beteiligten Konfliktparteien berücksichtigen. Hinter dieser Einstellung steht die Annahme, dass sich die Anliegen der Konfliktparteien vereinbaren lassen und die Konfliktpartner nicht Gegner, sondern Partner bei der Lösung einer gemeinsamen Aufgabe sind. Diese Einstellung kann dazu führen, dass ein Konflikt neue Perspektiven in einer Situation eröffnet und damit allen Beteiligten ermöglicht als „Gewinner“ aus einer Konfliktsituation herauszugehen.

25.4 Konfliktbewältigung

Die Bewältigung eines Konfliktes kann ähnlich wie bei der Problemlösung in Phasen erfolgen. Ein solcher Bewältigungsprozess kann längere Zeit in Anspruch nehmen. Damit ein Konflikt zur Zufriedenheit aller gelöst werden kann, sollten alle am Konflikt direkt oder indirekt beteiligten Personen an der Klärung und Lösung mitarbeiten können. Bei komplexen und stark emotionsgeladenen Konflikten kann es hilfreich sein, wenn eine neutrale, am Konflikt nicht beteiligte Person die Rolle einer Koordinatorin oder Gesprächsleiterin übernimmt. Kommunikationstechniken, z. B. Rückmeldungen oder Feedbackregeln (➛ Kap. 19.4.2) können eine konstruktive Konfliktlösung unterstützen. Im Folgenden wird ein möglicher Bewältigungsprozess dargestellt.

Schritt 1: Identifizieren der am Konflikt beteiligten Partner

Als erstes geht es darum, festzustellen, welche Personen direkt oder indirekt am Konflikt beteiligt sind.

Schritt 2: Störungen oder Unvereinbarkeiten klären

Damit ist gemeint, herauszufinden, wo genau die Störungen liegen und wo möglicherweise Verletzungen stattgefunden haben und die dadurch ausgelösten Gefühle gegenseitig zu respektieren. Wichtig dabei ist es, bestehende Gefühle direkt zu äußern und nicht indirekt in Form eines Vorwurfs (➛ Kap. 19.4.2).

Schritt 3: Konfliktursachen erforschen

Bei der Erforschung der Ursachen geht es darum, die vielfältigen Bedingungen des Umfeldes und der beteiligten Personen, die zum Konfliktgeschehen geführt haben, zu identifizieren. Dabei können „Wie“- und „Was“-Fragen, etwa „Was ist geschehen? Wie ist etwas abgelaufen?“ helfen, Zusammenhänge und Prozesse aufzudecken.

Schritt 4: Klärung der Hintergrundbedürfnisse und Anliegen der Konfliktpartner

Hinter den vordergründigen Anliegen der Konfliktpartner können Bedürfnisse, Ziele und Werte stehen, die nicht geäußert werden und oft auch nicht bewusst sind. D. h. vordergründige Anliegen können Mittel sein, um tiefer liegende Ziele zu erreichen. So kann hinter einem Bedürfnis nach einem höheren Gehalt der Wunsch nach materieller Sicherheit und Anerkennung liegen. Hintergrundsbedürfnisse können herausgefunden werden mit folgenden Fragen: „Um was geht es dir oder uns wirklich? Was ist dir bzw. uns wichtig? Weshalb ist das dir bzw. uns wichtig? Was willst du, was wollen wir damit erreichen?“.

Dazu ein Beispiel: Die Gesundheits- und Krankenpflegerin Anja Anderson schlägt vor, häufiger Teambesprechungen durchzuführen, stößt dabei jedoch auf Widerstand der Kolleginnen. Durch Nachfragen stellt sich heraus, dass die Teambesprechungen sehr lange dauern und dass Anja Anderson anschließend regelmäßig sehr müde und nicht mehr aufnahmefähig ist. Sie erhofft sich durch häufigere Besprechungen kürzere Sitzungen. Ihr Hintergrundbedürfnis ist es, wach und aufnahmefähig zu sein und gerne und motiviert an Sitzungen teilnehmen zu können. Im Gespräch stellt sich heraus, dass es ihren Kolleginnen ähnlich ergeht.

Schritt 5: Gemeinsame, übergeordnete Ziele finden

Bei der Suche nach Hintergrundbedürfnissen können vielfach Bedürfnisse und Ziele gefunden werden, die von allen geteilt werden. Gemeinsame, übergeordnete Ziele sind Basis oder integrierende Kraft für Konfliktlösungen. Im erwähnten Beispiel der Teambesprechung können die Kolleginnen die Anliegen von Anja Anderson auf der Ebene ihrer wirklichen Bedürfnisse und Ziele nicht nur akzeptieren, sondern auch teilen. Die zuerst vorgeschlagene Lösung jedoch lehnten sie ab. Bei der Suche und Formulierung der übergeordneten Ziele ist es vorteilhaft, diese positiv zu formulieren, d.h. zu formulieren, was gewünscht wird, und nicht, was vermieden werden soll, z.B. „Wir möchten die Sitzung so gestalten, dass wir bis zum Schluss aufnahmefähig sind." Solche Formulierungen helfen, sich darauf zu einigen, was man wirklich will.

Schritt 6: Lösungen suchen und finden

Im letzten Schritt des Prozesses werden Konfliktlösungen gesucht und festgelegt. Diese sollen es ermöglichen, die Anliegen aller Beteiligten zu berücksichtigen und so zu einer integrativen Konfliktlösung zu gelangen. Die integrierende Fragestellung könnte lauten: „Welche Möglichkeiten und Wege gibt es, damit wir sowohl unsere gemeinsamen Ziele als auch die Ziele jedes Einzelnen erreichen können?" Hier kann die Kreativität der Beteiligten genutzt werden, um eine geeignete Lösung zu finden.

Vermindern des Konfliktpotenzials

Bei der Klärung und Lösung von Konflikten, insbesondere auch bei der Suche nach Ursachen, können Schwachstellen aufgedeckt werden. Schwachstellen können Gewohnheiten im Verhalten, aber auch strukturelle Bedingungen sein. Eine Behebung dieser Schwachstellen wird dazu beitragen, das künftige Konfliktpotenzial zu vermindern. Um das Konfliktpotenzial möglichst gering zu halten, können verschiedene Interventionen angezeigt sein, z.B.:

- Offene Informationspolitik und freier Zugang zu Informationen
- Abstimmen von Aufgaben und Kompetenzen der verschiedenen Stelleninhaber
- Freiräume schaffen für Kontakte und Kommunikation der Gruppen- oder Teammitglieder.

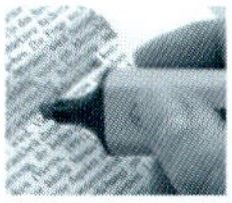

Maßnahmen zur Konfliktsteuerung und -lösung helfen, ein motivierendes Arbeitsklima zu schaffen, das einerseits die Zufriedenheit der Mitarbeiter erhöht und es andererseits ermöglicht, Arbeitsleistungen zu erbringen, die zur Gesundheit und Heilung und zum Wohlbefinden der Patienten beitragen.

26 Das Krankenhaus: Eine Institution

26.1 Die Begriffe Organisation und Institution

Organisation

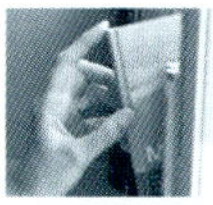

Organisation

Strukturiertes soziales System, das aus Einzelpersonen und Gruppen besteht, die zusammenarbeiten, um vereinbarte Ziele zu erreichen.

Wird eine Gruppe größer und ihre Aktivitäten komplexer, so entwickelt sie sich allmählich zu einer **Organisation**. Eine Organisation entsteht, wenn das gemeinsame Handeln ausdrücklich zur Erreichung bestimmter Ziele organisiert wird. Das Krankenhaus ist eine Organisation, deren Ziel die Befriedigung des gesellschaftlichen Bedürfnisses nach Krankheitserkennung und Heilung ist.

Das Alltagsverständnis von Institution

Das Krankenhaus wird auch als **Institution** verstanden. Die Begriffe Organisation und Institution werden oft gleichbedeutend verwendet. Nach diesem *Alltagsverständnis* versteht man unter Institution eine Einrichtung, die Aufgaben oder Grundprobleme, die in der Regel im öffentlichen Interesse liegen, in organisierter Form wahrnimmt. Die Ehe ist eine Institution, die das Grundbedürfnis nach Intimität und Nachkommenschaft regelt. In Schulen wird die Aufgabe der Ausbildung verwirklicht. Krankenhäuser tragen dem Bedürfnis nach Wiederherstellung der Gesundheit Rechnung.

Das soziologische Verständnis von Institution

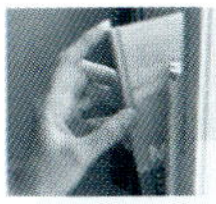

Institution

Etablierte Formen von Verhaltensweisen, Rollen und Normen, die durch gesellschaftliche Gruppen entstanden sind, um soziale Grundbedürfnisse in festgelegter Form zu befriedigen.

Die Soziologie versteht unter Institution nicht eine Organisation im alltagssprachlichen Verständnis, sondern eher ein Leitbild und nicht ein reales Gebilde.

26.2 Institutionelle und strukturelle Eigenarten des Krankenhauses

Das Krankenhaus als betriebliche Organisation unterscheidet sich von vielen anderen Betrieben insbesondere dadurch, dass die Empfänger von Leistungen, die Patienten, sich selbst im Betrieb befinden. Sie bilden eine nicht nur zahlenmäßig bedeutende Gruppe der Organisation Krankenhaus. Aus dieser Tatsache erwachsen auch für das Krankenhaus spezifische Probleme. Die strukturelle Eigenart des Krankenhauses beeinflusst die Kommunikation, die Arbeitszufriedenheit und das psychische Befinden der Patienten.

26.2.1 Unterschiedliche Zielsetzungen

Das Krankenhaus verfolgt, wie andere Institutionen, Ziele nach außen. Es sind Ziele, die der Pflege und dem Wohlbefinden des Patienten dienen, und Ziele, die der Erhaltung der Organisation dienen.

Diese beiden Funktionen, **Dienstleistungs-** und **Erhaltungsfunktion,** verursachen im Krankenhausalltag zahlreiche Konflikte.

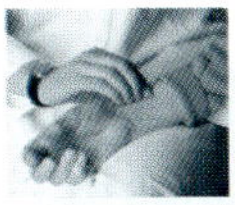

Sonja Berlinger weiß nicht, was sie tun soll

Es ist 10.00 Uhr. Die Arztvisite steht bevor. Sonja Berlinger will zuvor noch die Untersuchungsergebnisse des gestrigen Tages eintragen. Um 11.00 Uhr hat sie dann Doktor Burkhard bei der Lumbalpunktion bei Frau K. zu assistieren. Die Zimmerglocke von Frau K. läutet. Sonja Berlinger trifft eine äußerst verängstigte Frau an: „Wann werde ich untersucht? Wird die Untersuchung schmerzhaft sein?" Sonja Berlinger weiß, dass sie sich jetzt Zeit nehmen und auf die Befürchtungen von Frau K. eingehen sollte. Sie weiß aber auch, dass die Akten für die Arztvisite vorbereitet sein müssen.

Dieses Beispiel beschreibt eine alltägliche Konfliktsituation zwischen einem reibungslos ablaufenden Krankenhausbetrieb und den Bedürfnissen von Patienten.

Sehr oft steht im Krankenhaus die Erhaltungsfunktion im Vordergrund. Diese äußert sich unter anderem in der Art des Tagesablaufs: Der frühmorgendliche Tagesbeginn und die meist starr festgelegten und zum Teil sehr nah aufeinander folgenden Essenszeiten.

Weitere Zielkonflikte sind bedingt durch die Verschiedenheit der Dienstleistungen des Krankenhauses. Die dort tätigen Berufsgruppen arbeiten in unterschiedlichen Funktionskreisen:

- Im medizinischen Funktionskreis
- Im pflegerischen Funktionskreis
- Im Funktionskreis der Verwaltung und Versorgung.

Diese drei Bereiche überschneiden sich teilweise. Sie haben eine eigene Hierarchie und eigene Werte, die im Überschneidungsbereich wiederum Anlass für Konflikte sein können. So gelten

- in der Verwaltung primär ökonomische Werte,
- im pflegerischen Bereich soziale und
- im medizinischen, neben dem Wert der Wiederherstellung der Gesundheit, auch der Wert der wissenschaftlichen Erkenntnis.

Ein Beispiel für einen Zielkonflikt zwischen Verwaltung und Pflegepersonal ist der oft „großzügige" Umgang des Pflegepersonals mit Krankenpflegematerial, Wäsche usw. Das kann zu unliebsamen Diskussionen mit den Verantwortlichen der Wäscherei oder der Materialverwaltung führen.

26.2.2 Statusunterschiede

Die Status- und Prestigeverhältnisse im Krankenhaus sind komplex. Sie haben Auswirkungen auf die Tätigkeiten der verschiedenen Berufsgruppen. Als **Statusattribute** *(Statusmerkmale)* spielen eine Rolle:

- Geschlecht
- Grad der Professionalisierung
- Anteil an therapeutischen und diagnostischen Aktivitäten
- Lebensalter
- Position innerhalb der Hierarchie.

Das Streben nach Prestige wird im Krankenhaus erheblich eingeschränkt, da eine Statuserhöhung nur im Rahmen der jeweiligen Berufsgruppe möglich ist. Versuche des Pflegeberufes, mehr Prestige zu erhalten, können sich z. B. in einer starken Orientierung an der Medizin und an der hohen Bewertung von therapeutischen Aufgaben zeigen. Das Einführen einer Venenverweilkanüle oder das Assistieren bei einer Lumbalpunktion wird dann wesentlich höher bewertet als eine Ganzkörperwaschung bei einem gelähmten Patienten. Diese Tatsache bringt es mit sich, dass vom Pflegepersonal vermehrt medizinisch-therapeutische Verrichtungen, die zum Aufgabenkreis des Arztes gehören, übernommen werden und eigentliche Pflegeaufgaben an Helferinnen delegiert werden.

Statusunterschiede beeinflussen in vielfacher, oft nicht wahrgenommener Weise das Krankenhauspersonal. Es kann von Statusunterschieden abhängen, welche Berufsgruppen miteinander sprechen und sich gegenseitig informieren, wer an Visiten und Konferenzen teilnimmt, wer selbständig Visite am Krankenbett durchführt oder eine Anamnese aufnimmt.

Blockierte Statusmobilität kann zu Unzufriedenheit des Krankenhauspersonals führen.

26.2.3 Krankenhausroutine und Bürokratie

Die Administration dient in erster Linie der Vereinfachung und Rationalisierung notwendiger Vorgänge. Durch Rationalisierung und starre Regeln wird die Bewältigung von Situationen, die jeweils neue Überlegungen oder Entscheidungen benötigen, erleichtert. So kann z. B. das Vorhandensein von Merkblättern für die Behandlung von Patienten mit bestimmten Krankheiten eine wesentliche Arbeitserleichterung für die Pflegenden und Sicherheit für den Patienten darstellen. Dieselben Merkblätter, starr und unflexibel angewandt, können aber auch eine patientengerechte Betreuung verunmöglichen, und zwar dann, wenn die individuellen Unterschiede der Patienten nicht berücksichtigt werden. Ebenfalls können sie die Pflegenden dazu verleiten, routinemäßig und unüberlegt zu handeln und sich der persönlichen Verantwortung zu entziehen.

Bürokratie fördert berufsfremde Fähigkeiten. Es werden Verhaltensweisen gefördert und gefordert, die auf einer anderen Ebene liegen als die pflegerischen Fähigkeiten.

Oft werden diese Verhaltensweisen höher als die Pflegetätigkeit bewertet. Das kann dazu führen, dass anstelle der Arbeitserleichterung Bürokratie zum Selbstzweck wird und nicht mehr den Bedürfnissen des Patienten dient.

Ein wesentlicher Faktor für das Zustandekommen der Krankenhausroutine ist Zeitdruck. Der Zeitdruck ist ein bekanntes Problem des Krankenhauses. Er ist abhängig von der Anzahl des Personals und der Menge der zu erledigenden Verrichtungen. Die Folgen des Zeitdruckes zeigen sich in der Art der zwischenmenschlichen Beziehungen der Pflegenden zu den Patienten, im Mangel der Arbeitsqualität und in der Unzufriedenheit des Personals. Der Zeitdruck wird gefördert durch Sparmaßnahmen und Stellenabbau in Krankenhäusern.

Weitere Überlegungen zur Institution Krankenhaus finden sich im Teil VIII (➛ Kap. 27.1.4, 29.1 und 29.2).

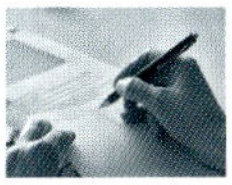

Fragen zur Wissensprüfung

- Wie unterscheiden sich soziale Gruppen, situative Gruppierungen und soziale Kategorien? Erklären Sie die Unterschiede jeweils an einem Beispiel.
- Wodurch lässt sich eine Primärgruppe charakterisieren?
- Welche Funktionen können Bezugsgruppen haben?
- Sehr häufig begegnet man Fremdgruppen mit Vorurteilen und Stereotypen. Welche betrieblichen Maßnahmen können dieser Erscheinung entgegenwirken?
- Beschreiben Sie die vier Phasen der Gruppenentwicklung nach Tuckmann.
- Welche Funktionen haben Gruppennormen?
- Nennen Sie sich gegenseitig beeinflussende situative Rollen. Welche Verhaltensweisen bedingen sich gegenseitig?
- Worauf kann Macht beruhen? Wie wird Macht ausgeübt?
- Erläutern Sie die beiden Grundaufgaben der Gruppenführung: Lokomotion und Kohäsion.
- Was ist bei der Auswahl eines geeigneten Führungsstils zu beachten?
- Was können Ursachen von Konflikten in Arbeitsteams sein?
- Wie kann ein Konfliktlösungsprozess erfolgen und was ist dabei zu beachten?
- Was versteht man unter einer Institution? Geben Sie ein Beispiel.
- Die Dienstleistungs- und Erhaltungsfunktion des Krankenhauses können zu Zielkonflikten führen. Nennen Sie Beispiele.
- Was versteht man unter einer Institution? Geben Sie ein Beispiel.

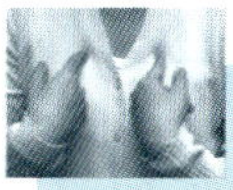

Fragen zu persönlichen Einstellungen und Erfahrungen

- Welchen Gruppen gehöre ich an? Warum bin ich Mitglied dieser Gruppen? Welchen persönlichen Nutzen ziehe ich aus der Mitgliedschaft?
- An welchen Gruppen orientiere ich mein Verhalten?
- Gibt es Gruppen, denen ich auf keinen Fall angehören möchte? Weshalb?
- Was zieht mich an anderen Menschen an, was stößt mich eher ab?
- Kann ich mich an eine Situation erinnern, in der ich in eine neue Gruppe kam? Wie habe ich die Situation erlebt? Was habe ich dabei empfunden?
- Es wurden Teamfähigkeiten vorgestellt. Über welche dieser Fähigkeiten verfüge ich? Gibt es Teamfähigkeiten, die ich noch zusätzlich erwerben möchte?
- Gibt es in unserem Pflegeteam Vorgänge, die immer nach dem gleichen Schema ablaufen? Wie sehen diese Vorgänge aus?
- Was empfinde ich, wenn ich mich in einer Beziehung unterlegen und abhängig fühle? Wie reagiere ich in der Regel in solchen Situationen?
- Welche Verhaltensweisen in Gruppen sind für mich charakteristisch? Und wie nehmen wohl die anderen mein Verhalten in Gruppen wahr?
- Gibt es ein bestimmtes Führungsverhalten, das mich an den anderen stört? Was stört mich an diesem Verhalten? Was würde ich anders machen?
- Welche der erwähnten Führungsstile habe ich bei Vorgesetzten beobachten können? Wie habe ich darauf reagiert?
- Welches sind Signale, an denen ich einen Konflikt in Beziehungen wahrnehme?
- Wie verhalte ich mich üblicherweise in einem Konflikt? Habe ich bestimmte Verhaltensmuster? Welche Einstellungen und Gefühle prägen mein Verhalten?
- Kenne ich zwischenmenschliche Konflikte, die konstruktiv gelöst wurden? Welches Verhalten und welche Einstellung haben zur Lösung beigetragen?
- Welche meiner Aufgaben bewerte ich (oder andere Personen) hoch, welche eher gering? Weshalb?

Teil VIII

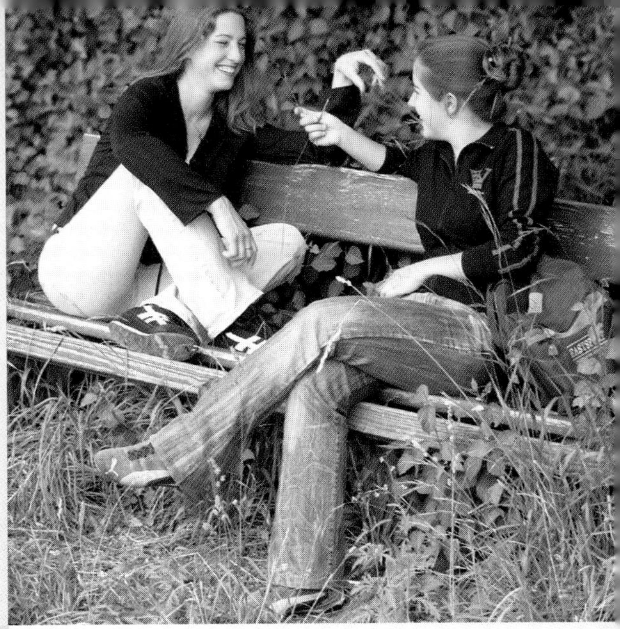

Zur psycho-physischen Gesundheit der Pflegenden

Im Zentrum des Teils VIII steht die psycho-physische Gesundheit der Pflegenden. Welchen gesundheitlichen Gefährdungen begegnen Pflegende in ihrem Alltag? Wie können Belastungen bewältigt werden? Was sind therapeutische Wege zur psycho-physischen Gesundheit und was kann vorbeugend zu ihrer Erhaltung getan werden?

27 Belastungen und gesundheitliche Gefährdungen der Pflegenden

Kapitel 27 zeigt, welchen Belastungen Pflegende in ihrer täglichen Arbeit gegenüberstehen und wie diese zu einer Schädigung ihrer Gesundheit führen können. Zunächst werden belastende Ursachen dargestellt, danach wird im Rahmen eines Stressmodells aufgezeigt, wie Pflegepersonen Belastungen zu bewältigen suchen.

27.1 Physische und psychische Anforderungen an die Pflegenden: Berufsbedingte Belastungen

Wie in jedem Beruf, lassen sich auch im Beruf der Gesundheits- und Krankenpflege zahlreiche spezifische Belastungen feststellen, mit denen sich die Pflegenden auseinanderzusetzen haben.

Belastungen ergeben sich beispielsweise durch die Berufsrolle, die Arbeit selbst, die Beziehungen während der Arbeit und die Organisationsstruktur des Krankenhauses und der Pflege. Sie können das Privatleben der Pflegepersonen zum Teil erheblich beeinträchtigen und Auswirkungen auf die psycho-physische Gesundheit haben.

27.1.1 Belastungen durch die Berufsrolle

Die Angehörigen eines Pflegeberufes haben sich mit einem traditionellen, karitativen Rollenverständnis auseinanderzusetzen (➤ Kap. 13.6). Dieses **Rollenbild** prägt auch heute noch vielfach die Erwartungen der Umwelt an die Rolle einer Pflegeperson und damit auch ihr eigenes Bild des Pflegeberufes. Weiter wird die Berufsrolle geprägt durch die Berufsideale der Krankenpflegeschulen und Berufsverbände. Diesen Idealen stehen die Anforderungen der hoch entwickelten naturwissenschaftlichen Medizin und die Anforderungen der Organisation Krankenhaus gegenüber. So wird die Rolle der Pflegenden charakterisiert durch ein schwer erreichbares Idealbild mit einer Vielzahl von sich zum Teil widersprechenden Erwartungen an ihre persönlichen Eigenschaften und fachlichen Fähigkeiten (➤ Kap. 14 und 15).

Von einer Pflegeperson erwartete Eigenschaften und Verhaltensweisen sind:

- Sie soll freundlich, geduldig, ruhig, ausgeglichen, selbstlos, aufopfernd, verständnisvoll, physisch und psychisch belastbar sein.
- Fachlich wird von ihr erwartet, dass sie die Anordnungen der Ärztin/des Arztes korrekt ausführt, Beobachtungen am Patienten in wichtige und unwichtige einteilen kann und die wichtigen der medizinischen Fachperson mitteilt. Die Pflege sollte sie selbständig, kompetent und so, wie sie es in ihrer Ausbildung gelernt hat, durchführen – aber auch so, wie es auf der jeweiligen Abteilung üblich ist und wie es die spezielle Situation der Patienten erfordert.
- Im zwischenmenschlichen Bereich erwartet man, dass sich eine Pflegeperson dem Partner zuwendet und dafür genügend Zeit aufbringt. Insbesondere der Patient wünscht von der Gesundheits- und Krankenpflegerin, dass sie

Erwartungen, geprägt durch das Ausbildungsideal	Erwartungen des Krankenhauses
■ Selbständigkeit ■ Kreativität, Initiative ■ Teamfähigkeit, Konfliktfähigkeit ■ Ganzheitspflege, Einfühlungsvermögen	■ Konformes Verhalten, Anpassung an die Erfordernisse des Arbeitsplatzes ■ Pünktlichkeit, Exaktheit ■ Einordnung in bestehende Gruppen, Hilfsbereitschaft ■ Rationelles Arbeiten, funktionelle Pflege

Tab. 27.1: Gegensätzliche Erwartungen an Pflegepersonen.

sich in seine ungewöhnliche Situation einfühlen kann, seine Bedürfnisse erkennt, und auf diese eingeht, und seine Interessen gegenüber dem Arzt und seinen Angehörigen vertritt.

- Die Pflege kranker Menschen kann zu großer Nähe und Vertrautheit führen. Damit verknüpft ist die Aufgabe, eine angemessene Balance zwischen Nähe und Distanz zum Patienten zu finden. Gelingt dies nicht, kann daraus eine starke Belastung resultieren, wie die folgende Äußerung einer Gesundheits- und Krankenpflegerin zeigt: „*Als ich pflegte, war das eine massive Herausforderung für mich. Ich identifizierte mich wahnsinnig mit Patienten und Patientinnen. Das wurde vielleicht sogar zur gegenseitigen Belastung, auch für den Patienten*" (Dätwyler & Baillod, 1995, S. 108).
- Die lernende Gesundheits- und Krankenpflegerin erwartet von einer diplomierten Pflegeperson verständnisvolle Zuwendung. Sie sollte ihr Dinge erklären, die sie noch nicht versteht und ihr dort, wo sie bereits selbständig handeln kann, den nötigen Freiraum lassen.
- Zusätzlich zu diesen Erwartungen sollte eine diplomierte Gesundheits- und Krankenpflegerin alle anfallenden organisatorischen Aufgaben der Abteilung genau und rasch erledigen können.

Diese und andere Erwartungen bringen die Pflegenden immer wieder in Rollenkonflikte (➛ Kap. 14 und 15). Sie fühlen sich zwischen den verschiedenen Rollenerwartungen hin und her gerissen und werden gezwungen, Entscheidungen zu treffen. Dabei können sie nur bestimmte Erwartungen erfüllen. Diese Tatsache kann zu einer unzufriedenen Grundstimmung und einem latent schlechten Gewissen führen.

Der Konflikt zwischen der idealen Rolle von Pflegenden und der Krankenhauswirklichkeit wird von den Pflegepersonen vor allem während der Ausbildung stark empfunden. Dieses Problem wird auch als „Wirklichkeitsschock" bezeichnet. Die Unfähigkeit mit diesem Konflikt fertig zu werden, veranlasst Pflegende oft schon nach kurzer Zeit, den Beruf der Gesundheits- und Krankenpflege aufzugeben. Die Gründe für diesen Konflikt werden im Auseinanderklaffen der Berufsauffassung einer Pflegeperson (geprägt durch das Ausbildungsideal) und den Erwartungen des Krankenhauses gesehen. Solche gegensätzliche Erwartungen werden in Tabelle 27.1 beschrieben.

Der Krankenhausalltag bewirkt, dass sich Pflegende gezwungenermaßen als Einzelne mit diesen Problemen auseinanderzusetzen haben. Die eigentlichen Konfliktpartner jedoch sind Ausbildungsinstitution und Krankenhaus.

27.1.2 Belastungen durch die Arbeit

Belastungen durch die Arbeit können einerseits durch die Art und Menge der zu erledigenden Arbeit und andererseits durch die konkreten Bedingungen, unter denen die berufliche Tätigkeit stattfindet, verursacht werden.

Die Art und Menge der Arbeit unterscheidet sich von Krankenhaus zu Krankenhaus und von Abteilung zu Abteilung. Auch innerhalb einer Abteilung variiert die Arbeit in bestimmten Zeitintervallen. Was jedoch gleich bleibt, sind die konkreten Arbeitsbedingungen mit den spezifischen Eigenarten der Pflegetätigkeit der Gesundheits- und Krankenpflegerinnen.

Psychische Belastungen

Eine Pflegeperson betreut Patienten, die oft schwer krank sind. Sie wird konfrontiert mit Leiden und Sterben, Verzweiflung und Hoffnungslosigkeit. Sie erlebt täglich Situationen, denen andere Menschen nur selten begegnen. Sie ist damit gezwungen, sich mit Extremsituationen des Lebens auseinanderzusetzen und das in einer Lebensphase, in der sich Gleichaltrige in der Regel noch nicht oder selten damit befassen.

Sie begegnet dem frühzeitigen, von ihr oft als sinnlos empfundenen Leiden und Tod. Sie erlebt, wie junge Mütter oder Väter von ihrer Familie weggerissen werden, wie verzweifelte Menschen sich selbst töten wollten, wie süchtiges Verhalten ein Leben langsam und grausam zerstört oder wie das Leben von Menschen in geistiger Verwirrung endet.

Sie kommt in Situationen, in denen es ihre Aufgabe ist, als erste Bezugsperson Patienten zu helfen, Verluste zu verarbeiten: Sie sollte verstehen, was in einem Patienten vorgeht, der als Folge einer Verbrennung sein Gesicht nicht wieder erkennen kann, oder was es etwa für eine Frau bedeutet, wenn sie nach einer Krebsoperation keine Gebärmutter und Eierstöcke mehr hat. Diese Aufgabe wird sie aber nur dann erfüllen können, wenn sie weiß, welche Reaktion ein Kranker zeigen kann und diese Reaktion auch richtig deutet. So können Menschen auf die Nachricht einer unheilbaren Krankheit mit Verzweiflung, Wut oder Verleugnung reagieren (➛ Kap. 6.2.2).

Es ist in solchen Situationen wichtig, dass eine Gesundheits- und Krankenpflegerin Gefühlsausbrüche von Patienten aushalten kann und sie nicht als einen Angriff auf ihre eigene Person betrachtet. Das wiederum setzt voraus, dass sie ihre eigenen Gefühlsreaktionen kennt und damit umgehen kann. Was geht in ihr vor, wenn sie von einem erregten Patienten, der eine schlechte Nachricht erhalten hat, angeschrieen wird? Was empfindet sie, wenn ein Patient unerwartet stirbt? Wie bewältigt sie ihre Unsicherheit gegenüber den trauernden und verzweifelten Angehörigen? Wie wird sie mit den Ekelgefühlen bei der Pflege eines sich laufend erbrechenden Patienten fertig?

Fachliche Anforderungen

Die **pflegerischen Aufgaben** erfordern höchste Konzentration. Fehler im Umgang mit Apparaten und Medikamenten, Rechenfehler oder Unachtsamkeiten in der Überwachung oder Dokumentation können verhängnisvolle Folgen haben. Die Gesundheits- und Krankenpflegerin fühlt sich oft auch dort für ihr Handeln verantwortlich, wo sie selbst nicht mehr zuständig sein kann. Sie fühlt sich verantwortlich für die durch die Arbeitsmenge bedingte Qualitätseinbuße ihrer Arbeit, unabhängig davon, ob sie in der Lage ist, die anfallende Arbeitsmenge zu beeinflussen. So etwa auch dann, wenn der diensttuende Arzt auf der Nachtwache auf ihre Meldung, einem Patienten gehe es sehr schlecht, nicht aufsteht und den Patienten besucht, sondern nur eine telefonische Verordnung gibt.

Der Druck der Verantwortung hindert eine Pflegeperson oft, sich in ihrer Freizeit von den beruflichen Problemen lösen zu können.

Zeitdruck

Ein weiteres Merkmal der Tätigkeit eines Pflegenden ist der permanente oder zumindest periodisch wiederkehrende **Zeitdruck**, oft eine Folge von Personalknappheit oder Sparmaßnahmen. Der Zeitdruck verunmöglicht häufig, auf die Bedürfnisse der Patienten einzugehen und die Pflege nach ihren persönlichen Maßstäben zu gestalten. Die Folgen des Zeitdruckes äußern sich auch in der Qualität der Arbeit und in der Art und Weise, wie diese ausgeführt werden kann. Dazu ein Beispiel: Eine Gesundheits- und Krankenpflegerin soll einem verwirrten und unruhigen alten Mann wieder ins Bett helfen und die auseinander gefallenen Drainagen- und Infusionsleitungen wieder richtig zusammenstecken. Sie weiß aber, dass sie jetzt im Nebenzimmer sein sollte, weil dort die Infusion mit den Medikamenten in Kürze fertig sein wird, um eine neue Infusion anzuhängen. Verpasst sie dabei den richtigen Moment, verstopft der nach mehrmaligen Versuchen mühsam gesteckte Venenkatheter. Ebenfalls weiß sie, dass sie schon längst wieder die Kontrollen bei der Patientin mit der Magen-Blutung gemacht haben sollte.

Der Zeitdruck löst bei der Gesundheits- und Krankenpflegerin eine innere Spannung aus, weil sie befürchtet, es könnten ihr Fehler oder Unterlassungen unterlaufen oder sie könnte die Arbeit nicht bewältigen. Ebenfalls beeinflusst er die Art und Weise, wie die Arbeit ausgeführt wird und ist damit oft verantwortlich für Hektik, Fahrlässigkeit und Rücksichtslosigkeit.

Ein Großteil des Pflegepersonals kann mit der Krankenhaushektik nur ungenügend umgehen.

Unregelmäßige Arbeitszeiten

Auch die **Arbeitszeiten** selbst wirken sich belastend auf die Pflegenden aus. Sie haben einen wesentlichen Einfluss auf die Arbeitszufriedenheit und die körperliche und seelische Verfassung. Der Krankenhausbetrieb bringt es mit sich, dass die Betreuung der Patienten während 24 Stunden pro Tag gewährleistet sein muss. Für das Pflegepersonal bedeutet diese Tatsache unregelmäßige Arbeitszeiten, Nacht- und Wochenendarbeit. Belastungen durch unregelmäßige Arbeitszeiten ergeben sich insbesondere durch die folgenden Beeinträchtigungen.

Beeinträchtigungen durch Schwankungen der physiologischen Leistungsbereitschaft

Arbeitsphysiologische und arbeitspsychologische Untersuchungen haben gezeigt, dass körperliche und geistige Leistungen eines Menschen **tageszeitlichen Veränderungen** unterworfen sind. Gleichzeitig findet man tageszeitliche Schwankungen des Blutdrucks, der Körpertemperaturen und anderer wichtiger Körperfunktionen. Aufgrund der Ergebnisse verschiedener Studien konnte eine Verlaufskurve der physiologischen Leistungsbereitschaft ermittelt werden. Aus dieser Kurve lassen sich Grenzwerte der Arbeitsleistung ablesen, die ohne besondere Anstrengung und mit nur geringer Ermüdung erbracht werden können. So ist während gewissen Nachtzeiten der Körper zu einer deutlich gerin-

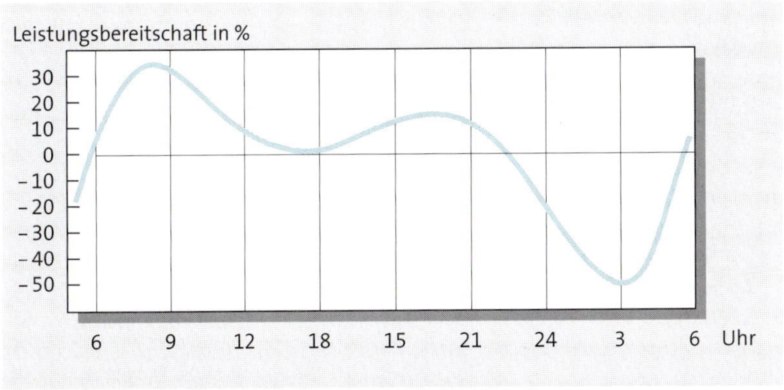

Abb. 27.2: Schwankungen der physiologischen Leistungsbereitschaft in % (Ulich & Baitsch, 1979, S. 13).

geren Arbeitsleistung fähig als am Tag. Abbildung 27.2 zeigt, dass der menschliche Körper im Laufe des Tages abwechselnd auf Arbeit und Ruhe eingestellt ist.

Müssen zu ungünstigen Tageszeiten dieselben Leistungen erbracht werden wie zu günstigen, so wird der Mensch gezwungen, auf Leistungsreserven zurückzugreifen. Diese müssen dann durch willentliche Anstrengung aktiviert werden.

Im Zusammenhang mit der Problematik der Nacht- und Schichtarbeit wurde die Frage diskutiert, ob diese Tagesrhythmik der Leistungsbereitschaft an veränderte Gewohnheiten wie Nachtarbeit oder Tagschlaf angepasst werden kann. Der Arbeitspsychologe Christoph Baitsch (1980, S. 4) schreibt dazu:

„Beim Menschen jedoch kann eine Umstellung des Verlaufs der physiologischen Leistungsbereitschaft durch einen Wechsel der Beleuchtungsbedingungen oder durch eine Umkehrung der Arbeits- und Ruhezeiten nicht erreicht werden. Dies gelingt in der Regel auch dann nicht, wenn Menschen über längere Zeit ausschließlich in der Nacht arbeiten. Physiologische Kennwerte wie Blutdruck, Atemfrequenz usw. wie auch die geistigen und psychomotorischen Leistungsmöglichkeiten folgen in ihrem Rhythmus weiterhin der Tagesrhythmik von normal arbeitenden Menschen."

Einen Grund für diese Nichtumkehrbarkeit sieht Baitsch vor allem im Zeitbewusstsein, das als so genannter Zeitgeber wirkt. Durch die erhöhte Anstrengung während der Nacht- und Schichtarbeit, in denen der Körper auf Leistungsreserven zurückgreifen muss, ist die Wahrscheinlichkeit des Auftretens bestimmter körperlicher Beschwerden erhöht. Das trifft besonders bei Menschen zu, die für diese Beschwerden bereits eine Disposition aufweisen. Schicht- und Nachtarbeit sind häufig verbunden mit Störungen des Magendarmtraktes (Verdauungsstörungen, Gastritis, Magenbeschwerden und Ulcera) und der Kreislauforgane, mit vegetativen Störungen und Schlafstörungen.

Beeinträchtigung der Schlafqualität bei Nachtarbeit

Der **Schlaf** während des Tages bei Nachtarbeitenden wird fast regelmäßig durch Lärm gestört. Auch werden beim Tagschlaf die Stadien des paradoxalen Schlafes verkürzt. Diese Stadien dienen zur Wiederherstellung der geistigen Leistungsfähigkeit. Die Träume, die in diesen Stadien vermehrt auftreten, dienen der Aufarbeitung des im Wachzustand Erlebten. Durch diese verringerte Qualität des Tagschlafes ist mit erhöhter Nervosität und geringerer geistiger Leistungsfähigkeit zu rechnen.

Soziale Beeinträchtigungen bei Schichtarbeit

Stimmung und Wohlbefinden, die Lebensqualität ganz allgemein, werden durch die **Arbeit zu ungewöhnlichen Tageszeiten** oft beeinträchtigt. Bei verheirateten Pflegepersonen wird das Familienleben erheblich gestört. Essenszeiten, Freizeit und Wochenende können nicht mit dem Partner (bzw. den übrigen Familienmitgliedern) verbracht werden. Die ständige Rücksichtnahme auf das Schlafbedürfnis des schichtarbeitenden Familienmitgliedes kann das Zusammenleben belasten. Darüber hinaus werden weitere Bereiche des Privatlebens zusätzlich beeinträchtigt. Der größte Teil des soziokulturellen Lebens findet am Abend und an den Wochenenden statt: Kontakte mit Freunden, Besuche von Fortbildungskursen, Teilnahme am Vereinsleben werden eingeschränkt. Regelmäßige Freizeitgewohnheiten, die das Zusammensein mit Mitmenschen voraussetzen, sind erschwert. Damit wird es auch schwierig, Beziehungen mit Personen, die keinen „Krankenhausberuf" ausüben, aufrechtzuerhalten. So beschränkt sich der oft kleine Bekanntenkreis von Pflegepersonen vorwiegend auf Angehörige des gleichen Berufes. Von einer Gesundheits- und Krankenpflegerin wurde diese Problematik mit folgenden Worten geschildert: *„Was mich sehr belastete war der Schichtbetrieb auf der Dialysestation. Das wechselte immer wieder, es gab drei Schichten.*

Das ertrug ich gar nicht gut und ich fand es auch schwierig für das soziale Leben. Man konnte keinen Kurs abmachen, konnte wenig im voraus abmachen ... Ich konnte dann auch nicht gut schlafen und ich wusste, dass ich das auf die Dauer nicht ertragen würde" (Dätwyler & Baillod, 1995, S. 60).

27.1.3 Belastungen durch menschliche Beziehungen

Die **Beziehungen zu anderen Menschen** sind ein zentraler Faktor für die menschliche Gesundheit (➛ Kap. 4.1.3). Durch die arbeits- und rollenbedingten Belastungen des Pflegepersonals werden auch die Beziehungen der Pflegenden untereinander beeinträchtigt. Vielfach führen Überforderungen zu Spannungen in den Beziehungen zu Arbeitskollegen. Störungen in den Beziehungen äußern sich in unguten Gefühlen oder in offenen Konflikten. Der konstruktive Umgang mit Konflikten wird oft erschwert, weil die Anwesenheit von Konflikten negativ bewertet und daher oft verleugnet wird. Weiter löst das Austragen von Konflikten Angst und andere unangenehme Gefühle aus (➛ Kap. 25).

Konflikte unter Mitarbeitern sind z. B.:

- Konflikte über Ziele
- Konflikte über Mittel der Zielerreichung
- Konflikte über Bedürfnisse und Interessen.

- **Zielkonflikte** ergeben sich aus unterschiedlichen Werten und Normen der Konfliktpartner. Dazu ein Beispiel: Die Zielsetzung des diensttuenden Arztes „jeder behandlungsbedürftige Patient soll aufgenommen werden" ist bei einer belegten Abteilung unvereinbar mit der Zielsetzung der Stationsleiterin „alle Patienten sollten eine sichere Pflege erhalten". Der Konflikt äußert sich dann in der Weigerung der Stationsleiterin, einen zusätzlichen Patienten aufzunehmen.
- **Konflikte über Mittel der Zielerreichung** können sich in Uneinigkeiten über Pflege und Behandlungsmethoden äußern. Ein solcher Konflikt kann sich etwa folgendermaßen manifestieren: Die diensttuende Gesundheits- und Krankenpflegerin der Frühschicht behandelt den Dekubitus eines Patienten mit Tenderwet Feuchttherapie, weil sie damit gute Erfahrungen gemacht hat. Die Pflegende, die im Spätdienst arbeitet, findet diese Behandlung nicht angemessen und verbindet denselben Dekubitus am Nachmittag mit einem Hydrokoloidverband. Die beiden Konfliktpartnerinnen ärgern sich über das gegenseitige Verhalten, stellen gegenseitig die fachliche Kompetenz in Frage und fühlen sich von der Berufskollegin nicht respektiert.
- **Konflikte über Bedürfnisse und Interessen** äußern sich beispielsweise bei Fragen der Dienstplangestaltung, der Art und Weise der Zusammenarbeit und der Arbeitseinteilung. Solche Konflikte können vorliegen, wenn keine Einigung erzielt werden kann, wer die Pflege eines schwierigen Patienten übernimmt oder wie unangenehme Arbeiten aufgeteilt werden können.

Sich nicht akzeptiert fühlen oder andere nicht akzeptieren können, das Gefühl haben, anderen unterlegen zu sein, ihren Ansprüchen nicht zu genügen, sind weitere Ursachen für Ärger und Angst, die die Arbeitsbeziehungen beeinträchtigen und belasten. Das Aushalten oder die Abwehr solcher Gefühle benötigt viel Energie, die sich in Ermüdung oder anderen körperlichen Beschwerden äußern kann.

27.1.4 Belastungen durch die Organisation

Schon allein die Tatsache, Mitglied einer Organisation zu sein und die daraus resultierende Einschränkung der Freiheit, der Selbständigkeit und Identität, wirkt belastend. So sollte ein Mitglied einer Organi-

Faktoren der Arbeitszufriedenheit	Mittelwert *
Informationspolitik des Arbeitgebers	2.73
Sozialleistungen	2.97
Lohn	2.98
Weiterbildungsmaßnahmen	3.05
Grad der Mitsprache	3.10
Regelung der Arbeitszeit	3.26
Aufstiegsmöglichkeiten	3.42

Tab. 27.3: Faktoren der Arbeitszufriedenheit (* 1 = sehr unzufrieden – 5 = sehr zufrieden) (Dätwyler & Baillod, 1995, S. 54).

sation sich mit den Zielen und Normen einer Organisation identifizieren können und die geltenden Regeln befolgen, auch wenn es persönlich andere Auffassungen vertritt. Im Krankenhaus etwa können das Äußerlichkeiten wie das Tragen der vorgegebenen Berufskleidung sein oder aber auch ethische Normen, die ein Mitglied der Organisation innerlich ablehnt.

In besonderem Maße belastend wirkt die fehlende Beteiligung an Entscheidungsprozessen. In Untersuchungen konnte festgestellt werden, dass Nichtbeteiligung an Entscheidungsprozessen in Betrieben einen wichtigen stressauslösenden Faktor darstellt. Diese Belastung äußert sich in gesundheitlichen Risikofaktoren wie schlechtes Allgemeinbefinden, Probleme mit Alkohol, depressive Verstimmung, geringe Selbstachtung, geringe Zufriedenheit mit dem Leben, geringe Arbeitsmotivation, Absicht, den Arbeitsplatz zu verlassen und häufige Abwesenheit von der Arbeit.

Die einzelne Pflegeperson im Krankenhaus hat wenig Einfluss auf grundsätzliche Entscheidungen. Ablehnende Äußerungen auf die zunehmende Bürokratisierung und Routinisierung und Kritik an der Spitalhierarchie können als Ausdruck der Ohnmacht gegenüber den eigenen Änderungsmöglichkeiten verstanden werden. Strukturelle Faktoren werden deshalb oft als Gründe für Unzufriedenheit genannt.

So zeigte sich auch in einer Befragung von Pflegepersonen in der Schweiz, dass neben materiellen Aspekten und der Informationspolitik des Arbeitgebers vor allem strukturelle Faktoren wie Mitsprache, Regelung der Arbeitszeiten und Aufstiegsmöglichkeiten als schlecht beurteilt werden (Tab. 27.3).

27.1.5 Mobbing

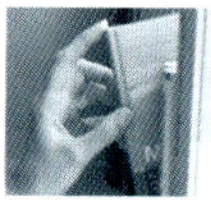

Mobbing (engl. to mob: pöbeln, über andere herfallen)

Extreme Form der **Belastung** durch bedrohliche und feindselige Handlungen von anderen Personen am Arbeitsplatz.

Als charakteristisch für **Mobbing** gelten Verhaltensweisen, die folgende Eigenschaften aufweisen (Schmidt, 2004; Esser, 2003):

- Sie werden von Betroffenen als feindselig, demütigend und bedrohlich erlebt.
- Die Angriffe erfolgen oft und treten über einen längeren Zeitraum auf.
- Die betroffene Person sieht keine Möglichkeit, sich wirksam gegen die Angriffe zu wehren (➛ Tab. 27.4).

Es geht bei Mobbing nicht darum, einen Konflikt zu lösen. Ziel des Mobbing ist es

Typische Mobbinghandlungen
Angriffe gegen die Arbeitsleistung und das Leistungsvermögen, z.B. Sabotage, künstliche Störungen, sinnlose Tätigkeiten, Manipulationen
Angriffe gegen den Bestand des Arbeitsverhältnisses, z.B. willkürliche Abmahnungen und Kündigung, schlechte Beurteilungen
Destruktive Kritik, z.B. demütigende, an den Haaren herbeigezogene, überzogene Kritik
Angriffe gegen die soziale Integration, z.B. räumliche Isolation, Ausschließen aus der Alltagskommunikation
Angriffe gegen das soziale Ansehen im Beruf
Angriffe gegen das Selbstwertgefühl
Schreck, Angst und Ekel erzeugen, z.B. Einsperren, verdorbene Lebensmittel deponieren, Stinkbomben
Angriffe gegen das Privatleben
Angriffe gegen die Gesundheit und die körperliche Unversehrtheit
Unterlassene Hilfeleistung

Tab. 27.4: Typische Mobbinghandlungen (Esser & Wolmerath, 2002, zit. n. Esser, 2003, S. 396).

vielmehr, durch permanente demütigende und feindselige Handlungen für die betroffene Person eine unerträgliche Situation zu schaffen, die in der Regel mit Aufgabe, d.h. Kündigung des Arbeitsplatzes oder Krankheit der gemobbten Person endet. Oft sind Motive wie Neid, Missgunst, Kränkungen oder eigene Ängste vor Kompetenzverlust die Ursachen von Mobbing. Ursachen können aber auch in den Strukturen des Betriebs oder einer Organisation liegen. Der Sozialpsychologe Alex Esser (2003) nennt als betriebliche Faktoren, die Mobbing begünstigen können:

- Schlechte Arbeitsorganisation
- Geringe Aufstiegschancen
- Chronische Bedrohung der Arbeitsplätze.

Mögliche Ansatzpunkte für die Bewältigung von Mobbingkonflikten sieht er in Maßnahmen wie die Einrichtung von Mobbingtelefonen und Selbsthilfeinstitutionen, Sensibilisierung und Aufklärung, mobbingspezifischen betriebliche Vereinbarungen sowie in entsprechenden rechtlichen Schritten.

27.2 Stress: Erklärungsmodelle und Bewältigungsverhalten

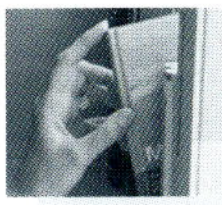

Stress

entsteht durch die Art und Weise, wie ein Mensch mit Belastungen umgeht und sie bewältigt. Stress wird als Ungleichgewicht der Individuum-Umwelt-Reaktion angesehen (entspricht dem transaktionalen Stressmodell).

Stressoren

Anforderungen und Belastungen im Leben eines Menschen (entspricht dem reizzentrierten Stressmodell).

Im Zusammenhang mit beruflicher Belastung wird häufig der Begriff **Stress** verwendet. Das Vorhandensein von Stress lässt sich an Stresssymptomen erkennen. Beispiele für stressanzeigende Symptome sind:

- Schwierigkeiten, rational zu denken und alle Aspekte eines Problems zu sehen

- Rigidität (Starrheit), Vorurteile
- Unangebrachte Aggression und Gereiztheit
- Rückzug aus Beziehungen
- Starkes Rauchen
- Unfähigkeit zur Entspannung, was zu Alkohol- oder Medikamentenabhängigkeit führen kann.

Im Laufe der Zeit hat sich die Ansicht der Wissenschaftler darüber, was unter Stress zu verstehen ist, wesentlich geändert. Die folgenden drei Modelle zeigen die unterschiedlichen Auffassungen von Stress.

27.2.1 Reizzentriertes Stressmodell

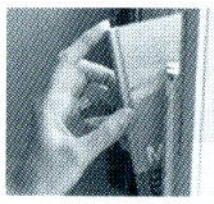

Reizzentriertes Stressmodell

Stress entsteht als Folge externer Reize bzw. Anforderungen und Belastungen, z. B. Lärm, Konflikt.

Früher bezeichnete man mit Stress verschiedene Situationen oder Reize, die zu einer Belastung des betroffenen Menschen führen. Diese Vorstellung entspricht dem *reizzentrierten Stressmodell.* Stress entsteht nach diesem Modell als Folge externer Belastungen (z. B. Bullinger, 1994). Solche Anforderungen bzw. Belastungen nennt man **Stressoren.** Stressoren können in unterschiedlichen Bereichen liegen, beispielsweise im physikalischen, im psychischen, im Leistungs- oder Beziehungsbereich. Beispiele für Stressoren sind:

- Sensorische Reize (Lärm, grelles Licht)
- Deprivation (Entzug) von elementaren Bedürfnissen (Schlaf-, Nahrungsentzug)
- Überforderung (Zeitdruck oder zu geringe Fachkompetenz)
- Konflikthafte Beziehungen im Beruf
- Konflikte im Privatleben
- Kritische Lebensphasen, z. B. Pubertät, Klimakterium, Pensionierung.

27.2.2 Reaktionszentriertes Stressmodell

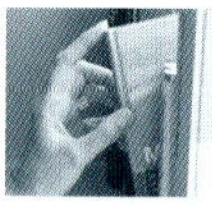

Reaktionszentriertes Stressmodell

Stress entsteht als Folge spezifischer Reaktionsweisen einer Person, z. B. aufbrausendes aggressives Verhalten bereits bei geringfügigen Anlässen.

Das *reaktionszentrierte Stressmodell* richtet die Aufmerksamkeit von den externen Belastungen weg hin zu den Reaktionsweisen eines Menschen. Stressbewirkende Reaktionsweisen sind beispielsweise aufbrausendes, aggressives Verhalten verknüpft mit negativen Emotionen bereits bei geringfügigen Anlässen. Dabei werden im Körper die entsprechenden physiologischen und hormonellen Stressreaktionen ausgelöst (z. B. Ansteigen der Herz- und Atemfrequenz, Ausschüttung von Adrenalin und Noradrenalin).

27.2.3 Transaktionales Stressmodell

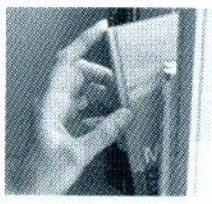

Transaktionales Stressmodell

verbindet die Inhalte des reiz- und des reaktionszentrierten Stressmodells. Stress resultiert nach diesem Modell aus einem Ungleichgewicht zwischen externen Anforderungen einerseits und internen Handlungsmöglichkeiten einer Person andererseits.

Das *transaktionale Stressmodell*, versucht, die beiden Aspekte ‚externe Belastung' und ‚betroffene Person' miteinander zu verbinden (Lazarus & Launier, 1981). Situationen sind danach nicht per se stresshaft, sondern erst die Einschätzung und der Umgang des jeweiligen Menschen bewirken Stress oder auch nicht. Situationen und Ereignisse, die für eine Person belastend und stressauslösend sind, können von einer anderen Person als überhaupt nicht belastend erlebt werden. Es hängt also von der Transaktion bzw. Wechselwirkung zwischen Umweltanforderungen und Person ab, ob Stress entsteht. Das von den amerikanischen Psychologen Richard S. Lazarus und Raymond Launier (1981) entwickelte transaktionale Stressmodell beruht auf zwei Kernelementen: auf den kognitiven Einschätzungen und Bewertungen einer Situation *(primäre Bewertung)* sowie den zur Verfügung stehenden Bewältigungsstrategien *(sekundäre Bewertung)*. Wird eine Person mit einer herausfordernden Situation konfrontiert, schätzt sie zunächst ein, ob und in welcher Weise das Ereignis sie betrifft (primäre Bewertung). In einem nächsten Schritt überprüft sie, ob ihre Handlungsmöglichkeiten ausreichen, um die Anforderungen zu bewältigen (sekundäre Bewertung). Dieser Einschätzung folgt dann die konkrete Bewältigung oder das Bewältigungsverhalten.

Primäre Bewertung

Ein Ereignis wird von der betroffenen Person danach eingeschätzt, ob es für sie überhaupt bedeutsam *(relevant)* ist, und ob es für sie günstig, herausfordernd oder belastend bzw. bedrohend ist, z. B. in Form eines drohenden Verlustes oder einer Schädigung. Es werden also bereits wichtige Vorentscheidungen im Kopf eines Menschen getroffen, die durch die Vorstellungen eines Menschen bedingt sind und nicht durch das Ereignis selbst. Eindrücklich wurde dieser Gedanke durch den griechischen Philosophen Epiktet zum Ausdruck gebracht:

„Nicht die Dinge selbst beunruhigen die Menschen, sondern die Vorstellungen von den Dingen.
So ist zum Beispiel der Tod nichts Furchtbares, sondern die Vorstellung, er sei etwas Furchtbares, das ist das Furchtbare.
Wenn wir also unglücklich, unruhig oder betrübt sind, so wollen wir die Ursache nicht in etwas anderem suchen, sondern in uns, das heißt in unseren Vorstellungen.“

Das heißt beispielsweise: Nicht eine bevorstehende Prüfung als solche ist es, sondern unsere Vorstellungen darüber – ob wir ein Scheitern befürchten oder darin eine Chance zur Bewährung oder Selbstbestätigung sehen – machen sie zu etwas, das uns belastet oder herausfordert. Ein Großteil dessen, was wir als Stress erfahren, entsteht bereits bei einer Bedrohung auslösenden Einschätzung einer Situation in unserem Kopf.

Sekundäre Bewertung

Die sekundäre Bewertung bezieht sich auf die Handlungsmöglichkeiten und konkreten Handlungsfähigkeiten bzw. Bewältigungsstrategien einerseits und die angenommenen Handlungsspielräume, die einem Menschen in der Situation zur Verfügung stehen, andererseits. Bei einer bevorstehenden Prüfung könnte dies Folgendes bedeuten: Die Person schätzt zum einen ein, welche der Fähigkeiten, die in der Prüfung gefordert werden, sie bereits beherrscht, und welche Möglichkeiten sie hat, Prüfungsfragen zu beantworten (Handlungsmöglichkeiten). Zum anderen schätzt sie ein, wieviel Zeit ihr noch zur Verfügung steht, sich auf die Prüfung vorzubereiten (Handlungsspielraum).

Coping: das Bewältigungsverhalten

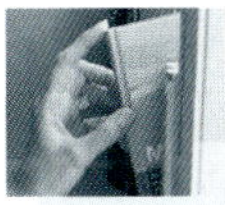

Coping *(Bewältigungsverhalten)* (engl. to cope: meistern, fertig werden mit etwas)

Reaktionen und Verhaltensweisen, die ein Mensch unternimmt, um mit einer belastenden Lebenssituation (z. B. Krankheit) fertig zu werden bzw. sie zu bewältigen.

Die eigentliche Bewältigung, das **Bewältigungsverhalten** *(Coping)*, kann sowohl ein externes Verhalten sein, etwa eine Veränderung der Situation, als auch ein innerpsychisches Verhalten, wie eine Änderung der Einstellung zur Situation (➛ Kap. 6.2.2).

Lazarus und Launier (1981) unterscheiden zwei grundsätzliche *Funktionen des Bewältigungsverhaltens*: instrumentelles bzw. problemlösendes und emotionsregulierendes Coping.

- **Instrumentelles Coping** zielt direkt auf die Veränderung eines problematischen Sachverhaltes (z.B. Aussprache mit Personen im Hinblick auf Problemlösungen).
- **Emotionsregulierendes Coping** ist primär auf eine Bewältigung und Regulierung der auftretenden Gefühle und Affekte gerichtet und stellt in diesem Sinne keinen unmittelbaren Beitrag an die Lösung eines Problems dar (z.B. das Rauchen einer Zigarette nach einem Konflikt, um so den entstandenen Ärger zu regulieren bzw. abzubauen). Es kann aber notwendig sein, zunächst intensive Gefühle, z.B. starke Wut, zu regulieren, bevor an eine Lösung des Problems herangegangen werden kann. Abb. 27.5 zeigt eine schematische Darstellung des Bewältigungsprozesses.

Werden emotionsregulierende Bewältigungsstrategien zu gewohnheitsmäßigen Formen des Umgangs mit Belastung, können daraus Selbst- und Gesundheitsschädigung entstehen (Gutscher, 1985). In der schnell und einfach zu erreichenden Verbesserung der Befindlichkeit, etwa durch Einnahme von Alkohol, Schmerz- oder Beruhigungsmitteln, liegt ein abhängig machendes Potential.

Andererseits führt dieses Verhalten dazu, dass die aufwendigen und anstrengenden instrumentellen, problemverändernden Strategien seltener eingesetzt werden (D.h. ich spüle den Ärger eher mit einem alkoholischen Getränk hinunter, als das problemklärende Gespräch zu suchen). Wichtig ist also die Funktion des Konsums einer Substanz und nicht der Konsum per se (➛ Abb. 27.6). Diese Funktion der Belastungsverarbeitung wird auch als palliatives (linderndes) Coping bezeichnet,

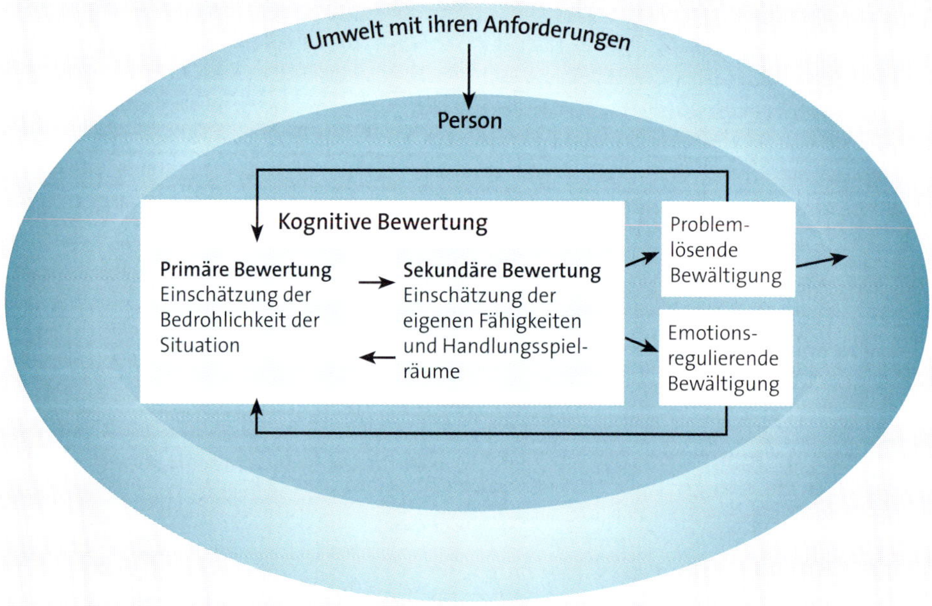

Abb. 27.5: Bewältigungsprozess.

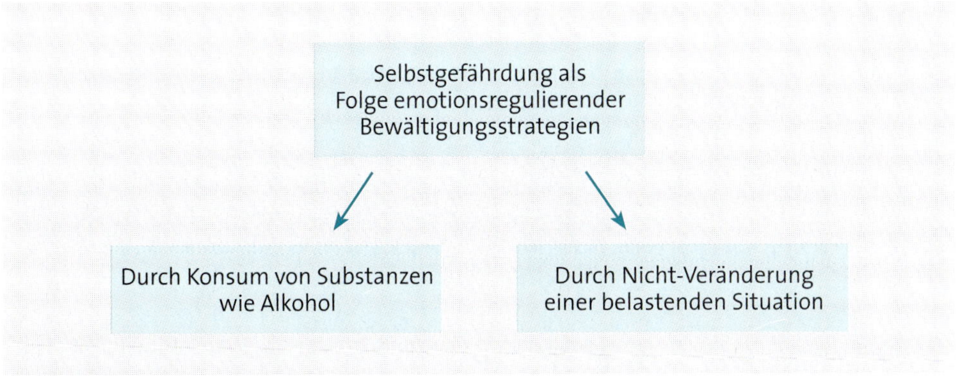

Abb. 27.6: Selbstgefährdung durch die missbräuchliche Verwendung emotionsregulierender Verhaltensweisen (Gutscher, 1985, S. 131).

womit zum Ausdruck gebracht wird, dass es sich hier in erster Linie um eine Linderung intensiver, belastender Emotionen handelt und weniger um eine Lösung des Problems.

Eine weitere, nachgeordnete Unterscheidung des Bewältigungsverhaltens – neben den *Bewältigungsfunktionen* – betrifft die konkreten *Bewältigungsformen*. Lazarus und Launier (1981) unterscheiden die vier Bewältigungsformen Informationssuche, direkte Aktion, Aktionshemmung sowie intrapsychische Bewältigungsprozesse.

- **Informationssuche** ist definiert durch das Beschaffen von Information und das Analysieren einer Situation. Sie kann Grundlage für Handlungen sein, ist aber auch wichtig für die angemessene Einschätzung einer Situation.
- **Direkte Aktion** ist darauf gerichtet, die belastende Situation aktiv zu verändern. Hierzu gehören die Aussprache mit den betroffenen Personen über einen Arbeitskonflikt oder das Ausschalten einer Lärmquelle am Arbeitsplatz.
- **Die Aktionshemmung** ist definiert durch das Unterlassen einer Handlung.
- **Intrapsychische Bewältigungsprozesse** sind kognitive Prozesse, die helfen, eine belastende Situation zu bewältigen. Hierzu gehören sowohl fördernde als auch einschränkende Formen der Bewältigung, z. B. innere Distanzierung, Entspannung, positives Umdeuten, Leugnung bzw. Nicht-Wahrhaben-Wollen oder Bagatellisieren.

Neubewertung der Situation

Kann eine Situation nicht befriedigend bewältigt werden, kann es zu einer Neubewertung der Situation kommen und der Bewältigungsprozess beginnt von neuem.

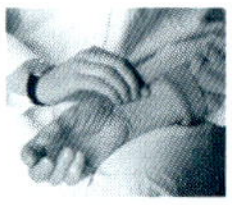

Beispiel eines Bewältigungsprozesses anhand des Gesundheits- und Krankenpflegers Felix Müller

Das folgende Beispiel soll die bisherigen Ausführungen verdeutlichen. Stationsleiterin Ruth Schneider hat dem lernenden Gesundheits- und Krankenpfleger Felix Müller zu verstehen gegeben, dass sie in letzter Zeit mit seiner Tätigkeit, vor allem der Ausführung der pflegerischen Verrichtungen, nicht zufrieden ist. Felix Müllers Reaktion lässt sich im Rahmen des transaktionalen Stressmodells wie folgt darstellen:

Primäre Bewertung: Einschätzung der Bedrohlichkeit der Situation	Felix Müller wird sich zunächst die Frage stellen, ob die Situation ihn betrifft, für ihn eher bedrohlich, herausfordernd oder günstig ist. Vermutlich wird er zum Schluss kommen, dass er die Äußerungen der Stationsleiterin als ernst (relevant), bedrohlich für seinen Selbstwert und in letzter Konsequenz auch für den Erhalt seiner Ausbildungsstelle einschätzen muss. Und er kann hierin auch eine Herausforderung an sein berufliches Können sehen.
↓	
Sekundäre Bewertung: Einschätzung der eigenen Fähigkeiten und Handlungsspielräume	Der lernende Gesundheits- und Krankenpfleger Felix Müller wird in einem zweiten Schritt seine Handlungsfähigkeiten, konkret seine Pflegekompetenzen einschätzen. Er kommt zum Schluss, dass er aufgrund eines Konfliktes mit seiner Freundin in letzter Zeit tatsächlich seine berufliche Tätigkeit häufig unkonzentriert und unsorgfältig verrichtet hat, er aber grundsätzlich über ausreichende Pflegekompetenzen verfügt. Wenn er durch vermehrte Anstrengung (= direkte Aktion) die Qualität seiner Arbeit verbessern kann, ist die stresshafte Situation für ihn gelöst.
↓	
Bewältigungsverhalten	Felix Müller wird als Folge dieser Einschätzung die Situation bewältigen, indem er sich vermehrt auf seine Arbeit konzentriert, sie sorgfältig ausführt und damit die Arbeitsqualität verbessert (problemlösende Bewältigung).
↓	
Neubewertung der Situation	Hätte Felix Müller festgestellt, dass er Defizite im Bereich berufliches Können aufweist, wäre er zu einer Neubewertung der Situation gelangt und hätte auch alternative Strategien der Problembewältigung gesucht (z. B. zusätzlicher Besuch von Kursen, Lektüre von Ausbildungsunterlagen). Möglicherweise wird in dieser oder einer ähnlichen Situation die Pflegequalität trotz hoher fachlicher Kompetenz und großer Anstrengung nicht verbessert werden können. Es kommt in diesem Falle zu einer Neubewertung der Situation. Inhalt dieser Neubewertung kann sein, dass die Gründe für die unbefriedigende Arbeitsqualität nicht in der Person des Pflegenden liegen, sondern strukturelle Ursachen haben, z. B. unzureichende Organisation der Arbeit oder Personalmangel.

27.2.4 Individuelle Problemlösungsversuche und ihre Grenzen

Die Vielschichtigkeit der meisten Probleme und ihre häufig strukturelle Bedingtheit sind dafür verantwortlich, dass sie durch persönliche Anstrengung einer einzelnen Pflegeperson allein oft nicht gelöst werden können. So wählen viele Pflegepersonen **Problemlösungsversuche** auf einer individualistischen Ebene, die – wenn sie die Schwierigkeiten schon nicht aufheben können – ihnen zumindest helfen sollen, mit dem jeweiligen Problem besser umzugehen. Diese individualistischen Problemlösungsversuche sind häufig das letzte Glied in einer Kette vorangegangener, erfolgloser Bewältigungsversuche.

Im Folgenden werden einige in der Berufspraxis häufig anzutreffende Problemlösungsversuche von Krankenpflegepersonen dargestellt.

Verdrängung

Die unguten Gefühle, etwa die Angst, einem Sterbenden zu begegnen, das schlechte Gewissen, wenn man Erwartungen nicht entsprechen konnte, oder das persönliche Betroffensein bei der Begegnung mit dem menschlichen Leiden werden abgeblockt und ins Unbewusste abgeschoben. Im Verlaufe der Zeit werden dann solche unangenehmen Gefühle nicht mehr wahrgenommen. Das kann dann dazu führen, dass die betreffende Person von anderen Menschen als gefühllos empfunden wird.

Innerer Rückzug

Die durch die Arbeitszeit bedingten Unannehmlichkeiten und Schwierigkeiten, Beziehungen aufzubauen und zu erhalten, werden vom Einzelnen nicht selten durch einen inneren Rückzug überwunden. Pflegepersonen beschränken ihren Bekanntenkreis dann auf einige wenige Personen und wählen oft Freizeitbeschäftigungen, die ohne andere Menschen ausgeübt werden können. Bevorzugte Freizeitbeschäftigungen sind dann häufig: Lesen, Basteln, Wandern, Musikhören oder andere kulturelle Betätigungen. Nicht selten wird die menschliche Isolation durch aufwändige Ferien zu kompensieren versucht.

Berufs- oder Stellenwechsel

Kommen Pflegende mit ihren Belastungen am Arbeitsplatz nicht mehr zurecht, bleibt häufig zur Lösung der Probleme nur die Möglichkeit eines Stellenwechsels oder während einiger Zeit die berufliche Tätigkeit aufzugeben, etwa in Form eines unbezahlten Urlaubes. Oft wird auch ein Berufswechsel vorgenommen.

Bei einer im Kanton Zürich durchgeführten Studie, in der das Krankenpflegepersonal verschiedener Krankenhäuser nach Kündigungsgründen gefragt wurde, wurde Folgendes genannt:

- Zu wenig Freizeit, zu wenig Zeit für Hobbies, Freunde und Familie
- Zu anstrengende Arbeit, sie überfordert im Laufe der Zeit
- Zu wenig Weiterbildungsmöglichkeit
- Zu wenig Zeit für den einzelnen Patienten
- Zu viele Nachtschichten
- Andere Erwartungen bei Eintritt
- Schwierigkeiten mit direkten Vorgesetzten
- Schlechte Bezahlung.

Selbstüberforderung

Vielfach versuchen Pflegepersonen, durch vermehrte eigene Anstrengungen den vielseitigen Anforderungen gerecht zu werden. Das mag einige Zeit gelingen, aber mit zunehmender Dauer treten häufig psychosomatische Störungen auf, wie Migräne, Rückenschmerzen, Magen-Darm-Beschwerden oder auch Depressionen oder Medikamentensucht. Psychosomatik meint, dass psychische Belastungen und Konflikte sich in körperlichen Störungen äußern können. Das Auftreten psychosomatischer Störungen kann folgendermaßen erklärt werden: Durch chronische Überlastungen können über den Weg des vegetativen Nervensystems und des endokrinen Systems somatische Veränderungen in Organsystemen hervorgerufen werden.

27.3 Das Phänomen der Überforderung: Erklärungsansätze

Warum kommt es in helfenden Berufen häufig zum Phänomen der Überforderung und Erschöpfung? Zwei Erklärungsansätze – das Helfer- und das Burnout-Syndrom – versuchen, auf diese Frage eine Antwort zu geben.

27.3.1 Das Helfer-Syndrom: Ein psychologischer Erklärungsansatz

Der Psychologe und Psychotherapeut Wolfgang Schmidbauer (1977) geht in seinen Ausführungen über „die hilflosen Helfer" davon aus, dass die psychische Gesundheit von Angehörigen helfender Berufe (Ärzte, Krankenpflegepersonal, Sozialarbeiter, Psychologen u. a.) im Vergleich zu anderen Berufen stärker gestört ist. Das Vorhandensein von psychischen Störungen ist für den Beruf des Arztes durch statistische Daten am deutlichsten dokumentiert. So zeigten Untersuchungen, dass

- Die Selbsttötungshäufigkeit bei Ärzten deutlich über derjenigen der Durchschnittsbevölkerung liegt (nach einer englischen Untersuchung 2,5mal so hoch). Die Selbsttötungshäufigkeit wiederum lässt sich als eine Schätzgröße für das Auftreten von Depressionen betrachten.
- Ärzte öfter in psychiatrische Kliniken aufgenommen wurden als vergleichbare Bevölkerungsgruppen.

Weiter ergaben Studien, dass Ärzte häufiger schlechte Ehen hatten oder sich scheiden ließen und dass sie häufiger als eine vergleichbare Gruppe Drogen und/oder Alkohol konsumierten.

Es ist anzunehmen, so Schmidbauer, dass Pflegende, Sozialarbeiter oder Psychologen sich in dieser Hinsicht kaum von Ärzten unterscheiden dürften.

Die angeführten Störungen sind Erscheinungsformen einer Persönlichkeitsproblematik, die Schmidbauer als „Helfer-Syndrom" umschreibt:

„Das Helfer-Syndrom, die zur Persönlichkeitsstruktur gewordene Unfähigkeit, eigene Gefühle und Bedürfnisse zu äußern, verbunden mit einer scheinbar omnipotenten, unangreifbaren Fassade im Bereich der sozialen Dienstleistungen, ist sehr weit verbreitet" (Schmidbauer, 1977, S. 12).

Grundproblematik des Helfersyndroms

Die **Grundproblematik** des Menschen mit dem Helfer-Syndrom besteht darin, eine Fassade der Stärke aufrechterhalten zu müssen und eigene Schwäche und Hilfsbedürftigkeit nicht zulassen zu können. Gegenseitigkeit und Nähe in sozialen Beziehungen werden vermieden. Es werden Beziehungen gesucht, in denen der Partner der schwächere und hilfsbedürftige ist. Die Ansprüche an die eigene Arbeit und die eigene Person sind meist viel zu hoch, so dass der Helfer mit seiner Arbeit selten zufrieden ist. „Es kommt zu einem ständigen Schwanken zwischen Allmachts- und Ohnmachtsgefühlen, zwischen unrealistischen Größenvorstellungen und ebenso unrealistischen, übersteigerten Minderwertigkeitsgefühlen – negativen Größenphantasien" (Schmidbauer, 1977, S. 56). Aus diesem Grund hängen überhöhter Anspruch bzw. Ehrgeiz und Resignation beim Menschen mit dem Helfer-Syndrom eng zusammen; er pendelt ständig zwischen den beiden Extremen. Die Ausführungen einer 30-jährigen Sozialarbeiterin unterstreichen exemplarisch diese Problematik:

„Früher habe ich mich oft schier zerrissen und hatte doch das Gefühl, ich erreiche nichts. Wenn um Mitternacht ein Anruf kam, bin ich hingegangen und habe mit den Leuten geredet. Ich dachte einfach, ich darf nicht nein sagen, wenn es jemandem schlecht geht. Aber ich konnte das Gefühl nicht los werden, dass meine Klienten das ausnützen ... Seit ich die Ausbildung gemacht habe, vor allem auch die Einzelanalyse, habe ich das geändert. Ich sage jetzt solchen Anrufern, sie sollten sich während der Dienstzeit an mich wenden. Da kann ich aber auch voll für sie da sein, weil ich ausgeschlafen und nicht ins-

geheim wütend bin. Solche Gefühle habe ich mir früher überhaupt nicht zugestanden. Ich dachte, ich muss immer nur für die anderen da sein. Aber da ist auch die Ausbildung schuld. Man lernt nichts als den höchsten Anspruch an sich zu stellen, und kriegt kaum konkrete Mittel in die Hand, um auch etwas zu erreichen" (Schmidbauer, 1977, S. 13).

Ursachen des Helfersyndroms

Die **Ursache** für die Entstehung der „Helfer-Syndrom-Persönlichkeit" wird von Schmidbauer in frühen Kindheitserfahrungen gesehen. Es ist hier vor allem das frühkindliche Erlebnis eines Menschen, nur für das, was er macht, und nicht um seiner selbst willen geliebt zu werden. Dieses Gefühl, nur für Leistungen und Anpassung geliebt zu werden, bewirkt eine tiefe Kränkung des Selbstwertgefühls (narzisstische Kränkung). Diese Kränkung erfolgt in einer Phase, in der die Beziehung des Kleinkindes zu seinen Bezugspersonen durch sein Bedürfnis nach Nähe und durch Abhängigkeit charakterisiert ist. Da diese Situation – Nähe und Abhängigkeit – vom Kind oft mit Kränkung und Schmerz verbunden wird, wird es später versuchen, Nähe und Abhängigkeit in Beziehungen ganz oder teilweise zu vermeiden. Das Bedürfnis nach Nähe bleibt jedoch weiterhin bestehen. Ein Mensch wird dann Beziehungen aufbauen, in denen – wenn er Nähe noch erleben kann – zumindest die Abhängigkeit beim Partner größer ist und er sich in einer Überlegenheitsposition befindet. So erfährt er eine gewisse Nähe, kann aber den Grad der Nähe selbst bestimmen. Die Helfer-Beziehung entspricht in den meisten Fällen dieser Situation: Persönliche Nähe des Helfers zu seinem Klienten und Abhängigkeit des hilfsbedürftigen Klienten vom Helfer. Oft weisen auch die Freundschafts- und Liebesbeziehungen von „Helferpersönlichkeiten" diese asymmetrische Struktur auf.

Konsequenzen für die Praxis

Es ist wichtig, so Schmidbauer, die hinter dem Helfer-Syndrom stehende Persönlichkeitsproblematik für die eigene berufliche Tätigkeit in einer produktiven Weise zu verarbeiten und für die persönliche Entwicklung fruchtbar zu machen. Ziel ist dabei nicht, sich einem Idealbild des perfekten Helfers anzunähern, sondern das Akzeptieren der eigenen Schwäche und der Umgang damit. Die Auseinandersetzung mit den eigenen Bedürfnissen, Schwächen und Ängsten sollte ein Bestandteil der Ausbildung in einem helfenden Beruf sein.

Der Psychologe Jörg Fengler (2001) betrachtet es als Verdienst der Helfer-Syndrom-These, viele Helferinnen und Helfer sensibilisiert zu haben für die biographischen Ursachen ihrer Berufswahl. Andererseits, so Fengler, diskreditiert dieser Erklärungsansatz in seiner stark verallgemeinernden Form das Helfen insgesamt, und es fehlt, dies ist ein weiterer Kritikpunkt, eine empirische Bestätigung des Schmidbauerschen Konzeptes.

27.3.2 Das Burnout-Syndrom: Wenn die Pflegenden erschöpft und ausgebrannt sind

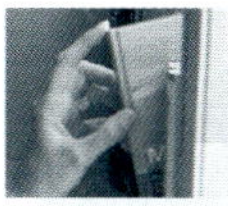

Burnout *(Burnout-Syndrom)*
Zustand der körperlichen, geistigen und emotionalen Erschöpfung, der sich durch emotionale Erschöpfung, Depersonalisation und reduzierte Leistungsfähigkeit charakterisieren lässt; tritt häufig bei Menschen in sozialen und helfenden Berufen auf.

Langandauernde, nicht aufhebbare Belastungen können dazu führen, dass bei den Pflegenden eine Situation der Erschöpfung und des Ausgebranntseins eintritt. Dieser als **Burnout** bezeichnete Zustand der körperlichen, geistigen und emotionalen Erschöpfung wird auch Erschöpfungssyndrom genannt. Er trifft vor allem Helfende, die sich zu Beginn ihrer Berufstätigkeit durch ein hohes Maß an Engagement, Pflichtauffassung und Arbeitseinsatz auszeichneten. Die Metapher des „Ausbrennens“ und „Ausgebranntseins“ deutet auch darauf hin, dass zumindest anfänglich ein inneres Feuer gebrannt und den beruflichen Enthusiasmus angeheizt haben muss, bevor es zum Erlöschen und Ausbrennen kam.

Erstmals wurde das Phänomen Burnout von der amerikanischen Psychologin Christina Maslach (1976) untersucht und beschrieben. Drei Komponenten sind es nach ihrem Verständnis, die das Syndrom charakterisieren: *Emotionale Erschöpfung*, *Depersonalisation* und *reduzierte Leistungsfähigkeit*.

- **Emotionale Erschöpfung** bezieht sich auf das Gefühl einer Person, durch ihren beruflichen Kontakt mit anderen Menschen erschöpft und ausgelaugt zu sein.
- **Depersonalisation** zeigt sich in der Tendenz der professionell Helfenden, ihre Klienten als unpersönliche Objekte zu behandeln und ihnen gegenüber gleichgültig und abgestumpft zu reagieren.
- **Die reduzierte persönliche Leistungsfähigkeit** drückt sich in einer Abnahme des Gefühls aus, die Arbeit mit Menschen gut und erfolgreich auszuführen (Maslach & Jackson, 1984, zit. n. Büssing, 1992, S. 43).

Symptome des Burnout-Zustandes

Was sind mögliche Anzeichen des Ausgebranntseins und wie entsteht und verläuft der Prozess des Burnout? Eine Vielzahl von Symptomen kann auf eine Burnout-Situation hinweisen: Widerstand und Unwille, täglich zur Arbeit zu gehen; Gefühle des Versagens; Entmutigung und Gleichgültigkeit; Schuldgefühle; tägliche Gefühle von Müdigkeit und Erschöpfung; Unfähigkeit, sich auf Patienten zu konzentrieren und ihnen zuzuhören; Zynismus; Schlafstörungen; Kopfschmerzen und Magen-Darm-Beschwerden; verstärkter Alkohol- und Medikamentenkonsum (Fengler, 2001).

Der Burnout-Prozess

Im Anfangsstadium eines Burnout-Syndroms steht zumeist ein hohes Engagement für den Beruf. Dieses drückt sich in der Pflege beispielsweise durch eine intensive Auseinandersetzung mit dem Leiden des Patienten, durch einen hohen Arbeitseinsatz sowie eine starke Bereitschaft zu Überstunden aus. Diese Ansprüche sind

Rang	Phasen des Burnout-Prozesses
1	Freundlichkeit und Idealismus
2	Überforderung
3	Geringer werdende Freundlichkeit
4	Schuldgefühle darüber
5	Vermehrte Anstrengung
6	Erfolglosigkeit
7	Hilflosigkeit
8	Hoffnungslosigkeit („Ein Fass ohne Boden“)
9	Erschöpfung, Abneigung gegen Klienten, Apathie, Aufbäumen, Wut
10	Burnout: Selbstbeschuldigung, Flucht, Zynismus, Sarkasmus, psychosomatische Reaktionen, Fehlzeiten, große Geldausgaben, Unfälle, Dienst nach Vorschrift, Selbstmord, Liebschaften, Scheidung, plötzliche raptusartige Kündigung, sozialer Abstieg, Aus-dem-Tritt-Kommen usw.

Tab. 27.7: Phasen des Burnout-Prozesses (Fengler, 2001, S. 101).

jedoch so hoch, dass sie in der Folge zu einer Überforderung führen. Jörg Fengler (2001) unterscheidet zehn Stufen, die den Prozess des Burnout charakterisieren. Er beginnt in seinem Modell mit Freundlichkeit und Idealismus und endet mit dem manifesten Zustand des Burnout und den damit verbundenen Symptomen, wie beispielsweise Abneigung gegen Patienten, Selbstbeschuldigung oder psychosomatische Störungen. Dabei müssen die einzelnen Phasen nicht zwangsläufig in der beschriebenen Reihenfolge auftreten, es können Phasen übersprungen werden, und es kann auch eine Rückkehr zu einem früheren Stadium erfolgen.

Ein Instrument zur Messung von Burnout

Ein von Maslach entwickeltes Messinstrument (Maslach Burnout Inventory, zit. n. Fengler, 2001, S. 104) ermöglicht es, die Ausprägungen auf den drei Burnout-Dimensionen und somit das Maß der Burnout-Gefährdung zu erfassen.

Beispiele aus dem Fragebogen sind:

- **Emotionale Erschöpfung:** „Ich fühle mich am Ende eines Arbeitstages verbraucht"; „Den ganzen Tag mit Menschen zu arbeiten, strengt mich sehr an."
- **Depersonalisation:** „Ich bin Menschen gegenüber abgestumpfter geworden, seit ich diese Arbeit verrichte"; „Es interessiert mich nicht wirklich, was mit manchen Klienten geschieht."
- **Reduzierte Leistungsfähigkeit** (Verneinung folgender Aussagen deutet auf Burnout hin): „Ich habe das Gefühl, durch meine Arbeit das Leben anderer positiv zu beeinflussen"; „Ich habe viele lohnende Ziele bei meiner Arbeit erreicht."

Prävention von Burnout

Präventive Maßnahmen zur Verhinderung eines Burnout können an der Arbeitssituation als auch an der einzelnen Person ansetzen (Büssing, 1992). Burnoutmindernde Maßnahmen der Arbeitsplatzgestaltung könnten beispielsweise sein: flexible und differenzierte Arbeitsangebote, Qualifikationsangebote, Autonomie und Handlungsspielräume. Als personbezogene Möglichkeiten sind zu nennen: das Setzen realistischer Ziele, Hobbies, gute Balance zwischen Arbeit und Freizeit, unterstützende Teamsitzungen, Supervision sowie Selbsthilfegruppen für burnoutgefährdete Pflegepersonen.

27.4 Die Krise: Risiko und Chance

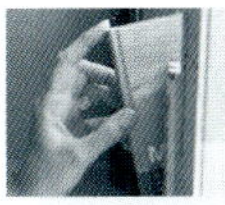

Krise

Der Begriff entstammt der medizinischen Fachsprache und bezeichnet den Höhe- bzw. Wendepunkt einer Krankheit. Im übertragenen Sinne wird Krise auch für schwierige und belastende Lebenssituationen verwendet.

Ein Mensch in einer **Krise** befindet sich an einem Wendepunkt seiner psycho-physischen Gesundheit. Er sieht sich einer bedrohlichen Situation gegenüber, in der seine früheren problemlösenden Verhaltensweisen entweder versagen oder nicht ausreichen. Hieraus können Angst, Verwirrtheit und Gefühle der Hilflosigkeit und des Überfordertseins resultieren.

Ursachen von Krisen

Die beiden Psychiater G. Caplan und H. Grunebaum (1977, S. 58) schreiben zu den Entstehungsursachen von Krisen:

„Krisen können Folge entweder interner oder externer Veränderungen sein, die Anpassung notwendig machen. Die internen Veränderungen können entwicklungsbedingt oder Folge einer Krankheit oder eines Traumas sein, während die externen Veränderungen

a) den Verlust eines bedeutsamen Menschen oder einer Quelle der Bedürfnisbefriedigung

b) einen drohenden Verlust oder

c) *eine Anforderung, die die Anpassungskapazitäten zu überfordern droht, umfassen.“*

Lebensereignisse als Auslöser von Krisen und Krankheiten

Sowohl negative als auch positive Lebensereignisse können Krisen und Krankheiten auslösen. Die Lebensereignisforschung *(Life-Event-Forschung)* befasst sich mit den Auswirkungen von Lebensereignissen auf die Gesundheit.

Das Konzept der Life-Event-Forschung

Die Hauptthese der **Life-Event-Forschung** *(Lebensereignisforschung)* besagt, dass lebensverändernde Ereignisse zu psychischen Beeinträchtigung und Krankheit führen können. Dabei werden positive wie negative Ereignisse gleichermaßen als Belastungen bewertet: Veränderung per se im menschlichen Leben ist demnach ein belastender Faktor, der im Extremfall körperliche und psychische Erkrankungen bewirken kann (➛ Kap. 10.5.2 und 10.5.3). Das Konzept der Life-Event-Forschung ist dem reizzentrierten Stressmodell zuzuordnen. In verschiedenen Untersuchungen konnte ein Zusammenhang zwischen hohen Lebensveränderungswerten und dem Beginn von Tuberkulose, Herzkrankheiten, Hauterkrankungen, psychischen Erkrankungen und einer allgemeinen Verschlechterung des Gesundheitszustandes gezeigt werden (Cooper, 1981).

Die Gültigkeit eines solchen Zusammenhangs in dieser einfachen Form wurde in der psychologischen Forschung bestritten, hängt doch das Ausmaß, in dem diese Er-

Rang	Lebensereignis	Durchschnittswert
1.	Tod des Ehepartners	100
2.	Scheidung	73
3.	Trennung vom Ehepartner	65
4.	Zwangsaufenthalt im Gefängnis oder in anderen Institutionen	63
5.	Tod eines nahen Verwandten	63
6.	Schwere körperliche Verletzung oder Krankheit	53
7.	Heirat	50
8.	Kündigung durch den Arbeitgeber	47
9.	Versöhnung mit dem Ehepartner	45
10.	Pensionierung	45
18.	Wechsel zu anderer Arbeit	36
25.	Herausragende persönliche Leistung	28
30.	Schwierigkeiten mit dem Vorgesetzten	23
31.	Größere Veränderungen in Arbeitszeiten oder -bedingungen	20
32.	Wohnortwechsel	20
33.	Schulwechsel	20
41.	Ferien	13
42.	Weihnachten	12

Tab. 27.8: Wichtigkeit verschiedener Lebensereignisse (Das Holmes-Rahe-Lebensstress-Inventar, Auszug).

eignisse zu Erkrankungen führen, doch wesentlich von weiteren Faktoren ab. Solche Faktoren sind etwa die Fähigkeit des jeweiligen Menschen, mit belastenden Situationen fertig zu werden (Coping), die Unterstützung, mit der er in seiner sozialen Umgebung rechnen kann (soziale Unterstützung), und die Bedeutung, die das jeweilige Ereignis für ihn besitzt (primäre Bewertung). Stressforscher haben die einzelnen Lebensereignisse mit unterschiedlichen Punktwerten versehen, um ihre jeweilige Wichtigkeit zum Ausdruck zu bringen. Je höher der Punktwert, umso gewichtiger ist ein Ereignis. Die Bewertung der verschiedenen Lebensereignisse wurde aufgrund der Ergebnisse repräsentativer Bevölkerungsbefragungen vorgenommen. Das heißt aber auch, dass der Punktwert eines Ereignisses, der ein Durchschnittswert ist, für jede Person verschieden sein kann und somit nur eine grobe Orientierungsgröße darstellt.

Eine häufig verwendete Skala zur Messung der Bedeutung einzelner Lebensereignisse – und damit auch die Möglichkeit einen Gesamtsummenwert für belastende Lebensereignisse zu bilden – ist das von den beiden Stressforschern Thomas Holmes und Richard Rahe (1967) entwickelte Lebensstress-Inventar (Tab. 27.8).

Ein Wert zwischen 150 und 300 Punkten auf dieser Skala bedeutet nach Holmes und Rahe, dass in den nächsten beiden Jahren mit einer 50prozentigen Wahrscheinlichkeit eine wesentliche gesundheitliche Störung eintreten wird. Diese Wahrscheinlichkeit soll bei einem Wert von über 300 Punkten auf über 80 Prozent ansteigen.

Folgen von Krisen

Das Ergebnis einer Krise kann ein geringes Selbstvertrauen und eine erhöhte Anfälligkeit gegenüber psychischen Beeinträchtigungen sein. Andererseits sind Krisen auch eine Chance für den einzelnen Menschen. Er wird, wenn er die Krise bewältigen kann, erleben, dass er auch neue belastende Situationen überwinden kann und wird mit mehr Selbstvertrauen an künftige Herausforderungen herangehen. Krisen können somit nicht nur belastend, sondern im Gegenteil ein wichtiger Anstoß zu einer Weiterentwicklung und Neuorientierung sein.

Eine Gesundheits- und Krankenpflegerin erlebt eine Krise

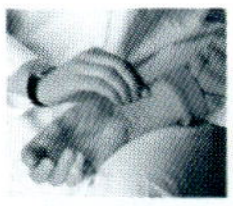

Sonja Berlinger kann nicht mehr

Kurz nachdem die lernende Gesundheits- und Krankenpflegerin Sonja Berlinger vom Patienten S. wegen eines Versäumnisses angegriffen worden war, bricht sie im Stationszimmer mit einem Weinkrampf zusammen. Nach etlichen Minuten ist es Ruth Schneider, der Stationsleiterin, möglich, Sonja B. anzusprechen. Im Gespräch mit ihr ergibt sich Folgendes:

Sonja Berlinger war vor 10 Monaten von ihren Eltern weg in die Personalwohnung des Krankenhauses gezogen und hatte mit diesem Schritt auch die Beziehungen zu ihrem früheren Freundeskreis weitgehend aufgeben müssen. Dazu kam, dass vor einigen Wochen die Freundschaft mit Klaus in die Brüche ging. Auch wurden die schulischen und beruflichen Anstrengungen für sie immer schwerer zu ertragen. Verbunden damit war eine zunehmende Unsicherheit darüber, ob sie auch den richtigen Beruf gewählt hatte. „Ich kenne auch niemanden, mit dem ich über diese Probleme reden kann. Zwar sind die Arbeitskolleginnen zumeist sehr nett, aber ich habe nicht genügend Vertrauen zu ihnen und weiß auch nicht, ob ihnen eine Auseinandersetzung mit meinen Schwierigkeiten nicht unangenehm gewesen wäre.“ Die Stationsleiterin rät Sonja Berlinger nach dem etwa einstündigen Gespräch, einige Tage frei zu nehmen und macht sie auf eine in der Nachbarabteilung bestehende Selbsthilfegruppe von Pflegepersonen aufmerksam.

Die lernende Gesundheits- und Krankenpflegerin Sonja Berlinger befindet sich in einer Belastungs- und Konfliktsituation, die zu einer dramatischen Zuspitzung geführt hat, zu einer Krise. In den Äußerungen der lernenden Gesundheits- und Krankenpflegerin werden mehrere lebensverändernde Ereignisse sichtbar: Wegzug aus dem Elternhaus, Beginn einer Berufsausbildung, Verlust des Freundeskreises, Trennung vom Freund. Hinzu kommt, dass sie in ihrem neuen Lebensbereich keine vertrauten Personen besaß, die für sie in dieser schwierigen Situation eine emotionale Unterstützung hätten sein können. In diese Richtung zielt der Hinweis von Stationsleiterin Ruth Schneider. Mit dem Eintritt in eine Selbsthilfegruppe hat Sonja B. die Möglichkeit, ihre eigenen Schwierigkeiten und Probleme gemeinsam mit Berufskolleginnen zu besprechen, nach Problemlösungen zu suchen und durch die Gruppe emotionale Unterstützung zu erhalten. Für Sonja Berlinger bietet ihre augenblickliche schwierige Situation auch die Chance der Reifung und Stärkung ihrer Persönlichkeit.

Bewältigung von Krisen

Ungewöhnliche, belastende Ereignisse sind unvermeidbare Bestandteile des menschlichen Lebens. Menschen können die Konfrontation mit Krankheit, Tod, Schmerz, Trennung nicht ausschließen. Aber sie können die Konsequenzen dieser Ereignisse besser zu bewältigen versuchen, damit aus Trennungsschmerz nicht Verzweiflung entsteht. Es ist deshalb wichtig, dass beispielsweise nach dem Tod eines Partners oder nach der Trennung von einem Partner ein Mensch nicht plötzlich allein ist, sondern sich an Freunde oder vertrauenswürdige Bekannte wenden kann. Gerade Laien können entscheidende Hilfe in psychisch belastenden Situationen bieten. Weit stärker noch als im Bereich der körperlichen Störungen werden psychische Störungen gemeinsam mit Freunden, Bekannten, Arbeitskollegen überwunden und nicht mit Hilfe von Fachpersonen.

Es ist leichter, Krisen zu bewältigen, wenn man weiß, welche Empfindungen und Erfahrungen einem bevorstehen. Ein Beispiel hierfür ist der Befund, dass Patienten, die vor der Operation über mögliche Schmerzen und Unannehmlichkeiten aufgeklärt werden, den chirurgischen Eingriff besser verarbeiten, weniger postoperative Medikamente benötigen und auch durchschnittlich früher entlassen werden konnten als nicht aufgeklärte Patienten (➛ Kap. 6.2.2). Offensichtlich findet hier eine Art „emotionale Impfung" statt, die bewirkt, dass sich der Patient schon vorher mit dem, was auf ihn zukommt, auseinandersetzen kann und so auf die Operation und die damit verbundenen Empfindungen besser vorbereitet ist. Ähnliches dürfte für die Vorbereitung schwangerer Frauen auf die Geburt und den Umgang mit den Problemen bei der Erziehung ihrer Kinder gelten (Caplan & Grunebaum, 1977, S. 64–65).

28 Therapeutische Wege zur psycho-physischen Gesundheit der Pflegenden

Gelegentlich können Belastungen und psychische Beeinträchtigungen so stark werden, dass es dem einzelnen nicht möglich ist, allein oder mit Hilfe von Freunden damit fertig zu werden. In solchen Fällen sollte man es nicht als ein Zeichen von Schwäche betrachten, die Hilfe von Fachpersonen in Anspruch zu nehmen.

Im Folgenden soll ein Überblick über wichtige psychotherapeutische Richtungen gegeben werden, die einem Menschen bei psychischen Störungen eine Hilfe sein können. Die unten aufgeführten Therapieformen sind zumeist in der Einzeltherapie zwischen Therapeut und Klient als auch in Gruppen möglich. Ein Vorteil der Gruppentherapie liegt in der großen Anzahl behandelter Personen. Daneben können die in der Gruppensituation auftretenden gruppendynamischen Prozesse für den psychischen Heilungsvorgang nutzbar gemacht werden. Die wichtigsten psychotherapeutischen Richtungen sind: Psychoanalyse, Gestalttherapie, Gesprächspsychotherapie, Verhaltenstherapie und Familientherapie.

28.1 Psychoanalyse

Unter der **Psychoanalyse** versteht man nicht nur eine von Freud entwickelte Persönlichkeitstheorie (➛ Kap. 11.3), sie ist zugleich auch die Bezeichnung für eine psychotherapeutische Methode. Die psychoanalytische Behandlungsmethode ist ein Verfahren, das versucht, Konflikte, die aus der frühen Zeit der psychosexuellen Entwicklungsphasen eines Menschen stammen, aufzudecken und zu bearbeiten. Ihr Ziel ist es, die ins Unbewusste verdrängten Erlebnisse bewusst zu machen und dem einzelnen Menschen bei der nachträglichen Bewältigung dieser Erfahrungen zu helfen. Die Psychoanalyse ist eine zeitlich und finanziell aufwändige Behandlungsmethode, da bei einer wöchentlichen Behandlungshäufigkeit von 2 bis 5 Stunden eine Gesamtdauer von 1 bis 5 Jahren üblich ist.

28.1.1 Die wichtigsten Elemente einer Psychoanalyse

Zu den wichtigsten Elementen einer Psychoanalyse gehören: das freie Assoziieren, die Traumanalyse und Deutung, Widerstand, Übertragung und Gegenübertragung.

Freies Assoziieren

Durch das freie Assoziieren sollen unbewusste, verdrängte Erlebnisinhalte wieder offen gelegt werden. Der Klient wird aufgefordert, seinen Gedanken und Gefühlen freien Lauf zu lassen und alles zu äußern, was ihm in den Sinn kommt. Neben den freien Assoziationen sind es vor allem Trauminhalte, die den Zugang zum Unbewussten öffnen sollen, da sich in den Träumen oft Gedanken und Gefühle niederschlagen – häufig in einer verschlüsselten, symbolhaften Form – die ein Mensch im wachen Zustand nicht zulassen würde.

Traumanalyse und Deutung

Das aus den Träumen und den freien Assoziationen der Klienten gewonnene Material ist für den Psychoanalytiker die Grundlage, die er im Lichte der psychoanalytischen Theorie zu deuten versucht. Diese Deutungen teilt er dem Klienten mit, wenn er glaubt, dass sie von ihm angenommen und verarbeitet werden können.

Widerstand

Erfolgen die Deutungen des Analytikers zu früh, ist der Klient also für bestimmte Einsichten noch nicht bereit, wird er mit Widerstand reagieren und die Deutungen des Analytikers abwehren. Der Umgang mit diesen Widerständen und schließlich ihr Abbau können ein langwieriger und schwieriger Prozess sein. Einsichten führen aber nur dann zu einer psychischen Besserung, wenn es dem Klienten möglich ist, auch die gefühlsmäßigen Anteile dieser in der frühen Kindheit nicht verarbeiteten Konflikte noch einmal zu erleben. Man kann eine Psychoanalyse deshalb als eine Art emotionale Nachreifung betrachten, in der ein Mensch nochmals konflikthafte, oft mit Schmerzen verbundene Erfahrungen der frühen Kindheit nacherlebt.

Übertragung

Im Laufe einer psychoanalytischen Behandlung kommt es in der Regel zu einer auch emotional engen Beziehung von Klient und Analytiker. Sehr oft identifiziert der Klient den Analytiker dann mit einer ihm nahe stehenden Person und überträgt auf ihn Beziehungen, die aus seiner frühen Kindheit stammen. Diese Erscheinung bezeichnet man als Übertragung. In den meisten Fällen wird der Analytiker mit einem

Elternteil identifiziert („Die böse Mutter“, „der gute Vater“ oder umgekehrt).

Gegenübertragung

Positive Übertragungen sind mit Gefühlen der Zuneigung und Bewunderung, negative Übertragungen mit Gefühlen der Feindschaft und Ablehnung verbunden. Daneben kann auch der Analytiker Gefühle auf den Klienten übertragen. Man bezeichnet diesen Vorgang als Gegenübertragung. Die Verarbeitung von Übertragungsphänomenen stellt einen wichtigen und zugleich auch schwierigen Teil der psychoanalytischen Behandlung dar.

28.1.2 Beispiel einer psychoanalytischen Behandlung

Das folgende Beispiel gibt einen Einblick in den Verlauf einer psychoanalytischen Behandlung:

„Frau Sabine W. befindet sich wegen häufiger Depressionen in psychoanalytischer Behandlung. Sie hat große Probleme mit ihrem Mann. Sie nörgelt oft an ihm herum und verachtet ihn andererseits dafür, dass er sich das gefallen lässt. Wehrt er sich, dann gerät sie außer sich, so dass der Mann schließlich doch wieder klein beigibt. Frau W. weiß das alles, kann es aber nicht ändern. Zu Anfang der analytischen Behandlung ist Frau W. von ihrem Analytiker begeistert. Sie fühlt sich wie umgewandelt. Nach einigen Monaten jedoch wird Frau W. sehr unzufrieden. Sie findet ihren Analytiker schlecht, unfähig, trottelig. Der Analytiker macht sie darauf aufmerksam, dass sie sich ihm gegenüber verhalte wie gegen ihren Mann. Als Frau W. dieses einsehen kann, wird sie depressiv und vermutet, dass der Analytiker ihr nicht helfen will, obwohl er kann. Sie hat nun plötzlich Angst vor ihm. Sie denkt daran, die Analyse abzubrechen, tut es aber nicht – wie sie sagt – aus Angst vor ihm. Sie erlebt ihn kalt und herzlos. Diese Phase dauert lange. Schließlich entwickelt Frau W. ein starkes Gefühl der Abhängigkeit von ihrem Analytiker. Sie fühlt sich hilflos und ängstlich. In diesem Prozess erkennt Frau W., dass sie hier Stadien durchmacht, wie in ihrer Kindheit, teilweise jedoch in umgekehrter Richtung. Es war ihre Mutter, die sie als kalt erlebt hat. Enttäuscht davon hat sie sich als Kind schließlich dem Vater zugewandt. Der war ihr aber gegen die starke Mutter keine Hilfe. Sie hatte sich darum wieder zurückgewandt zur Mutter und sich mit ihr identifiziert und den Vater wegen seiner Schwachheit verachtet. Das Entscheidende aber war, dass sie die erste Enttäuschung durch die Mutter und die Angst vor ihr dadurch scheinbar überwand und vergaß, dass sie so wurde wie die Mutter. Ihren Mann hat sie darum wie ihren Vater behandelt. Sie konnte dies aber nicht ändern, solange die Angst vor der Mutter nicht bewusst und damit überwunden wurde“ (Matakas, 1981, S. 151).

28.2 Gestalttherapie

Der Begründer der **Gestalttherapie** Fritz Perls, der ursprünglich Psychoanalytiker war, geht davon aus, dass lediglich das, was jetzt in der Gegenwart existiert, in der Therapie behandelt werden sollte. Die Probleme und Schwierigkeiten eines Menschen werden im Gegensatz zur Psychoanalyse nicht auf frühkindliche Erlebnisse zurückgeführt. Ihren Namen erhielt diese Therapie von der Gestaltpsychologie, aus der einige psychologische Prinzipien übernommen wurden.

Gestalttherapie findet meist in Gruppen statt, die von einem oder zwei Therapeuten geleitet werden. Eine Hauptmethode besteht im Nachspielen und Nacherleben konflikthafter Situationen und Beziehungen. Dabei wird besonders auf Gefühle und Empfindungen geachtet, die der Klient unbewusst durch seine Körperhaltung und Gestik zum Ausdruck bringt.

28.2.1 Vier Grundsätze der Gestalttherapie

Das Vorgehen der Gestalttherapie lässt sich nach Pauls (1981, S. 68–75) auf vier grundlegende Prinzipien zurückführen:

- **Der Grundsatz des Hier-und-jetzt**
  Lediglich das, was in der Gegenwart vom Klienten erlebt wird, nicht die früheren Erfahrungen, zählt. „Was erlebst du hier und jetzt?" lautet die zentrale Frage der Gestalttherapie.
- **Der Grundsatz der Ganzheitlichkeit**
  Wirklichkeit bedeutet für die Gestalttherapie die Einheit von Denken, Fühlen und Handeln. Sie bilden eine Ganzheit, die für den Menschen im Erleben erfahrbar wird. Interpretationen und gedankliche Spekulationen sind lediglich ein Teil unserer Wirklichkeit.
- **Der Grundsatz der unabgeschlossenen Handlung**
  Ein auf gestaltpsychologische Erkenntnisse zurückgehendes Prinzip besagt, dass sich Menschen von Handlungen, die nicht abgeschlossen werden konnten, nicht lösen können. Sie beschäftigen sie weiter und drängen darauf, abgeschlossen zu werden.
  Beispiel: Ein Mensch trägt Gedanken und Empfindungen, die er eigentlich seinen Eltern mitteilen wollte, es aber aus Angst vor Liebesverlust nicht getan hat, in sein späteres Erwachsenenleben hinein. Diese unabgeschlossene Handlung wird ihn immer wieder dazu zwingen, das, was er seinen Eltern gegenüber nicht äußern konnte, an anderen Menschen auszutragen.
- **Der Grundsatz der Verantwortlichkeit**
  Dieses Prinzip meint, dass der Klient in der Therapie beginnen sollte, das zu tun, was er will und nicht das, was ihm von den anderen Personen, beispielsweise vom Vater oder von der Mutter, aufgetragen wurde. Der Klient soll lernen, Verantwortung für sein Handeln und somit also für sein Leben zu übernehmen.

28.2.2 Ablauf eines Gestalttherapie-Workshops

„In Gestalttherapie-Workshops ermutigen die Therapeuten die Teilnehmer, wieder den Kontakt mit ihren ‚authentischen inneren Stimmen' aufzunehmen (Hatcher & Himelstein, 1996). Eine der bekanntesten Methoden der Gestalttherapie ist die Technik des leeren Stuhls. Bei dieser Technik stellt der Therapeut einen leeren Stuhl in die Nähe des Klienten. Der Klient soll sich vorstellen, dass sich auf diesem Stuhl ein Gefühl, eine Person, ein Objekt oder eine Situation befindet. Der Klient ‚spricht' dann mit dem Etwas auf dem Stuhl. Klienten werden beispielsweise dazu ermutigt sich vorzustellen, auf dem Stuhl säße ihre Mutter oder ihr Vater, und Gefühle zu zeigen, die der Klient unter anderen Umständen nicht offenbaren würde. Dann kann sich der Klient vorstellen, jene Gefühle befänden sich auf dem Stuhl, um mit diesen Gefühlen über den Einfluss, den sie auf sein Leben haben, zu ‚sprechen'. Diese Technik ermöglicht es dem Klienten, starke, bislang unausgedrückte Gefühle, die sein psychisches Wohlergehen beeinträchtigen zu erkunden und sich mit ihnen zu konfrontieren." (Zimbardo & Gerrig, 2004, S. 733)

28.3 Gesprächspsychotherapie

Die klientenzentrierte, nichtdirektive **Gesprächspsychotherapie** wurde von dem amerikanischen Psychologen Karl Rogers, einem Vertreter der humanistischen Psychologie, entwickelt. „Klientenzentriert" bedeutet, dass der Therapeut immer auf die Person und die Erlebniswelt des Klienten orientiert sein sollte und nicht auf einzelne Störungen und Symptome. „Nichtdirektiv" meint, dass der Therapeut keine Ratschläge oder Deutungen gibt und den Gesprächsverlauf weitgehend der Initiative des Klienten überlässt. Die Gesprächspsychotherapie geht davon aus, dass eine ausreichend motivierte Person ihr Problem allein bewältigen kann und auch – wie in der Gestalttherapie – für die Lösung selbst verantwortlich ist.

28.3.1 Aufgaben des Therapeuten

Der Therapeut versucht eine Atmosphäre herzustellen, in der es dem Klienten möglich wird, frei über alles zu sprechen, was ihn quält und worunter er leidet.

Der Klient soll vor allem Beziehungen zwischen seinen Gefühlen und seinem Verhalten sehen können. Die Hauptaufgabe des Therapeuten besteht darin, dem Klienten immer wieder zu sagen, welche Gefühle er gerade anspricht, und somit in einer Art Spiegelfunktion seine eigenen Gefühle zurückzuspiegeln. Die Technik, die der Therapeut hierbei benutzt, besteht in der Verbalisierung der emotionalen Erlebnisinhalte des Klienten. Das heißt, er versucht, die wahrgenommenen Gefühle in Worte zu fassen und dem Klienten zurückzumelden. Der Therapeut versucht, sich soweit wie möglich in den Klienten hineinzuversetzen und ihn und seine Erlebniswelt zu verstehen, dabei so echt wie möglich zu sein und den Klienten und seine Äußerungen ohne Vorbehalte zu akzeptieren. Diese Verhaltensweisen des Therapeuten

- Einfühlung
- Echtheit
- Annahme des Klienten

sollen dem Hilfesuchenden helfen, Kraft und Selbstvertrauen für die Lösung seiner Probleme zu entwickeln.

28.3.2 Beispiel nichtdirektiven Vorgehens

Der folgende Ausschnitt aus einer Therapie zeigt das nichtdirektive Vorgehen des Therapeuten und die Veränderung von negativen zu positiven Gefühlen bei der Klientin:

„Maria Johanna Tilden (ein Pseudonym), 20 Jahre alt, wurde von ihrer Mutter zum Therapeuten gebracht. Sie schien vom Leben zurückgezogen, wobei sie den größten Teil des Tages schlafend, Radio hörend oder vor sich hinträumend verbrachte. Sie hatte ihren Beruf und alle Kontakte aufgegeben; nur selten nahm sie sich die Mühe, sich anzuziehen. Das erste Interview war vollkommen negativ, außer dass sie sich zu einer Fortführung der Behandlung entschloss.

Frau T.: *„... Vor allem, wenn ich mich mit anderen Mädchen vergleiche – ich fühle mich dazu überhaupt nicht in der Lage ... Sie machen immer einen so normalen Eindruck, und sie schlugen den Weg ein, den jedermann einschlagen sollte, und wenn ich über mich selbst nachdachte, glaubte ich: ‚Um Gotteswillen, ich komme noch nicht einmal in die Nähe davon‘. Und es war ein schwerer Schlag, als – ich bemerkte gerade, dass es mit mir nicht vorwärts ging auf dem Weg, den ich gehen sollte – ich meine, ich kam einfach nicht voran."*

Therapeut: *„Es war nicht, dass sie eifersüchtig waren, sondern dass sie allmählich bemerkten, dass die anderen für Neues bereit waren, Sie selbst jedoch nicht."*

Frau T. *„... Es gibt etwas, worüber ich mir nicht klar werden kann – ich habe versucht, darauf zu kommen – Was wäre, wenn ich diese Richtung einschlagen würde? Was will ich wirklich? Auch wenn ich intensiv über mich nachdenke, kann ich nicht erkennen, was ich eigentlich will. Nur wenn ich sehe, was andere Leute wollen, glaube ich, dass es das sein könnte, was ich will. Es ist eigenartig und es gefällt mir nicht. Deshalb habe ich das Gefühl, dass ich nicht das tun kann, was ich tun will, da ich gar nicht wirklich weiß, was ich will."*

Therapeut: *„Sie halten es nach dem bisher Erreichten für das Beste, einfach ein Ziel zu nehmen, das für einen anderen gut ist, aber Sie glauben nicht, dass es irgend etwas gibt, das Sie wirklich wollen."*

Während des fünften Interviews berichtete Frau T. über ihren ersten Versuch zur Verbesserung ihrer Situation, allerdings mit vielen Vorbehalten. Im achten Interview fing sie an, ihr Verhalten objektiver zu betrachten.

Frau T.: *„... Wenn man aus einer Familie kommt, in der der Bruder aufs College gegangen ist, und jeder intelligent ist, stellt sich für mich die Frage, ob es nicht richtiger ist, mich so zu sehen, wie ich bin: nämlich nicht fähig, diese Dinge zu erreichen. Ich habe immer versucht, so zu sein, wie es andere haben wollten; aber jetzt frage ich mich, ob ich mich nicht so sehen sollte, wie ich bin."*

Therapeut: *„Sie fühlen, dass Sie in der Vergangenheit nach den Vorstellungen anderer gelebt haben, und momentan sind Sie nicht sicher, was zu tun richtig ist. Aber allmählich fühlen Sie, dass es am besten für sie wäre, sich selbst so zu akzeptieren, wie Sie wirklich sind."*

Frau T.: *„Ja, das stimmt wohl. Ich weiß nicht, was mich so sehr verändert hat. Doch, ich weiß es. Diese Gespräche haben mir stark geholfen; und dann noch die Bücher, die ich gelesen habe. Ich habe gerade einen solchen Unterschied bemerkt. Ich stelle fest, dass meine Gefühle von mehr Gleichmut begleitet werden, sogar wenn ich Hass fühle. Es macht mir nichts aus. Ich fühle mich irgendwie freier. Ich fühle mich nicht mehr irgendwelcher Dinge schuldig."* (Rogers, 1947, in Zimbardo, 1995, S. 571)

Aus den Gesprächsausschnitten wird deutlich, wie es der Klientin im Verlauf der Therapie allmählich gelingt, ihre Person zu bejahen und ein neues, positives Selbstverständnis zu entwickeln. Der Therapeut gab keine Ratschläge oder Ermunterungen. Er versuchte lediglich, die Gefühle und Gedanken der Klientin in eigene Worte zu fassen und ihr zurückzuspiegeln.

28.4 Verhaltenstherapie

28.4.1 Charakteristik der Verhaltenstherapie

Die **Verhaltenstherapie** ist eine Methode, die sich vorwiegend auf Lerntheorien stützt (➛ Kap. 12.1, 12.2, 12.3). Sie geht davon aus, dass Verhalten, unter dem ein Mensch leidet, auf die gleiche Weise entsteht wie normales Verhalten, nämlich durch Lernprozesse. Störende, unerwünschte Verhaltensweisen werden als Ergebnis von falschem Lernen verstanden. An den einzelnen problematischen Verhaltensweisen – am jeweiligen Symptom – setzt die Verhaltenstherapie an und versucht, das störende Verhalten zu löschen und neue, erwünschte Verhaltensweisen aufzubauen.

Zu den wichtigsten verhaltenstherapeutischen Verfahren gehören:

- Verstärkung erwünschter Verhaltensweisen
- systematische Desensibilisierung (*Desensitivierung*)
- Aversionstherapie
- Rollenspiel.

28.4.2 Die wichtigsten verhaltenstherapeutischen Verfahren

Verstärkung erwünschter Verhaltensweisen

Dieses Verfahren besteht im wesentlichen darin, den Klienten immer dann durch Belohnungen zu verstärken, wenn er das gewünschte Verhalten zeigt, bzw. dass der Klient lernt, sich in diesen Fällen selbst zu belohnen (➛ Kap. 12.1.1). Beispiel: Autistische Kinder sollen das Aufnehmen von sozialen Kontakten erlernen. Um dieses Ziel zu erreichen, wird der Verhaltenstherapeut jede soziale Verhaltensweise des Kindes, zum Beispiel Blickkontakt mit dem Therapeuten durch Verstärkung belohnen. Die Belohnung kann recht unterschiedlich sein und kann etwa in verbalem Lob, körperlichem Streicheln oder Süßigkeiten bestehen. In ähnlicher Weise werden alle weiteren Formen der Aufmerksamkeitszuwendung des Kindes und das Auftreten von sprachlichen Lauten verstärkt.

Systematische Desensibilisierung

Hier soll der Klient nach einem festgelegten Therapieplan lernen, angstauslösende

Situationen angstfrei erleben zu können. Die Methode lässt sich in drei Phasen gliedern (➛ Kap. 12.1.2):

- Entspannungstraining
- Aufstellung einer Hierarchie von angstauslösenden Reizen bzw. Situationen
- Kombination der abgestuften Angstreize mit der Entspannungsreaktion.

Entspannung. Zunächst wird versucht, den Klienten in einen Entspannungszustand zu versetzen. Um den Zustand der vollständigen Entspannung zu erreichen, können Hypnose oder Drogen eingesetzt werden.

Aufstellung einer Hierarchie von angstauslösenden Reizen bzw. Situationen. Nun beginnt die eigentliche Desensibilisierung. Der Klient soll sich jetzt den schwächsten der in eine Hierarchie gebrachten angstauslösenden Reize bzw. Situationen vorstellen. Hinter dieser Vorgehensweise steht die Annahme, dass ein Mensch nicht gleichzeitig fröhlich und traurig oder entspannt und ängstlich sein kann. Durch den Entspannungszustand, in dem sich der Klient befindet, soll verhindert werden, dass ein Klient beim Vorstellen der Angstsituation Angst empfindet.

Beispiel einer „Angsthierarchie“:

„1. *Abwertende Bemerkungen von seiten des Ehemannes*
2. *Abwertende Bemerkungen von Freunden*
3. *Spott vom Ehemann oder von Freunden*
4. *Bemängelnde Kritik*
5. *Eine Gruppe ansprechen*
6. *An einer Geselligkeit von mehr als vier Personen teilnehmen*
7. *Sich um eine Stelle bewerben*
8. *Von einer Gruppenveranstaltung ausgeschlossen werden*
9. *Mit jemandem konfrontiert werden, der einen von oben herab behandelt.*“ (Legewie & Ehlers, 1972, S. 296)

Kombination der abgestuften Angstreize mit der Entspannungsreaktion. Der Entspannungszustand verhindert das Auftreten der gegensätzlichen Empfindung Angst. Sobald die Situation angstfrei erlebt werden kann, wird zur nächstschwierigen Situation weitergegangen. Nach einigen Therapiesitzungen wird sich der Klient auch die stark angstbesetzten Situationen ohne Angst vorstellen können. Erfahrungen lassen den Schluss zu, dass Klienten, die auf diese Weise „desensibilisiert“ wurden, auch in den realen Situationen keine Angst mehr empfinden.

Desensibilisierungsverfahren eignen sich besonders für die Behandlung von Prüfungsängsten, Lampenfieber, Tierphobien (zum Beispiel Angst vor Schlangen), Angst vor geschlossenen Räumen oder großen Plätzen und Höhenangst.

Aversionstherapie

Aversionstherapie wird bzw. wurde vor allem bei der Behandlung von Menschen mit einer Sucht oder sexuellen Störungen, wie zum Beispiel Fetischismus eingesetzt. Hier wird das süchtige bzw. sexuell abweichende Verhalten mit schmerzhaften oder unangenehmen Reizen (zum Beispiel leichte elektrische Schocks, übelkeitserregende Drogen) gekoppelt, beispielsweise bei der Antabusbehandlung alkoholabhängiger Menschen: Ein Alkoholabhängiger nimmt regelmäßig Antabustabletten ein. Trinkt der behandelte Mensch Alkohol, so treten vegetative Störungen wie Übelkeit, Erbrechen, Kopfschmerzen auf, die so unangenehm sind, dass diese Person jede weitere Alkoholeinnahme vermeiden wird – sofern sie die Tabletten regelmäßig einnimmt. Aversionstherapie ist eine heute kaum mehr verwendete therapeutische Technik, vor allem aus ethischen Gründen.

Das Rollenspiel

Zu den weniger typischen verhaltenstherapeutischen Methoden zählt das Rollenspiel. Im Rollenspiel, das zumeist in Gruppen durchgeführt wird, werden schwierige und konflikthafte Situationen nachgespielt. Der Klient soll durch Nachahmung und Übung lernen, Verhaltensweisen auszuüben, über die er bislang nicht verfügte oder die er aus irgendwelchen Gründen nicht zu zeigen wagte. Zu diesen vor allem im Bereich Selbstsicherheit und Selbstbehauptung liegenden Verhaltensweisen zählen beispielsweise Widersprechen und Angreifen, in der Ich-Form sprechen, ausdrucksstarkes Sprechen.

28.5 Familientherapie

28.5.1 Charakteristik der Familientherapie

Charakteristisch für die **Familientherapie** ist die Annahme, dass einzelne Familienmitglieder oft nur Symptomträger sind, die eigentliche Störung jedoch in den familiären Strukturen und Beziehungen liegt. Ein Familienmitglied, das psychische Symptome zeigt, wird als Symptomträger betrachtet, der das Symptom stellvertretend für die Familie trägt und so das familiäre Gleichgewicht gewährleistet. In der Therapie geht es vor allem darum, innerfamiliäre Beziehungsmuster aufzuzeigen, Schuldzuweisungen abzubauen und die Familienmitglieder für die Stärken bzw. Ressourcen innerhalb der Familie zu sensibilisieren. Die Familientherapie kann mit verschiedenen therapeutischen Methoden arbeiten, z. B. psychoanalytische, gestalttherapeutische, gesprächspsychotherapeutische Methoden.

28.5.2 Beispiel für eine Familientherapie

Unbewusst kann beispielsweise die Familie den Kranken bzw. den Symptomträger in einer Rolle, etwa des Sündenbocks, festhalten. Dazu ein vereinfachtes Beispiel: *„Ein Kind erlebt häufig sich streitende Eltern. Es entwickelt auffallendes Verhalten (z. B. Schulschwierigkeiten). Die Eltern erhalten dadurch die gemeinsame Aufgabe, die Schwierigkeiten des Kindes zu bewältigen, sie streiten sich weniger über ihre Beziehung (jetzt zumeist mehr wegen des Kindes). Geht die Störung des Kindes zurück, fehlt das gemeinsame bindende Glied zwischen den Eltern, die Eltern streiten wieder. Die Symptome des Kindes treten wieder auf, die Familie stabilisiert sich wieder"(www.psychiatrie-aktuell.de 19.07.2005).*

In solchen Fällen ist es notwendig und konsequent, die gesamte Familie in den Therapieprozess mit einzubeziehen. Da es hier in erster Linie nicht im das einzelne Familienmitglied geht, sondern um die krankheitsverursachenden familiären Beziehungen, spricht der Psychoanalytiker und Psychotherapeut Horst-Eberhard Richter vom „Patient Familie". Es ist oft nicht einfach, alle Familienmitglieder für eine Therapie zu gewinnen.

28.6 Wahl der Therapiemethode und des Therapeuten

Eine Psychotherapie lässt sich durch zwei Faktoren charakterisieren: Die **psychotherapeutische Methode** und die **Person des Therapeuten**. Untersuchungsergebnisse (z. B. Federschmidt, 1996; Slunecko & Sonneck, 1999) weisen darauf hin, dass der Person des Therapeuten mehr Bedeutung für den Behandlungserfolg zukommt als der angewendeten Methode. Welche Methode ein Therapeut wählt und zu welcher Methode sich ein Klient am ehesten hingezogen fühlt, dürfte nicht zuletzt davon abhängen, inwieweit die Grundannahmen einer Therapierichtung seinem Menschenbild gerecht werden. Ob Klient und Therapeut im jeweiligen Fall eine therapeutische Beziehung eingehen sollten, sollte nach einer Vorphase des Informierens und Probierens von beiden entschieden werden. Ein Therapeut kann nicht mit jedem Klienten gleich gut umgehen, und ein Klient wird zu den verschiedenen Therapeuten mehr oder weniger starkes Vertrauen haben.

29

Prävention und Gesundheitsförderung in der Pflege

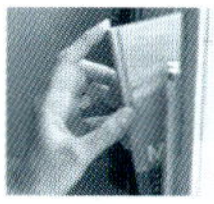

Prävention *(Prophylaxe)*
Maßnahmen, die das Auftreten von Erkrankungen bzw. unerwünschten Ereignissen verhindern sollen.

Gesundheitsförderung
Zielt auf die Stärkung von gesundheitsschützenden Ressourcen eines Menschen.

Vorbeugen ist besser als Heilen. Dieses Prinzip ist schon seit langem zumindest theoretisch bekannt, obwohl sehr oft – nicht nur in der Medizin – die präventiven Möglichkeiten zu wenig genützt werden. Es knüpft an eine in der Medizin vorhandene Tradition an, die jedoch spätestens seit der naturwissenschaftlichen Hochblüte verloren ging und erst in jüngster Zeit wieder eine erhöhte Bedeutung erhalten hat.

Oft werden die Begriffe Prävention und Gesundheitsförderung gleich bedeutend verwendet. Hinter den beiden Begriffen stehen jedoch trotz gewissen Überschneidungen unterschiedliche Ausgangspositionen und Strategien (Altgeld & Kolip, 2004). Während Prävention spezifisch und gezielt Krankheiten und Störungen verhindern oder zumindest in einem möglichst frühen Stadium erfassen möchte, geht es bei der Gesundheitsförderung um die Stärkung von gesundheitsschützenden Ressourcen sowie eine Bestätigung des Menschen, vermehrt Selbstverantwortung für seine Gesundheit übernehmen zu können.

Eine zentrale Bedeutung für den Erhalt und die Förderung der Gesundheit eines Individuums besitzen einerseits personale (z. B. Selbstwirksamkeit) und andererseits soziale Ressourcen (z. B. soziale Unterstützung durch andere Menschen) (➛ Kap. 4.1.3).

Eine auf den Psychiater G. Caplan (1964) zurückgehende Differenzierung unterscheidet zwischen *primärer, sekundärer* und *tertiärer* **Prävention.** Es ist eine Einteilung nach dem Zeitpunkt des Eingriffs oder der Wirkung präventiver Kräfte und enthält eine Rangfolge der Wünschbarkeit des Erfolgs.

- Die **Primärprophylaxe** als höchste Stufe präventiver Wirkung möchte die Verhinderung einer Störung von vornherein erreichen, d. h. sie muss bereits vor dem Auftreten von Anfangssymptomen einsetzen und mögliche Ursachen und auslösende Faktoren treffen. Ein Beispiel hierfür sind Maßnahmen in Schulen, die das Rauchen von Schülern und Schülerinnen verhindern wollen oder Informationskampagnen zur Aidsprävention.
- Die **Sekundärprophylaxe** zielt auf eine Verkürzung beginnender oder bereits bestehender Erkrankungen. Ein Beispiel hierfür sind Früherkennungsuntersuchungen, z. B. die Brustselbstuntersuchung der Frau mit dem Ziel der Früherkennung eines Brustkrebses.
- Die **Tertiärprophylaxe** strebt eine Verhinderung von Schäden an, die als Folge bereits bestehender Störungen auftreten können. Beispiele hierfür sind Maßnahmen der Rehabilitation, z. B. nach einem Herzinfarkt oder einem Hirnschlag und der Wiedereingliederung.

Primäre Prävention, die Erkrankungen und psychische Störungen verhindern will, setzt an der *sozialen Umwelt* (struktureller Ansatz) und am *einzelnen Menschen selbst* an (individueller Ansatz). Für diese Unterscheidung wurden die beiden Begriffe *Verhältnis- und Verhaltensprävention* geprägt. Eine an der sozialen Umwelt ansetzende Primärprophylaxe *(Verhältnisprävention)* hat die gesellschaftlichen Bedingungen so zu verändern, dass krankmachende Faktoren ausgeschlossen bzw. ihre Wirkung minimiert wird. Ansatzpunkte hierfür sind in gesellschaftlichen Teilbereichen wie Familie, Schule, Arbeit zu suchen. Auf der Seite des Individuums *(Verhaltensprävention)* heißt primäre Prävention die Vermittlung von Handlungskompetenzen, welche dem einzelnen Menschen eine angemessene Auseinandersetzung mit den Anforderungen seiner Umwelt ermöglichen und dadurch *Erkrankungen von vornherein vermieden* werden können (Sommer & Ernst, 1977). Zu diesen Handlungskompetenzen zählen: Beziehungen zu Mitmenschen herstellen können; die eigenen Gefühle und Bedürfnisse äußern und vertreten können; auf andere Menschen eingehen können; Konflikte lösen und wo dies nicht möglich ist, sie ertragen und aushalten können. Hier zeigt sich die eingangs erwähnte Überschneidung mit dem Konzept Gesundheitsförderung, bei dem es darum geht, durch Stärkung gesundheitsfördernder Ressourcen *Gesundheit zu fördern.*

Durch institutionelle (*struktureller Präventionsansatz*) und individuelle präventive Maßnahmen *(individueller Präventionsansatz)* können arbeitsbedingte Belastungen reduziert und die Fähigkeit im Umgang mit Stresssituationen geübt werden. Diese Maßnahmen werden im Folgenden näher beschrieben.

29.1 Erfassen stresshafter Arbeitsbedingungen

Ein erster Schritt zur Bewältigung oder Vorbeugung ist herauszufinden, welche konkreten Situationen für die einzelne Person belastend wirken. Das kann individuell sehr unterschiedlich sein. Während sich eine Person vor einer neuen Aufgabe fürchtet und schlaflose Nächte hat, findet eine andere, eine neue Tätigkeit in Angriff zu nehmen herausfordernd und stimulierend.

Fragebogen zur Feststellung stresshafter Arbeitsbedingungen

Der Arbeitspsychologe B. Steinmetz (1977) entwickelte einen Fragebogen, der zur Feststellung stresshafter Arbeitsbedingungen dienen kann und aus dem einige Aussagen wiedergegeben werden (➛ Tab. 29.1).

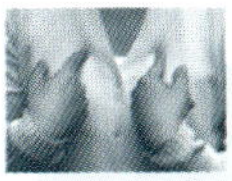

Wie erleben Sie Ihre Arbeitsbedingungen?

Häufig existieren tagtäglich Bedingungen bei der Arbeit, die als stresshaft erlebt werden. Geben Sie bei den folgenden Items an, wie häufig jede der Bedingungen für Stress auf Sie zutrifft, indem Sie die entsprechende Zahl ankreuzen.

Nr.	Item	nie	selten	manchmal	oft	immer
1.	Andere, mit denen ich arbeite, scheinen im unklaren darüber zu sein, worin meine Aufgabe besteht.	1	2	3	4	5
3.	Die Forderungen, die andere an meine Arbeitszeit stellen, stehen im Konflikt miteinander.	1	2	3	4	5
7.	Ich bekomme nur Rückmeldung, wenn meine Leistung unbefriedigend ist.	1	2	3	4	5
9.	Ich habe zuviel zu tun und zu wenig Zeit dafür.	1	2	3	4	5

Nr.	Item	nie	selten	manch-mal	oft	immer
10.	Ich habe das Gefühl, für meine Arbeit zu qualifiziert zu sein.	1	2	3	4	5
11.	Ich habe das Gefühl, für meine Arbeit nicht ausreichend qualifiziert zu sein.	1	2	3	4	5
14.	Ich habe unbereinigte Konflikte mit Leuten in meiner Abteilung.	1	2	3	4	5
19.	Ich fühle mich von der Familie wegen Überstunden, Arbeit an Wochenenden usw. unter Druck gesetzt.	1	2	3	4	5
21.	Es fällt mir schwer, Gleichgestellten negative Rückmeldung zugeben.	1	2	3	4	5
22.	Es fällt mir schwer, Untergebenen negative Rückmeldung zugeben.	1	2	3	4	5
23.	Es fällt mir schwer, mit aggressiven Leuten umzugehen.	1	2	3	4	5
34.	Meine persönlichen Bedürfnisse stehen im Widerspruch zu denen der Organisation.	1	2	3	4	5
36.	Administrative Maßnahmen behindern meine Arbeit	1	2	3	4	5

Tab. 29.1: Stresshafte Arbeitsbedingungen (Steinmetz, 1977, zit. n. Cooper, 1981, S. 164–165, Auszug).

29.2 Maßnahmen zur Verminderung der Arbeitsbelastungen

Im Folgenden werden einige Möglichkeiten aufgezeigt, die zur Verminderung oder besseren Bewältigung von Belastungen führen können.

Die Berücksichtigung arbeitsphysiologischer und -psychologischer Erkenntnisse bei der Dienstplangestaltung

Schicht- und Nachtarbeit sind mit gesundheitlichen Risiken und einer Reihe von Unannehmlichkeiten verbunden. (➛ Kap. 27.1.2 und Abb. 27.2) Deshalb sollte jemand, bevor er in den Schicht- oder Nachtdienst aufgenommen wird, ärztlich untersucht und über mögliche gesundheitliche Störungen informiert werden. Weiter sind alle zwei bis drei Jahre Kontrolluntersuchungen nötig.

Werden die folgenden arbeitsphysiologischen und -psychologischen Erkenntnisse bei der Dienstplangestaltung berücksichtigt, können Belastungen vermindert werden.

Individualität und Flexibilität bei der Dienstplangestaltung

Eine sorgfältige Gestaltung von Dienstplänen hilft, gesundheitliche Störungen und die sozialen Auswirkungen der Schichtarbeit zu reduzieren. Der Arbeitspsychologe Christoph Baitsch (1980) nennt zwei Grundprinzipien, die dabei beachtet wer-

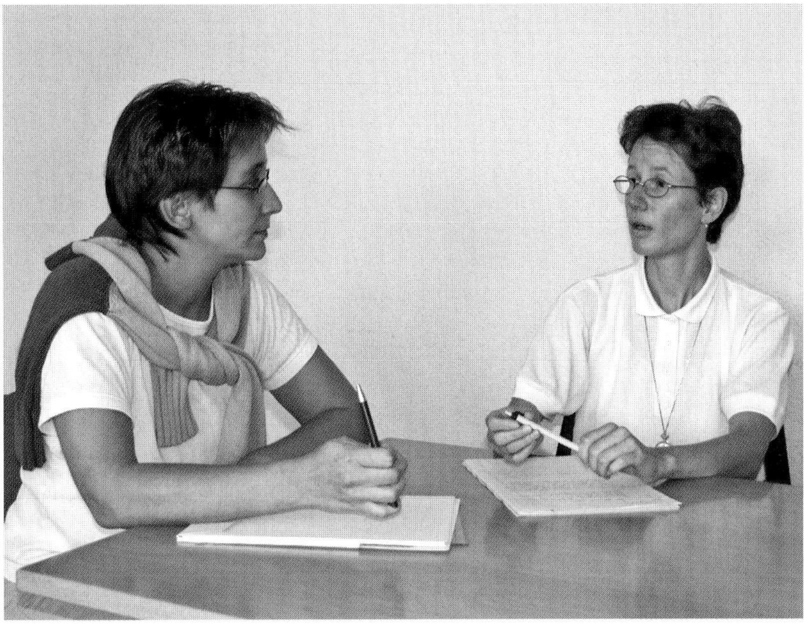

Die Fähigkeit, Konflikte an Arbeitsplatz offen und fair ansprechen zu können, ist eine wichtige Voraussetzung für die psycho-physische Gesundheit.

den sollten: *Individualität* und *Flexibilität*.

- **Individualität.** Bei der Dienstplangestaltung sollten individuelle Wünsche und Bedürfnisse berücksichtigt werden können, zum Beispiel Veränderungen des Arbeitsbeginnes oder -endes, damit öffentliche Verkehrsmittel benützt oder die Schichtverteilung auf den Dienstplan des Partners abgestimmt werden können.
- **Flexibilität.** Das Prinzip der Flexibilität soll den Schichtarbeitenden ermöglichen, kurzfristig und ohne größeren bürokratischen Aufwand Änderungen vorzunehmen. Anpassungen an augenblickliche Erfordernisse sollten von den Pflegenden in eigener Kompetenz und durch gemeinsame Absprache möglich sein (zum Beispiel Austausch von einzelnen Diensten). Um Benachteiligungen einzelner Personen zu vermeiden, können dabei Spielregeln vereinbart werden.

Die Verwirklichung dieser Prinzipien macht eine weitgehende Mitsprache der Betroffenen bei der Erstellung der Dienstpläne erforderlich. Sie setzt auch voraus, dass die Beteiligten über die tageszeitlichen Schwankungen der physiologischen Leistungsbereitschaft und die Auswirkungen der Schichtarbeit und die Technik der Dienstplangestaltung informiert sind.

Empfohlene Dauer der Schichten

Wie lange sollten die einzelnen Schichten dauern? Wie viele Früh-, Spät- oder Nachtschichten hintereinander sind physiologisch günstig? Aus arbeitsmedizinischer Sicht ist es am sinnvollsten, die verschiedenen Dienstformen möglichst schnell zu wechseln. Nach Baitsch liegt die Höchstgrenze für ununterbrochene Nachtwache bei 5 bis 7 Nächten. Bei längeren Perioden wird das Schlafdefizit und damit die gesundheitliche Beeinträchtigung durch die Nachtwache zu hoch. Nach der Nachtwache sollte jeweils eine zusammenhängende Freizeit von mindestens 24 Stunden folgen, die nicht als Frei-Tag angerechnet wird. Eine tägliche Arbeitszeit von acht Stunden oder wenig mehr ist physiologisch günstig. Die Dauer der Abwesenheit vom Wohnort sollte nicht durch lange Mittagszeit übermäßig verlängert werden.

Schichtwechsel und Frei-Tage

Es wird weiter empfohlen, dass **Schichtwechsel**, bei denen keine Frei-Tage dazwischen liegen, „vorwärts“ erfolgen sollten, also Frühdienst ➛ Spätdienst ➛ Nachtwache und nicht umgekehrt. Sonst entstehen am Tage des Wechsels zu kurze Freizeiten und die nötige Erholung ist nicht mehr gewährleistet.

Bei der Festlegung der Frei-Tage sollte beachtet werden, dass größere Freizeitblöcke höheren Erholungswert haben als einzelne verstreute Tage.

Mitsprache bei der Arbeit zur Vorbeugung von Stress

Die Ergebnisse verschiedener Untersuchungen deuten darauf hin, dass sich Mitsprache bei der Arbeit in verschiedener Hinsicht sehr günstig auswirkt. So kann Mitsprache vorbeugend gegen Stress wirken. Abbildung 29.2 zeigt die verschiedenen Auswirkungen, die Mitsprache auf einen Menschen haben kann.

Das Modell der überlappenden Gruppen von Lickert

Selbständige, kleine Arbeitsteams können zu einer vermehrten Mitsprache und zum Abbau der starren Hierarchie im Krankenhaus beitragen. Der Arbeitspsychologe H. Lickert (1961, 1967, in Rosenstiel et al., 1975) schlug eine Organisationsstruktur mit kleinen Gruppen vor, in der jeweils immer ein Mitglied einer Gruppe Mitglied in einer ranghöheren Gruppe ist. Dadurch ergibt sich eine Organisation als **System sich überlappender Gruppen** (➛ Abb. 29.3).

Bei diesem Modell werden Aufgaben langfristig an Gruppen und nicht an Einzelne delegiert. Entscheidungen werden in der

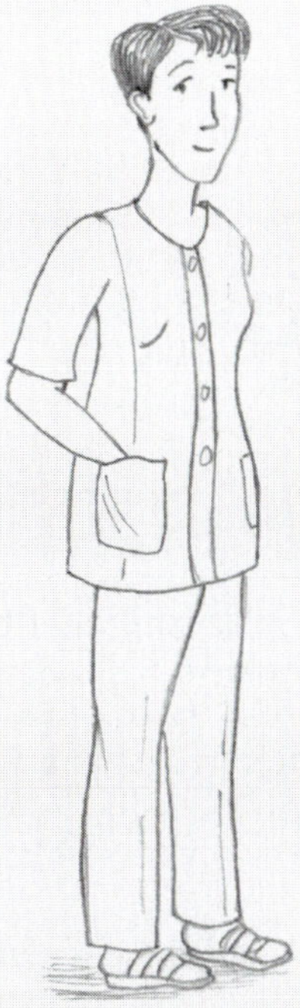

Die Person, die viele Möglichkeiten zur Mitsprache sieht, zeigt ...

- Geringe psychische Spannung
- Große Zufriedenheit mit der Arbeit
- Sicherheit bei der Arbeit
- Hohe Selbstachtung
- Geringe Entfremdung

- Geringe Rollenunsicherheit

- Intensive Nutzung von in der Ausbildung erworbenen Fertigkeiten und Fähigkeiten
- Administrative Fertigkeiten
- Verantwortungsbewusstsein

- Gute Arbeitsbeziehungen zu Vorgesetzten, Kollegen, Mitarbeitern, Auszubildenden und Hilfskräften

- Positive Einstellung gegenüber der Arbeit:
  - Macht lieber mehr als weniger
  - Nimmt seine Arbeit ernst
  - Sieht gute Möglichkeiten für das Weiterkommen
  - Liest einschlägige Bücher und Fachzeitschriften
  - Führt Neuerungen ein

- Hohe Leistungsbereitschaft
  - Hohes Produktivitätsniveau
  - Wenig Fehltage
  - Wechselt selten die Stelle
  - Starke Leistungsverbesserung
  - Übernimmt Mehrarbeit
  - Wird vom Vorgesetzten hoch geschätzt

Abb. 29.3: Wirkung der Mitsprache bei der Arbeit (modifiziert nach Cooper, 1981, S. 92).

Gruppe gemeinsam gefällt, der Vorgesetzte ist jedoch verpflichtet, dann zu entscheiden, wenn die Gruppe sich nicht einigen kann. Nach Lickert können durch diese „effektiven" kleinen Gruppen individuelle Initiativen besser in wichtige Entscheidungen eingehen. Das führt zu kooperativer Führung und erleichtert die Anwendung der Mitsprache.

Zusammenarbeit von Ausbildungsinstitutionen und Krankenhaus als Maßnahme zur Verminderung des „Wirklichkeitsschocks"

Es ist wünschbar, dass zur Lösung der Konflikte zwischen der idealen Rolle einer Pflegeperson und der Krankenhauswirklichkeit auf der Ebene der beiden Institutionen Krankenhaus und Ausbildungs-

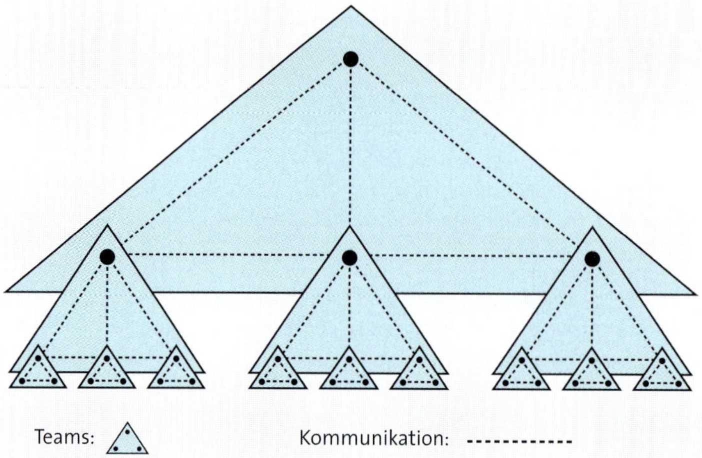

Abb. 29.4: Organisation als System sich überlappender Gruppen (Lickert, 1967).

institution für Pflegende Wege gefunden werden. Eine Möglichkeit besteht darin, Übungen für die Auseinandersetzung mit der Krankenhausrealität in den Lehrplan einzubauen. So könnten beispielsweise mit Hilfe von Fallbeispielen oder Rollenspielen Konfliktsituationen, die im Krankenhaus häufig auftreten, besprochen und bearbeitet und verschiedene Lösungsstrategien eingeübt werden.

29.3 Maßnahmen zur besseren Bewältigung von beruflichen und zwischenmenschlichen Problemen

Praxisberatung (Supervision)

Mitmenschlicher Beistand wirkt stresslindernd und trägt wesentlich zur besseren Gesundheit bei (➛ Kap. 4.1.3). **Praxisberatung,** auch **Supervision** (➛ Kap. 16.1.4) genannt, kann eine betriebliche Hilfeleistung sein, die das Pflegepersonal bei der Bewältigung der beruflichen Anforderungen unterstützt. Praxisberatung ist eine auf die Berufspraxis bezogene, problemorientierte Form der Weiterbildung. Sie macht den Beteiligten Zusammenhänge und Prozesse der bearbeiteten Probleme klarer. Damit wird ganz allgemein die Fähigkeit im Umgang mit Problemen der Berufspraxis gefördert. Praxisberatung wird in der Regel in Gruppen durchgeführt. Die Sitzungen können unterschiedlich lange dauern und in bestimmten Intervallen wiederholt werden.

Mit Vorteil wird die Praxisberatung von einem Supervisor geleitet, der den Beruf seiner Supervisanden gut kennt oder möglichst selbst Berufserfahrung hat. An einer Praxisberatungsveranstaltung schildern die Teilnehmer ein konkretes aktuelles berufliches Problem, etwa die Frage, wie die Gruppenrapporte befriedigender gestaltet werden könnten, wie man sich gegenüber Herrn X., der an der Pflege immer etwas auszusetzen hat, am besten verhält, wie man die Pflege eines Sterbenden, der sich gegen das Sterben auflehnt, bewältigen kann, oder wie mit Fehlern konstruktiv umgegangen werden kann.

In der Gruppe werden die Probleme gemeinsam bearbeitet, und es werden mögliche Lösungen gesucht.

Praxisberatung kann unterteilt werden in ausbildungs- und arbeitsteambezogene Praxisberatung.

- **Ausbildungsbezogene Praxisberatung** kann die Lernenden während oder nach der Ausbildung bei der Umset-

zung des Gelernten unterstützen. In der Gruppe können Erfahrungen aus der Praxis ausgetauscht und überdacht werden. Durch diesen Erfahrungsaustausch lassen sich Probleme, die durch die Ausbildung entstehen, verarbeiten. Wichtig dabei ist, dass Praxisberatung nicht mit dem Qualifikationssystem verknüpft ist. Ein Supervisor sollte also nichts mit der Notengebung zu tun haben.
Praxisberatung im Anschluss an die Ausbildung durchgeführt kann helfen, den so genannten Wirklichkeitsschock zu verarbeiten, und dadurch eine wichtige Starthilfe in die Berufspraxis sein.

- **Bei der arbeitsteambezogenen Praxisberatung** lässt sich ein Arbeitsteam gemeinsam supervisieren. Das kann ein Pflegeteam einer Krankenhausabteilung oder ein Schulteam sein. Diese Art Praxisberatung hat den Vorteil, dass die Probleme dort, wo sie entstanden sind, bearbeitet werden können.
  Fragen, die in der Teamsupervision bearbeitet werden, können das Team selbst betreffen, beispielsweise Spannungen zwischen den Mitgliedern oder die Arbeitsweise des Teams oder aber auch die Arbeit mit den Patienten oder Schülerinnen.

Durch regelmäßige Praxisberatung können die Beteiligten allmählich sicherer werden, Konflikte dort, wo sie entstehen, direkt zu bearbeiten. Dadurch wird Energie freigesetzt, und es stehen wieder mehr Zeit und Kraft zur Bewältigung der Arbeit zur Verfügung.

Innerbetriebliche Ausbildung

Ein wesentlicher Beitrag zur Verbesserung der Zusammenarbeit und zur Bewältigung von Belastungen kann durch kontinuierlich durchgeführte **innerbetriebliche Ausbildung** geleistet werden. Solche Ausbildungsveranstaltungen sollten jeweils für die Mitglieder einer Abteilung durchgeführt werden, damit diejenigen Personen, die zusammenarbeiten, auch gemeinsame Lerngruppen bilden.

Wünschenswert sind Themen, die zur besseren Bewältigung von Stresssituationen beitragen, zum Beispiel „Umgang mit Konflikten“, „Kennenlernen der eigenen Fähigkeiten und Grenzen“, „Zwischenmenschliche Beziehungen“. Im Hinblick auf eine Verbesserung des gegenseitigen Verständnisses und der Zusammenarbeit ist es auch von Vorteil, wenn Pflegepersonal und Ärzte gemeinsam an solchen Veranstaltungen teilnehmen.

Selbsthilfegruppen

In **Selbsthilfegruppen** finden sich Menschen zusammen, die ohne Mithilfe eines Therapeuten (bzw. eines Leiters) gemeinsam ihre persönlichen Probleme und Konflikte zu bewältigen versuchen. Ursprünglich waren Krisen, Krankheit und Notsituationen die Ausgangspunkte für die Bildung einer Selbsthilfegruppe. Als die wohl älteste Form einer Selbsthilfegruppe können die Anonymen Alkoholiker gelten, die sich im Jahre 1935 erstmals konstituierten. Es gibt heute eine Vielzahl von Selbsthilfegruppen für Menschen mit verschiedensten Belastungen und Erkrankungen, wie z. B. übergewichtige und behinderte Menschen, Eltern mit kranken Kindern, Krebspatienten, suizidgefährdete, schüchterne, suchtmittelabhängige Menschen.

In den Selbsthilfegruppen wird vor allem die oft vernachlässigte seelische Problematik einer Erkrankung oder Behinderung in einer Art Gruppenselbstbehandlung aufgearbeitet.

Neben diesen Gruppen für kranke und behinderte Menschen sind Selbsthilfegruppen – unabhängig von Krisen und Erkrankungen – eine Chance für jeden, sich selbst besser kennen zu lernen und sich mit den Anforderungen des Alltagslebens sinnvoller auseinanderzusetzen. Für Paare, allein stehende oder alte Menschen etwa sind solche auch als „eigenverantwortliche Gesprächsgruppen“ bezeichnete Selbsthilfegruppen ein Ort, an dem man mit anderen über Probleme sprechen und sich mit den eigenen Gefühlen auseinandersetzen kann.

Eigenverantwortliche Gesprächsgruppen können als eine Antwort auf die zunehmende Beziehungslosigkeit unseres Zusammenlebens betrachtet werden. Die wichtigsten Merkmale dieser Gesprächsgruppen sind (Moeller, 1978):

- Alle Gruppenmitglieder sind gleichgestellt
- Jeder bestimmt über sich selbst
- Jeder geht in die Gruppe wegen eigener Schwierigkeiten
- Die Gruppe entscheidet selbstverantwortlich
- Was in der Gruppe besprochen wird, soll in der Gruppe bleiben und nicht nach außen dringen
- Die Teilnahme an der Gruppe ist kostenlos.

Die Bedeutung und die Möglichkeiten von Selbsthilfegruppen sind gerade von Angehörigen von helfenden und pädagogischen Berufen recht früh erkannt worden. So gibt es Selbsthilfegruppen für Sozialarbeiter, Lehrer und Gesundheits- und Krankenpflegerinnen. In diesen Selbsthilfegruppen können die Mitglieder sich mit den psychischen Konflikten und Belastungen auseinandersetzen, die aus ihrer beruflichen Tätigkeit resultieren. Es ist hier auch möglich, dass die persönliche Problematik diskutiert wird, die zur eigenen Berufswahl beigetragen hat (z. B. Das Helfer-Syndrom ➛ Kap. 27.3.1).

29.4 Erhöhung der individuellen und sozialen Handlungskompetenz

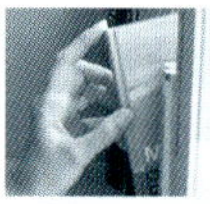

Handlungskompetenz bezeichnet die Fähigkeit eines Menschen, die Anforderungen seines Lebens zu bewältigen und erfolgreich mit gemachten Erfahrungen umzugehen.

Bedeutend für die Erhaltung der psychophysischen Gesundheit sind die personalen und sozialen Ressourcen sowie die individuelle und soziale Handlungskompetenz.

Merkmale individueller und sozialer Handlungskompetenz

Merkmale individueller und sozialer **Handlungskompetenz** sind:

- Eigene Gefühle, Bedürfnisse und Interessen wahrnehmen und bejahen, anderen mitteilen und angemessen durchsetzen können
- Das eigene Verhalten verstehen und kritisch hinterfragen können
- Ein hohes Maß an Selbstwertgefühl, Selbständigkeit und Eigensteuerung
- Sensible soziale Wahrnehmung
- Kommunizieren und kooperieren können
- Konflikte erleben und austragen können.

Die Erhöhung dieser Fähigkeiten ist eine notwendige allgemeine gesundheitsfördernde Aufgabe, der in Familie und Schule besondere Bedeutung beigemessen werden sollte. Für Pflegende und helfende Berufe im besonderen sind vor allem die drei folgenden Aspekte von Bedeutung: das Wahrnehmen und Kommunizieren der eigenen Gefühle und Bedürfnisse, Selbständigkeit und Selbstwertgefühl sowie der Umgang mit Konflikten.

Eigene Gefühle und Bedürfnisse wahrnehmen, diese bejahen, anderen mitteilen und angemessen durchsetzen

Jeder hat das Recht auf seine eigenen Gefühle und darauf, dass sie von anderen ernst genommen werden. Es ist eine Erscheinung unserer Zeit, dass es vielen Menschen schwer fällt, Gefühle wahrzunehmen. Außerdem werden ganz bestimmte Gefühle weniger zugelassen als andere, etwa Gefühle der Trauer und Hilflosigkeit bei einem Mann oder Gefühle des Zorns bei einer Frau (➛ Kap. 7).

Psychologische Erklärungsansätze sehen den Grund darin, dass einem Kleinkind von den Eltern die Äußerungen bestimmter Gefühle verboten werden, in einem Alter, in dem das Kind noch nicht unterscheiden kann zwischen seinem wahrgenommenen Gefühl und der Gefühlsäußerung. Dieses Verbot führt dazu, dass die jeweiligen Gefühle verdrängt werden. Dazu ein Beispiel:

Ein kleiner Junge ist wütend, weil sein jüngeres Schwesterchen sein Spielzeug weggenommen hat. Er weint und schlägt seine kleine Schwester. Die Mutter kommt dazu und schimpft: „Du darfst deine kleine Schwester nicht schlagen, das ist doch kein Grund, so wütend zu sein." Mit dieser Aussage nimmt die Mutter die Wut des Kindes nicht ernst. Sie verunmöglicht damit auch, dass der Junge seine Gefühl der Wut äußern kann. Anders wäre es gewesen, wenn sie gesagt hätte: „Ich sehe, du bist sehr wütend. Das verstehe ich, aber weißt du, deshalb solltest du deine Schwester nicht schlagen, sie versteht das noch nicht."

Häufen sich solche strafenden Zurechtweisungen der Eltern, die die Gefühle der Kinder nicht ernst nehmen, wird ein Kind lernen, seine Gefühle zu unterdrücken und sie nicht mehr wahrzunehmen. An Stelle der „verbotenen" Gefühle treten dann so genannte erlaubte Ersatzgefühle, etwa an Stelle der Wut chronisches Unbefriedigtsein, Ratlosigkeit, Gereiztheit. Solche Lernerfahrungen bewirken, dass es später einem erwachsenen Menschen schwer fällt, seine „echten" Gefühle wahrzunehmen.

Eine wesentliche Voraussetzung für die psycho-physische Gesundheit besteht darin, zu lernen, seine Gefühle und Bedürfnisse wahrzunehmen und zu ihnen zu stehen. Ein erster Schritt kann sein, sich das Recht auf die Existenz von Gefühlen, auch von sozial abgelehnten Gefühlen zuzugestehen. Ein weiterer Schritt wäre dann zu lernen, auf die eigenen Gefühle zu achten, sie wahrzunehmen. Die Trennung zwischen der Wahrnehmung von Gefühlen und Bedürfnissen und ihrem Ausleben kann helfen, besser mit ihnen umzugehen.

Ein hohes Maß an Selbstwertgefühl, Selbständigkeit und Eigensteuerung

Jeder Mensch hat den Anspruch auf Selbstsicherheit und darauf, sein Leben selbst bestimmen zu können. Diese Fähigkeit, zu sich selbst ja zu sagen und sich ebenso ernst zu nehmen wie andere sowie sein Leben selbst zu steuern, ist eine wichtige personale Ressource (➛ Kap. 4.1.2).

- **Ein starkes Selbstwertgefühl** hat ein Mensch, wenn er zu sich selbst, zu seinen Fähigkeiten, Eigenarten und Schwächen ja sagen kann. Indem ein Mensch seine Fähigkeiten erkennt, sie entwickelt und andere Menschen findet, die ihn mit seinen Fehlern und Schwächen annehmen und schätzen, kann er ein starkes Selbstwertgefühl entwickeln. Um sich und seine Fähigkeiten und Schwächen besser kennen zu lernen und zu wissen, wie er auf andere wirkt, kann er bewusst Feedback bei anderen einholen.
- Ein erster Schritt zur **Förderung der Selbständigkeit und Eigensteuerung** ist die Erkenntnis, dass jeder Mensch das Recht hat, eine eigene Meinung zu haben und sein Leben selbst zu bestimmen. Es ist jedoch nicht einfach, sich den erlernten Verhaltensweisen der Anpassung und den manipulativen Techniken anderer zu widersetzen. Zur Förderung der Selbständigkeit können Strategien erlernt werden, die einer Person ermöglichen, ihre Ziele zu erreichen und mit auftretenden Problemen umzugehen, etwa Problemlösungs- und Entscheidungstechniken sowie Argumentationstechniken. Dazu gehört auch, dass ein Mensch ein realistisches Anspruchsniveau entwickelt und lernt, nein zu sagen.

Konflikte erleben und austragen können

Konflikte sind unaufhebbare Bestandteile des menschlichen Lebens. Man versteht darunter eine Unvereinbarkeit von Interessen, Bedürfnissen, Zielen oder Werten, die sich beim einzelnen Menschen in einer inneren Spannung äußert. Konflikte entstehen auf verschiedenen Ebenen: Innerhalb eines Menschen, zwischen Menschen, Gruppen oder Nationen (➛ Kap. 25).

In unserer Kultur besteht eine allgemeine Tendenz, Konflikte als etwas Negatives, Schlechtes zu betrachten, das nicht sein sollte. Dieser Sichtweise liegt ein Menschenbild zu Grunde, das davon ausgeht, dass alle Menschen gleiche Bedürfnisse haben und diese Bedürfnisse im Laufe des Lebens konstant bleiben. Menschen sind jedoch trotz vieler Gemeinsamkeiten unterschiedlich. Sie haben unterschiedliche Bedürfnisse, die sich widersprechen können und so zu Konflikten führen. Daher ist auch die Vorstellung einer idealen, konfliktfreien Gesellschaft utopisch.

Die Grundüberzeugung, dass Konflikte schlecht sind, kann darin liegen, dass Menschen nicht in der Lage sind, zwischen Konflikt und Konfliktfolgen zu unterscheiden.

Der Psychologe Wolfgang Mertens (1974) nennt drei wesentliche Faktoren, die bei der Konfliktbewältigung (➛ Kap. 25.3 und 25.4) eine Rolle spielen:

- Der Konflikt
- Die Einstellung zum Konflikt
- Das Konfliktverhalten.

Die Vermischung dieser Faktoren kann den Umgang mit Konflikten erschweren und zu einer Verschärfung des Konfliktes führen. Dazu ein Beispiel:

Ein Ehepaar hat unvereinbare Bedürfnisse. Er möchte nach der Arbeit in Ruhe seine Zeitung lesen und sich entspannen, sie hat das Bedürfnis, ihrem Mann die Erlebnisse des Tages zu erzählen und mit ihm über die entstandenen Probleme zu sprechen **(Konflikt)**.

Sie spricht ihn an, und er weist sie zurück. Die Frau wird frustriert. Das Gefühl der Frustration führt zu Aggressivität, was als negative **Einstellung** interpretiert werden kann. Das **Verhalten**, das aus dieser Einstellung folgt, etwa eine Anklage, der Mann schätze ihre Hausfrauentätigkeit nicht, verschärft den Konflikt.

Die Voraussetzung für eine konstruktive Konfliktbewältigung liegt wesentlich in der Grundeinstellung zu Konflikten und in der Fähigkeit zu unterscheiden zwischen dem Konflikt, den Konflikteinstellungen und dem Konfliktverhalten.

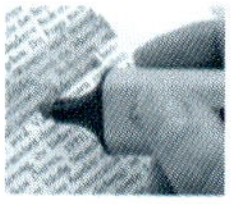

Die Förderung von Fähigkeiten, etwa gegensätzliche Ziele und Bedürfnisse gegeneinander abzuwägen und auszuhandeln, sowie die Förderung von Einfühlungsvermögen, Sensibilität und Gerechtigkeitssinn können wesentlich zur Verbesserung der Konfliktfähigkeit beitragen.

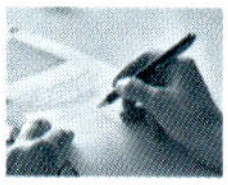

Fragen zur Wissensprüfung

- Wie unterscheiden sich Prävention und Gesundheitsförderung?
- Was versteht man unter Stress? Beschreiben Sie das reiz-, das reaktionszentrierte und das transaktionale Stressmodell.
- Welche Auswirkungen auf die psycho-physische Gesundheit der Pflegenden können Nacht- und Wochenenddienste haben?
- Definieren Sie instrumentelles bzw. problemlösendes und emotionsregulierendes Coping.
- Wie versuchen Pflegende, die Belastungen, denen sie in ihrem Arbeitsalltag ausgesetzt sind, zu lösen? Nennen Sie einige Möglichkeiten.

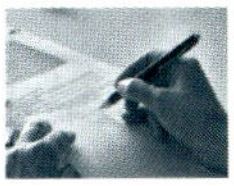

Fragen zur Wissensprüfung

- Was versteht Wolfgang Schmidbauer unter dem Helfer-Syndrom?
- Beschreiben Sie den Prozess der Burnout-Entstehung.
- Welche Risiken und welche Chancen sind mit einer Krise verbunden?
- Erklären Sie die folgenden Elemente einer Psychoanalyse: Freies Assoziieren, Deutung, Widerstand und Übertragung.
- Beschreiben Sie, welche Auswirkungen Mitsprache am Arbeitsplatz haben kann.
- Was versteht man unter Selbsthilfegruppen? Geben Sie Beispiele.
- Beschreiben Sie die Bedeutung, die Supervision bzw. Praxisberatung für die einzelne Pflegeperson haben kann.

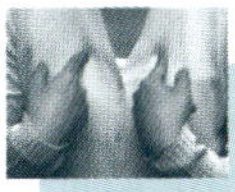

Fragen zu persönlichen Einstellungen und Erfahrungen

- Was bedeutet für mich persönlich psycho-physische Gesundheit?
- Mit welchen Belastungen meiner beruflichen Tätigkeit habe ich Mühe?
- Wie reagiere ich in der Regel auf starke psychische Belastungen?
- Habe ich schon Zeiten erlebt, in denen ich mich ausgelaugt und erschöpft gefühlt habe? Was waren die Gründe dafür?
- Was empfinde ich, wenn ich unter Zeitdruck stehe? Wie versuche ich damit umzugehen?
- Fällt es mir leicht, zu hohe Leistungsansprüche an meine berufliche Tätigkeit zurückzuweisen? Weshalb fällt es mir leicht, oder weshalb fällt es mir schwer?
- Habe ich selbst schon „ausweglose“ Situationen erlebt? Wie war das damals? Was hat bzw. was hätte mir in dieser Situation geholfen?
- Was empfinde ich, wenn ich bei meiner Pflegetätigkeit mit schweren menschlichen Schicksalen konfrontiert werde? Fällt es mir leicht, mit anderen Menschen über diese Empfindungen zu sprechen?
- Wie viele Freunde/Freundinnen habe ich? Würde ich mir mehr wünschen? Kann ich mich in einer Notsituation an Freunde oder gute Bekannte wenden?
- Würde es mir in einer Notsituation leicht fallen, psychotherapeutische Hilfe in Anspruch zu nehmen?
- Gibt es Gefühle, die ich nur schwer zulassen kann? Was sind die Gründe dafür?
- Bin ich mit mir selbst, das heißt, so wie ich bin, im großen und ganzen einverstanden? Was kann ich gut und was kann ich überhaupt nicht an mir akzeptieren?
- Wie war das früher in meinem Elternhaus: Wurden Konflikte offen ausgetragen oder eher verdrängt?

Verwendete Literatur

A

Altgeld, T. & Kolip, P. (2004). Konzepte und Strategien der Gesundheitsförderung. In K. Hurrelmann, T. Klotz. & J. Haisch (Hrsg.). Lehrbuch Prävention und Gesundheitsförderung (S. 41–51). Bern: Huber.

Angermeyer, M. & Matschinger, H. (1997). Social distance towards the mentally ill: results of representative surveys in the Federal Republic of Germany. Psychological Medicine, 27, 131–141.

Antonovsky, A. (1979). Health, stress and coping. San Francisco: Jossey-Bass.

Antonovsky, A. (1987). Unraveling the mystery of health. How people manage stress and stay well. San Francisco: Jossey-Bass.

Antonovsky, A. (1993). Gesundheitsforschung versus Krankheitsforschung. In A. Franke & M. Broda (Hrsg.). Psychosomatische Gesundheit. Versuch einer Abkehr vom Pathogenese-Konzept (S. 3–14). Tübingen: Deutsche Gesellschaft für Verhaltenstherapie.

Argyle, M. (1972). Soziale Interaktion. Köln: Kiepenheuer & Witsch.

Asendorpf, J. (1994). Bewerten. In E. Pöppel, M. Bullinger & U. Härtel (Hrsg.). (1994). Medizinische Psychologie und Soziologie. (S. 121–130). Chapman & Hall, London.

Asendorpf, J. (2004). Psychologie der Persönlichkeit (3. Aufl.). Berlin: Springer.

Atkinson, J. W. (1975). Einführung in die Motivationsforschung. Stuttgart: Klett.

B

Bachmann, W. & Bachmann, F. (1997). Im Team zum Ziel. Die Entwicklung von Teamfähigkeit. Paderborn: Junfermann.

Badura, B. (1990). Sozialepidemiologie: Fragestellungen, Methoden und Ergebnisse. In R. Schwarzer (Hrsg.). Gesundheitspsychologie (S. 63–69). Göttingen: Hogrefe.

Baitsch, C. (1980). Schicht und Nachtschicht im Spital. Probleme und Lösungsansätze zur möglichst menschengerechten Gestaltung der Dienstpläne im Spital. Manuskript. Zürich.

Baltes, P. B. & Baltes, M. M. (1990). Psychological Perspectives on successful aging. In P. B. Baltes & M. M. Baltes (Eds.). Successful aging: Perspectives from the behavioral sciences (pp. 1–34). New York: Cambridge University Press.

Bandler, R., Grinder, J. (2001). Metasprache und Psychotherapie. Die Struktur der Magie II (10. Aufl.). Paderborn: Junfermann.

Bandler, R., Grinder, J. (2002). Neue Wege der Kurzzeittherapie, Neurolinguistische Programme (13. Aufl.). Paderborn: Junfermann.

Bandura, A. (1977). Self-efficacy: Toward a unifying theory of behavioral change. Psychological Review, 84, 191–215.

Bandura, A. (1979). Sozial-kognitive Lerntheorie. Stuttgart: Klett-Cotta.

Bandura, A. (1986). Self-efficacy and health education. Journal of School Health, 56, 317–321.

Banyard, P., Cassells, A., Green, P., Hartland, J., Hayes, N. & Reddy P. (1995). Einführung in die Kognitionspsychologie, München: Reinhardt.

Basler, H.-D., Mayer, B., Schneller, T., Tewes, U. & Wildgrube, K. (1978). Medizinische Psychologie II. Sozialwissenschaftliche Aspekte der Medizin. Stuttgart: Kohlhammer.

Bateson, G. (1981). Ökologie des Geistes. Anthropologische, psychologische, biologische und epistemologische Perspektiven. Frankfurt a. M.: Suhrkamp.

Becker, H. S. (1973). Außenseiter. Zur Soziologie abweichenden Verhaltens. Frankfurt a. M.: Fischer.

Bengel, J. & Belz-Merk, M. (1997). Subjektive Gesundheitsvorstellungen. In R. Schwarzer (Hrsg.). Gesundheitspsychologie (2. überarb. und erweiterte Aufl.) (S. 23–41). Göttingen: Hogrefe.

Berkman, L. F. & Syme, S. L. (1979). Social networks, host resistance and mortality: A nine-year follow-up study of Alameda County residents. American Journal of Epidemiology, 109, 186–204.

Bernhard, H. (1998). Konfliktbewältigung im Führungsalltag. In K. Kälin & P. Müri (Hrsg.). Sich und andere führen. Psychologie für Führungskräfte, Mitarbeiterinnen und Mitarbeiter (S. 154–179). Thun: Ott.

Bernstein, B. (1964). Elaborated and restricted codes: Their social origins and some consequences. American Anthropologist, 66, 55–69.

Bierhoff, H.W. (1993). Sozialpsychologie. Ein Lehrbuch (3. überarb. und erweiterte Aufl.). Stuttgart: Kohlhammer.

Bischoff, T. (1872). Das Studium und die Ausübung der Medizin durch Frauen. München: Universität.

Blake, R.R. & Mouton, J.S. (1968). Managing intergroup conflikt in industry. Houston: Gulf Publication.

Bolte, K.M. (1965). Schichtung. In R. König (Hrsg.). Soziologie. Fischer Lexikon. Frankfurt a.M.: Fischer.

Bolte, K.M., Kappe, D. & Neidhardt, F. (1967). Deutsche Gesellschaft im Wandel (2. überarb. Aufl.) (S. 316). Opladen: Leske.

Bond, M. (1996). Pflegestress – Stresspflege. Ein persönlicher Leitfaden zum positiven Umgang mit Stress in der Krankenpflege. Basel: RECOM.

Brieskorn-Zinke, M. (1996). Gesundheitsförderung in der Pflege. Ein Lehr- und Lernbuch zur Gesundheit. Stuttgart: Kohlhammer.

Brieskorn-Zinke, M. (2004). Gesundheitsförderung in der Pflege. Ein Lehr- und Lernbuch zur Gesundheit (2. vollst. überarb. und erweiterte Aufl.). Stuttgart: Kohlhammer.

Brown, G.W. & Harris, T.O. (1978). Social origins of depression: A study of psychiatric disorder in women. London: Tavistock.

Bruner, J.S. & Goodman, L.L. (1947). Value and need as organizing factors in perception. Journal of Abnormal and Social Psychology, 42, 33–44.

Buchmann, M. (1985). Krankheitsverhalten: Die Bedeutung von Alltagsvorstellungen über Gesundheit und Krankheit. In Forschungskomitee Medizinsoziologie (SGS). (Hrsg.). Der Umgang mit Gesundheit und Krankheit (S. 71–91). Horgen: Schweizerische Gesellschaft für Gesundheitspolitik (SGGP).

Buchmann, M., Karrer, D. & Meier, R. (1985 a). Der Umgang mit Gesundheit und Krankheit im Alltag. Bern: Haupt.

Buchmann, M., Karrer, D. & Meier, R. (1985 b). Gesundheit und Krankheit im Alltag. Ergebnisse einer soziologischen Untersuchung. Bern: Ropress.

Budde, H.-G. (1988). Auswirkungen und Bewältigung von Behinderung: Psychologische Ansätze. In U. Koch, G. Lucius-Hoene & R. Stegie (Hrsg.). Handbuch der Rehabilitationspsychologie (S. 101–119). Berlin: Springer.

Buddeberg, C. (2004). Soziale Systeme und ihre Regelung. In C. Buddeberg (Hrsg.). Psychosoziale Medizin (3. aktualisierte Aufl.) (S. 117–134). Berlin: Springer.

Buijssen, H. (1997). Wenn der Beruf zum Alptraum wird: Traumatische Erfahrungen in der Krankenpflege. Weinheim: Beltz PVU.

Bullinger, M. (1994). Stress. In E. Pöppel, M. Bullinger & U. Härtel (Hrsg.). Medizinische Psychologie und Soziologie (S. 160–166). London: Chapman & Hall.

Bulman, R.J. & Wortman, C.B. (1977). Attribution of blame and coping in the "real world": Severe accident victims react to their lot. Journal of Personality and Social Psycholgy, 35, 351–363.

Buser, K. & Kaul, U. (Hrsg.). (1978). Medizinische Psychologie. Medizinische Soziologie. Stuttgart: Fischer.

Büssing, A. (1992). Ausbrennen und Ausgebranntsein. Theoretische Konzepte und empirische Beispiele zum Phänomen „Burnout". Psychosozial, 15, 42–50.

C

Cameron-Bandler, L. & Lebeau, M. (1997). Die Intelligenz der Gefühle, Grundlagen der „Imperative Self Analysis" I (3. Aufl.). Paderborn: Junfermann.

Caplan, G. & Grunebaum, H. (1977). Perspektiven primärer Prävention. In G. Sommer & H. Ernst (Hrsg.). Gemeindepsychologie (S. 51–69). München: Urban & Schwarzenberg.

Caplan, G. (1964). Principles of preventive psychiatry. New York: Basic Books.

Cohn, R. (1979). Ich bin ich. Ein Aberglaube. Psychologie Heute, 3, 22–28.

Cooper, G.L. (1981). Stressbewältigung: Person, Familie, Beruf. München: Urban & Schwarzenberg.

D

Dahrendorf, R. (1967). Homo Sociologicus. In R. Dahrendorf (Hrsg.). Pfade aus Utopia (S. 128–194). München: Piper.

Dätwyler, B. & Baillod, J. (1995). Mit-Leidenschaft. Krankenschwestern sprechen über ihren Beruf. Bern: Huber.

Davis, E.E. (1969). Zum gegenwärtigen Stand der Vorurteilsforschung. In E.E. Boesch, E.E. Davis, H.C. Kehlman et al. (Hrsg.). Vorurteile – Ihre Erforschung und Bekämpfung. Politische Psychologie Bd. 3 (3. unveränd. Aufl.) (S. 51–71). Frankfurt: Europäische Verlagsanstalt.

Dieffenbach, J.F. (1832). Anleitung zur Krankenwartung. Berlin: August Hirschwald.

Dilts, R. (1997). Kommunikation in Gruppen & Teams. Lehren und Lernen effektiver Präsentationstechniken. Angewandtes NLP. Paderborn: Junfermann.

Dilts, R.B., Halbom, T. & Smith, S. (2001). Identität Glaubenssysteme und Gesundheit. Höhere Ebenen der NLP Veränderungsarbeit (4. Aufl.). Paderborn: Junfermann.

Dreher, E. & Dreher, M. (1985b). Entwicklungsaufgaben im Jugendalter: Bedeutsamkeit und Bewältigungskonzepte. In D. Liepmann & A. Stiksrud (Hrsg.). Entwicklungsaufgaben in der Adoleszenz (S. 56–70). Göttingen: Hogrefe.

E

Edelmann W. (1996). Lernpsychologie (5. vollst. überarb. Aufl.). Weinheim: Beltz PVU.

Edelmann, W. (2000). Lernpsychologie (6. vollst. überarb. Aufl.). Weinheim: Beltz PVU.

Ekert, B. & Ekert, W.-D. (1983). Psychologie in der Krankenpflege. Studienbuch für Krankenschwestern, Krankenpfleger und medizinisch-technische Assistentinnen. Stuttgart: Kohlhammer.

Ekman, P. & Friesen, W.V. (1969). The repertoire of nonverbal behaviour: Categories, origins, usage and coding. Semiotica, 1, 49–98.

Ekman, P. & Friesen, W.V. (1986). A new pancultural facial expression of emotion, 10, 159–168.

Engel, G.L. (1979). Die Notwendigkeit eines neuen medizinischen Modells: Eine Herausforderung der Biomedizin. In H. Keup (Hrsg.). Normalität und Abweichung. Fortsetzung einer notwendigen Kontroverse (S. 63–85). München: Urban & Schwarzenberg.

Enke, H., Enke-Ferchland, E., Malzahn, B., Pohlmeier, H., Speierer, G.-W. & von Troschke, J. (1973). Lehrbuch der Medizinischen Psychologie. München: Urban & Schwarzenberg.

Ernst, C. & von Luckner, N. (1985). Stellt die Frühkindheit die Weichen? Stuttgart: Enke.

Esser, A. & Wolmerath, M. (2002). Mobbing – Der Ratgeber für Betroffene und ihre Interessenvertretung (4. Aufl.). Frankfurt a.M.: Bund-Verlag.

Esser, A. (2003). Mobbing. In A.E. Auhagen & H.-W. Bierhoff (Hrsg). Angewandte Sozialpsychologie (S. 394–408). Weinheim: Beltz PVU.

F

Faltermaier, T. (1994). Gesundheitsbewusstsein und Gesundheitshandeln. Weinheim: Beltz PVU.

Fengler, J. (1991). Helfen macht müde. Zur Analyse und Bewältigung von Burnout und beruflicher Deformation. München: Pfeiffer.

Fengler, J. (2001). Helfen macht müde. Zur Analyse und Bewältigung von Burnout und beruflicher Deformation (6. Aufl.). München: Pfeiffer.

Festinger, L. (1957). A theory of cognitive dissonance. Stanford: Stanford University Press.

Filipp, S.-H. & Aymanns, P. (1997). Subjektive Krankheitstheorien. In R. Schwarzer (Hrsg.). Gesundheitspsychologie (2. überarb. und erweiterte Aufl.) (S. 3–21). Göttingen: Hogrefe.

Filipp, S.-H. (1990). Subjektive Theorien als Forschungsgegenstand: Forschungsprogrammatische und ideengeschichtliche Aspekte. In R. Schwarzer (Hrsg.). Gesundheitspsychologie (S. 247–262). Göttingen: Hogrefe.

Filipp, S.-H., Aymanns, P. & Freudenberg, E. (1988). Lebensabschnitte. In G. Huppmann & F.-W. Wilker (Hrsg.). Medizinische Psychologie und Medizinische Soziologie. (S. 121–144). München: Urban & Schwarzenberg.

Finzen, A. (1996, 15./16. Juni). Schizophrenie – die Krankheit und das Stigma. Neue Zürcher Zeitung, 137, 17.

Fischl, B. (1994). Einfluss institutioneller Rahmenbedingungen (stationär). In F.-W. Wilker, C. Bischoff & P. Novak (Hrsg.). Medizinische Psychologie und Medizinische Soziologie (S. 255–266). München: Urban & Schwarzenberg.

Fittkau, B., Müller-Wolf, H.-M. & Schulz von Thun, F. (1994). Kommunizieren lernen (und umlernen) (7. Aufl.). Aachen-Hahn: Hahner Verlagsgesellschaft.

Forgas, J.P. (1999). Soziale Interaktion und Kommunikation: Eine Einführung in die Sozialpsychologie (4. Aufl.). Weinheim: Beltz PVU.

Forgas, J.P. (1994). Soziale Interaktion und Kommunikation: Eine Einführung in die Sozialpsychologie (2. Aufl.). Weinheim: Beltz PVU.

Frankl, V. (1975). Theorie und Therapie der Neurosen. Einführung in Logotherapie und Existenzanalyse. München: Reinhardt.

G

Garmanikow, E. (1978): Sexual Division of Labour: The Case of Nursing. London.

George, G. & George, U. (2003). Angehörigenintegration in der Pflege. München: Reinhardt.

Goffman, E. (1972). Asyle. Frankfurt a.M.: Suhrkamp.

Goffman, E. (1975). Stigma. Über Techniken der Bewältigung beschädigter Identität. Frankfurt a.M.: Suhrkamp.

Goffman, E. (2001). Wir alle spielen Theater (9. Aufl.). München: Piper.

Graumann, C.F. (1972). Interaktion und Kommunikation. In C.F. Graumann (Hrsg.). Handbuch der Psychologie. Bd. 7, Sozialpsychologie (S. 1109–1262). Göttingen: Hogrefe.

Gutscher, H. (1985). Verhalten unter Belastung – Wege in die Selbstgefährdung. Eine sozialpsychologische Analyse von Belastungsreaktionen. In H.-J. Braun (Hrsg.). Selbstaggression, Selbstzerstörung, Suizid (S. 125–139). Zürich: Artemis.

Gutzwiller, F. & Jeanneret, O. (1996). Konzepte und Definitionen. In F. Gutzwiller & O. Jeanneret (Hrsg.). Sozial- und Präventivmedizin, Public Health (S. 23–29). Bern: Huber.

H

Häfner, H. (1990). Arbeitslosigkeit – Ursache von Krankheit und Sterberisiken? Zeitschrift für Klinische Psychologie, 19, 1–17.

Haisch, J. & Haisch, I. (1988). Zur Effektivitätssteigerung verhaltenstherapeutischer Gewichtsreduktions-Programme durch sozialpsychologisches Wissen: Entwicklung und Prüfung attributionstheoretischer Maßnahmen bei Übergewichtigen. Zeitschrift für Sozialpsychologie, 39, 275–286.

Haley, J. (1978). Gemeinsamer Nenner Interaktion. München: Pfeiffer.

Hartung, J. (2000). Sozialpsychologie. Stuttgart: Kohlhammer.

Havighurst, R.J. (1982). Developmental Task and education. New York: Longman.

Herkner, W. (1975). Einführung in die Sozialpsychologie. Bern: Huber.

Herzer, M. (1994). Soziale Schichtung. In F.-W. Wilker, C. Bischoff & P. Novak (Hrsg.). Medizinische Psychologie und Medizinische Soziologie (S. 321–332). München: Urban & Schwarzenberg.

Herzka, H.S., Hornung, R., Suppiger, R., Widmer, L. & Wissler, D. (1983). Konflikte im Alltag. Basel: Schwabe.

Herzlich, C. (1973). Health and illness. A social psychological analysis. London: Academic Press.

Hillmann, K.-H. (1994). Wörterbuch der Soziologie (4. Aufl.). Stuttgart: Kröner.

Hobmair, H., Altenthan, S., Betscher-Ott, S., Dirrigl, W., Gotthardt, W. & Ott, W. (1997). (Hrsg.). Psychologie (2. Aufl.). Köln: Stamm.

Hofstätter, P.R. (1957). Gruppendynamik, Kritik der Massenpsychologie. Hamburg: Rowohlt.

Holmes, T. & Rahe, R. (1967). Holmes – Rahe social readjustment rating scale. Journal of Psychosomatic Research, 11, 213–218.

Höppner, H. (2004). Gesundheitsförderung von Krankenschwestern. Ansätze für eine frauengerechte betriebliche Praxis im Krankenhaus. Frankfurt a.M.: Mabuse Verlag.

Hornung, R. & Gutscher, H. (1994). Gesundheitspsychologie: Die sozialpsychologische Perspektive. In P. Schwenkmezger & L.R. Schmidt (Hrsg.). Lehrbuch der Gesundheitspsychologie (S. 65–87). Stuttgart: Enke.

Hornung, R. (1989). Geschlechts- und bildungsspezifische Laienkonzepte der Entstehung, Therapie und Prävention von Krebserkrankungen. Ergebnisse einer qualitativen Befragung von 80 25–55jährigen Personen in der Stadt Zürich. Zürich: Institut für Sozial- und Präventivmedizin der Universität Zürich.

Hornung, R. (1990). Prävention und Gesundheitsförderung: Definitionen und Prinzipien. Brennpunkt, 45, 4–7.

Hornung, R., Helminger, A. & Hättich, A. (1994). Aids im Bewusstsein der Bevölkerung. Stigmatisierungs- und Diskriminierungstendenzen gegenüber Menschen mit HIV und Aids. Bern: Stämpfli.

Huppmann, G. & Friedrich-Wilhelm, W. (1988). Medizinische Psychologie und Medizinische Soziologie. München: Urban & Schwarzenberg.

Hurrelmann, K., Klotz, T. & Haisch, J. (Hrsg.). (2004). Lehrbuch Prävention und Gesundheitsförderung. Bern: Huber.

I

Irle, M. (1961). Führungsprobleme. In K. Gottschaldt (Hrsg.). Handbuch der Psychologie, Band 9. Göttingen: Hogrefe.

Israel, J. (1976). Sozialpsychologie. Theorie – Probleme – Versuche. Stuttgart: Hippokrates.

K

Kälin, K. & Müri, P. (Hrsg.). (1998). Sich und andere führen. Psychologie für Führungskräfte, Mitarbeiterinnen und Mitarbeiter. Thun: Ott.

Kälin, K. (1998). Die situativ-kooperative Führung. In K. Kälin & P. Müri (Hrsg.). Sich und andere führen. Psychologie für Führungskräfte, Mitarbeiterinnen und Mitarbeiter (S. 21–34). Thun: Ott.

Karte, H. (2004). Soziologie. Konstanz: UVK Verlagsgesellschaft.

Kast, V. (1982). Trauern. Stuttgart: Kreuz.

Kemm, R. & Welter, R. (1983). Coping mit Lebensproblemen. Bern: Bericht an den Schweizerischen Nationalfonds.

Keupp, H. & Röhrle, B. (Hrsg.). (1987). Soziale Netzwerke. Frankfurt: Campus.

Knoll, N., Scholz, U. & Rieckmann, N. (2005). Einführung in die Gesundheitspsychologie. München: Reinhardt.

Koos, E. L. (1970). Krankheit in Regionville. In A. Mitscherlich, T. Brocher, O. von Mering & K. Horn (Hrsg.). Der Kranke in der modernen Gesellschaft (S. 304–310). Köln: Kiepenheuer & Witsch.

Krohne, H. W. (1997). Stress und Stressbewältigung. In R. Schwarzer (Hrsg.). Gesundheitspsychologie. Ein Lehrbuch (2. überarb. und erweiterte Aufl.) (S. 267–283). Göttingen: Hogrefe.

Krüger, W. (1974). Konfliktsteuerung als Führungsaufgabe. Positive und negative Aspekte von Konfliktsituationen. Zürich: Exlibris.

Kübler-Ross, E. (1980). Interviews mit Sterbenden (12. Aufl.). Stuttgart: Kreuz.

Kulik, J. A. & Mahler, H. I. M. (1989). Social support and recovery from surgery. Health Psychology, 8, 221–238.

L

Langer, E. J. & Rodin, J. (1976). The effects of choice and enhanced personal responsibility for the aged: A field experiment in an institutional setting. Journal of Personality and Social Psychology, 34, 191–198.

Langer, E., Janis, I. & Wolfer, J. A. (1975). Reduction of psychological stress in surgical patients. Journal of Experimental Social Psychology, 11, 155–165.

Lazarus, R. S. & Launier, R. (1981). Stressbezogene Transaktionen zwischen Person und Umwelt. In J. Nitsch (Hrsg.). Stress (S. 213–259). Bern: Huber.

Legewie, H. & Ehlers, W. (1972). Knaurs moderne Psychologie. München: Droemer, Knauer.

Lepper, M. R., Greene, D. & Nisbett, R. E. (1973). Undermining Children's intrinsic interest with extrinsic reward: A test of the overjustification hypothesis. Journal of Personality and Social Psychology, 28 129–137.

Levinger, G. & Snock, J. D. (1972). Attraction in Relationships. Morristown: General Learning Press.

Lewin, K. (1935). A dynamic theory of personality. New York: McGraw-Hill.

Lickert, R. (1961). New patterns of management. New York: McGraw-Hill.

Lickert, R. (1967). The human organization. New York: McGraw-Hill.

Lofink, H. (1994). Soziale Rolle. In F.-W. Wilker, C. Bischoff & P. Novak, Medizinische Psychologie und Medizinische Soziologie (S. 185–187). München: Urban & Schwarzenberg.

Lorenz, K. (2004). Salutogenese, Grundwissen für Psychologen, Mediziner, Gesundheits- und Pflegewissenschaftler. München: Reinhardt.

Lückert, H. R. & Lückert, I. (1994). Einführung in die kognitive Verhaltenstherapie. München: Reinhardt.

Lukascyk, K. (1960). Zur Theorie der Führerrolle. Psychologische Rundschau, 11, 179–188.

M

Malzahn, P. (1994). Krankenrolle. In F.-W. Wilker, C. Bischoff & P. Novak (Hrsg.). Medizinische Psychologie und Medizinische Soziologie (S. 214–215). München: Urban & Schwarzenberg.

Maslach, C. & Jackson, S. E. (1984). Burnout in organizational settings. In S. Oskamp (Ed.), Applied Social Psychology Annual (pp. 133–153). Beverly Hills, Ca.: Sage.

Maslach, C. (1976). Burned-out. Human Behavior, 5, 16–22.

Maslow, A. H. (1970). Motivation and personality (2nd edition). New York: Harper & Row.

Matakas, F. (1981). Sprünge in der Seele. Reinbek: Rowohlt.

Merten, J. (2003). Einführung in die Emotionspsychologie. Stuttgart: Kohlhammer.

Mertens, W. (1974). Erziehung zur Konfliktfähigkeit. München: Ehrenwirth.

Meyer, P.C. & Jeanneret, O. (1996). Soziale Umwelt – Sozialstrukturelle Determinanten der Gesundheit. In F. Gutzwiller & O. Jeanneret (Hrsg.). Sozial- und Präventivmedizin, Public Health (S. 480–489). Bern: Huber.

Meyer, W.-U. & Försterling, F. (1993). Die Attributionstheorie. In D. Frey & M. Irle (Hrsg.). Theorien der Sozialpsychologie. Band I: Kognitive Theorien (2. vollst. überarb. und erweiterte Aufl.) (S. 175–214). Bern: Huber.

Meyer, W.-U., Schützwohl, A. & Reisenzein, R. (2001). Einführung in die Emotionspsychologie. Band I. Die Emotionstheorien von Watson, James und Schachter (2. überarb. Aufl.). Bern: Huber.

Meyer, W.-U., Schützwohl, A. & Reisenzein, R. (2003), Einführung in die Emotionspsychologie Band III. Kognitive Emotionstheorien. Bern: Huber.

Mielck, A. (Hrsg.). (1994). Krankheit und soziale Ungleichheit. Sozialepidemiologische Forschungen in Deutschland. Opladen: Leske & Budrich.

Mielke, R. (1984). Lernen und Erwartung. Bern: Huber.

Moeller, M.L. (1978). Selbsthilfegruppen. Reinbek: Rowohlt.

Montada, L. (1995). Fragen, Konzepte, Perspektiven. In: R. Oerter & L. Montada (1995). Entwicklungspsychologie (3. vollst. überarb. Aufl.). Weinheim: Beltz PVU.

Moscovici, S. (1981). On social representations. In J.P. Forgas (Ed.), Social cognition. Perspectives on everyday understanding (pp. 181–209). London: Academic Press.

N

Novak, P. (1994). Krankheitsverhalten. In F.-W. Wilker, C. Bischoff & P. Novak (Hrsg.). Medizinische Psychologie und Medizinische Soziologie (S. 207–213). München: Urban & Schwarzenberg.

Nuckolls, K.B., Cassel, J.C. & Kaplan, B.H. (1972). Psychosocial assets, life crisis and the prognosis of pregnancy. American Journal of Epidemiology, 95, 431–441.

O

Oerter, R. & Dreher, E. (1995). Jugendalter. In R. Oerter & L. Montada (1995). Entwicklungspsychologie (3. vollst. überarb. Aufl.) (S. 311–395). Weinheim: PVU.

Oerter, R. (1995). Kultur, Ökologie und Entwicklung. In R. Oerter & L. Montada. (1995). Entwicklungspsychologie (3. vollst. überarb. Aufl.) (S. 84–127). Weinheim: Beltz PVU.

Oerter, R. & Montada, L. (Hrsg.). (1995). Entwicklungspsychologie (3. vollst. überarb. Aufl.). Weinheim: Beltz PVU.

Oerter, R. & Montada, L. (Hrsg.). (2002). Entwicklungspsychologie (5. vollst. überarb. Aufl.). Weinheim: Beltz PVU.

P

Pauls, W. (1981). Wer anderen in die Seele sieht … Alltagspsychologie und Psychologenalltag. Weinheim: Beltz.

Peyer, B. (1998). Illustrationen zum Führungsstil. In K. Kälin & P. Müri (Hrsg.). Sich und andere führen. Psychologie für Führungskräfte, Mitarbeiterinnen und Mitarbeiter (S. 28–31). Thun: Ott.

Piontkowski, U. (1994). Interaktion in Gruppen. In F.-W. Wilker, C. Bischoff & P. Novak (Hrsg.). Medizinische Psychologie und Medizinische Soziologie (S. 177–181). München: Urban & Schwarzenberg.

Pöppel, E., Bullinger, M. & Härtel, U. (Hrsg.). (1994). Medizinische Psychologie und Soziologie. London: Chapman & Hall.

Pschyrembel, W. (2002). Klinisches Wörterbuch (259. Aufl.). Berlin: de Gruyter.

R

Rabbie, J.M. (1981). The effects of intergroup competition and cooperation on intra- and intergroup relationships. In J. Grzelak & V. Derlega (Eds.), Living with other people: Theory and research on cooperation and helping. New York: Academic Press.

Rathgeber, W. (1979). Medizinische Psychologie und Medizinische Soziologie. München: Freytag & Müller.

Reimann H. (1991). (Hrsg.). Basale Soziologie: Hauptprobleme. Wiesbaden: VS Verlag für Sozialwissenschaften.

Richter, H.E. (1974). Lernziel Solidarität. Reinbek: Rowohlt.

Rogers, C.R. (1947). The case of Mary Jane Tilden. In W.U. Snyder (Ed.). Casebook of non-directive counseling. Boston: Houghton Mifflin.

Rogner, O., Frey, D. & Havemann, D. (1987). Der Genesungsverlauf von Unfallpatienten aus kognitionspsychologischer Sicht. Zeitschrift für klinische Psychologie, 1, 11–28.

Rohde, J.J. (1962). Soziologie des Krankenhauses. Stuttgart: Enke.

Rosenhan, D. L. (1973). On being sane in insane places. Science, 179, 250–258.
Rosenstiel, L. v., Molt, W. & Rüttinger, B. (1995). Organisationspsychologie (8. überarb. und erweiterte Aufl.). Stuttgart: Kohlhammer.
Rosenstiel, L. v., Molt, W. & Rüttinger, B. (2001). Organisationspsychologie (9. überarb. und erweiterte Aufl.). Stuttgart: Kohlhammer.
Rosenstiel, L. v., Molt, W. & Rüttinger, B. (1975). Organisationspsychologie (2. Aufl.). Stuttgart: Kohlhammer.
Rosenthal, R. & Jacobson, L. (1968). Pygmalion im Unterricht. Weinheim: Beltz.

S

Salter, C. & Salter, C. A. (1975). Effects of an individualized activity program on elderly patients. The Gerontologist, 15, 404–406.
Satir, V. & Baldwin, M. (1988), Familientherapie in Aktion. Die Konzepte von Virginia Satir in Theorie und Praxis. Paderborn: Junfermann.
Saucier, G. & Osterdorf, F. (1999). Hierarchical subcomponents of the Big Five personality factors: Across-language repiplication. Journal of Personality and Social Psychology, 76, 613–627.
Scheer, J. W. (1994 a). Psychische Verarbeitung von Krankenhausaufenthalten. In F.-W. Wilker, C. Bischoff & P. Novak (Hrsg.). Medizinische Psychologie und Medizinische Soziologie (S. 220–228). München: Urban & Schwarzenberg.
Scheer, J. W. (1994 b). Sterben und Tod. In F.-W. Wilker, C. Bischoff & P. Novak (Hrsg.). Medizinische Psychologie und Medizinische Soziologie (S. 217–220). München: Urban & Schwarzenberg.
Schenk-Danzinger, L. (1995). Entwicklungspsychologie (23. unveränd. Aufl.). Wien: ÜBV Pädagogischer Verlag.
Scherer K. (2002). Emotion. In W. Stroebe, K. Jonas & M. Hewstone (Hrsg.). Sozialpsychologie. Eine Einführung (4. überarb. und erweiterte Aufl.) (S. 165–213). Berlin: Springer.
Schlee, J. & Mutzeck, W. (Hrsg.). (1996). Kollegiale Supervision. Modelle zur Selbsthilfe für Lehrerinnen und Lehrer. Heidelberg: Winter Universitätsverlag.
Schmidbauer, W. (1977). Die hilflosen Helfer. Über die seelische Problematik der helfenden Berufe. Reinbek: Rowohlt.
Schmidt, B. (2004). Burnout in der Pflege. Risikofaktoren – Hintergründe – Selbsteinschätzung. Stuttgart: Kohlhammer.
Schneider, H. (1996). Lexikon zu Team und Teamarbeit. Köln: Wirtschaftsverlag Bachem.
Schneider, H. D. (1990). Die psychische Entwicklung des gesunden Erwachsenen. In C. Wittensöldner (Hrsg.). Pflege und Begleitung des älter werdenden Menschen. Ein Hilfsmittel für den berufskundlichen Unterricht (S. 11–34). Basel: Recom.
Schneider, H.-D. (1985). Kleingruppenforschung. Stuttgart: Teubner.
Schraml, W. J. (1975). Psychologie im Krankenhaus. Ein Leitfaden für Schwestern, Pfleger und verwandte Berufe (3. Aufl.). Bern: Huber.
Schuhmacher, A. (1989). Sinnfindung bei brustkrebserkrankten Frauen. In R. Verres & M. Hasenbring (Hrsg.). Psychosoziale Onkologie (S. 128–135). Berlin: Springer.
Schulz von Thun, F. (1994). Psychologische Vorgänge in der zwischenmenschlichen Kommunikation. In B. Fittkau, H.-M. Müller-Wolf & F. Schulz von Thun (Hrsg.). Kommunizieren lernen und umlernen (7. Aufl.) (S. 9–100). Aachen-Hahn: Hahner Verlagsgesellschaft.
Schulz von Thun, F. (1997). Miteinander reden, Störungen und Klärungen. Reinbek: Rowohlt.
Schulz von Thun, F. (2004). Miteinander reden, Störungen und Klärungen (40. Aufl.). Reinbek: Rowohlt.
Schwarzer, R. & Leppin, A. (1990). Sozialer Rückhalt, Krankheit und Gesundheitsverhalten. In R. Schwarzer (Hrsg.). Gesundheitspsychologie. Ein Lehrbuch (S. 395–414). Göttingen: Hogrefe.
Schwarzer, R. & Leppin, A. (1997). Sozialer Rückhalt, Krankheit und Gesundheitsverhalten. In R. Schwarzer (Hrsg.). Gesundheitspsychologie. Ein Lehrbuch (2. überarb. und erweiterte Aufl.) (S. 349–373). Göttingen: Hogrefe.
Schwarzer, R. (1996). Psychologie des Gesundheitsverhaltens (2. überarb. und erweiterte Aufl.). Göttingen: Hogrefe.
Seidler, E. (2003). Geschichte der Medizin und der Krankenpflege (7. überarb. und erweiterte Aufl.). Stuttgart: Kohlhammer.
Seligman, M. E. P. (1983). Erlernte Hilflosigkeit. Salzburg: Müller.
Seligmann, M. E. P. (1979). Gelernte Hilflosigkeit. In: E. Pöppel, M. Bullinger, U. Härtel

(Hrsg.). (1994). Medizinische Psychologie und Soziologie. (S. 121–130). Weinheim: Chapman & Hall.
Siegrist, J. (1975). Lehrbuch der Medizinischen Soziologie (2. überarb. und erweiterte Aufl.). München: Urban & Schwarzenberg.
Siegrist, J. (1977). Empirische Untersuchungen zu Kommunikationsprozessen bei Visiten. Österreichische Zeitschrift für Soziologie, 3/4, 6–15.
Siegrist, J. (1988). Medizinische Soziologie (4. vollst. neu bearb. Aufl.) (S. 51–68). München: Urban & Schwarzenberg.
Siegrist, J. (1995). Soziale Ungleichheit und Gesundheit: neue Herausforderungen an die Präventionspolitik in Deutschland. Zeitschrift für Gesundheitswissenschaften, 2, 54–63.
Silbernagel, W. & Huppmann, G. (1988). Angst. In G. Huppmann & F.-W. Wilker (Hrsg.). Medizinische Psychologie und Medizinische Soziologie. München: Urban & Schwarzenberg.
Simpson, G. E. & Yinger, J. N. (1965). Racial and cultural minorities. New York: Harper & Row.
Sommer, G. & Ernst, H. (1977). Gemeindepsychologie. München: Urban & Schwarzenberg.
Sontag, S. (1989). Aids und seine Metaphern. München: Hanser.
Steinberg, C. (1993, 4. Dezember). Das neue Gleichgewicht. Das Magazin, 46, 26–30.
Steinkamp, G. (1993). Soziale Ungleichheit, Erkrankungsrisiko und Lebenserwartung: Kritik der sozialepidemiologischen Ungleichsforschung. Sozial- und Präventivmedizin, 38, 111–122.
Steinmetz, J. (1977). The stress reduction program at University Hospital, University of California Medical Centre, San Diego. In Proceedings of the Conference on Occupational Stress. Sponsored by the National Institute of Occupational Safety and Health, November (pp. 56–65).
Steppe H. (1994). Caritas oder öffentliche Ordnung? Zur historischen Entwicklung der Pflege. In D. Schaeffer (Hrsg.). Public Health und Pflege: zwei neue gesundheitswissenschaftliche Disziplinen (S. 43–51). Berlin: Edition Sigma.
Stoll, T. (1994). Motivierung Bewegungsarmer in der hausärztlichen Praxis. Münster: Waxmann.
Stroebe, W., Hewstone, J.-P. & Stephenson, G. M. (1997). Sozialpsychologie. Eine Einführung (3. überarb. und erweiterte Aufl.). Berlin: Springer.
Stroebe, W., Jonas, K. & Hewstone, M. (2002). Sozialpsychologie. Eine Einführung (4. überarb. und erweiterte Aufl.). Berlin: Springer.

T

Tausch, R. (2003). Hilfen bei Stress und Belastung (11. Aufl.). Reinbek: Rowohlt.
Troschke, J. von (1979). Gesundheitserziehung. In M. Blomke (Hrsg.): Ökologischer Kurs: Teil Sozialmedizin. Stuttgart: Enke.
Tuckmann, B. W. (1965). Development sequence in small groups. Psychological Bulletin, 63, 384–389.

U

Ulich, E. & Baitsch, C. (1979). Schicht- und Nachtarbeit im Betrieb. Rüschlikon: gdi.

V

Verres, R. (1986). Krebs und Angst. Subjektive Theorien von Laien über Entstehung, Vorsorge, Früherkennung, Behandlung und die psychosozialen Folgen von Krebserkrankungen. Berlin: Springer.
Verres, R. (1991). Die Kunst zu leben. Krebsrisiko und Psyche. München: Piper.

W

Walster, E., Aronson, U., Abrahams, D. & Rottmann, L. (1966). Importance of physical attractiveness in dating behavior. Journal of Personality and Social Psychology, 4, 508–516.
Watzlawick, P., Beavin, J. H. & Jackson, D. D. (1969). Menschliche Kommunikation. Bern: Huber.
Weiner, B. (1972). Theories of motivation: From mechanism to cognition. Chicago: Rand Mc Nally.
Weiner, B. (1985). An attributional theory of achievement motivation and emotion. Psychological Review, 92, 548–573.
Weiner, B. Frieze, I., Kukla, A., Reed, L., Rest, S. & Rosenbaum, R. M. (1971). Perceiving the causes of success and failuture. New York: General Learning Press.
Weinert A. B. (2004). Organisations- und Personalpsychologie (5. vollst. überarb. Aufl.). Weinheim: Beltz PVU.
WHO (1986). Ottawa-Charta zur Gesundheitsförderung. World Health Organization.
Wiemann J. M., Giles, H. (Hrsg.). (1997). Interpersonale Kommunikation. In W. Stroebe, J.-P. Hewstone & G. M. Stephenson. Sozial-

psychologie. Eine Einführung (3. überarb. und erweiterte Aufl.) (S. 331–361). Berlin: Springer.

Wieser, S. (1973). Isolation. Vom schwierigen Menschen zum hoffnungslosen Fall. Reinbek: Rowohlt.

Wilkening, K. & Kunz R. (2003). Sterben im Pflegeheim. Göttingen: Vandenhoeck & Ruprecht.

Willi, J. & Heim, E. (1986). Psychosoziale Medizin. Gesundheit und Krankheit in bio-psychosozialer Sicht. 1. Grundlagen. Berlin: Springer.

Witterstätter, K. (1996). Grundwissen Soziologie für die Pflege: Pflege in der Lebenswelt. Stuttgart: Kohlhammer.

Wolff, R. & Hartung, K. (1972). Psychische Verelendung und die Politik der Psychiatrie. In Kursbuch 28, Das Elend mit der Psyche. I Psychiatrie (S. 1–106). Berlin: Wagenbach.

Worden J. W. (1991). Grief wunseling and grief therapy: A handbook for the mental health practitioner (2nd etition). New York: Springer.

www.psychiatrie-aktuell.de

Wydler, H., Walter, T., Hättich, A., Hornung, R. & Gutzwiller, F. (1996). Die Gesundheit 20jähriger in der Schweiz. Ergebnisse der PRP 1993. (Wissenschaftliche Reihe, Band 14). Aarau: Sauerländer.

Z

Zimbardo, P. G. (Hrsg.). (1995). Psychologie. (Hrsg. der deutschen Ausgabe: S. Hoppe-Graff & B. Keller). Berlin: Springer.

Zimbardo, P. G. & Gerrig, R. J. (Hrsg.). (2004). Psychologie. München: Pearson Studium.

Zola, J. K. (1973). Pathways to the doctor – from person to patient. Social Science and Medicine, 7, 677–689.

Ergänzende und weiterführende Literatur

Teil 1

Bengel, J. & Belz-Merk, M. (1997). Subjektive Gesundheitsvorstellungen. In R. Schwarzer (Hrsg.), *Gesundheitspsychologie (2., überarbeitete und erweiterte Auflage)* (S. 23–41). Göttingen: Hogrefe.

Faltermaier, T. (1994). *Gesundheitsbewusstsein und Gesundheitshandeln.* Weinheim: Beltz PVU.

Filipp, S.-H. & Aymanns, P. (1997). Subjektive Krankheitstheorien. In R. Schwarzer (Hrsg.), *Gesundheitspsychologie (2., überarbeitete und erweiterte Auflage)* (S. 3–21). Göttingen: Hogrefe.

Hornung, R. & Gutscher, H. (1994). Gesundheitspsychologie: Die sozialpsychologische Perspektive. In P. Schwenkmezger & L. R. Schmidt (Hrsg.), *Lehrbuch der Gesundheitspsychologie* (S. 65–87). Stuttgart: Enke.

Hurrelmann, K., Klotz, T. & Haisch, J. (Hrsg.) (2004). *Lehrbuch Prävention und Gesundheitsförderung.* Bern: Huber.

Karte, H. (2004). *Soziologie.* (Kap. 3.1. Klassen, Schichten, soziale Milieus, S. 141–155), Konstanz: UVK Verlagsgesellschaft.

Siegrist, J. (1995). Soziale Ungleichheit und Gesundheit: neue Herausforderungen an die Präventionspolitik in Deutschland. *Zeitschrift für Gesundheitswissenschaften,* 54–63.

Teil 2

Antonovsky, A. (1993). Gesundheitsforschung versus Krankheitsforschung. In A. Franke & M. Broda (Hrsg.), *Psychosomatische Gesundheit. Versuch einer Abkehr vom Pathogenese-Konzept* (S. 3–14). Tübingen: Deutsche Gesellschaft für Verhaltenstherapie.

Brieskorn-Zinke, M. (2004). *Gesundheitsförderung in der Pflege. Ein Lehr- und Lernbuch zur Gesundheit. (2., vollständig überarbeitete und erweiterte Auflage)* Stuttgart: Kohlhammer.

George, G. & George, U. (2003). *Angehörigenintegration in der Pflege.* München: Reinhardt.

Lorenz, K. (2004). *Salutogenese, Grundwissen für Psychologen, Mediziner, Gesundheits- und Pflegewissenschaftler.* München: Reinhardt.

Novak, P. (1994). Krankheitsverhalten. In F.-W. Wilker, C. Bischoff & P. Novak (Hrsg.), *Me-*

dizinische Psychologie und Medizinische Soziologie (S. 207–213). München: Urban & Schwarzenberg.

Schwarzer, R. & Leppin, A. (1997). Sozialer Rückhalt, Krankheit und Gesundheitsverhalten. In R. Schwarzer (Hrsg.), *Gesundheitspsychologie. Ein Lehrbuch. (2. überarbeitete und erweiterte Auflage)* (S. 349–373). Göttingen: Hogrefe.

Schwarzer, R. (1996). *Psychologie des Gesundheitsverhaltens. (2., überarbeitete und erweiterte Auflage).* Göttingen: Hogrefe.

Wilkening, K. & Kunz R. (2003). *Sterben im Pflegeheim.* Göttingen: Vandenhoeck & Ruprecht

Teil 3

Cameron-Bandler, L. & Lebeau, M. (1997). *Die Intelligenz der Gefühle, Grundlagen der „Imperative Self Analysis“* I. (3. Auflage). Paderborn: Junfermann.

Huppmann, G. & Wilker, F.-W. (1988). *Medizinische Psychologie und Medizinische Soziologie.* München: Urban & Schwarzenberg (Kap. 3, S. 49–96, Emotion und Motivation).

Merten, J. (2003), *Einführung in die Emotionspsychologie.* Stuttgart: Kohlhammer.

Meyer, W.-U., Schützwohl, A. & Reisenzein, R. (2001), *Einführung in die Emotionspsychologie Band I. Die Emotionstheorien von Watson, James und Schachter (2. überarbeitete Auflage).* Bern: Huber.

Meyer, W.-U., Schützwohl, A. & Reisenzein, R. (2003), *Einführung in die Emotionspsychologie Band III. Kognitive Emotionstheorien.* Bern: Huber.

Pöppel, E., Bullinger, M. & Härtel, U. (Hrsg.). (1994). *Medizinische Psychologie und Soziologie.* London: Chapman & Hall (Kap. 3.3, S. 121–130, Bewerten).

Stroebe, W., Jonas, K. & Hewstone, M. (2002). *Sozialpsychologie. Eine Einführung. (4. überarbeitete und erweiterte Auflage).* Berlin: Springer (Kap. 6, S. 165–213, Emotion).

Zimbardo, P. G. (Hrsg.) Gerrig, R. J. (2004). *Psychologie.* (Deutsche Bearbeitung und Hrsg. M. N. Graf & B. Ricker). München: Pearson Studium (Kap. 12, S. 503–543, Motivation Kap. 13, S. 547–597, Emotion, Stress und Gesundheit).

Teil 4

Edelmann, W. (2000). *Lernpsychologie. (6., vollständig überarbeitete Auflage).* Weinheim: Beltz PVU.

Oerter, R. & Montada, L. (2002). *Entwicklungspsychologie. (5., vollständig überarbeitete Auflage)* Weinheim: Beltz PVU.

Schenk-Danzinger, L. (1995). *Entwicklungspsychologie (23., unveränderte Auflage).* Wien: ÜBV Pädagogischer Verlag.

Schneider, H. D. (1990). *Die psychische Entwicklung des gesunden Erwachsenen.* In C. Wittensöldner (Hrsg.), *Felix Platter-Spital, Basel. Pflege und Begleitung des älter werdenden Menschen. Ein Hilfsmittel für den berufskundlichen Unterricht* (S. 11–34). Recom.

Zimbardo, P. G., Gerrig, R. J. (2004). *Psychologie.* (Deutsche Bearbeitung und Hrsg. M. N. Graf & B. Ricker). München: Pearson Studium (Kap. 7: S. 242–290 Lernen und Verhaltensanalyse; Kap. 11 S. 438–500 Entwicklung; Kap. 14, S. 602–605 Die menschliche Persönlichkeit).

Teil 5

Goffman, E. (2001). *Wir alle spielen Theater (9. Auflage)* München: Piper.

Hillmann, K.-H. (1994). *Wörterbuch der Soziologie (4. Auflage).* Stuttgart: Kröner.

Höppner, H. (2004). *Gesundheitsförderung von Krankenschwestern. Ansätze für eine frauengerechte betriebliche Praxis im Krankenhaus.* Frankfurt am Main: Mabuse Verlag.

Reimann H. (1991). (Hrsg.). *Basale Soziologie: Hauptprobleme.* Wiesbaden: Verlag für Sozialwissenschaften.

Seidler, E. (2003). *Geschichte der Medizin und der Krankenpflege. (7. überarbeitete. und erweiterte Auflage).* Stuttgart: Kohlhammer.

Steppe H. (1994). *Caritas oder öffentliche Ordnung? Zur historischen Entwicklung der Pflege.* In: D. Schaeffer (Hrsg.). *Public Health und Pflege: zwei neue gesundheitswissenschaftliche Disziplinen* (S. 43–51). Berlin: Edition Sigma.

Teil 6

Banyard, P., Cassells, A., Green, P., Hartland, J., Hayes, N. & Reddy, P. (1995). *Einführung in die Kognitionspsychologie.* München: Ernst Reinhard.

Fittkau, B., Müller-Wolf, H.-M. & Schulz von Thun, F. (1994). *Kommunizieren lernen (und umlernen). (7. Auflage).* Aachen-Hahn: Hahner Verlagsgesellschaft.

Forgas, J. P. (1999). *Soziale Interaktion und Kommunikation: Eine Einführung in die Sozialpsychologie. (4. Auflage).* Weinheim: Beltz PVU.

Payk, R. P. (1980). *Einführung in die Medizinische Psychologie.* Stuttgart: Hippokrates.

Schulz von Thun, F. (2004). *Miteinander reden, Störungen und Klärungen. (40. Auflage).* Reinbek bei Hamburg: Rowohlt.

Schulz von Thun, F. (1994). *Psychologische Vorgänge in der zwischenmenschlichen Kommunikation.* In B. Fittkau, H.-M. Müller-Wolf & F. Schulz von Thun (Hrsg.), *Kommunizieren lernen (und umlernen). (7. Auflage)* (S. 9–100). Aachen-Hahn: Hahner Verlagsgesellschaft.

Stroebe, W., Jonas, K. & Hewstone, M. (2002). *Sozialpsychologie. Eine Einführung. (4. überarbeitete und erweiterte Auflage).* Berlin: Springer

Teil 7

Buddeberg, C. (2004). *Soziale Systeme und ihre Regelung.* In C. Buddeberg (Hrsg.). *Psychosoziale Medizin (3. aktualisierte Auflage)* (S. 117–134) Berlin: Springer.

Hartung, J. (2000). *Sozialpsychologie.* (Kap. 5 Interaktion in Gruppen, Kap. 6 Konflikt und Kooperation zwischen Gruppen). Stuttgart: Kohlhammer.

Kälin, K. & Müri, P. (Hrsg.). (1998). *Sich und andere führen. Psychologie für Führungskräfte, Mitarbeiterinnen und Mitarbeiter.* Thun: Ott.

Piontkowski, U. (1994). *Interaktion in Gruppen.* In F.-W. Wilker, C. Bischoff & P. Novak (Hrsg.), *Medizinische Psychologie und Medizinische Soziologie* (S. 177–181). München: Urban & Schwarzenberg.

Rosenstiel, L. v., Molt, W. & Rüttinger, B. (2001). *Organisationspsychologie (9., überarbeitete und erweiterte Auflage).* Stuttgart: Kohlhammer.

Weinert A. B. (2004) *Organisations- und Personalpsychologie (5. vollständig überarbeitete Auflage).* Weinheim: Beltz PVU.

Teil 8

Altgeld, T. & Kolip, P. (2004). *Konzepte und Strategien der Gesundheitsförderung.* In Hurrelmann, K. Klotz, T. & Haisch, J. (Hrsg.) *Lehrbuch Prävention und Gesundheitsförderung* (S. 41–51). Bern: Huber

Bond, M. (1996). *Pflegestress – Stresspflege. Ein persönlicher Leitfaden zum positiven Umgang mit Stress in der Krankenpflege.* Basel: RECOM.

Buijssen, H. (1997). *Wenn der Beruf zum Alptraum wird: Traumatische Erfahrungen in der Krankenpflege.* Weinheim: Beltz PVU

Fengler, J. (2001). *Helfen macht müde. Zur Analyse und Bewältigung von Burnout und beruflicher Deformation (6. Auflage).* München: Pfeiffer.

Knoll, N., Scholz, U. & Rieckmann, N. (2005). *Einführung in die Gesundheitspsychologie.* München: Reinhardt.

Krohne, H. W. (1997). *Stress und Stressbewältigung.* In R. Schwarzer (Hrsg.), *Gesundheitspsychologie. Ein Lehrbuch (2., überarbeitete und erweiterte Auflage)* (S. 267–283). Göttingen: Hogrefe.

Schmidt, B. (2004) *Burnout in der Pflege. Risikofaktoren – Hintergründe – Selbsteinschätzung.* Stuttgart: Kohlhammer.

Tausch, R. (2003). *Hilfen bei Stress und Belastung. (11. Auflage).* Reinbek bei Hamburg: Rowohlt Taschenbuch Verlag.

Verzeichnis der Abbildungen, Tabellen und Fotos

Teil 1

Abb. Teil 1 (Foto): *Gesundheit und Krankheit in unserer Gesellschaft* (Lächler, Judith. Zürich).

Abb. 1.1: *Statusaufbau und Schichtungen der Bevölkerung der BRD* (Bolte, K. M., Kappe, D., Neidhardt, F. (1967). Soziale Schichtung der Bundesrepubtik Deutschland. In: K. M. Bolte. Deutsche Gesellschaft im Wandel (2. überarbeitete Auflage) (S. 316). Mit Beiträgen von D. Kappe, K. Aschenbrenner, F. Neidhardt. Opladen.

Tab. 3.1: *Beispiele für Attributionen des Ereignisses Herzinfarkt.*

Tab. 3.2: *Beispiele für Attributionen des Bewegungsmangels* (modifiziert nach Stoll, T.

(1994). Motivierung Bewegungsarmer in der hausärztlichen Praxis (S. 23). Münster: Waxmann).

Abb. 3.3: *Aufenthaltsdauer im Krankenhaus nach einem Verkehrsunfall in Abhängigkeit von wahrgenommener Vermeidbarkeit und Schuldattribution* (Hornung, R. & Gutscher, H. (1994). Gesundheitspsychologie: Die sozialpsychologische Perspektive. In P. Schwenkmezger & L. R. Schmidt (Hrsg.). Lehrbuch der Gesundheitspsychologie (S. 68). Stuttgart: Enke, nach Rogner et. al., 1987).

Abb. 3.4 (Foto): *Gesundheit als Selbstverwirklichungswert: Mit dem Körper können eigene Werte und ästhetische Vorstellungen ausgedrückt werden* (Lächler, Judith. Zürich).

Tab. 3.5: *Laientheorien von Gesundheit – drei Dimensionen.* (Herzlich, C. (1973). Health and illness. A social psychological analysis. London: Academic Press, modifiziert nach Faltermaier, 1994 (S. 105)).

Abb. 3.6: *Alltagskonzepte von Gesundheit (Selbstverwirklichungswert versus Gebrauchswert) und Bildung* (nach Buchmann, M. (1985). Krankheitsverhalten: Die Bedeutung von Alltagsvorstellungen über Gesundheit und Krankheit. In Forschungskomitee Medizinsoziologie (SGS). (Hrsg.). Der Umgang mit Gesundheit und Krankheit (S. 86). Horgen: Schweizerische Gesellschaft für Gesundheitspolitik (SGGP)).

Teil 2

Abb. Teil 2 (Foto): *Gesund sein und bleiben, krank werden, Patient werden, sterben.* (Lächler, Judith. Zürich).

Abb. 4.1: *Selbstwirksamkeit und Verhaltenswirksamkeit am Beispiel des Verbandwechsels.*

Abb. 5.1: *Phasen des Krankheitsverhaltens („Frau M. wird kank").* Troschke, J. von (1979). Gesundheitserziehung. In M. Blomke (Hrsg.): Ökologischer Kurs: Teil Sozialmedizin. Stuttgart: Enke (S. 134).

Abb. 5.2: *Beurteilung eines an Aids erkrankten Mannes (vier Varianten) und eines Krebskranken: Eigenschaftsdimension: „verdient Mitgefühl – verdient kein Mitgefühl".* (Hornung, R., Helminger, A. & Hättich, A. (1994). Aids im Bewusstsein der Bevölkerung. Stigmatisierungs- und Diskriminierungstendenzen gegenüber Menschen mit HIV und Aids (S. 82). Bern: Stämpfli).

Abb. 6.1 (Foto): *Wird ein kranker Mensch in die Klinik aufgenommen, bekommt er die Patientenrolle zugewiesen.* (Lächler, Judith. Zürich).

Tab. 6.2: *Strategien der Krankheitsbewältigung,* (modifiziert nach Scheer, J. W. (1994a). Psychische Verarbeitung von Krankenhausaufenthalten. In F.-W. Wilker, C. Bischoff & P. Novak (Hrsg.). Medizinische Psychologie und Medizinische Soziologie (S. 223). München: Urban & Schwarzenberg).

Abb. 6.3 (Foto): *Sterben ist ein höchst persönlicher und individueller Vorgang …* (Ohlbaum, I. Foto, in Ekert, B. & Ekert, W.-D. (1983). Psychologie in der Krankenpflege. Studienbuch für Krankenschwestern, Krankenpfleger und medizinisch-technische Assistentinnen. Stuttgart: Kohlhammer).

Teil 3

Abb. Teil 3 (Foto): *Emotionen, Motivationen und Konflikte in der Pflege.* (Lächler, Judith. Zürich).

Abb. 7.1: *Das Interaktionsgeschehen von Emotionen.*

Abb. 7.2: *Das Hervorrufen von Emotionen durch physiologische Reize.* (Quelle: United Feature Syndicate, Inc. (2005) Distr. By kipkakomiks.de).

Abb. 7.3: *Die Strukturen des limbischen Systems* (Zimbardo, P. G. & Gerrig, R. J. (Hrsg.). (2004). Psychologie. (S. 86). München: Pearson Studium).

Tab. 7.4: *Trauerphasen und Traueraufgaben.*

Abb. 8.1: *Bedürfnishierarchie nach Maslow.*

Abb. 8.2: *Hoffnung auf Erfolg – erfolgsorientierte Leistungsmotivation.*

Abb. 8.3: *Furcht vor Misserfolg – Misserfolgsvermeidende Leistungsmotivation.*

Abb. 8.4: *Höhe der Leistungsmotivation bei Hoffnung auf Erfolg bzw. Furcht vor Misserfolg.*

Abb. 8.5 (Foto): *Die Bereitschaft und Wahrscheinlichkeit, eine Leistung zu erbringen, ergibt sich aus der Kombination der beiden Motive, Erfolg anzustreben und Misserfolg zu meiden.* (Lächler, Judith. Zürich).

Tab. 8.6: *Vier-Felder-Schema nach Weiner mit den Möglichkeiten der Attribution von Ursachen für das erfolgreiche Abschneiden von Felix Müller bei der Zwischenprüfung.*

Abb. 9.1: *Appetenz-Appetenz-Konflikt. Die Gesundheits- und Krankenpflegerin Christa Schmid steht vor der Wahl, ihre bisherige berufliche Tätigkeit fortzuführen oder sich um einen Studienplatz für Pflegepädagogik zu bewerben.* (Wehner, Katja. Leipzig).

Abb. 9.2: *Aversions-Aversions-Konflikt. Die lernende Gesundheits- und Krankenpflegerin steht vor der Entscheidung, eine von zwei ungeliebten Prüfungsarbeiten schreiben zu müssen.* (Wehner, Katja. Leipzig).
Abb. 9.3: *Appetenz-Aversions-Konflikt. Anja Anderson muss sich entscheiden, ob sie nein sagen und ihren freien Tag genießen oder für die erkrankte Kollegin einspringen will.* (Wehner, Katja. Leipzig).
Abb. 9.4: *Struktur von Werten, Überzeugungen und Gefühlen/Bedürfnissen eines Menschen. Sie unterscheidet sich von Mensch zu Mensch.*
Abb. 9.5: *Struktur eines Konfliktes basierend auf den Strukturen von Werten, Überzeugungen und Gefühlen/Bedürfnissen eines Menschen.*
Tab. 9.6: *Diskrepanz von Konflikten bei gewünschter beruflicher Neuorientierung.*
Tab. 9.7: *Strategie in 6 Schritten zur Bewältigung von Konflikten.*

Teil 4

Abb. Teil 4 (Foto): *Eine Persönlichkeit werden und sein.* (Lächler, Judith. Zürich).
Abb. 10.1: *Phasen des Lebenslaufes* (abgeändert und zusammengestellt aus Herzka, H. S., Hornung, R., Suppiger, R., Widmer, L. & Wissler, D. (1983). Konflikte im Alltag. Basel: Schwabe).
Tab. 10.2: *Modell der Persönlichkeitsentwicklung* (nach Schenk-Danzinger, L. (1995). Entwicklungspsychologie. (23. unveränderte Auflage). Wien: ÜBV Pädagogischer Verlag).
Abb. 10.3 (Foto): *Damit eine musikalische Begabung oder eine andere Spezialbegabung sich entfalten kann, ist es unumgänglich, dass Umweltangebote vorhanden sind, die es ermöglichen, diese Begabung zu entfalten und entwickeln.* (Lächler, Judith. Zürich).
Abb. 10.4 (Foto): *Das Training der Fähigkeiten und Fertigkeiten körperlicher und geistiger Funktionen ist im frühen und späteren Erwachsenenalter von besonderer Bedeutung.* (Lächler, Judith. Zürich).
Abb. 10.5 (Foto): *Entwicklung von Vertrauen und Aufbau einer sicheren sozialen Bindung sind erste Entwicklungsaufgaben im menschlichen Leben.* (Lächler, Judith. Zürich).
Tab. 10.6: *Entwicklungsaufgaben im Verlauf des menschlichen Lebens* (zusammengestellt nach Havighurst, R. J. (1982), sowie Dreher, E. & Dreher, M. (1985b) zit. nach Oerter, R. (1995). Kultur, Ökologie und Entwicklung. In R. Oerter & L. Montada. (1995). Entwicklungspsychologie. (3., vollständig überarbeitete Auflage) (S. 121 ff.). Weinheim: Beltz PVU.
Oerter, R. & Dreher, E. (1995). Jugendalter. In R. Oerter & L. Montada (1995). Entwicklungspsychologie. (3., vollständig überarbeitete Auflage). (S. 328–329 f.). Weinheim: Beltz PVU und
Schneider, H. D. (1990). Die psychische Entwicklung des gesunden Erwachsenen. In C. Wittensöldner (Hrsg.). Pflege und Begleitung des älter werdenden Menschen. Ein Hilfsmittel für den berufskundlichen Unterricht (S. 17). Basel: Recom.
Abb. 11.1: *Kretschmers Konstitutionstypen.* (Kretschmer, E., 1977), Körperbau und Charakter (26. Auflage). Heidelberg – Berlin: Springer).
Abb. 11.2: *Der Persönlichkeitszirkel nach Eysenck* (nach Zimbardo, P. G. (Hrsg.). (1995). Psychologie. (Hrsg. der deutschen Ausgabe: S. Hoppe-Graff, B. Keller). (S. 478). Berlin: Springer).
Tab. 11.3: *Die fünf Hauptfaktoren der Persönlichkeit mit Unterfaktoren.* (Saucier, G. & Osterdorf, F. (1999). Hierarchical subcomponents of the Big Five personality factors: Across-language repiplication. Journal of Personality and Social Psychology, 76, 613–627, in Asendorpf, J. (2004). Psychologie der Persönlichkeit. (3. Auflage). (S. 148–149). Berlin: Springer).
Abb. 11.4: *Die Persönlichkeitstheorie Freuds.* (Buser, K. & Kaul, U. (Hrsg.). (1978). Medizinische Psychologie. Medizinische Soziologie (S. 181). Stuttgart: Fischer).
Abb. 12.1: *Klassisches Konditionieren.* (Wehner, Katja. Leipzig, nach Hornung, R., Lächler, J. (2005). Psychologisches und soziologisches Grundwissen für Gesundheits- und Krankenpflegeberufe. (Manuskript 9. Auflage). Weinheim: Beltz PVU).
Abb. 12.2: *Konditionierung eines beklemmenden Gefühls*
Abb. 12.3 (Foto): *Modell-Lernen: Aufmerksamkeitsprozesse entscheiden darüber, was eine Person aus der Fülle der Modellierungseinflüsse auswählt und beobachtet.* (Lächler, Judith. Zürich).
Abb. 12.4: *Prozess des Modell-Lernens.*
Abb. 12.5: *Ebenen des Lernens.*
Abb. 12.6 (Foto): *Der Wunsch, eine kompetente Fachperson zu sein, kann das Lernen einer Gesundheits- und Krankenpflegerin in je-*

der Hinsicht unterstützen. (Lächler, Judith. Zürich).

Teil 5

Abb. Teil 5 (Foto): *Die Rolle der Pflegenden.* (Lächler, Judith. Zürich).
Abb. 13.1: *Krankensaal im 17. Jahrhundert mit zwei Ärzten (Urin- bzw. Pulsdiagnose) und vier Pflegerinnen. Kupferstich Nürnberg 1684.* (Seidler, E. (2003). Geschichte der Medizin und der Krankenpflege. (7. überarbeitete. und erweiterte Auflage). (S. 151). Stuttgart: Kohlhammer).
Abb. 14.1: *Positionen in der Station B.* (Weinert Spiess, S. Neu-Ulm: SPIESSDESIGN GBR, Büro für Gestaltung. nach Hornung, R. & Lächler, J. (1999). Psychologisches und soziologisches Grundwissen für Krankenpflegeberufe. (8. Auflage). (S. 158). Weinheim: Beltz PVU).
Abb. 14.2 (Foto): *An eine Rolle richten verschiedene Personen und Gruppen, die Rollensender, unterschiedliche Erwartungen.* (Lächler, Judith. Zürich).
Abb. 14.3: *Rollenset – Rollenselbstbild – Rollenfremdbild.*
Abb. 14.4: *Altersrollensequenz.*
Abb. 14.5: *Rangrollensequenz.*
Abb. 14.6 (Foto): *Eine offene Kommunikation kann den Prozess der Interpretation und Definition einer Rolle erleichtern.* (Lächler, Judith. Zürich).
Abb. 14.7: *Kommunikation über eine Rolle.*
Tab. 14.8: *Rollenerwartungen und Sanktionen.*
Abb. 15.1: *Interrollenkonflikt – Verschiedene Rollen konkurrieren miteinander.*
Abb. 15.2: *Intrarollenkonflikt – Konfligierende Erwartungen an ein und dieselbe Rolle.*

Teil 6

Abb. Teil 6 (Foto): *Beziehungen in der Pflege.* (DOEHRINGs Fotografie. Lübeck).
Abb. 17.1: *Das Umfeld hat Auswirkung auf die Wahrnehmung. So werden zwei gleich große Kreise, die von kleinen oder großen Kreisen umgeben sind, als unterschiedlich groß wahrgenommen (Kreistäuschung nach Ebbinghaus).* (Banyard, P., Cassells, A., Green, P., Hartland, J., Hayes, N. & Reddy, P. (1995). Einführung in die Kognitionspsychologie. (S. 65). München: Reinhardt).
Abb. 18.1: *Modell der Beziehungsentwicklung.* (leicht abgeändert nach Levinger & Snock, 1972, in Forgas, J.P. (1994) Soziale Interaktion und Kommunikation: Eine Einführung in die Sozialpsychologie. (2. Auflage). (S. 102). Weinheim: Beltz PVU).
Abb. 18.2: *Wechselseitige Beeinflussung zwischen einer Stationsleiterin und einem Gesundheits- und Krankenpfleger.* (Wehner, Katja. Leipzig).
Abb. 18.3: *Interpunktion: Wer hat angefangen?*
Abb. 19.1: *Der Kommunikationsprozess.*
Abb. 19.2: *Verbale und nonverbale Kommunikationswege.*
Abb. 19.3: *Ausdruck emotionaler Zustände durch die Körperhaltung* (nach Sarbin & Hardyck (1953), in Argyle, M. (1972). Soziale Interaktion. (S. 137). Köln: Kiepenheuer & Witsch).
Abb. 19.4: *Vier Seiten-Modell der Kommunikation* (nach Schulz von Thun, F. (1997). Miteinander reden, Störungen und Klärungen. Reinbek: Rowohlt).
Abb. 19.5: *Die vier Botschaften der Nachricht im Fallbeispiel „Drainagenwechsel“.*
Abb. 19.6: *Mit vier Ohren empfangen* (nach Schulz von Thun, F. (1997). Miteinander reden, Störungen und Klärungen. Reinbek: Rowohlt).
Abb. 19.7: *Man kann nicht nicht kommunizieren.*
Abb. 19.8 (Foto): *Pflegende können durch inneres Einstimmen auf Patientinnen und Patienten sowie durch einfühlsames und respektvolles Anpassen an ihre Körpersprache und die gesprochene Sprache Übereinstimmung herstellen.* (DOEHRINGs Fotografie. Lübeck).
Tab. 19.9: *Unklarheiten klären durch Nachfragen.*
Abb. 19.10: *Rückmeldung: Wie ist die Nachricht angekommen?*
Abb. 19.11: *Metakommunikation: Wie sprechen wir miteinander?* (Wehner, Katja. Leipzig).

Teil 7

Abb. Teil 7 (Foto): *Pflegende in Arbeitsgruppen, Teams und Institution.* (Lächler, Judith. Zürich).
Abb. 20.1 (Foto): *Mehrere Personen, die gemeinsam an einem Projekt arbeiten, oder mehrere Lernende die regelmässig zusammen lernen, können als Gruppe bezeichnet werden.* (Lächler, Judith. Zürich).
Abb. 20.2 (Foto): *Als Pflegeteam wird in der Regel eine Gruppe von Pflegenden einer Station bezeichnet, die gemeinsam die ihnen zugewiesenen Patienten betreuen.*

Tab. 21.1: *Rangordnung von 13 Nationalitäten nach dem Urteil von Weißen, Schwarzen und Juden in den USA* (Simpson, G.E. & Yinger, J.N. (1965). Racial and cultural minorities. New York: Harper & Row).
Abb. 24.1: *Vier wichtige Interaktionen im Führungsgeschehen* (modifiziert nach Lukascyk, K. (1960). Zur Theorie der Führerrolle. Psychologische Rundschau, 11, 179–188 und nach Weinert A.B. (2004). Organisations- und Personalpsychologie. (5. vollständig überarbeitete Auflage). Weinheim: Beltz PVU).
Abb. 24.2: *Das Grid-Führungsmodell,* (leicht abgeändert nach Rosenstiel, L. v., Molt, W. & Rüttinger, B. (1995). Organisationspsychologie. (8., überarbeitete und erweiterte Auflage). (S. 284). Stuttgart: Kohlhammer).
Abb. 24.3: *Führungsstile* (zusammengestellt nach Peyer, B. (1998). Illustrationen zum Führungsstil. In Kälin, K. & Müri, P. (Hrsg.). (1998). Sich und andere führen. Psychologie für Führungskräfte, Mitarbeiterinnen und Mitarbeiter. (S. 28–31). Thun: Ott).

Teil 8

Abb. Teil 8 (Foto): *Zur psycho-physischen Gesundheit der Pflegenden.* (Lächler, Judith. Zürich)
Tab. 27.1: *Gegensätzliche Erwartungen an Pflegepersonen.*
Abb. 27.2: *Schwankungen der physiologischen Leistungsbereitschaft* (Ulich, E. & Baitsch, C. (1979). Schicht- und Nachtarbeit im Betrieb. (S. 13). Rüschlikon: gdi).
Tab. 27.3: *Unbefriedigende Arbeitsaspekte.* (Dätwyler, B. & Baillod, J. (1995). Mit-Leidenschaft. Krankenschwestern sprechen über ihren Beruf. (S. 54). Bern: Huber).
Tab. 27.4: *Typische Mobbinghandlungen.* (Esser, A. & Wolmerath M. (2002). zit. nach Esser, A. (2003). Mobbing. In A.E. Auhagen & H.-W. Bierhoff (Hrsg). Angewandte Sozialpsychologie (S. 396). Weinheim: Beltz, PVU).
Abb. 27.5: *Bewältigungsprozess.*
Abb. 27.6: *Selbstgefährdung durch die missbräuchliche Verwendung emotionsregulierender Verhaltensweisen.* (Gutscher, H. (1985). Verhalten unter Belastung – Wege in die Selbstgefährdung. Eine sozialpsychologische Analyse von Belastungsreaktionen. In H.-J. Braun (Hrsg.). Selbstaggression, Selbstzerstörung, Suizid. (S. 131). Zürich: Artemis).
Tab. 27.7: *Phasen des Burnout-Prozesses.* (Fengler, J. (2001). Helfen macht müde. Zur Analyse und Bewältigung von Burnout und beruflicher Deformation. (6. Auflage). (S. 101). München: Pfeiffer).
Tab. 27.8: *Die Wichtigkeit verschiedener Lebensereignisse.* (Auszug aus Holmes, T. & Rahe, R. (1967). Holmes – Rahe social readjustment rating scale. Journal of Psychosomatic Research, 11, 213–218).
Tab. 29.1: *Stresshafte Arbeitsbedingungen.* (Steinmetz, J. (1977). The stress reduction program at University Hospital, University of California Medical Centre, San Diego. In Proceedings of the Conference on Occupational Stress. Sponsored by the National Institute of Occupational Safety and Health, November (pp. 56–65), zit. n. Cooper, 1981 (S. 164–165), Auszug).
Abb. 29.2 (Foto): *Die Fähigkeit, Konflikte am Arbeitsplatz offen und fair ansprechen zu können, ist eine wichtige Voraussetzung für die psycho-physische Gesundheit.* (Lächler, Judith. Zürich).
Abb. 29.3: *Wirkung der Mitsprache bei der Arbeit* (Cooper, G.L. (1981). Stressbewältigung: Person, Familie, Beruf. (S. 92). München: Urban & Schwarzenberg).
Abb. 29.4: *Organisation als System sich überlappender Gruppen.* (Lickert, R. (1967). The human organization. New York: McGraw – Hill).

Register